新世纪全国高等中医药院校创新教材

中医护理学

（供护理学专业用）

主　编　孙秋华　李建美
副主编　裘秀月　张景明
蒋志娟　陈　燕

中国中医药出版社
·北　京·

图书在版编目（CIP）数据

中医护理学/孙秋华，李建美主编．—北京：中国中医药出版社，2005.8（2013.8重印）
新世纪全国高等中医药院校创新教材
ISBN 7-80231-290-6

Ⅰ.中… Ⅱ.①孙…②李… Ⅲ.中医学：护理学—医学院校—教材 Ⅳ.R248

中国版本图书馆CIP数据核字（2005）第122754号

中国中医药出版社出版
北京市朝阳区北三环东路28号易亨大厦16层
邮政编码：100013
传真：64405750
北京市卫顺印刷厂印刷
各地新华书店经销
*
开本850×1168 1/16 印张26.5 字数619千字
2005年8月第1版 2013年8月第4次印刷
书 号 ISBN 7-80231-290-6
*
定价：32.00元
网址 www.cptcm.com

社长热线 010 64405720
读者服务部电话：010 64065415 010 84042153
书店网址：csln.net/qksd/

新世纪全国高等中医药院校创新教材

《中医护理学》编委会

主　编　孙秋华　李建美

副主编　裘秀月　张景明

　　　　蒋志娟　陈　燕

编　委（以姓氏笔画为序）

　　　　马秋平　王俊杰　孙秋华

　　　　李　慧　李建美　肖雯晖

　　　　谷娟娟　沈　勤　张景明

　　　　陈　燕　夏　瑢　徐晓东

　　　　黄爱军　龚一萍　蒋志娟

　　　　裘秀月

编写说明

中医护理学是祖国医药学的重要组成部分，具有独特的理论和技术，几千年来，为保障我国人民的健康发挥了巨大的作用。随着健康观念的转变、老龄化社会的到来以及疾病谱的改变，中医药的作用和地位越来越受到世人的重视，同样，中医护理学因其有着独特的优势和魅力，也日益为人们所关注，越来越受到国际护理界的青睐。

根据高等中医药院校护理专业本科学生的培养目标，要求学生在学习掌握现代护理基础理论、基本知识和基本技能的同时，也能掌握中医护理的基本理论、基本技能和方法，在临床护理实践中更好地发挥中医护理的特色和优势，提升护理质量和效果。因此，中医护理学课程是中医药院校护理学专业的一门重要的专业课程。我们根据护理学专业的特点和临床护理工作的实际需要，在总结教学经验的基础上，组织编写了本教材。在编写过程中力求在内容上由基础到临床循序渐进、系统全面，注意专业性和实用性。在体例上注重与现代护理模式相融合，使理论与实践相结合，引导和培养学生分析问题、解决问题的能力和技能，使教材符合现代护理人才培养的需要。

本教材包括绪论、中医护理基础理论、中医护理基本知识、中医护理基本技能及临床常见病证辨证施护五大部分。其教学的总目标是通过本课程的学习，使学生能在辨证观和整体观的指导下，运用中医护理理论和常用的中医护理技术，进行辨证施护，结合现代护理学的新理论、新知识、新方法和新技术，为患者的身心健康提供全面的、中西医结合的护理，为人类的健康事业作出贡献。

本教材在编写过程中，得到了浙江中医药大学、湖南中医药大学、陕西中医学院、广西中医学院的大力支持以及众多老师的帮助，在此一并表示衷心的感谢！

在使用本教材时，可根据各校的具体情况对教学内容作适当的调整。由于我们的水平和能力有限，又缺乏经验，错误和缺点在所难免，恳请各位老师以及护理同仁批评指正。

孙秋华

2007 年 7 月

目　录

第一篇　绪　论

第二篇　中医护理基础理论

第三篇 中医护理基本知识

第四篇 中医护理基本技能

第五篇　临床病证辨证施护

第一篇 绪 论

第一章 中医护理学概述

第一节 中医护理学概念

中医药学是我国人民长期同疾病作斗争的经验总结，也是中华民族文明史中异彩夺目的瑰宝，几千年来为中华民族的繁衍昌盛作出了贡献。中医护理学是中医药学的重要组成部分，是随着中医学的形成和发展而逐渐兴起的学科。它是以中医理论为指导，运用整体观念及独特的传统护理技术，结合预防、保健、康复和医疗等措施，对患者及老、弱、幼、残者施以辨证护理，以促进人民健康的一门应用学科。

中医护理学的内容十分丰富，涉及基础理论与临床护理实践等方面。基础理论包括中医护理基础理论、辨证施护的基础理论以及中药与方剂知识等。临床护理实践包括中医护理基本知识、中医护理基本技能以及临床病证的辨证护理。

第二节 中医护理学的形成和发展

中医护理学的形成和发展经历了漫长的历史阶段，作为中华瑰宝的中医学，在几千年的锤炼中已融进了大量的护理学实践经验。自古以来，中医治病是集医、药、护为一身，所以，在我国传统医药学中一直都包含有丰富的中医护理内容，虽然在历史上没有形成专门的学科，但是许多护理理论和护理技术都散在记录于历代医学文献中。

护理学的起源先于针药治疗，这是医学发展过程中的普遍现象。早在远古时期，原始人类在生活与劳动过程中，偶然受伤便设法涂裹包扎，身体疼痛不适便揉捏按压，天气变化则趋避寒温，这些本能的保护自身、减轻疼痛的行为即是医护的开始。当人们发现一些本能的方法具有预防疾病和康复的作用，从而有目的地去实施时，即形成了护理学的萌芽。

在我国现存最早的由春秋战国时期各医家著成的医学典籍《黄帝内经》中，就论述了疾病护理、饮食护理、生活起居护理、情志护理、养生康复护理、服药护理以及针灸、推拿、导引、热熨、洗药等护理技术。比如在饮食起居护理方面，提出“动作以避寒，阴居以避暑”，“饮食有节，起居有常，不妄作劳”；在心理护理方面，认为患者的精神状态对疾病的发展、预后有着很大影响，指出“精神不进，志意不治，故病不可愈”，并告诫医护人员应了解患者各方面的喜恶，量其所宜，随顺调之，对骄恣纵欲、不遵守疾病禁忌的人，应耐心开导，使其消除疑虑，遵守禁忌，服从治疗。《黄帝内经》的“顺四时而适寒暑”理论，指出了四时养生起居的规律，也是人与天地相应的整体观。对五脏病证的护理，《黄帝内经》指出：“病在脾……禁温食饱食，湿地濡衣”；“病在肺……禁寒饮食寒衣”。在饮食护理方面，《黄帝内经》中亦有具体的论述：“谷肉果菜食养尽之，无使过之，伤其正也”；“饮食自信，肠胃乃伤”；“春食凉、夏食寒以养阳，秋食温、冬食热以养阴”。这些内容指出饮食要有节，食物的寒凉温热要与季节相适应。在情志护理方面，《黄帝内经》强调不良的情志刺激可导致人体气血失调，脏腑功能紊乱，能诱发和加重病情，如“怒则气上”、“喜则气缓”、“悲则气消”、“恐则气下”、“惊则气乱”、“思则气结”，以及“喜伤心”、“怒伤肝”、“思伤脾”、“悲伤肺”、“恐伤肾”等。

东汉末年，著名医学家张仲景在所著《伤寒杂病论》中，论述了对疾病辨证施护的理论和措施，开创了辨证施护的先河。在护理操作技术方面，《伤寒杂病论》中有详细的论述，如熏洗法、烟熏法、坐浴法、点烙法、外掺法、灌耳法等。尤其是张仲景首创了猪胆汁灌肠法，并在急救护理方面提出了对自缢、溺水者的抢救措施，具体方法与现代人工呼吸、体外心脏按压法极其相似。在服药护理方面，《伤寒杂病论》对煎药方法、服药注意事项、服药后反应观察及饮食禁忌等都有具体的介绍。如桂枝汤方后注明“以水七升，微火煮服三升，去渣，适寒温，服一升”，服药后应“啜热稀粥一升余，以助药力”，并加盖被子，观察汗出要以微有汗为佳，不可大汗淋漓，否则病必不除。在服药后的饮食禁忌方面主张服桂枝汤后要“禁生冷、黏滑、肉面、五辛、酒酪、臭恶等物”。《伤寒杂病论》在饮食护理方面也有详细论述，指出饮食的辨证：“所食之味，有与病相宜，有与身为害，若得宜则益体，为害则成疾。”并提出五脏病食忌、四时食忌、冷热食忌、妊娠食忌，在饮食卫生方面应注意“秽饭、馁肉、臭鱼，食之皆伤人”，“梅多食，坏人齿”，“猪肉落水浮者，不可食”，“肉中有米点者，不可食”等。

三国时期的名医华佗以发明麻醉术而闻名于世。在养生健身方面，他认为锻炼可以帮助消化，疏通气血，增强体质，减少疾病。他倡导的“五禽戏”，就是在古代导引方法的基础上，模仿虎、鹿、猿、熊、鸟五种动物的姿态动作，把体育与医疗护理结合起来的保健方法，是最早的康复护理方法。

到了晋代，中医护理有了新的进展，王叔和在《脉经》一书中阐明了脉理，并比较了脏腑各部的生理、病理脉象，分析了各种杂病及妇女、小儿的脉症，同时改进了寸、关、尺的诊脉方法，使脉诊法成为临床护理及观察病情时的重要手段，为运用中医护理手段观察患者病情提供了依据。针灸学家皇甫谧根据《灵枢》并结合临证经验，编著了《甲乙经》，发展了针灸疗法，并阐述了针刺和灸法的操作技术，使中医学说更为丰富，护理工作也随之增加了新的内容。

到了五代时期，医学人才辈出，不胜枚举，是祖国医学史上发展的辉煌阶段，也是中医护理向纵深发展的时期。这个时期治疗疾病逐渐形成以针药为主、以护理为辅的局面，从而使护理成为独立学科。

唐代著名医药学家孙思邈以高尚的医德和高明的医术流芳百世，在他所著的《千金要方》与《千金翼方》中强调："人命至重，有贵千金，一方济之，德逾于此。"书中"大医习业"与"大医精诚"两篇，专论医德，谆谆告诫医护人员要一切为患者着想，对患者要有高度的同情心和责任感，要一视同仁，尤其重视妇女和小儿疾病的治疗和护理。《千金要方》的内容非常丰富，包括临证各科的诊断、针灸、食疗、预防、卫生、护理技术等各个方面。在护理技术方面，孙思邈首创了细葱管导尿法，以及蜡疗法、热熨法等。在预防方面，主张"上医医未病之病"，教导人们要"常习不唾地"，并提出"凡衣服、巾、栉、枕、镜不宜与人同之"，以预防传染病。总之，孙思邈总结了内、外、妇、儿各科的医疗、护理、预防、保健等方面的临证经验，丰富和发展了中医护理学。

宋代以后，随着工业的发展，造纸术和印刷技术的发明，为医药学著作的整理、研究和推广创造了条件。医家百家争鸣，各抒已见，其中有著名的金元四大家和很多著名医学著作，为中医护理学充实了许多新的内容，尤其是情志相胜的心理疗法，不仅在理论上有所发展，而且在临床上大量运用，形成了中医心理护理的一个高峰。

金元时期的著名医家也都相当重视护理工作在防治疾病中的作用。如李东垣的《脾胃论》认为，脾胃为后天之本，所以必须注意后天调养。该书在"用药宜禁论"、"饮食伤脾胃论"、"摄养"等章节中，论述了许多有关护理的内容。又如朱丹溪创立了滋阴学说，提出了滋阴降火护理法则。另外，《本草衍义》一书在谈到关于食盐与疾病的关系时指出"水肿者宜全禁之"，这与现代护理的饮食调护中水肿者应吃无盐或低盐饮食是一致的。张从正的《儒门事亲》中，也记载了很多护理内容，其中所述的"脱肛，大肠热甚也，用酸浆水煎三五沸，稍热涤洗三五度，次以苦剂坚之，则愈"，说明我国很早就有了坐浴疗法。

明代医家在总结、继承前人成就的基础上，使中医护理学得到了进一步发展，并取得了突出的成就。著名医药学家李时珍著有药物学巨著《本草纲目》，这是一部重要的药学巨著，对我国和世界的医药学作出了杰出的贡献。李时珍亲自采药，炮炙，不但为患者看病，还为患者煎药、喂药，并指导患者家属或弟子对患者实施护理。名医张景岳在《景岳全书》中写道："凡伤寒饮食有宜忌者……不欲食，不可强食，强食则助邪"，说明饮食护理的重要性。又如名医胡正心说："凡患瘟疫之家，将初患者之衣于甑上蒸过，则一家不得染"，明确指出传染病患者的衣服要用蒸气消毒法处理，也说明当时对瘟疫是可传染的疾病已有了明确的认识。陈实功的《外科正宗》对痈疽的病源、诊断、调治以及其他外科疾病辨证施护的记述，条理清楚，内容翔实。

清代是中国封建社会最后一个王朝，鸦片战争以后，大量西方医学的涌入冲击了中医药学的发展，但中医护理学则逐渐向独立完整的体系发展。由于当时战争频繁，疫病流行，温病学说逐渐形成。如名医叶天士的《温热论》系统阐述了温病的发生、发展规律，提出了温病卫、气、营、血四个阶段辨证论治与辨证施护的纲领，为温病学说理论体系的形成奠定了基础。同时，叶天士对老年病的防护强调颐养，主张饮食当"薄味"，力戒"酒肉厚味"；

在情志方面主张“务宜怡悦开怀”，“戒嗔怒”；在病情观察方面主张温热病要注意观察舌、齿，辨斑疹痦，并且要做好口腔护理。

擅长理虚的临证家汪绮石在《理虚元鉴》中详细介绍了疗养和饮食调护的重要性及四季防病知识，强调要“令其善为调理”，“樽节其精神，各就性情所失以为治”。清代名医钱襄的《侍疾要语》是一部有关护理学的专著，记载了饮食护理、生活起居护理和老年患者的护理，书中还记录了民间广为流传的“十叟长寿歌”，介绍了10位百岁老人延年益寿、防病抗老的经验，从饮食、起居、锻炼、情志修养等方面指出长寿的途径。曹慈山在《养生随笔》中，从老年人的生理特点出发，总结出一整套衣、食、住、行的养生方法，浅近而易行；创立了卧、坐、立功的导引法，主张要动静结合；还系统地记录了100种不同的粥疗食谱，为中医护理学的发展提供了较为系统的理论根据和更加丰富的实践经验。

随着中医理论的发展与传播，中医护理学经过了漫长的历史阶段，但它始终不离“继承而不泥古，发展而不离其宗”之圭臬，从而体现了这门学科发展过程中的严谨性、延续性、有效性和可操作性。即使是在高科技日新月异、飞速发展的今天，中医护理仍以它扎实的理论基础、简便独特的护技手段、奇特的效果而深受广大患者的欢迎。

新中国成立以后，党和国家大力扶植和发展中医药事业，制定了一系列政策，使中医药事业同其他学科一样也得到了蓬勃发展，并逐步走向科学化、现代化，尤其近些年来各级政府高度重视中医药的继承和创新工作，积极扶植和支持中医药学术，先后出台了一系列配套的政策和措施，使中医药发展面临着前所未有的机遇和挑战。20世纪60年代初，中医护理培训班在南京首次开办，并出版了第一部系统的中医护理学专著《中医护病学》，继而中医护理学的各种专著相继出版，这标志着中医护理学已经走向新的发展阶段，体现了中医护理理论的充实与临床护理实践的总结已达到一定的水平。目前，中医护理工作越来越受到社会和医疗机构的重视，中医护理队伍正在发展壮大，在临床护理工作中运用中医护理理论和辨证施护的方法对患者实施护理，并运用现代护理模式，结合中医护理理论中的精华，逐步形成和完善了现代中医护理学的理论体系。

中医护理的科学研究工作正在全国各地蓬勃开展，学术研究气氛日益浓厚，学术水平不断提高。中医、中西医结合护理学术委员会成立，组织并指导中医护理的学术研究，对中医护理学的发展以及临床辨证施护的研究进行深入探讨，古为今用，洋为中用，挖掘、整理、总结和发展了中医护理理论，将现代护理学的理论与操作技术和传统的中医护理理论与技术相结合进行研究与实践，使中医护理理论更加完善、更加系统、更加丰富，一个独立、完整、系统的科学理论体系逐步形成，为繁荣中医护理学术、推动中医护理事业的发展作出了贡献。

随着中医护理学的发展，中医护理教育事业也随之得到了快速的发展，多层次、多渠道、多形式的中医护理教育体系在全国范围内形成。大学本科、专科、中等专业学校，业余、函授与网络大学，以及短期培训班等各种形式的中医护理教育大量涌现，使中医护理学术水平和护理人员的职业素质得到不断提高，一批高学历、高职称、年轻化、富有敬业精神的专业人员已经活跃在中医护理临床、教学和科研岗位上。

改革开放为中医药的国际交流带来了契机。中医护理学在中医药学发展中的地位和作用越来越受到国际卫生组织和国际护理界的关注和重视，许多国家的护理代表团先后来我国参观考察中医护理临床和护理教育工作，不仅加强了国际学术交流，也扩大了中医护理在国际上的影响。近几年来，我国内地与台湾和香港地区的学术交流日益增多，为中医学的发展和中医护理的学术繁荣创造了条件。

中医护理学的发展源远流长，已逐渐形成一门独立的学科。其内容丰富，良玉精金，无一不因其实用性、可操作性和显著的疗效赢得了它应有的价值和地位，也造就了中医护理临床各科的华实。随着中医药事业的发展和现代科学技术的进步，中医护理学将继承祖国传统医药学的遗产，并吸取现代护理学的新理论、新知识、新技术，不断完善，更全面、系统、科学地发展，为人类的身心健康作出更大的贡献。

第三节　中医护理的基本特点

一、整体观念

整体是指统一性、完整性和相互联系性，中医护理理论认为人体是一个有机的整体，人与自然界息息相关、密切联系，人体受社会、生存环境影响，这种对机体自身整体性及其与内外环境统一性的认识，称为整体观念。

中医护理的整体观念包括两个方面：其一，强调人体是一个不可分割的有机整体。人体以五脏为中心，以经络为纽带，把六腑九窍、四肢百骸连为一体，构成机体的各个组成部分，在结构上不可分割，在功能上相互协调，在病理上相互影响。如果某一脏腑、器官发生病变，在护理工作中不仅要从这一脏腑、器官的局部病变去考虑，而且要在整体观指导下，对其相关脏腑、经络进行护理。其二，注重人与自然环境、社会环境的关系。在正常情况下，人的生理活动能适应自然界四季气候的变化，如果气候的变化超过人体的适应能力，就会导致疾病的发生或加重病情。在护理工作中，必须根据四季多发病的规律、节气转换的发病规律和昼夜阴阳消长对疾病的影响规律制订相应的护理计划，施以相应的护理措施。人与社会环境也是一个整体，因为人的一生置身于社会环境之中，社会环境的各种因素必然影响人的有关活动，最主要的是人的情志（心理）活动。在正常情况下，人体能承受社会环境的各种因素对情志（心理）活动的影响，五脏能作出相应的调整；当社会环境发生急剧变化时，人体难以承受，五脏难以调整，人的生理－心理功能就会出现不同程度的紊乱，从而导致疾病的发生。中医护理历来认为情志（心理）疾病与社会环境因素密切相关，故在护理活动中十分注重情志（心理）护理，并有诸多行之有效的方法。

二、恒动观念

恒动，即不停顿地运动、变化和发展之意。中医理论认为：一切物质，包括整个自然界，都处于永恒而无休止的运动之中，“动而不息”是自然界的根本规律，运动是物质的存在形式及其周围固有属性。自然界的各种现象包括生命活动、健康、疾病等都是物质运动的表现形式，因此，运动是绝对的、永恒的。摒弃一成不变、静止、僵化的观点，称为恒动观念。

其主要观点包括三个方面：其一，是生理上的恒动观，指人体脏腑器官的生理功能活动都处于永恒无休止的运动中，如生、长、壮、老、已是生命活动的全过程。欲维持健康，就要经常锻炼身体，即“生命在于运动”之意。又如人体对饮食物的吸收，津液的环流代谢，气血的循环灌注，物质与功能的相互转化等，无一不是在机体内部以及机体与外界环境之间的阴阳运动之中实现的，这就是生理上的恒动观。其二，是病理上的恒动观，以“动”的观念，从病因作用于机体到疾病的发生、发展、转归，对整个疾病的全过程进行动态观察，发现疾病的病理、病机亦处于不停的发展变化之中。如外感表寒证未及时治疗，则可入里化热，转成里热证；实证日久可转化为虚证；旧病未愈又添新疾，新病又往往引动旧病等。这就是病理上的恒动观。其三，是疾病防护的恒动观，指疾病过程是一个不断运动变化的过程，一切病理变化，都是阴阳矛盾运动失去平衡协调，阴阳偏盛偏衰的结果。护病求本、标本缓急、扶正祛邪、异病同护、同病异护以及因时、因地、因人制宜的原则，体现了运用对立统一的运动观点指导临床护理的特点。中医护理主张未病先防、既病防变的思想，就是运用运动的观点去认识和解决健康和疾病的矛盾，以调节人体的阴阳偏盛偏衰而使之处于生理活动的动态平衡。所以，中医护理学养生及防护疾病的基本思想，均体现了动静互涵的恒动观念。

三、辨证施护

所谓辨证施护，就是从整体观出发，通过望、闻、问、切四诊收集患者有关疾病发生、发展的资料，进行整理、分析、综合，辨明病因、病机和病位，判断为何种性质的证，从而制订相应护理计划与护理措施的过程。

辨证施护是中医护理的精华，是指导中医临床护理的基本原则。证是对疾病原因、部位、性质以及邪正情况的概括，它比症状更全面、更深刻、更准确地反映疾病的本质。一种病发生在不同人的身上，由于个体差异，病因病机不同，就会表现出不同的证。即使同一个人的一种病，在不同的发展阶段也可能出现不同的证。不同的人患不同的病，也可以在发展过程中出现相同的证。辨证施护注重人、病、证三者之间的关系，强调人体的特殊性和差异性，要辩证地认识病与证之间的关系，一种病可包括几种不同的证，不同的病又可出现相同的证，因此在临床护理中，常采用同病异护、异病同护的护理方法。根据不同的证，去施行不同的护理措施，这就是辨证施护的实质。

四、独特的护理技术与方法

中医护理有一套异于现代护理学的技术与方法，不但经济实用可操作，而且疗效好。诸如针灸术、推拿术、刮痧术、拔罐术、热熨术、贴药术等，是中医临床护理实践中的重要手段，是中医护理学的重要组成部分，体现了鲜明的中医护理特色。近年来，临床上开展的中药离子导入术、超声雾化吸入术、中药保留灌肠术等，具有较好的临床疗效，既丰富了中医护理技术的内容，又扩大了护理的范围，使中医护理发挥着更大的作用。在传统护理方法方面，如生活起居护理、预防护理、情志护理、饮食护理和中药护理等均具有独特的方法，体现了中医护理的特色。

第四节　中医辨证施护与现代护理的关系

中医辨证施护与现代护理在护理理念、护理内容及方法上有许多共同之处和相似之处。随着生物医学模式向生物-心理-社会医学模式的转变，护理工作从以疾病为中心的功能制护理发展到以患者为中心的现代整体护理，使护理学的内容和范畴发生了很大的变化。现代的生物-心理-社会护理模式，就是根据人是一个有机的整体，其疾病的发生发展与生物、心理、社会环境因素不可分割的理论而建立起来的，在护理活动中，坚持以人为中心，从生理、心理、社会环境等方面综合评估，制订相应的护理计划，施以相应的护理措施，进行全方位的护理。而中医护理，自古以来就是以人为中心的护理活动，不但注重从生理方面对患者进行护理，也注重从心理（情志）、社会等方面进行护理，其护理的方法与措施散在于各种医籍中。中医护理还注重预防为主的护理原则，其护理内容包括养生、情志调理、饮食调理、起居调理及药物调理等，这些都与现代的护理观念相吻合，可为现代护理人员进行健康宣教所借鉴。

总之，中医的辨证施护与现代整体护理有着相同性和一致性，根据我国国情，如能古为今用、洋为中用，将中医护理的理论融入现代护理理论中，使两者从理论和方法上结合起来，取长补短，不断总结，加以提高，创建具有中国特色（本土化）的护理模式，将会对我国护理事业的发展和为全人类的健康事业作出重要贡献。

第二篇　中医护理基础理论

中医护理基础理论是中医学理论体系的重要组成部分，也是中医护理最基本的理论和知识。其内容包括阴阳五行学说、脏腑、经络、气血津液、病因病机、四诊与辨证等。

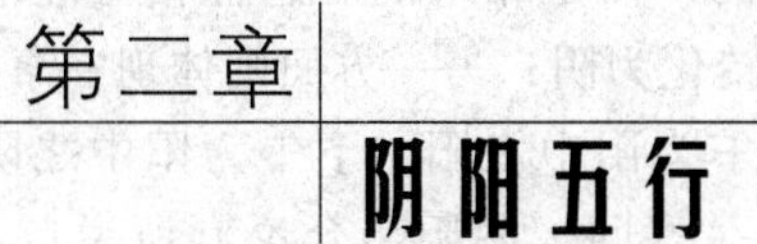

第二章　阴阳五行

阴阳五行，是阴阳学说和五行学说的总称，是古人用以认识宇宙本原和阐释宇宙变化的一种世界观和方法论，属于古代唯物论和辩证法哲学范畴。阴阳学说认为，世界是物质性的整体，世界本身是阴阳二气对立统一的结果，阴阳二气的相互寓含和相互作用，促进了宇宙中万物万象的发生，并推动、调控着事物的发展和变化。五行学说认为，木、火、土、金、水是构成物质世界所不可缺少的最基本物质，这五种最基本物质之间相互资生、相互制约的运动变化，构成了物质世界。

我国古代医学家在长期的医疗实践中，将阴阳五行学说运用于医学领域，并使其成为中医理论体系的一个重要组成部分，一直指导着中医临床各科的诊断、治疗和护理。

第一节　阴阳学说

阴阳学说，是研究阴阳的内涵及其运动变化规律，并用以解释宇宙万物万象发生、发展、变化的一种古代哲学理论，是建立在古代唯物论基础上的朴素的辩证法思想。中医学的阴阳学说，作为一种方法论，被广泛地应用于医学领域，将阴阳的基本概念和运动变化规律作为一种独特的思维方法，来阐释人体的组织结构、生理功能及病理变化，并指导疾病的诊断和治疗。

一、阴阳学说的主要内容

（一）阴阳的基本概念

阴阳，是对自然界相互关联的某些事物和现象对立双方的概括，它既可以代表相互对立的事物，又可用以分析一个事物内部所存在着的相互对立的两个方面。

阴阳学说认为，世界本身是阴阳二气对立统一的结果，宇宙间一切事物都包含着阴阳相互对立的两个方面，如白昼与黑夜、炎热与寒冷、晴天与雨天等。阴阳的变化构成了一切事物，并推动着事物的发生发展。

阴和阳代表着相互对立又相互关联的事物属性。如《素问·阴阳应象大论》说："水火者，阴阳之征兆也。"把类似于火的特性的事物归属于阳，如温热的、明亮的、上升的、外在的、剧烈运动的等。把类似于水的特性的事物归属于阴，如寒冷的、晦暗的、下降的、内守的、相对静止的等。阴和阳的相对属性引入医学领域，即是将对于人体具有推动、温煦、兴奋等作用的物质和功能，统属于阳；将对于人体具有凝聚、滋润、抑制等作用的物质和功能，统属于阴。

事物的阴阳属性不是绝对的，而是相对的。这种相对性，一方面表现为在一定的条件下，阴可以转化为阳，阳可以转化为阴；另一方面则体现在事物的无限可分性，即阴阳之中可以再分阴阳。如昼为阳，上午为阳中之阳，下午为阳中之阴；夜为阴，前半夜为阴中之阴，后半夜为阴中之阳。正如《素问·阴阳离合论》所说："阴阳者，数之可十，推之可百，数之可千，推之可万，万之大不可胜数，然其要一也。"

（二）阴阳的普遍性、相关性、相对性和可分性

1. 阴阳的普遍性 阴阳的普遍性即指一切相关事物或现象根据各自属性均可用阴阳加以统之，也就是说阴阳并不专指某一特定的事物和现象，而是对物质世界每两种相关事物或现象以及同一事物内部对立双方属性的概括，随着对象和条件的改变，它所代表的事物或现象亦相应地发生变化。

2. 阴阳的相关性 阴阳的相关性是指不相关的事物或现象没有比较基础，就不适合分阴阳。阴阳属性的划分，一定要在相关事物或现象的范畴之内。

3. 阴阳的相对性 阴阳的相对性是指阴阳属性的划分不是绝对不变的，随着特定条件的改变，对事物或现象阴阳属性的划分也将改变。即原来属阴的，可转属阳；原本属阳的，又可转属为阴。

4. 阴阳的可分性 阴阳的可分性指事物或现象的阴阳属性具有无限可分的特点，即无论属阴还是属阳的事物或现象，随着划分范围或条件的改变，其各自还可再分阴阳，永无止境，以至无穷。

（三）阴阳之间的相互关系

阴阳之间的相互关系即阴阳学说的基本内容，包括阴阳对立制约、互根互用、消长平衡和相互转化四个方面。

1. 阴阳的对立制约 阴阳对立制约，一方面是指凡阴阳属性都是对立的，如上与下、天与地、动与静、升与降、明与暗、寒与热等；另一方面则是指在属性相对立的基础上，阴阳之间的相互制约。如夏季本应炎热，但夏至以后，阴气却渐次而生，用以制约炎热的阳；冬季本应严寒，但冬至以后则阳气渐复，用以制约严寒的阴。相互对立着的双方，一方总是通过斗争对另一方起制约作用。在人体的正常生理状态下，阴阳两个对立面，不是平静和互不相关地共处于一个统一体中，而是在相互排斥、相互斗争的过程中完成着人的生长壮老的

变化。

2. 阴阳的互根互用　阴和阳是对立统一的，两者既相互对立，又相互依存，任何一方都不能脱离另一方而单独存在。如上为阳，下为阴，没有上也就无所谓下，没有下也就无所谓上。所以说，阳依存于阴，阴依存于阳，每一方都以其相对的另一方的存在为自己存在的条件。阴阳之间的这种互相依存关系称为阴阳的互根互用。《素问·阴阳应象大论》所言“阴在内，阳之守也；阳在外，阴之使也”，即是对阴阳互根互用的高度概括。

3. 阴阳的消长平衡　阴阳的相互对立、相互依存不是处于静止不变的状态，而是始终处于阴消阳长和阳消阴长的运动变化中。在一定限度内的阴阳消长运动维持着相对的平衡，推动着事物的正常发展。如以四时气候变化而言，从冬至夏，气候由寒冷逐渐转热，即是阴消阳长的过程；由夏至冬，气候从炎热逐渐转寒，即是阳消阴长的过程。以人体的生理功能而言，各种功能活动（阳）与营养物质（阴）之间，也不断地处于阳长阴消和阴长阳消的运动变化之中。如果这种消长超过一定的限度，不能保持相对平衡，就会出现阴阳的偏盛偏衰，在人体则呈现“阴盛则阳病”或“阳盛则阴病”的病理状态。

4. 阴阳的相互转化　阴阳的相互转化是指对立着的阴阳双方，在一定条件下，可以各自向其相反的方向转化，即阴转化为阳，阳转化为阴。如果说阴阳消长是一个量变过程的话，则阴阳转化是在量变基础上的一个质变过程，即《素问·阴阳应象大论》所说的“重阴必阳，重阳必阴”、“寒极生热，热极生寒”。如自然界的气候，属阳的夏天可以转化为属阴的冬天，属阴的冬天也可以转化为属阳的夏天；人体的病证，属阳的热证可以转化为属阴的寒证，属阴的寒证也可以转化为属阳的热证。在疾病发展过程中，也不乏由实转虚、由虚转实、由表入里、由里出表等阴阳转化的例子。

二、阴阳学说在中医护理学中的应用

1. 说明人体的组织结构　人体是一个有机的整体，它的组织结构既是有机联系的，又可以划分为相互对立的阴阳两部分。人体脏腑组织结构的阴阳属性，就部位而言，上部为阳，下部为阴；体表为阳，体内为阴；背为阳，腹为阴；四肢外侧为阳，内侧为阴。以脏腑来说，六腑属阳，五脏属阴。五脏之中，上部的心肺属阳，下部的肝肾属阴。具体到每一脏腑，则又有阴阳之分，如心有心阴、心阳，肾有肾阴、肾阳等。所以《素问·宝命全形论》说：“人生有形，不离阴阳。”

2. 解释人体的生理功能　人体各部的生理功能以及整个生命活动的正常进行，都是阴阳双方保持着对立统一的协调关系的结果，如属于阳的功能活动和属于阴的物质基础之间的关系就是这种对立统一关系的体现。人体的生理活动是以物质为基础的，没有物质就无以产生生理功能，而生理活动的结果，又不断促进着物质的新陈代谢。人体功能与物质的关系，也就是阴阳相互依存、相互消长的关系，如果阴阳不能相互为用而分离，人的生命活动也就终止了。正如《素问·生气通天论》所说：“阴平阳秘，精神乃治；阴阳离决，精气乃绝。”

3. 解释人体的病理变化　疾病的发生是正邪相争，阴阳失去了相对的平衡，出现偏盛偏衰的结果。病邪有阴邪、阳邪之分，正气包括阴精和阳气两个部分。病邪侵入人体，可出现阴阳偏盛的病理变化，阳邪致病，可以使阳偏盛而阴伤，从而出现热证；阴邪致病，则使阴偏盛而阳伤，从而出现寒证，即所谓“阳胜则阴病，阴胜则阳病”。人体的正气不足，就会出现阴阳偏衰的病理变化，阳气虚不能制阴则出现虚寒证，阴液亏虚不能制阳则出现虚热证，即所谓“阳虚则寒，阴虚则热”。若机体阴阳双方虚损到一定的程度，常可导致对方的不足，而出现阴损及阳或阳损及阴的病理变化，最终引起阴阳两虚。

4. 指导疾病诊断 由于疾病发生、发展的根本原因是阴阳失调，所以尽管疾病的临床表现错综复杂，但都可以用阴证或阳证加以概括。正确的诊断首先要分清阴阳，才能执简驭繁，抓住本质。例如：望诊见面部色泽鲜明者属阳，晦暗者属阴；闻诊中声音洪亮者属阳，低微断续者属阴；问诊中口渴喜冷饮者属阳，口淡不渴者属阴；切脉时浮、滑、数、实者属阳，沉、涩、迟、虚者属阴。

5. 确立疾病的治疗和护理原则 由于阴阳的偏盛、偏衰是疾病发生、发展的根本原因，因此，调整阴阳，补其不足，泻其有余，恢复阴阳的相对平衡就是治疗和护理的基本原则。如寒证用温热药、热证用寒凉药、虚证用滋补药、实证用攻下药等治疗原则和所采取的相应护理措施，都是在调整阴阳这一基本原则指导下确立的。

6. 指导养生防病 人生活在自然界，与自然环境息息相关，外界环境中的阴阳消长势必影响人体内阴阳的变化。要保持体内阴阳协调，必须适应自然界的阴阳变化规律，如春夏季节要保养阳气，秋冬季节需固护阴精，并采取相应的护理措施，维持体内外环境的统一，达到养生防病健身的目的。

第二节　五行学说

五行学说，是研究木、火、土、金、水五种基本物质的运动变化规律，并用以阐释宇宙万物的运动变化及其相互关系的一种古代哲学思想。中医学的五行学说，是以五行的生克乘侮规律来阐释人体的生理、病理及其与外在环境的相互联系，指导疾病的诊断和防治的一种中医学独特理论和方法。

一、五行学说的主要内容

（一）五行的基本概念

五行学说是我国古代的唯物主义哲学思想，它认为宇宙间的一切事物都由木、火、土、金、水五类基本物质所构成，行是指运动变化的意思。自然界各种事物的发展变化，都是这五类物质不断运动和相互作用的结果。五行学说运用于中医领域，主要是阐述人体脏腑的生理、病理及其与外界环境的相互关系，从而指导临床辨证施护。

（二）五行的基本内容

1. 五行的特性 古人在长期的生产和社会实践中，从对木、火、土、金、水五类物质的朴素认识，逐步引申形成了五行特性的基本概念。

(1) 木的特性："木曰曲直"。"曲直"是指树木主干挺直向上、枝条曲折向外舒展的生长势态，进而引申为凡具有升发、生长、条达、舒畅等作用或性质的事物和现象，均归属于木。

(2) 火的特性："火曰炎上"。"炎上"是指火具有温热、上升、光明的特性，进而引申为凡具有温热、升腾、光明等作用或性质的事物和现象，均归属于火。

(3) 土的特性："土爰稼穑"。"稼穑"是指庄稼的播种与收获，所谓"春种曰稼，秋收曰穑"，指土有播种和收获庄稼、生长万物的作用，进而引申为凡具有受纳、承载、生化等作用或性质的事物和现象，均归属于土。

(4) 金的特性："金曰从革"。"从革"是指顺从、变革的意思，指金具有肃杀、收敛、潜降、清洁的特性，进而引申为凡具有肃杀、沉降、收敛、清洁等作用或性质的事物和现象，均归属于金。

(5) 水的特性："水曰润下"。"润下"是指水具有滋润、寒凉、向下的特性，进而引申为凡具有寒凉、滋润、向下、闭藏等作用或性质的事物和现象，均归属于水。

2. 事物属性的五行归类　五行学说依据五行的抽象特性，采用类比和演绎的方法，以天人相应为指导思想，以五行为中心，以空间结构的五方、时间结构的五季、人体结构的五脏为基本框架，将自然界的各种事物和现象及人体的生理病理现象，按其属性进行归纳、分类（表2-1）。

表2-1　　**五行归类**

自　然　界						五行	人　　体				
五味	五色	五化	五气	五方	五季		脏	腑	五官	形体	情志
酸	青	生	风	东	春	木	肝	胆	目	筋	怒
苦	赤	长	暑	南	夏	火	心	小肠	舌	脉	喜
甘	黄	化	湿	中	长夏	土	脾	胃	口	肉	思
辛	白	收	燥	西	秋	金	肺	大肠	鼻	皮毛	悲
咸	黑	藏	寒	北	冬	水	肾	膀胱	耳	骨	恐

从表中可见，横向内容都有同属性的内在联系，如凡具有生发、伸展、柔和特性的都属于木，其他以此类推。

3. 五行的生克乘侮　五行学说主要是以五行的相生相克来说明事物之间的相互资生和相互制约的关系，以五行的相乘相侮来探索事物间协调平衡被破坏后的相互影响。

(1) 相生：即互相资生、助长、促进之意。五行之间互相资生、互相促进的关系，称为五行的相生关系。五行相生的次序是：木生火，火生土，土生金，金生水，水生木。

(2) 相克：即相互制约、克制、抑制之意。五行之间相互制约的关系称为五行的相克关系。五行相克的次序是：木克土，土克水，水克火，火克金，金克木。这种关系也是往复无穷的。

五行生克是事物运动变化的正常规律。在五行之间的生克关系中，相生与相克是不可分割的两个方面，任何一行皆有“生我”、“我生”、“克我”、“我克”四个方面的关系（图 2－1）。以木为例，“生我”者水，“我生”者火，“克我”者金，“我克”者土。五行之间这种生中有制，制中有生，相互生化，相互制约的生克关系，称为制化。

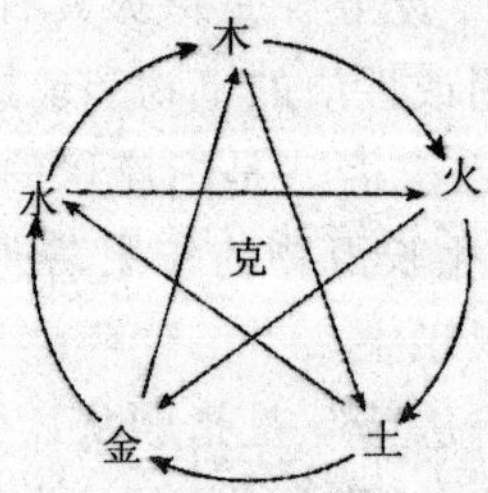

图 2－1　五行生克示意图

（3）相乘：乘，即乘虚侵袭的意思。相乘是指五行中某一行对其所胜一行的过度相克。五行之间相乘的顺序与相克的顺序是一致的，只是相克是正常现象，相乘为异常现象。

（4）相侮：侮，即欺侮，有恃强凌弱之意。相侮是指五行中某一行对其所不胜一行的反克。五行中相侮的规律以反克推之，即木侮金、金侮火、火侮水、水侮土、土侮木。

五行乘侮是五行间的反常相克现象。相乘和相侮均因五行中的任何一行太过或不及所引起，两者可同时发生。如木过强时，既可以乘土，又可以侮金；木不足时，既可以受到金乘，又可以受到土的反侮。

二、五行学说在中医护理学中的应用

五行学说在中医护理理论体系构建过程中，不仅用于理论阐释，并用于临床实践活动。

1. 说明五脏的生理功能　按五行学说的分类方法，将人体的五脏归属于五行，并以五行抽象的特点来说明五脏的生理功能。木有生发条达的特性，肝喜条达恶抑郁，具有疏泄的功能，故以肝属木；火性温热上炎，心阳温煦，故以心属火；土性敦厚，生化万物，脾为气血生化之源，故以脾属土；金性清肃、收敛，肺气肃降，故以肺属金；水性滋润下行，肾藏精主水，故以肾属水。

2. 说明五脏间的相互关系　五行学说以五行生克制化理论说明各脏生理功能的内在联系。如肾水之精以养肝，肝木藏血以济心，心火之热以温脾，脾土之谷以充肺，肺金清肃下行以助肾水，这就是五脏相互资生的关系。肝木的条达，可疏泄脾土的壅郁；脾土之运化，可制止肾水泛滥；肾水之滋润，可防止心火的亢烈；心火之阳热，可制约肺金清肃太过；肺金清肃下行，可抑制肝阳的上亢，这就是五脏相互制约的关系。

3. 说明五脏病变的相互影响　中医学运用五行学说的生克乘侮理论，来说明人体在病理情况下，五脏之间的相互影响，疾病之间的相互传变，可分为：①按相生关系的传变：如肾病及肝称“母病及子”，肝病犯肾称“子病犯母”；②按相克关系的传变：如肝病传脾称“木乘土”，脾病及肝称“土侮木”。

4. 用于诊断、治疗与护理

(1) 用于诊断：五行学说把五脏与五色、五味等以五行分类归属联系起来，作为诊断疾病的理论基础。人体是一个有机的整体，当内脏有病时，可以反映到体表相应的组织器官，使之出现色泽、声音、形态等诸方面的异常变化。如面色青，喜食酸味，脉弦，其病多在肝；脾虚的患者，面见青色，为木来乘土等。

(2) 用于治疗与护理：运用五行生克乘侮关系可以推断和概括疾病的传变规律，并能确定预防性治疗原则和护理措施。《难经·七十七难》中"见肝之病，则知肝当传之于脾，故先实其脾气"，就是运用五行生克关系指导治疗护理的具体体现。在临床上还经常用五行的生克规律来确定治疗、护理原则，如治疗肺气虚的咳喘用健脾的方法称"培土生金法"等。

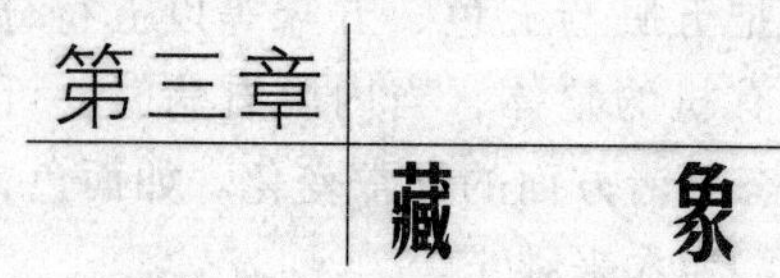

第三章 藏象

藏象就是指藏于体内的内脏所表现于外的生理和病理征象。中医学认为，人体是一个有机的整体，内脏虽然隐藏于体内，但其生理功能、病理变化在外可表现出一定的征象，通过考察这些外在的征象，即可以了解内脏的情况。

藏象学说，就是通过考察人体外在的生理、病理现象，以了解人体内脏的生理功能、病理变化及其相互关系的学说。人体内脏根据其生理特点，可分为脏、腑和奇恒之腑。脏，即肝、心、脾、肺、肾，合称为五脏，其共同生理特点是化生和贮藏精气；腑，即胆、小肠、胃、大肠、膀胱、三焦，合称为六腑，其共同生理特点是受盛和传化水谷。此外，还有奇恒之腑，即脑、髓、骨、脉、胆和女子胞。奇恒之腑的形态大多为中空而似腑，但生理特点却为贮藏精气而似脏。

藏象学说的主要特点是以五脏为中心的整体观。这一整体观主要体现在：五脏与六腑相互配合，五脏与形体诸窍相互联系，五脏生理活动与精神情志相互影响。此外，五脏虽有各自的生理功能，但相互为用。

藏象学说虽然以一定的解剖学知识为基础，但主要是在中国古代哲学思想的指导作用下，通过整体观察，"以象测藏"而探知内脏的情况。因此，藏象学说中的脏腑，不单纯是一个解剖学的概念，更重要的是概括了人体某一系统的生理和病理学概念。中医藏象学说中，一个脏腑的生理功能，可能包含着现代解剖生理学中几个脏器的生理功能；而现代解剖生理学中一个脏器的生理功能，亦可能分散在中医藏象学说的几个脏腑的生理功能之中。

第一节 五　脏

一、心

心位于胸中，在五行属火，与小肠、脉、舌等构成心系统。心对整个人体生命活动起着主宰的作用，故称为"君主之官"、"五脏六腑之大主"。

（一）心的主要生理功能

心的主要生理功能是主血脉和藏神。

1. 主血脉　心主血脉是指心气具有推动和调控血液在脉管中运行，从而保证全身组织得到血液濡养的作用。《素问·痿论》指出："心主身之血脉。"血液要正常运行，必须以心气充沛、血液充盈和脉道通利为前提条件，其中心气对血液在脉管中正常运行起着主导作用。心气充沛，则能推动和调控血液的运行和脉管的舒缩，使血流通畅，脉道通利，则面部红润，胸部舒畅，脉搏和缓有力；反之，心气不足，则可出现血流不畅、脉搏无力等表现，甚则发生气血瘀滞，血脉受阻，而见面色灰暗，唇舌青紫，心前区憋闷和刺痛，以及脉象结、代、促、涩等病证。此外，心还有生血的作用。营气和津液在化合生成血液的过程中需要心阳气的作用方能变化为赤，即所谓"奉心化赤"。《血证论》指出："火者，心之所主，化生为血液以濡养周身。"可见，血液充盈与心密切相关。心既能行血，又能生血，从而保证全身组织得到血液的充分濡养。

2. 藏神　心藏神是指心具有主司全身脏腑体窍等组织的生理活动和精神情志等心理活动的作用。人的精神情志活动虽与五脏精气密切相关，由五脏协同完成，但总由心来统帅。《素问·宣明五气》指出："心藏神。"神能驭气，心通过主宰人体精神情志等心理活动，驾驭协调各脏腑之气的运行以达到推动和调控五脏六腑等组织的生理功能。心藏神的功能正常，则精神振奋，思维清晰，反应灵敏，脏腑组织功能协调；反之，心藏神的功能异常，则可出现失眠、多梦、神志不宁、谵狂，或可出现反应迟钝、健忘、精神委顿、不省人事等表现，还可影响其他脏腑组织的功能活动，甚至危及人体的生命。《灵枢·口问》指出："心动则五脏六腑皆摇。"

血是精神活动的主要物质基础。心主血脉，为精神活动提供了物质基础，有助于心藏神。神能驭气。心藏神，能调节心气推动血液在脉管中运行的作用，有助于心主血脉。因此，心主血脉的功能异常，必然会出现神志的改变；反之，心藏神的功能异常，也可以出现血行的变化。心主血脉的生理功能与心藏神的生理功能密切相关。

（二）心与体、窍、志、液的关系

1. 在体合脉，其华在面　心与脉直接相连，脉管的舒缩依赖于心气的调控，故心在体合脉。心气充沛，则脉搏和缓有力；心气不足，则脉搏细弱无力。心主血脉，面部的血脉极为丰富，因而，心的生理功能状况，可以显露于面部的色泽变化，故其华在面。心气旺盛，血脉充盈，则面部红润；心气不足，则面色㿠白、晦滞；心血亏虚则面色无华；心血瘀阻则面色青紫。

2. 在窍为舌　心在窍为舌，是指舌为心之外候。心与舌通过经络相互联系。《灵枢·经脉》指出："手少阴之别……循经入于心，系舌本"，所以心的功能状况影响并反映于舌。心主血脉、藏神的功能正常，则舌质红润柔活，味觉灵敏，语言流利。心主血脉功能异常，心血亏虚，则舌质淡白；心阳不足，则舌质淡胖；心血瘀阻，则舌质暗紫或有瘀斑；心藏神的功能异常，则可见舌卷、舌强、语謇或失语等病证。

3. 在志为喜　《素问·阴阳应象大论》指出："在脏为心……在志为喜"，表明心的功能状态和情志"喜"密切相关，即心在志为喜。适度的喜属于良性刺激，有助于心主血脉等生理功能。《素问·举痛论》指出："喜则气和志达，营卫通利。"但是，喜乐过度，则可使心神受伤，出现喜笑不休，精神失常等表现。《灵枢·本神》指出："喜乐者，神惮散而不藏。"

4. 在液为汗 心在液为汗，是指汗液与心血、心神关系密切。汗为津液所化生，津液与血又同源互化，而血为心所主，心血充盛，津液充足，则汗化有源；且心藏神，汗的生成、排泄受心神的调节，精神紧张可出汗，故称汗为心液。

二、肺

肺位于胸腔，左右各一，在五行属金，与大肠、皮、鼻等构成肺系统。肺在脏腑中位置最高，覆盖诸脏，故有“华盖”之称。肺叶娇嫩，与外界息息相通，易受邪侵，故又有“娇脏”之称。

肺气的运动主要表现为宣、降两种形式。宣，即宣发。肺气宣发是指肺气能向上、向外运动。肺气宣发的生理作用主要体现在三个方面：一是排出体内的浊气；二是将脾转输来的津液和水谷精微上输于头面，外达于肌表；三是宣发卫气于肌肤，以温分肉，充皮肤，调节腠理之开阖，控制汗液的排泄。降，即肃降。肺气肃降是指肺气能向下、向内运动，并保持呼吸道清肃洁净。肺气肃降的生理作用也主要体现在三个方面：一是吸入自然界的清气；二是将脾转输至肺的津液和水谷精微向下、向内布散至其他脏腑等组织；三是肃清肺和呼吸道内的异物，以保持呼吸道的洁净。

肺气宣发和肃降是相反相成的两个方面，在生理情况下，相互依存和制约；在病理情况下，则常相互影响。

（一）肺的主要生理功能

肺的主要生理功能是主呼吸之气、主一身之气、通调水道和朝百脉。

1. 主呼吸之气 肺主呼吸之气是指肺具有吸入自然界的清气，呼出体内的浊气，实现人体与外界环境之间气体交换的作用。《素问·阴阳应象大论》指出：“天气通于肺。”肺主呼吸之气是以肺气宣发、肃降运动为基础。肺气宣发，呼出浊气；肺气肃降，吸入清气，从而实现体内外气体交换，保证肺主呼吸之气的正常进行，则呼吸均匀通畅；反之，肺气失宣或不降，必将影响肺主呼吸之气的功能，从而出现咳喘等呼吸异常的病证。

2. 主一身之气 肺主一身之气是指肺具有主持一身之气的生成和运行的作用。《素问·六节藏象论》指出：“肺者，气之本。”肺之所以能主一身之气，与其能主呼吸之气密不可分。首先，一身之气主要由宗气和元气构成，而宗气主要依靠肺吸入的清气与脾胃运化的水谷精气相结合而成。肺主呼吸之气，影响宗气的生成，进而影响一身之气的生成。其次，肺主呼吸之气，肺有节律的一呼一吸，对全身之气的升降出入运动起着重要的调节作用。肺主一身之气的功能正常，则全身之气的生成和运行方能正常；反之，肺主一身之气的功能异常，则会出现声低气怯、肢倦乏力等气虚病证和全身之气升降出入运动失调的异常表现。

3. 通调水道 肺通调水道是指肺对体内水液的输布、运行和排泄起着疏通和调节作用。肺之所以能通调水道，与其宣发、肃降运动密不可分。肺气宣发，不但将津液升宣、布散至头面和肌表，而且能宣发卫气，以司腠理的开阖，调节汗液的排泄；肺气肃降，不但将津液向内、向下输送至其他脏腑等组织，而且能将脏腑代谢所产生的浊液向下输送至肾，成为尿液生成之源。肺通调水道功能正常，水液代谢方能正常；反之，肺通调水道功能失常，就可发生水液停聚而出现水湿痰饮等病变。

4. 朝百脉　肺朝百脉是指全身的血液通过百脉会聚于肺，经过肺的呼浊吸清，进行气体交换，然后通过肺气宣降运动，将富含清气的血液再通过百脉输送到全身。

血液的运行，有赖于气的推动。肺主一身之气的生成与运行，因而具有辅心行血的作用。肺气充沛，气的生成与运行正常，有助于血运顺畅；反之，肺气虚衰，不能协助心脏运行血液，血行不畅，则可以出现胸闷心悸、唇青舌紫等病证。

《素问·灵兰秘典论》指出："肺者，相傅之官，治节出焉。"肺主治节是指肺具有治理调节肺之呼吸及全身之气、血、津液等作用，是对肺的主要生理功能的高度概括。

（二）肺与体、窍、志、液的关系

1. 在体合皮，其华在毛　肺具有宣发卫气，输精于皮毛等生理功能，保证了皮毛得到卫气和水谷精微的温养和润泽，故肺在体合皮，其华在毛。肺的生理功能正常，则皮肤致密，毫毛光泽；反之，肺气虚，无力宣发卫气、水谷精微于皮毛，可出现多汗、易于感冒，或皮毛憔悴、枯槁等病证。

2. 在窍为鼻　鼻为呼吸之气出入的通道，与肺相通，鼻通气与嗅觉的功能有赖于肺气的作用，故肺在窍为鼻。肺气宣畅，则鼻窍通利，嗅觉灵敏；反之，肺气不宣，可见鼻塞、嗅觉不敏感等表现。

3. 在志为忧（悲）　忧与悲同属于肺志。《素问·举痛论》指出："悲则气消。"悲忧属于非良性刺激的情绪反映，它对于人体的影响，主要是使气不断地消耗。由于肺主气，所以悲忧易伤肺。过度悲忧，可出现呼吸气短等肺气不足的病证；反之，肺气虚衰，人体对不良刺激的耐受能力下降，则易于产生悲忧的情志变化。肺与悲忧之志相互影响，故肺在志为忧（悲）。

4. 在液为涕　涕即鼻涕，鼻为肺窍，鼻涕的化生与肺密切相关，《素问·宣明五气》指出："五脏化液……肺为涕"，故肺在液为涕。肺中精气充足，则鼻涕润泽鼻窍而不外流。若肺寒，则鼻流清涕；肺热，则涕黄浊；肺燥，则鼻干。

三、脾

脾位于中焦，在五行属土，与胃、肉、口等构成脾系统。脾将水谷化为精微，为后天生命活动和生成气血提供了物质保障，故称为"后天之本"、"气血生化之源"。

（一）脾的主要生理功能

脾的主要生理功能是主运化、主升清和主统血。

1. 主运化　脾主运化是指脾具有把水谷转化为水谷精微，并将水谷精微吸收、转输至全身的作用。脾主运化可分为运化食物和运化水液两个方面。

（1）运化食物：脾运化食物是指脾气具有促进食物的消化和吸收，并对吸收的食物精微进行输布的作用。食物的消化虽在胃肠道中进行，但必须依赖于脾气运化方能化为精微；

食物精微也必须有赖于脾气运化才能被吸收，并上输于肺，布散至全身。《素问·奇病论》指出："夫五味入口，藏于胃，脾为之行其精气。"脾气健运，则食物消化以及精微吸收、输布正常，气血生化有源；反之，脾失健运，则食物消化以及精微吸收、输布异常，可出现食欲不振、腹胀、便溏等病证以及倦怠、消瘦等气血生化不足的表现。

（2）运化水液：脾运化水液是指脾气具有吸收、转输津液，调节水液代谢的作用。脾气有助于将人体所摄入的水液吸收，并把吸收的水液输布至全身，以发挥滋润、濡养作用；并可将体内多余的水液及时地转输至肺和肾，通过肺、肾的气化功能，化为汗和尿排出体外。因此，脾运化水液功能正常，既能保证全身组织得到津液的滋养，又可防止水液在体内不正常地滞留；反之，脾运化水液功能失常，必然导致水液代谢障碍，从而产生水湿痰饮等病变。

运化食物和运化水液是脾主运化的两个方面，二者同时进行，可分而不可离。

2. 主升清 脾主升清是指脾气上升，将其运化所得的水谷精微等营养物质上输于心、肺，通过心肺的作用，化生气血，以营养全身。若脾气不能升清，则水谷精微等营养物质不能上输于心、肺，气血生化无源，头目失于气血营养，可出现神疲乏力、头目眩晕等表现。此外，脾气上升，以维持人体内脏相对恒定于一定的位置，防止其下垂。若脾气无力升举，反而下陷，可见内脏下垂、脱肛等病证。

3. 主统血 脾主统血是指脾气具有统摄血液在血脉中运行，防止其流出脉外的作用。脾之所以能主统血，与其主运化，为气血生化之源密切相关。脾气健运，气生有源，气足则能摄血，血液就不会逸出脉外；反之，脾虚失运，气生乏源，气虚则无力摄血，血液就会逸出脉外而致出血。由于脾气主升、在体合肉，所以脾不统血，多表现为便血、尿血、崩漏等下部出血及肌衄等病证。

（二）脾与体、窍、志、液的关系

1. 在体合肉，主四肢 《素问·痿论》指出："脾主身之肌肉。"《素问·太阴阳明论》指出："四肢皆禀气于胃而不得至经，必因于脾乃得禀也。"全身肌肉和四肢都需要依靠脾所运化的水谷精微来营养，故脾在体合肉，主四肢。脾主运化功能正常，则肌肉丰满壮实，四肢活动轻松有力；反之，脾主运化功能障碍，必致肌肉瘦削，四肢软弱无力，甚至萎弱不用。

2. 在窍为口，其华在唇 脾在窍为口是指食欲、口味等与脾主运化功能密切相关。《灵枢·脉度》指出："脾气通于口，脾和则口能知五谷矣。"脾主运化功能正常，则口味、食欲正常；反之，脾主运化功能失常，则可出现食欲减退、口淡、口腻等表现。口唇的色泽与全身气血是否充盛有关，而脾为气血生化之源，所以脾主运化功能状态与口唇的色泽密切相关，即其华在唇。脾主运化功能正常，则口唇红润光泽；反之，脾主运化功能失常，可出现口唇淡白无华等表现。

3. 在志为思 思虑过度主要影响气的正常运动，导致气滞和气结。《素问·举痛论》指出："思则心有所存……故气结矣。"气结于中，则影响脾主运化、升清的功能，可出现不思饮食、脘腹胀闷、头目眩晕等病证，故脾在志为思。

4. 在液为涎　涎为口津，口为脾窍。《素问·宣明五气》指出："脾为涎"，涎的生成与脾密不可分，故脾在液为涎。脾主运化、升清功能正常，则津液上行于口而为涎，以助饮食物的吞咽和消化。若脾运失和，则可导致涎液化生异常。

四、肝

肝位于腹部，右胁之内，在五行属木，与胆、筋、目等构成肝系统。肝性主升、主动，喜条达而恶抑郁，故有"刚脏"之称。

（一）肝的主要生理功能

肝的主要生理功能是主疏泄和主藏血。

1. 主疏泄　肝主疏泄是指肝具有疏通、畅达全身气机的作用。肝主疏泄以保持全身气机的通畅，进而促进血液和津液的运行输布、脾胃的运化、胆汁的分泌排泄、情志的调畅、男子排精和女子行经等，对人体产生广泛的影响。

（1）调畅气机：肝主疏泄，其疏，可使气机疏通畅达；其泄，可使气机散而不郁，从而保证脏腑经络之气运行畅通无阻。若肝主疏泄功能失常，既可表现为肝的疏泄不及，形成气机不畅的病理变化，出现胸胁、两乳或少腹胀痛不适等病证；又可表现为肝的疏泄太过，形成肝气上逆的病理变化，出现头目胀痛、面红目赤、易怒等病证，甚则血随气逆，出现吐血、咯血等血从上溢的表现。

（2）促进血液与津液的运行：气能行血，气能行津。血液和津液的运行输布有赖于气的推动。肝主疏泄功能正常，气的升降出入运动就能调畅，血液的运行和津液的输布也随之顺畅。若肝主疏泄功能失常，气机郁结，就会导致血行障碍，形成瘀血；也可导致津液代谢障碍，形成水湿痰饮等病变。

（3）促进脾胃的运化功能：脾胃运化功能有赖于脾主升清与胃主降浊之间的协调平衡，而肝主疏泄与脾胃之气升降运动密切相关。肝主疏泄功能正常，气的运动条达、疏畅，脾气才能升，胃气方能降，脾胃运化功能才能正常。若肝主疏泄功能异常，则不仅能影响脾主升清功能，出现眩晕、泄泻等病证；而且还能影响胃主降浊功能，出现呕恶、腹胀等表现。

（4）有助于胆汁的分泌排泄：胆与肝相连，胆汁由肝之余气所化生，其分泌与排泄受肝主疏泄功能的影响。肝主疏泄功能正常，气机调畅，则胆汁能够正常地分泌与排泄；反之，肝主疏泄功能失常，则可影响胆汁的分泌与排泄，从而出现胁下胀痛、口苦，甚则黄疸等病证。

（5）调畅情志：肝主疏泄，有助于气机通畅，气畅则血畅，气血运行正常，情志活动的物质基础得到保障，则心情开朗舒畅。若肝主疏泄功能减退，气血运行失畅，则心情易于抑郁；肝主疏泄功能太过，气的升发过亢，则心情易于急躁。

（6）有助于男子排精和女子行经：男子排精和女子行经与肝主疏泄关系密切。肝主疏泄功能正常，气机调畅，则男子精液排泄通畅有度，女子月经周期正常，经行通畅；反之，肝主疏泄功能失常，气机失调，则男子排精失畅，女子经期紊乱，经行不畅。

2. 主藏血　肝主藏血是指肝具有贮藏血液、调节血量和防止出血的作用。肝主藏血功能，首先体现在肝能贮存一定的血量，以制约肝之阳气，防止其升腾太过，维护肝主疏泄功能的正常进行。其次，肝贮存了一定的血液，在肝主疏泄功能的配合下，便可以根据人体生理变化情况，有效地调节各部分组织的血液需要量，人动则血行于诸经，人静则血归于肝。此外，肝主藏血还有助于血液收摄于血脉之中，以防止人体出血。《图书编》指出："肝者，凝血之本。"因此，肝不藏血，不仅可出现肝血不足、阳气升泄太过等病变，而且还可以导致各种出血病证。

（二）肝与体、窍、志、液的关系

1. 在体合筋，其华在爪　《素问·阴阳应象大论》指出："肝生筋。"人体筋膜有赖于肝血的滋养，故肝在体合筋。肝血充盛，筋膜得以滋养，则运动有力而灵活；反之，肝血衰少，筋膜失养，则筋力不健，手足震颤，屈伸不利，甚则出现瘛疭等病证。爪乃筋之延续，同样需要肝血的滋养，肝血的盛衰影响爪甲的荣枯，故其华在爪。肝血充足，则爪甲坚韧明亮；反之，肝血不足，则爪甲软薄，甚则变形脆裂。

2. 在窍为目　肝经上连目系，肝之气血循肝经上注于目，以维持目的视觉功能，故肝在窍为目。《灵枢·脉度》指出："肝气通于目，肝和则目能辨五色矣。"肝血充足，肝气调和，则目能视物辨色。若肝血不足，则两目干涩，视物不清；肝经风热，则目赤痒痛；肝火上炎，则目赤生翳；肝阳上亢，则头目眩晕；肝风内动，则目斜上视。

3. 在志为怒　怒属于一种不良的情志刺激，可使气血上逆，阳气升泄。由于肝主疏泄，阳气升发，为肝之用，故肝在志为怒。怒易伤肝，暴怒可致肝之升发太过，血随气逆，出现呕血，甚则猝然昏不知人；反之，肝阴不足，肝阳无制，则易发怒。《素问·脏气法时论》指出："肝病者……令人善怒。"

4. 在液为泪　泪从目出，肝开窍于目，故肝在液为泪。《素问·宣明五气》指出："肝为泪。"肝之气血调和，则泪液濡目而不外溢。若肝血不足，则可见两目干涩等病证；肝经湿热，则可见目眵增多等表现。

五、肾

肾位于腰部，左右各一，在五行属水，与膀胱、骨、耳和二阴等构成肾系统。肾藏先天之精，为生命之源，故称为"先天之本"。

（一）肾的主要生理功能

肾的主要生理功能是藏精、主水和主纳气。

1. 藏精　肾藏精是指肾具有贮藏精气的作用。《素问·六节藏象论》指出："肾者，主蛰，封藏之本，精之处也。"肾所藏之精包括先天之精和后天之精。先天之精来源于父母的生殖之精，后天之精来源于脾胃运化生成的水谷之精，二者相辅相成，在肾中密切结合组成肾精。肾精是化生肾气的物质基础。

肾藏精功能正常，则肾中精气充盛，从而能充分发挥其应有的生理效应。

肾中精气的生理效应首先是促进机体的生长、发育和生殖。肾中精气充盛，则人体生长发育正常，生殖机能健全；反之，肾中精气不足，小儿则生长发育不良，成人则早衰，并可出现生殖机能低下等病证。因此，优生优育、养身保健和防止衰老等应注重对肾中精气的调养。

其次，肾中精气对人体代谢和生理活动起着重要的调节作用。肾精化为肾气，肾气又分为肾阴和肾阳两个方面：肾阴对机体各脏腑起着凉润、宁静、抑制等作用，肾阳对机体各脏腑起着温煦、推动、兴奋等作用，二者相互制约，相互为用，维护着各脏腑阴阳的平衡，保证了机体代谢和生理活动的正常进行。若肾阴不足，则可出现内热、眩晕、耳鸣、遗精、舌红或少津等病证；肾阳虚损，则可出现疲惫乏力、形寒肢冷、小便清长、性机能减退、舌淡等病证。

2. 主水 肾主水是指肾具有主持和调节体内水液的输布和排泄，维持水液代谢平衡的作用。水液代谢过程涉及多个脏腑的一系列生理活动，但肾中精气起着决定性作用。首先，肾中精气分化的肾阴和肾阳是机体各脏腑阴阳的根本，维护着各脏腑阴阳的平衡，从而保证各脏腑正常地参与水液代谢。其次，尿液的生成和排泄，与肾气的蒸腾气化直接相关；而尿液的生成和排泄，对维持体内津液代谢平衡至关重要，故《素问·逆调论》指出："肾者水藏，主津液。"若肾中精气的蒸腾气化失常，则可引起尿液的生成和排泄异常，出现尿少、水肿等病证。

3. 主纳气 肾主纳气是指肾具有摄纳肺所吸入的清气，保持吸气深度，防止呼吸表浅的作用。《类证治裁·喘证》指出："肺为气之主，肾为气之根。肺主出气，肾主纳气。"人体的呼吸功能，虽为肺所主，但吸气要保持一定的深度，必须依赖于肾的纳气功能。肾主纳气，实际上是肾主蛰藏特性在呼吸运动中的具体体现。肾中精气充盛，摄纳有权，则呼吸均匀和调；反之，肾中精气不足，摄纳无权，则呼吸表浅，可出现动辄气喘、呼多吸少等病证。

（二）肾与体、窍、志、液的关系

1. 在体合骨，生髓，其华在发 肾藏精，精生髓，髓养骨，故肾在体合骨，生髓。肾精充盛，髓化有源，骨得髓养，则骨骼健壮。若肾精不足，骨髓空虚，骨失髓养，小儿则囟门迟闭，骨软无力；老人则骨质脆弱，易于骨折。《素问·五脏生成》指出："肾……其荣，发也。"发有赖于精血的滋养，肾藏精，精化血，故其华在发。精血旺盛，则发长而润泽；反之，精血不足，则发失滋养，枯槁脱落。

2. 在窍为耳及二阴 《灵枢·脉度》指出："肾气通于耳，肾和则耳能闻五音矣。"耳的听觉灵敏与否，与肾中精气的盈亏有密切关系，故肾在窍为耳。肾中精气充盈，髓海得养，听觉才能灵敏；反之，肾中精气不足，髓海失养，则听力减退，耳鸣，甚则耳聋。

二阴，即前阴和后阴。前阴是排尿和生殖的器官，后阴是排泄粪便的通道。人的生殖功能，有赖于肾中精气的充盈；而尿液和粪便的排泄，与肾中精气调节、气化功能也密切相关，故《素问·金匮真言论》指出："肾……开窍于二阴。"

3. 在志为恐 恐是一种不良的情志刺激。肾与恐关系密切，是古人长期观察所得。肾居下焦，肾精化生肾气，肾气必须上行，通过中焦、上焦方能布散至周身以发挥作用。《素问·举痛论》指出："恐则气下。"人在恐惧的状态中，肾气不得上行，反而下走，影响了肾气的正常布散，故《素问·阴阳应象大论》指出："在脏为肾……在志为恐。"

4. 在液为唾　《素问·宣明五气》指出："五脏化液……肾为唾。"肾精通过足少阴经上达舌下之金津、玉液二穴，分泌而出即为唾，故肾在液为唾。唾出于肾，若咽而不吐，则能回滋肾中精气；反之，多唾或久唾，则易耗损肾精。

第二节　六　　腑

一、胆

胆位于右胁下，附于肝之短叶间。

胆的主要生理功能为贮藏和排泄胆汁。胆汁由肝之余气所化生，贮藏于胆，并在肝主疏泄功能的调控下排泄入肠，以助水谷之消化和吸收。肝主疏泄功能正常，胆汁排泄畅达，水谷之消化和吸收则正常。若肝主疏泄功能失常，胆汁排泄不畅，则影响水谷之消化和吸收，可出现胁下胀痛、食欲减退、腹胀、便溏等病证；胆汁上逆，则可见口苦、呕吐黄绿苦水等病证；胆汁外溢，则可出现黄疸等病证。

此外，胆尚有主决断的作用，能判断事物，作出决定。

二、胃

胃位于腹腔上部，上连食道，下通小肠。

胃的主要生理功能为受纳和腐熟水谷，主通降，以降为和。

（一）主受纳、腐熟水谷

受纳，即接受和容纳。腐熟，即初步消化，形成食糜。水谷入口，由胃接受容纳于其中。容纳于胃中的水谷经胃气的腐熟作用，得以初步消化，形成食糜。胃主受纳、腐熟水谷功能正常，则纳食正常；反之，胃主受纳、腐熟水谷功能失常，则可出现纳食不佳、嗳腐食臭等病证。

（二）主通降，以降为和

水谷入胃，经过胃的腐熟，形成食糜后，必须通畅地下行入小肠，以进一步消化、吸收，同时也为胃继续受纳创造条件，故胃主通降，以降为和。胃失通降，胃气郁滞，则可出现食欲不振、脘腹胀痛、大便秘结等表现。若胃气不仅失于通降，进而形成胃气上逆，则可出现嗳气、恶心、呕吐等病证。

三、小肠

小肠位于腹中，其上口与胃相接，下口与大肠相连。

小肠的主要生理功能为主受盛化物和泌别清浊。

（一）主受盛化物

小肠主受盛化物是指小肠接受经胃下传之食糜以盛纳之，保持食糜在其内停留较长的时间，以利进一步消化，将水谷化为精微。若小肠受盛化物功能异常，则可出现腹胀、腹泻、便溏等表现。

（二）泌别清浊

小肠泌别清浊是指小肠能将其消化后的饮食水谷，分别为水谷精微和食物残渣两个部分，并将水谷精微吸收，把食物残渣向大肠输送。在吸收水谷精微的同时，小肠还吸收了大量的水液，故有“小肠主液”之说。若小肠泌别清浊功能异常，则可导致水谷混杂而出现便溏、泄泻等表现。

小肠主受盛化物和泌别清浊的功能，在水谷化为精微的过程中至关重要，实际上是脾胃升清降浊功能的具体表现。

四、大肠

大肠位于腹中，其上口接小肠，下口连肛门。

大肠的主要生理功能是传化糟粕。大肠接受经过小肠泌别清浊后所剩下的食物残渣，再吸收其中多余的水液，形成粪便，并将粪便向下传送，经肛门而排出体外。大肠的传化糟粕作用，是对小肠泌别清浊功能的承接，并与胃气的通降、肺气的肃降和肾气的气化功能有关。若大肠传化糟粕功能失常，则可出现粪便质、量和排便次数等的异常变化。由于大肠可以对食物残渣中多余的水液进行重吸收，故有“大肠主津”之说。

五、膀胱

膀胱位于下腹部，其上通过输尿管与肾相通，其下接尿道。

膀胱的主要生理功能是贮尿和排尿。尿液为水液在肾气的气化作用下所化生，下输于膀胱，由膀胱贮存。尿液在膀胱内贮留至一定程度时，即可排出体外。膀胱的贮尿和排尿功能，受肾气的调控。肾气充盛，则膀胱开阖有度。若肾气不固，则可出现遗尿，甚则小便失禁；若肾气气化失司，则可出现排尿不畅，甚则癃闭。

六、三焦

三焦是上焦、中焦、下焦的合称。三焦的概念有二：一是指六腑之一的三焦，即脏腑之间和脏腑内部的间隙互相沟通所形成的通道。二是指单纯的部位概念，即膈以上为上焦，膈至脐为中焦，脐以下为下焦。

作为六腑之一的三焦，其主要生理功能，一是通行元气，二是运行水液。元气根源于肾，通过三焦而输布到五脏六腑，充沛于全身，以发挥其生理效应。全身的水液代谢，是由肺、脾胃、肾和膀胱等诸脏腑的协同作用而完成的，但必须以三焦为通道，才能正常地升降出入。如果三焦水道不通利，则肺、脾、肾等输布调节水液的功能就难以实现其应有的生理效应。

如果将三焦作为单纯的部位概念，则上焦（包括心、肺两脏和头面部）的生理功能为主气的升发和宣散。《灵枢·营卫生会》将此概括为“上焦如雾”。中焦（包括脾、胃、肝、胆等脏腑）的生理功能为消化饮食物，吸收和输布水谷精微以化生气血。《灵枢·营卫生会》将此概括为“中焦如沤”。下焦（包括小肠、大肠、肾和膀胱）的生理功能为主排泄糟粕和尿液。《灵枢·营卫生会》将此概括为“下焦如渎”。

第三节　脏腑之间的关系

人体是一个有机的整体，脏腑之间存在着相互资生、相互制约、相互为用、相互协调的密切关系。

一、五脏之间的关系

（一）心与肺

心与肺的关系，主要表现在血液运行和呼吸运动两个方面。血液运行有赖于心气的推动，也有赖于肺气的辅助，肺朝百脉，助心行血，保证血液的正常运行。肺司呼吸，而心主血脉，肺得心血所养，呼吸运动方能正常。宗气既能走息道而司呼吸，又能贯心脉而行血气，从而加强血液运行和呼吸运动之间的相互联系。

（二）心与脾

心与脾的关系，主要表现在血液生成和运行两个方面。心主血脉，供血以养脾，脾气健运，血液化生有源，则血液生成充盛。心主行血，脾主统血，二者相反相成，保证血液正常运行。

（三）心与肝

心与肝的关系，主要体现在血液运行的相互协调和精神活动的相互为用。心主行血，血运正常，则肝有所藏；肝主藏血，贮调相宜，则心有所主，两者相互配合，共同维持血液的正常运行。心主神志，主宰着精神情志活动；肝主疏泄，调畅情志，两者相互为用，共同维持正常的精神情志活动。

（四）心与肾

心与肾的关系，主要表现为“水火既济”和“精神互用”。心位于胸中，在五行属火；肾位于腰部，在五行属水。心火宜下降以暖肾水，肾水宜上升以济心火，从而维持阴阳的协调平衡，此即“水火既济”。心藏神，神能控精；肾藏精，精能化神，精与神相互为用。

（五）肺与脾

肺与脾的关系，主要表现在气的生成和水液代谢两个方面。肺吸入的清气和脾运化的水谷精气，是生成气的主要物质基础，因此，肺司呼吸功能和脾主运化功能对气的生成具有重要作用。肺通调水道，疏通和调节水液的输布、排泄；脾运化水液，保证水液的生成和输布，脾肺协调配合，维持水液的正常代谢。

（六）肺与肝

肺与肝的关系，主要体现在气机升降的相互协调。肝主升，肺主降；肝气升发，肺气肃降，升降协调，对全身气机的顺畅具有重要的调节作用。

（七）肺与肾

肺与肾的关系，主要表现在呼吸运动和水液代谢方面的相互为用。肺司呼吸，肾主纳气，肺司呼吸需要肾主纳气的协助，才能保持吸气的深度，防止呼吸表浅，保证呼吸运动的均匀和调。肺主通调水道，肺疏通、调节水液输布、排泄的功能有赖于肾气的推动作用；肾主水，肾气化升降水液的功能，离不开肺气肃降，使水液下归于肾的作用，肺肾相互为用，维持着水液代谢的正常进行。

（八）肝与脾

肝与脾的关系，主要表现在水谷运化和血液运行两个方面。脾主运化水谷，肝主疏泄，调畅气机，并疏利胆汁，有助于脾主运化。脾气统摄血液而使之不逸出脉外，肝主藏血，涵养肝气，使肝气冲和条达，疏泄正常，则气机调畅，血行无阻，肝脾相互协作，保证血液既顺畅运行，又不逸出脉外。

（九）肝与肾

肝与肾的关系，主要表现为精血互化和藏泄互用。肝藏血，肾藏精。《张氏医通》指出："精不泄，归精于肝而化清血"，表明肾精可化为肝血；而肾中精气也有赖于肝血的滋养，肝血与肾精相互影响、相互转化。肝主疏泄，肾主封藏；肝气疏泄有助于肾气开阖有度，肾气封藏可防止肝气疏泄太过，二者相互为用。

（十）脾与肾

脾与肾的关系，主要表现在先后天相互资生和水液代谢相互协同。肾为先天之本，脾为后天之本；脾气运化水谷有赖于肾气的资助，肾中精气也有赖于脾气运化的水谷精微充养。脾主运化水液，防止水湿泛滥；肾主水，主持和调节水液的输布和排泄，脾肾相互协同，共同维持水液代谢的平衡。

二、六腑之间的关系

六腑之间的关系，主要表现在对水谷的消化、吸收、传导以及糟粕的排泄过程中的相互联系和配合。

水谷入胃，经胃的腐熟，下传到小肠，经小肠的受盛化物和泌别清浊，清者在脾的作用下转输至全身；渗入膀胱的水液，经气化作用排泄于外而为尿；浊者下传到大肠，经燥化和传导作用，形成粪便，排出体外。在上述水谷消化、吸收和糟粕的排泄过程中，还有赖于胆排泄胆汁以助消化、三焦疏通水道以行水液的作用。六腑不断地受纳、消化、传导水谷并排泄糟粕，宜通不宜滞，故有“六腑以通为用”之说。

三、脏与腑之间的关系

（一）心与小肠

手少阴心经属心络小肠，手太阳小肠经属小肠络心，心与小肠通过经脉相互络属，构成表里关系。心阳下降于小肠，有助于小肠化物和泌别清浊；小肠吸收水谷精微，上奉于心，化赤为血，以养心脉。

（二）肺与大肠

手太阴肺经属肺络大肠，手阳明大肠经属大肠络肺，肺与大肠通过经脉相互络属，构成表里关系。肺气清肃下降，有助于大肠传导；大肠传导通畅，有助于肺气肃降。

（三）脾与胃

足太阴脾经属脾络胃，足阳明胃经属胃络脾，脾与胃通过经脉相互络属，构成表里关系。胃主受纳，脾主运化，纳运相依；脾气主升，胃气主降，升降相因；胃喜润恶燥，脾喜燥恶湿，燥湿相济，协同完成饮食物的消化、吸收、输布和传导。

（四）肝与胆

足厥阴肝经属肝络胆，足少阳胆经属胆络肝，肝与胆通过经脉相互络属，构成表里关系。胆汁源于肝之余气，胆汁排泄受肝主疏泄功能的调控，肝主疏泄功能正常，则胆汁分泌与排泄正常；反之，胆汁排泄通畅，有利于肝气疏泄。肝主谋虑，但要做出决断，又取决于胆，两者密切联系。

（五）肾与膀胱

足少阴肾经属肾络膀胱，足太阳膀胱经属膀胱络肾，肾与膀胱通过经脉相互络属，构成表里关系。膀胱为水腑，主要功能是贮尿和排尿；但膀胱的贮尿功能有赖于肾气的固摄作用，膀胱的排尿功能有赖于肾气的气化作用。肾为水脏，肾主水功能也受膀胱贮尿与排尿作用的影响。

第四章 气、血、津液

气、血、津液，是脏腑、经络等组织器官进行生理活动的物质基础，是构成人体和维持人体生命活动的基本物质。机体的脏腑、经络等组织器官的生理活动所需要的能量，来源于气、血、津液；而气、血、津液的生成和代谢，又依赖于脏腑、经络等组织器官的正常生理活动。因此，气、血、津液与脏腑、经络等组织器官之间，在生理上相互依存，在病理上相互影响，存在着互为因果的密切关系。

第一节 气

一、气的基本概念

气，在古代是人们对于自然现象的一种朴素认识。古代哲学认为，气是一切无形的、活力很强的、不断运动着的物质，是构成世界万物的本原；宇宙间的一切事物，都是由气的运动变化而产生的。所谓“天地合气，万物自生”（《论衡·自然》）。这种朴素的唯物主义观点被引进医学领域，则逐渐形成了中医学的气概念，它包含着两个方面：其一，气是构成人体的最基本物质。人和万物一样，都是天地形气阴阳相感的产物，故形体的构成，也是以气为物质基础，所谓“气聚则形成，气散则形亡”（《医门法律》），而生命的诞生更是以精气为物质基础。其二，气又是维持人的生命活动的最基本物质。人的生命机能，依赖于“天地之气”中的营养物质的摄取，所谓“天食人以五气，地食人以五味。五气入鼻，藏于心肺，上使五色修明，音声能彰；五味入口，藏于肠胃，味有所藏，以养五气，气和而生，津液相成，神乃自生”（《素问·六节藏象论》）。天地之气被摄入人体，通过气的不断运动变化作用，转化为“五脏六腑之精气”，成为人体生命活动的物质基础，并对生命活动起着推动和调控作用。

因此，中医学认为，气是构成人体和维持人体生命活动的最基本物质，具有活力很强、不断运动的特性，对人体生命活动有推动和调控等作用。中医学以气的运动变化来阐释人体的生命活动。

二、气的生成

人体之气，源于禀受于父母的先天精气、饮食物中的水谷精气和存在于自然界的清气，通过肺、脾胃和肾等脏腑生理功能的综合作用而生成。

（一）生成之源

人体之气，按其来源有先天之精气和后天之精气之分。先天之精气，又称“元气”、“真气”，禀受于父母，先身而生，是构成生命的基本物质，也是生命活动的原动力，为人体之气的根本。后天之精气包括水谷之精气和自然界的清气，是气的主要组成部分；其中水谷之精气，来源于饮食物的摄取、自然界的清气，来源于自然界新鲜空气的吸入。由此，先天精气、水谷精气以及自然界的清气共同构成了气的生成之源。

（二）与脏腑的关系

气的生成，除了先天精气、水谷精气和自然界的清气等物质来源丰富外，还与肾、脾胃、肺的生理功能密切相关。

肾藏先天之精气，先天精气必须依赖肾藏精气的生理功能，才能充分发挥其生理效应；同时，先天精气又受后天精气的不断充养，而先天精气的充盛，不仅给全身之气的生成奠定了物质基础，而且又能促进后天之精气的生成。所以，肾有“生气之根”之说。

脾胃为后天之本、气血生化之源。脾升胃降，纳运相得，将饮食物化生为水谷之精气；在脾的散精作用下，水谷精气布达全身，维持正常生命活动，成为人体之气的主要来源。故在气的生成过程中，脾胃的运化功能尤为重要，有“生气之源”之称。

肺是体内外之气交换的场所，肺通过吸清呼浊，保证了自然界的清气源源不断地进入体内，为一身之气提供物质基础。同时，由肺所吸入的清气和由脾所转输的水谷精气结合形成宗气，参与一身之气的生成。故肺是气之生成的保障，有“生气之主”之称。

总之，肾、脾胃、肺等脏腑生理功能正常协调，人体之气才能充沛；反之，任何环节的异常或失去协调平衡，均能影响气的生成，从而造成气虚等病理变化。

三、气的运动和形式

运动是气的根本属性。人体之气处于不断的运动中，以升降出入等运动形式时刻推动、激发人体的各种生理活动。

（一）气机的概念

气的运动称为气机。不断运动是“气”的固有特性，气的运动是自然界一切事物发生、发展变化的根源。人体之气，作为一种不断运动着、活力很强的精微物质，流行于全身脏腑、经络等组织器官，时刻推动和激发着人体的各种生理活动。气的运动一旦止息，就失去了维持生命活动的作用，标志着生命过程的终止。

（二）气的运动形式

气的运动形式虽有多种多样，但总体上可以归纳为升、降、出、入四种基本运动形式。所谓升，是指气自下而上的运行；降，是指气自上而下的运行；出，是指气由内向外的运行；入，是指气由外向内的运行。如以肺的呼吸功能为例，呼气是出，吸气是入；宣发是升，肃降是降。

（三）气运动的意义

人体的脏腑、经络等组织器官，都是气的升降出入场所。气的升降出入运动，在生命过程中，“非出入，则无以生长壮老已；非升降，则无以生长化收藏”（《素问·六微旨大论》），故气的运动推动人体的生命进程，是人体生命活动的根本。气的升降出入运动一旦止息，也就意味着生命活动的终止。如上述肺的呼吸停止，则人体生命活动就会终止。

气的升降出入运动，推动和激发了人体脏腑、经络等组织器官的各种生理活动，而脏腑、经络等组织器官的生理活动则是气的升降出入运动的具体体现。如，气的升降运动激发和推动了脾与胃的生理功能，脾的升清和胃的降浊，共同完成了机体对饮食物的消化、吸收、输布和排泄过程；故脾和胃这一相关脏腑的生理活动，具体地体现了气的升降运动。

（四）脏腑之气运动的规律

气的升降出入运动，只有在脏腑、经络等组织器官的生理活动中，才能得到具体体现。脏腑之气的升和降、出和入是对立统一的矛盾运动，有其独特规律。从局部上看，并非脏腑、经络等组织器官的每一种生命活动，都必须具备升降出入，而是各有所侧重；如肝、脾主升，肺、胃主降等。从整体上看，机体脏腑经络、气血津液，均赖气的升和降、出和入而相互联系、相互协调平衡，以维持正常的生理功能和新陈代谢。如机体的水液代谢，就是以肺的宣发肃降、脾胃的升清降浊、肾的蒸腾气化和吸清排浊等诸脏腑之气的协调平衡来共同完成的。

气的升降出入运动之间的协调平衡，被称为“气机调畅”。气机调畅是气机的生理特性，若其平衡失调，则会形成“气机失调”的病理状态，如气机不畅、气滞、气逆、气陷、气脱、气郁、气闭等。

四、气的生理功能

气对于人体具有十分重要的多种生理功能，主要体现在五个方面。

（一）推动作用

气的推动作用，是指气具有激发和推动的作用。气是活力很强的精微物质，能激发和推动人体的生长发育以及脏腑、经络等组织器官的生理功能；能推动血的生成和运行，以及津液的生成、输布和排泄等。当气虚或气的推动、激活作用减弱，可导致机体的生长和发育迟缓、早衰，或使脏腑、经络等组织器官的生理功能低下，或致血液和津液生成不足、运行迟缓、输布和排泄障碍等病理变化。

（二）温煦作用

气的温煦作用，是指气具有温暖、熏蒸的作用。气是人体产生热量的物质基础，具有温煦机体，维持正常体温；温煦脏腑、经络等组织，维持其正常活动；温煦血和津液等液态物质，维持其正常循环运行的作用。若气虚而温煦作用减弱，可出现畏寒肢冷、体温低下、脏腑功能衰退以及血和津液运行迟缓、停滞等病理现象。

（三）防御作用

气的防御作用，是指气卫护肌肤、抗御邪气的作用。主要体现在护卫全身肌表、防御外邪入侵，以及外邪入侵后的驱邪外出。气的防御作用减弱，全身的抗病能力必然随之下降，易罹疾病，且患病后难以痊愈。

（四）固摄作用

气的固摄作用，是指气对体内液态物质进行固护、统摄的作用，以防止其无故丢失。具体表现在：固摄血液，使血液循脉而行，以防其逸出脉外；固摄汗、尿、唾液、胃液、肠液等，控制其分泌量和排泄量，以防其无故流失；固摄精液，以防其妄泄。若气的固摄作用减弱，可导致体内液态物质大量流失。如气不摄血，可致各种出血；气不摄津，可致自汗、尿失禁、泄泻滑脱等；气不固精，可致遗精、滑精和早泄等病理现象。

气的固摄作用与推动作用是相反相成的两个方面。体内液态物质，既在气的推动作用下，正常运行、输布和排泄；又在气的固摄作用下，防止无故流失。两方面作用相互协调，构成了气对体内液态物质的固护和调控，是维持人体正常血液循行和水液代谢的重要环节。

（五）气化作用

气化，是指通过气的运动而产生的各种变化。具体地说，是指体内精、气、血、津液各自的新陈代谢及其相互转化。例如，饮食物经消化和吸收后，转化成水谷之精气，再化生成气、血、津液等；津液经过代谢，转化成汗液和尿液，都是气化作用的具体表现。由此可见，气化作用的过程，实际上就是体内物质代谢的过程，是物质转化和能量转化的过程。如果气化功能失常，则能影响整个物质的代谢过程，如影响到饮食物的消化吸收，影响到气、血、津液的新陈代谢，影响汗液、尿液等的排泄等，从而形成各种代谢异常的病变。

气的五大生理功能，作用虽异，但都存在于人体生命过程的始终，缺一不可，它们密切配合，相互为用。

五、气的分布与分类

根据气的来源、分布和功能特点的不同，可分为元气、宗气、营气和卫气四种。

（一）元气

1. 基本含义　元气，又名“原气”、“真气”，是人体最基本、最重要的气，是人体生命活动的原动力。

2. 生成与分布　元气根于肾，依赖于肾中精气所化生。肾中精气，以先天之精为基础，又赖后天水谷精气的充养。因此，元气的盛衰，并不完全取决于先天禀赋，与脾胃运化水谷精气的功能、饮食营养密切相关。如《景岳全书》所言：“故人之自生至老，凡先天之有不足者，但得后天培养之力，则补天之功，亦可居其强半，此脾胃之气所关于人生者不小。”

元气发于肾间，通过三焦而循行全身，内至脏腑，外达肌肤腠理，无处不到，以作用机体的各个部分。

3. 主要功能　元气具有推动人体的生长发育和生殖，推动和调节脏腑、经络等组织器官生理活动的作用。所以，元气是人体生命活动的原动力，是维持生命活动的最基本物质。元气充沛，则各脏腑、经络等组织器官的活力就旺盛，机体强健而少病。若先天禀赋不足，或后天失调，或久病损耗，均可致元气生成不足或耗损太过，从而出现生长发育迟缓、生殖机能低下、早衰等各种病变。

（二）宗气

1. 基本含义　宗气，是由水谷精气和自然界清气结合而成、聚于胸中之气。宗气在胸中积聚之处，称作“气海”，又名膻中。

2. 生成与分布　宗气，是由肺从自然界吸入的清气和脾胃从饮食物中化生的水谷精气相互结合而生成。因此，肺和脾胃在宗气的生成过程中起着重要的作用，肺的呼吸功能与脾胃的运化功能正常与否，直接影响着宗气的旺盛与衰少。

宗气积聚于胸中，一方面贯注心脉；另一方面向上出于肺，循喉咙而走息道（呼吸道）；此外，宗气还沿三焦下行，蓄于丹田。

3. 主要功能　主要体现在两个方面：一是走息道以行呼吸。宗气上走息道，推动肺的呼吸，故呼吸的徐缓均匀、语声的洪亮、语言的清晰与否，都与宗气的盛衰有关。二是贯心脉以行气血。宗气贯入心脉之中，以助心脏推动血运，故气血的运行、心搏的强弱及其节律等，皆与宗气的盛衰有关。

宗气的盛衰，可依据虚里穴（相当于心尖搏动部位）的搏动状况和脉象来测知。其搏动正常，为宗气充盛；若其搏动躁急、引衣而动，为宗气大虚；若其搏动消失，是宗气亡绝。

（三）营气

1. 基本含义　营气，是行于脉中而具有营养作用的气。因营气行于脉中，是血液的重要组成部分，与血关系极为密切，故常以“营血”并称。营气相对于卫气而言，属于阴，故又称为“营阴”。

2. 生成与分布　营气是由脾胃运化的水谷精气中的精华部分所化生。所谓“精华”，意指其有精纯柔和的特性。营气分布于血脉之中，循脉运行全身上下，内贯五脏、络六腑，外达四肢百骸，营周不休。

3. 主要功能　包括化生血液和营养全身两个方面。一是营气注入脉中，化为血液，成为血液的组成部分；二是营气循脉流注全身，滋养五脏六腑、四肢百骸，为脏腑、经络等组织器官的生理活动提供必需的营养物质。两方面作用相辅相成，若营气亏少，则致机体血虚失养。

（四）卫气

1. 基本含义 卫气，是运行于脉外而具有护卫、防御作用的气。卫气相对营气而言，属于阳，故又称为“卫阳”。

2. 生成与分布 卫气是由脾胃运化的水谷精气中慓悍滑疾的部分所化生。所谓“慓悍滑疾”，意指其有活力强、流动疾的特性。卫气不受脉管的约束，运行于脉外，循皮肤之中、分肉之间，熏于肓膜，散于胸腹。

3. 主要功能 包括防御、温煦和调控三方面。一是护卫肌表、防御外邪入侵，是气的防御作用的具体体现；若卫气虚弱则常易于感受外邪而发病。二是温养脏腑、肌肉、皮毛，以维持体温及保证脏腑生理活动，是气的温煦作用的具体体现；若卫气亏虚而温煦作用减弱，则易致阴邪乘虚侵袭而形成寒性病变。三是调控腠理的开阖、汗液的排泄，以维持人体内外环境的相对恒定，是气的固摄作用的具体体现；若卫气亏虚则调控腠理失职，出现无汗或多汗等病理现象。

营气和卫气，既有联系又有区别。两者都以水谷精气为其主要的生成来源，但在性质、分布、功能及阴阳属性等方面，又有一定的区别。营气，其性精纯柔和，行于脉中，具有化生血液和营养全身之功，主内守而属阴。卫气，其性慓悍滑疾，行于脉外，具有温养脏腑和维护体表之功，主外卫而属阳。营卫两者之间的运行必须协调而不失其常，才能发挥正常的生理作用；若营卫不和，则可出现恶寒发热、无汗或多汗，以及抗御外邪能力低下等病理现象。

第二节　血

一、血的基本概念

血，是循行于脉中而富有营养的红色液态物质，是构成人体和维持人体生命活动的基本物质之一。

血液循行于脉内，沿脉管运行于周身，以发挥它的生理效应。由于脉为血液循行的管道，故有“血府”之称。在某些因素的作用下，血不能循行于脉内而逸于脉外，则形成出血，又称为“离经之血”，离经之血因离开了脉道，故丧失了血的生理功能。

二、血的生成

人体的血液，源于水谷精微和肾精，通过脾胃、肾、心、肺等脏腑生理功能的综合作用而生成。

（一）生成之源

血，主要由营气和津液所组成。营气和津液，都来自所摄入的饮食物，经脾胃的消化吸收而生成的水谷精微，所以说水谷精微是生成血液的最基本的物质。所谓“中焦受气取汁，变化而赤，是谓血”（《灵枢·决气》）。此外，肾精也是化生血液的基本物质，精和血之间存在着相互资生和转化的关系，精充则血足，如《诸病源候论》所言：“肾藏精，精者，血之所成也。”因此，水谷精微和肾精，均为血液化生之源。若饮食营养的长期摄入不足，或肾精亏少，均可导致血液的化生不足，而形成血虚病证。

（二）与脏腑的关系

血的生成，除以饮食物的水谷精微以及肾精为丰富的物质来源之外，还与脾胃、肾及心肺的生理功能密切相关。首先，由于脾胃所化生的水谷精微是生成血液的基本物质，故脾胃运化功能的强弱，直接影响着血液的化生。若脾胃运化功能长期失调，可导致水谷精微化生不足，进而形成血虚的病理变化。其次，由于肾精也是血液化生的基本物质，肾藏精，精生髓，精髓充则血液化生有源，故有“精血同源”之说。若肾失封藏，或肾不养精，则易致血液生成亏少，出现血虚病证。再则，心肺的生理功能，在血液的生成过程中也起着重要的作用，水谷精微经脾上输于肺，与肺所吸入的清气相结合，贯注心肺，在心肺的气化作用下化赤成血，故心肺功能的正常与否，也影响到血液的化生。

三、血的功能

血的功能主要体现在濡养和化神两个方面。

（一）濡养作用

富有营养的血液循行于脉内，沿脉管周行全身，内至脏腑，外达皮肉筋骨，如环无端，运行不息，不断地对全身上下内外起着充分的濡养作用，全身脏腑、官窍、四肢、百骸，无不赖于血的濡养而发挥正常的生理功能。所谓“肝受血而能视，足受血而能步，掌受血而能握，指受血而能摄”（《素问·五脏生成》）。血的濡养作用可以从面色的红润、肌肉的丰满壮实、皮肤和毛发的润泽等方面反映出来，若血的生成不足或过度耗损，可因血虚而出现面色不华或萎黄、毛发干枯、肌肤干燥等病理变化。

（二）化神作用

血是机体精神活动的主要物质基础。人的精力充沛，神志清晰，思维敏捷，感觉灵敏，均有赖于血气的充盛，血脉的调和。如《灵枢·平人绝谷》所言“血脉和利，精神乃居”。因此，无论何种原因所致的血虚或运行失常，均可以出现神衰、健忘、多梦、失眠，甚则神志恍惚、惊悸不安，以及谵狂、昏迷等不同程度的神志失常表现。

四、血的运行

血液运行于脉内，环周不息，流布、营养全身，以保证机体各脏腑组织器官功能的正常发挥。血液的运行受多种因素及脏腑功能的影响。

（一）血液的运行方式

脉为血之府，脉管是一个相对密闭、如环无端的管道系统，血液沿着脉管内循行，流布全身，且运行不息，环周不止，以营养全身上下内外。故血液运行的方式为：循于脉中，如环无端，营周不休。

（二）血液的运行机制

血液的正常运行必须具备两个条件。其一是脉管系统的完整性；其二是气的推动力和固摄力，及其与之密切相关的心、肺、肝、脾四脏功能。

血行于脉内，脉为“血府”，因此，脉道的完好无损和通畅无阻是保证血液运行的必要条件。

血液的正常运行，依赖于气的推动力和固摄力，并与心、肺、肝、脾四脏功能密切相关。一方面，气的推动作用，是血液循环的动力，具体体现在心主血脉、肺朝百脉、肝主疏泄等生理功能的正常发挥。其中，心气是推动血行的根本动力；而肺气宣发、朝会百脉以及肝气疏泄、调畅气机诸生理作用，则是推动血液运行的重要因素。另一方面，气的固摄作用，是保障血液不致外溢的重要因素，具体体现在脾气统血和肝气藏血等生理功能的正常发挥。因此，气的推动力和固摄力协调平衡，心、肺、肝、脾诸脏的生理功能正常、协调，则血液的正常运行得以维持。若气的推动力不足，则血液的运行变缓，出现滞涩、血瘀等病理改变；若气的固摄力不足，则可致血溢脉外而出血。

此外，因各种原因引起血液自身清浊、黏稠状态的变化，以及血液的或热或寒等，都可影响其正常运行。若血液中痰浊过多，可致血行不畅而瘀滞；若血热或血寒，可致血液妄行或涩滞，出现出血或瘀血等各种病理变化。

第三节　津　　液

一、津液的基本概念

津液，是机体一切正常水液的总称，包括各脏腑组织的内在体液及其正常的分泌物，是构成人体和维持人体生命活动的基本物质。

津液是津和液的总称，津和液同属机体正常的水液，同为脾胃运化的水谷精微所化生；但两者在性状、分布部位及其功能等方面有一定的区别。一般地说，性质清稀，流动性较大，主要布散于体表皮肤、肌肉和孔窍，并能渗入血脉，起滋润作用者，称为津；性质稠厚，流动性较小，主要灌注于骨节、脏腑、脑、髓等组织，起濡养作用者，称为液。生理上，津和液可以相互转化、相互补充，故常被同时并称；病理上，因津和液的损耗可引起伤津、脱液的病理现象，且两者互为影响，故在辨证论治中，须加以分辨。

二、津液的代谢

体内津液的代谢，是一个涉及多个脏腑生理功能的复杂过程。《素问·经脉别论》中“饮入于胃，游溢精气，上输于脾，脾气散精，上归于肺，通调水道，下输膀胱，水精四布，五经并行”，则是对津液的生成、输布及排泄过程的简明概括。

（一）津液的生成

津液来源于饮食物，通过胃的受纳腐熟、脾的运化升清，以及小肠主液、大肠主津等生理作用而生成。津液的生成取决于饮食物的充足，以及脾胃、大小肠功能的正常、协调。其中任何一方面因素的异常，都可以影响津液的生成，出现津液不足的病理变化。

（二）津液的输布和排泄

津液的输布和排泄，主要是通过脾的转输、肺的宣降和肾的蒸腾气化作用，以三焦为通道输布于全身。

脾对津液的输布作用，具体体现在“脾气散精”的功能。一方面，脾直接将津液向四周输布至全身，起“灌溉四旁”的作用；另一方面，脾将津液上输于肺，通过肺的宣发肃降而布散全身。

肺对津液的输布和排泄作用，具体体现在“通调水道”的功能。一方面，肺通过宣发作用，将津液输布于全身体表以滋润、营养，并通过代谢化为汗液而排出体外；另一方面，通过肺的肃降作用，将津液向下输送到肾和膀胱，最后化为尿液而排出体外。此外，肺在呼气中也排出了大量的水分。

肾在津液的输布和排泄中，起着主宰作用，具体体现在“肾主水”的功能。由于肾所藏的精气，是机体生命活动的原动力，亦是气化作用的原动力，因此，一方面，通过肾中阳气的蒸腾气化，来推动和激发脾对津液的散精、肺的通调水道，以及小肠的泌别清浊等脏腑的生理功能；另一方面，由肺下输至肾的津液，在肾的气化作用下，升清降浊，使“清者”蒸腾上升，布散全身，“浊者”下降化为尿液，注入膀胱。由此可见，肾在维持人体津液代谢平衡中起着至为关键的作用。

综上所述，津液代谢的生理过程，依赖于诸多脏腑的综合作用和协调平衡；其中尤以肺、脾、肾三脏为要，任何一个环节的病变，均可影响津液的生成、输布、排泄，破坏津液的代谢平衡，从而导致津液不足，或环流障碍、水液停积等病理变化。

三、津液的功能

津液的生理功能，主要包括滋润濡养、充养血脉两个方面。一方面，津液以水为主体，具有较强的滋润作用；同时，因富含营养，又有濡养的作用。如：布散于肌表的津液，能滋润皮毛、肌肤；流注于孔窍的津液，能滋润和保护眼、鼻、口等官窍；渗入体内的津液，能濡养脏腑组织；流入于骨的津液，能濡养骨髓、脑髓等。另一方面，津液渗入血脉，成为组成血液的基本物质，具有充养和滑利血脉、调节血液浓度的作用，使血液充足，环流不息。

此外，津液在自身代谢过程中，通过汗、尿、浊气及粪便等排泄方式，将机体的代谢产物排出体外，作为阴精的一部分，对调节人体内外环境的阴阳平衡起着重要作用。

第四节　气、血、津液之间的相互关系

气、血、津液均是构成人体和维持人体生命活动的最基本物质，三者在生理上相互依存、相互为用，在病理上则相互影响。

一、气与血的关系

气主动，主温煦，属阳；血主静，主濡养，属阳。气和血，一阴一阳，互相维系，存在着“气为血之帅”、“血为气之母”的密切关系。

（一）气为血之帅

气为血之帅，即气对血的作用，包括气能生血、气能行血、气能摄血三个方面。

1. 气能生血　是指气的运动变化是血液生成的动力。从摄入的饮食物转化成水谷精气，从水谷精气转化成营气和津液，从营气和津液转化成赤色的血，每一个转化过程都离不开气的运动变化，而气的运动变化又是通过脏腑的功能活动而具体表现出来。气旺，则脏腑化生血液的功能亦强；气虚，则化生血液的功能亦弱。总之，气旺则血充，气虚则血少。临床治疗血虚证时，常配用补气药，借补气以生血。

2. 气能行血　是指气的推动作用是血液运行的动力。血属阴而主静、不能自行，有赖于气的推动。气既能直接推动血行，如宗气；又能通过激发脏腑的功能活动来推动血行，如心气的推动，肺气的宣发布散，肝气的疏泄条达等都有助于血液运行。气行则血行，气滞则血瘀。若气虚，则推动无力；气滞，则血行不利，两者均可致瘀血。若气机逆乱，则血行妄乱；血随气升，可见面红目赤，甚则吐血；血随气陷，可见脘腹坠胀，甚则下血等。故临床治疗血行失常时，常配以补气、行气、降气等调气药物。

3. 气能摄血　是指气能统摄血液循行于脉内，防止其逸出脉外的作用。气的摄血，实际上与脾气统血的作用有关。若脾气虚而固摄无力，则血不循常道而溢于脉外，出现各种出血证。故临床治疗气虚、气不摄血时，常须补气以摄血。

（二）血为气之母

血为气之母，即血对气的作用，包括血能养气、血能载气两个方面。

1. 血能养气　是指血不断为气的生成和功能活动提供充分的营养。由于血富有营养，通过濡养机体脏腑经络组织，不断地为气的化生及其功能活动提供物质基础。血盛则气旺，血衰则气少。临床治疗血虚气衰证时，常予以气血双补法。

2. 血能载气　是指气存于血中，赖血的运载而达全身。由于气活力强，易于逸脱，须依附于血而存在于体内。若血不载气，则气无所依附而发生气脱。故临床治疗大出血时，因

气随血脱，往往予以益气固脱法。

二、气与津液的关系

气属阳，津液属阴。津液在体内的代谢，全赖于气的运动变化，而气在体内的存在，也赖于津液的承载。两者在生理、病理上都存在着密切的关系。

（一）气对津液的作用

气对津液的作用，包括气能生津、气能行津、气能摄津三个方面。

1. 气能生津　是指气的运动变化是津液生成的动力。由于津液来源于脾胃所化生的水谷精微，而脾胃的功能活动有赖于气的激发和推动，所以，脾胃之气健旺，则津液充足；脾胃之气虚衰，则津液亏少。故临床治疗气津两伤证时，常予以益气生津法。

2. 气能行津　是指气的运动变化是津液输布、排泄的动力。津液的输布和排泄，赖于气的推动和激发，通过脾、肺、肾及三焦等脏腑的气化功能，促使津液输布于全身而环周不休，并使汗、尿等津液的代谢产物排出体外，以维持代谢平衡。若气虚、推动无力，或气滞、气化受阻，均可致津液停滞，所谓“气不行水”；而津液停聚，也可致气机不利，所谓“水停气滞”；两者互为因果，可形成内生水湿、痰饮等病理变化。故临床治疗时，常以行气与利水法并用。

3. 气能摄津　是指气对津液的固摄，防止其无故流失的作用。气的固摄作用主要体现在肺、肾之气对汗、尿液的调控，使体内津液维持一定的贮量。若气虚、气的固摄作用减弱，可致体内津液无故流失，发生多汗、漏汗、多尿、遗尿等气不摄津证，临床上常治以益气摄津法。

（二）津液对气的作用

津液对气的作用，主要体现在津能载气，即津液对气具有运载作用。津液是气的载体，气必须依附于津液，才能存在于体内而不散失。故津液的丢失，必致气的耗损。如，因多汗、多尿和吐泻等使大量津液流失时，可出现“气随津脱”之证，所谓“吐下之余，定无完气”（《金匮要略心典》）。临床上常治以益气固脱法。

三、血与津液的关系

血和津液，都是液态物质，均具有滋润和濡养的作用，与气相对而言，二者皆属阴。因此，血和津液之间存在着生理上相互补充、病理上相互影响的关系。

在生理上，血与津液的关系，主要表现为津血同源。一方面，表现在血和津液都同源于水谷精微。另一方面，体现在津液与血液的互渗互化。运行于脉内的血液，渗于脉外便化为津液，以濡润全身脏腑组织器官；而输布于脏腑、经络、肌肉、腠理等处的津液，又不断地渗注于脉中，成为血液的组成部分。津液与血的互渗互化，共同调节脉内外津液的输布代谢平衡。如《灵枢·痈疽》所言：“中焦出气如雾，上注溪谷，而渗孙脉，津液和调，变化而赤为血。”

在病理上，津血之间相互影响，常常形成津血同病、津血互损的病理变化。如：在失血过多时，脉外之津液大量渗注脉中，以补充血容量，由此导致脉外津液不足，出现口渴、尿少、皮肤干燥等病理现象。反之，在津液大量损耗时，脉内之津液渗出于脉外以补其不足，则形成血脉空虚、津枯血燥等病变；所谓“夺血者无汗，夺汗者无血”（《灵枢·营卫生会》）。因此，临床上对于津血同病之证，常予以津血同治，并有“衄家不可发汗”、“亡血家不可发汗”之诫。

第五章　经　络

人体是一个复杂的有机整体，脏腑、经络、皮肉、筋骨、五官九窍、四肢百骸均为人体重要的组成部分。中医学认为，人体各组成部分既指实体结构，又含生理功能，是结构与功能的统一体。

经络是人体内运行气血的通道，以其经脉和络脉构成复杂的经络系统，广泛分布于人体各部。古代医家在长期医疗实践中发现了经络，并通过理性思维建立了经络学说。千百年来，经络学说不仅指导临床实践，而且对认识人体生命活动、解释人体生理功能和病理现象，具有重要的理论意义。

第一节　经络的概念与经络学说的主要内容

一、经络的基本概念

经络是经脉和络脉的总称。“经”指经脉，有路径的含义，它贯穿上下，沟通内外，是经络系统的主干，较大，纵行于人体的深部；“络”指络脉，有网络的含义，为经脉别出的分支，较经脉细小，纵横交错，遍布于人体的浅部。

经络内属于脏腑，外络于肢节，沟通脏腑与体表间的联系，将人体的脏腑、器官、孔窍及皮肉筋骨等组织紧密地联结成一个有机的整体，是人体借以运行气血、营养全身的路径。经络使人体各部的功能得以保持相对的平衡和协调。

二、经络学说的主要内容

经络学说是研究人体经络的循行分布、生理功能、病理变化及其与脏腑相互关系的一种理论，是我国医学理论体系的重要组成部分。

经络作为运行气血的通道，以十二经脉为主，其“内属于腑脏，外络于肢节”，将人体内外连贯起来，成为一个有机的整体。十二经别，是十二经脉在胸、腹及头部的重要支脉，沟通脏腑，加强表里经的联系。十五络脉，是十二经脉在四肢部以及躯干前、后、侧三部的重要支脉，起沟通表里和渗灌气血的作用。奇经八脉，是具有特殊作用的经脉，对其余经络起统率、联络和调节气血盛衰的作用。此外，经络的外部，筋肉受经络支配分为十二经筋；皮肤按经络的分布分为十二皮部。以上基本内容见表 5－1。

表 5-1 经络系统简表

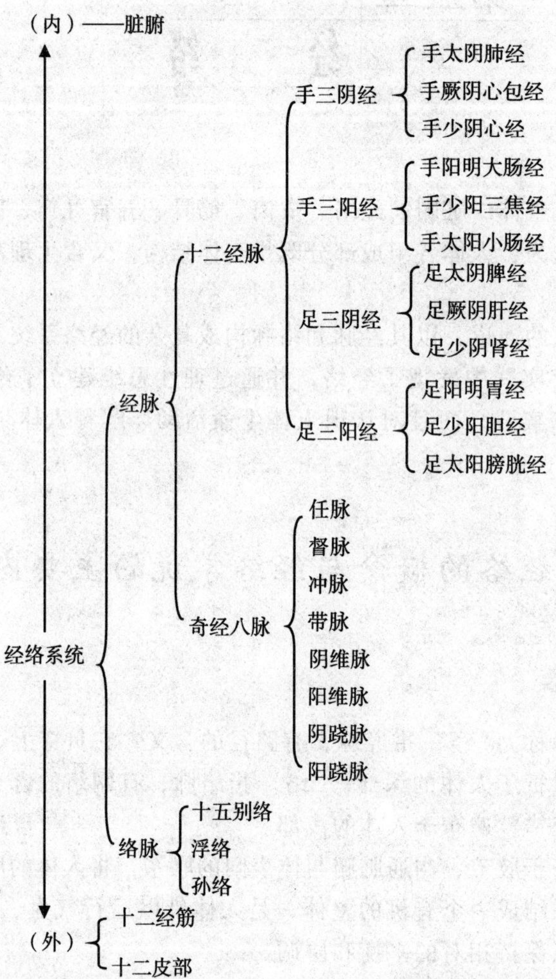

第二节 经络的生理功能与病理反应

一、经络的生理功能

（一）联络脏腑、沟通肢窍

《灵枢·海论》指出："夫十二经脉者，内属于腑脏，外络于肢节。"人体的五脏六腑、四肢百骸、五官九窍、皮肉筋骨等组织器官，之所以保持相对的协调与统一，完成正常的生理活动，是依靠经络系统的联络沟通而实现的。经络中的经脉、经别与奇经八脉、十五络脉，纵横交错、入里出表、通上达下，联系了人体各脏腑组织；经筋、皮部联系了肢体筋肉皮肤，加之细小的浮络和孙络形成了一个统一的整体。

（二）运行气血、濡养周身

《灵枢·本脏》指出："经脉者，所以行气血而营阴阳，濡筋骨，利关节者也。"气血是人体生命活动的物质基础。全身各组织器官只有得到气血的濡润才能完成正常的生理功能。经络是人体气血运行的通路，能将其营养物质输布到全身各组织脏器，从而完成和调于五脏、洒陈于六腑的生理功能。

（三）抗御外邪、保卫机体

由于经络能"行气血而营阴阳"，营气行于脉中，卫气行于脉外，使营卫之气密布周身。外邪侵犯人体由表及里，先从皮毛开始，若卫气充实于络脉，络脉散布于全身、密布于皮部，当外邪侵犯机体时，卫气首当其冲发挥其抗御外邪、保卫机体的屏障作用。

二、经络的病理反应

（一）经络病候

当经络的生理功能失调时，即会产生一些病理变化，称经络病候。十二经脉的经络病候往往在其所循行的部位出现病理变化。实证由病邪壅阻或气血不畅而致，多见沿经脉所过处发生的肿痛，即"血伤为肿"、"不通则痛"，如手阳明经病的齿痛、上肢外侧前肿痛；虚证多为经气虚陷、气血不足而成，往往局部会出现不仁、不用等痿废现象，即气血不能荣于经脉所致，如痿废、大指次指不用等。

十二经脉中的经气变动失常往往还会循经厥逆而上出现"厥"证，如《灵枢·经脉》记载的"臂厥"、"踝厥"、"肝厥"、"阳厥"、"骨厥"等。

十二经脉中的经气衰竭时，经脉所联系的器官功能也必然呈现衰竭，如《灵枢·经脉》所载"手太阴气绝，则皮毛焦。太阴者，行气温于皮毛者也，故气不荣，则皮毛焦"。说明了当经络功能失常时，则循行所过之处与其所联器官即会出现病理变化。

（二）传注病邪、反映病候

由于经络有"内属于腑脏，外络于肢节"的生理功能，当机体处于正虚邪实的情况时，经络则是病邪传注的途径。如《素问·缪刺论》说："夫邪客于形也，必先舍于皮毛，留而不去，入舍于孙脉，留而不去，入舍于络脉，留而不去，入舍于经脉，内连五脏，散于肠胃。"指出外邪侵犯人体时，可以借经络通路由浅入深、由表及里传变。如风寒之邪侵犯肌表，初见恶寒、发热、头身疼痛，继而犯肺出现咳嗽、胸闷、气促等。由于体内脏腑通过经络相互联系，故而经络又成为脏腑病变互相影响的途径。如肝脉挟胃上行，若肝气失于疏泄，则胃气不和而出现嗳气、吞酸、呃逆、呕吐等；肾脉从肾上贯肝，肾阴亏损致肝阳上亢则出现烦躁易怒、头痛、失眠、潮热盗汗等。此外，当内脏发生病变时亦可通过经络由里达表，从而在其相应的体表部位出现不同的症状和体征，故在病理情况下，经络又是病理变化的反映系统，如肝病胁痛、目赤肿痛，肾病腰痛、耳聋，心火上炎致口舌生疮等。

第三节　十二经脉

一、十二经脉的命名

十二经脉即手三阴经（手太阴肺经、手厥阴心包经、手少阴心经），手三阳经（手阳明大肠经、手少阳三焦经、手太阳小肠经），足三阳经（足阳明胃经、足少阳胆经、足太阳膀胱经），足三阴经（足太阴脾经、足厥阴肝经、足少阴肾经）的总称。它们是经络系统的主体，所以又叫“十二正经”。

十二经脉的命名，是根据脏腑、手足、阴阳而定。各经都以其所属脏腑的名称，依据脏为阴、腑为阳，内侧为阴、外侧为阳的阴阳学说理论，将循行于手与足的经脉分别为手足三阴经、三阳经。如循行于手的手太阴肺经、手阳明大肠经，循行于足的足太阴脾经、足阳明胃经等。

二、十二经脉的走向与交接规律

十二经脉沿着一定方向循行，相互衔接，彼此沟通。其循行走向是：手三阴经从胸走手；手三阳经从手走头；足三阳经从头走足；足三阴经从足走胸腹。

十二经脉交接规律是：阴经与阳经在四肢部交接，如手太阴肺经在食指与手阳明大肠经交接，足阳明胃经在足大趾与足太阴脾经交接；阳经同名经在头面部交接，如手阳明大肠经与足阳明胃经相接于鼻旁，手太阳小肠经与足太阳膀胱经在目内眦相接，手少阳三焦经与足少阳胆经相接于目外眦；阴经与阴经（指手足三阴经）在胸腹部交接，如足太阴脾经与手少阴心经交接于心中。

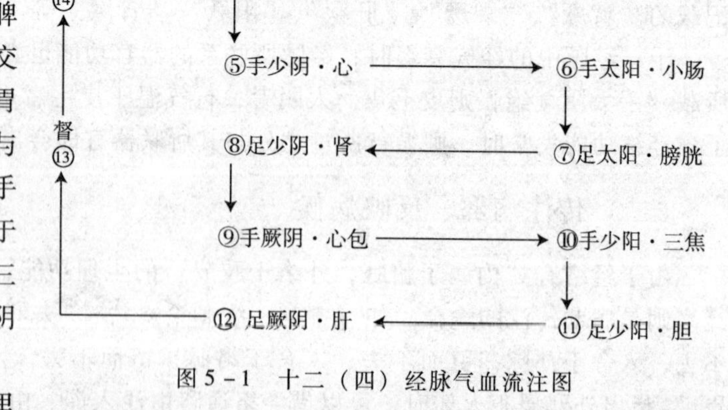

图5-1　十二（四）经脉气血流注图

十二经脉通过手足阴阳表里经的联接而逐经相传，构成了一个“阴阳相贯，如环无端”（《灵枢·营卫生会》）的循环路径（图5-1）。

三、十二经脉的分布规律

十二经脉对称地分布于人体的头面、躯干和四肢，在体表有一定的分布规律。六条阴经分布于四肢的内侧和胸腹，即手三阴经分布在上肢的内侧，足三阴经分布在下肢的内侧。六条阳经分布于四肢的外侧和头面、躯干，即手三阳经分布在上肢的外侧，足三阳经分布在下肢的外侧。手足三阳经在四肢的排列次序为阳明在前，少阳在中，太阳在后。手足三阴经在四肢的排列次序为太阴在前，厥阴在中，少阴在后。但足三阴经在内踝上 8 寸以下的排列是厥阴在前，太阴在中，少阴在后。

四、十二经脉的表里关系

十二经脉内属于脏腑，阳经属腑，阴经属脏，脏与腑有表里相合的关系，阴经与阳经有表里络属的关系。即手太阴肺经与手阳明大肠经相表里；手厥阴心包经与手少阳三焦经相表里；手少阴心经与手太阳小肠经相表里；足太阴脾经与足阳明胃经相表里；足厥阴肝经与足少阳胆经相表里；足少阴肾经与足太阳膀胱经相表里。互为表里的阴经与阳经在体内有络属关系，在体表通过络脉沟通加强联系，形成了六对“表里相合”的关系，因此在生理上互相配合，在病理上互相影响。

第六章 病因病机

病因、发病与病机的理论，是中医学理论体系中的重要组成部分。正确地分析疾病的原因，掌握疾病发生的规律，认识疾病的发展、传变及其转归等变化，对于积极主动地开展辨证施护和预防疾病，有着十分重要的指导意义。

第一节 病 因

病因，就是导致疾病发生的原因。一切破坏人体生理动态平衡而引起疾病的原因都是病因，又称为致病因素。它包括六淫、疠气、七情、饮食、劳逸、外伤、寄生虫、医过以及先天因素等。

一、外感致病因素

外感致病因素是指来源于自然界，多从人体肌表、口鼻侵入机体而致病的病邪。包括六淫、疠气等。

（一）六淫

六淫是对风、寒、暑、湿、燥、火六种外感病邪的统称。风、寒、暑、湿、燥、火在正常情况下称为“六气”，是自然界六种不同的气候变化。这六种正常的气候是万物生长的条件，对人体是无害的。六气的变化有一定规律和限度，当气候变化异常，如六气太过或不及，非其时而有其气（如春天应温反而寒等），以及气候变化过于急骤（如暴冷、暴热等）时，都会由于机体不能与之相适应，导致疾病的发生。这种情况下的六气便称为“六淫”。另外，也有气候变化基本正常，因机体正气不足而得病者，此时，对患病机体来说正常的六气变化也可称为六淫。

六淫致病具有以下共同特点：

①外感性：六淫之邪多从肌表或口鼻而入，例如风湿伤于皮腠，温邪自口鼻而入，故六淫所致疾病又称为外感病。六淫致病的初起阶段，每以恶寒发热、舌苔薄白、脉浮为主要临床特征，称为表证。表证不解常由表及里、由浅入深传变。

②季节性：六淫致病常与季节、气候有关。如春季多风病，夏季多暑病，长夏多湿病，秋季多燥病，冬季多寒病等。

③地区性：六淫致病常与居住地区和环境密切相关，如东南沿海地区多湿病；西北高原

地区多寒病、燥病。久居潮湿环境多湿病；高温环境作业者多患火热燥病。

④独立性与相兼性：既可单独致病，又可两种以上相兼合而为害。如风热感冒，风寒湿痹等。

⑤转化性：六淫致病在一定的条件下，其证候可发生转化。例如感受风寒之邪可从表寒证转化为里热证或一开始便表现为风热表证，寒或热的产生与机体体质密切相关。此外，护治不当也可引起六淫致病的证候发生变化。

此外，临床上还有一些因脏腑功能或气血津液失调，而表现出类似风、寒、湿、燥、火的证候，属内伤而非外感所致，为了进行区别，称为“内生五邪”，即内风、内寒、内湿、内燥、内火。

1. 风邪　自然界的风是一种无形的流动气流，因此，自然界中具有风之轻扬开泄、善动不居特性的外邪，称为风邪。风是春天的主气，但四季皆有，故风邪为病以春季多见，但不限于春季。

风邪的性质及致病特点：

(1) 风性轻扬开泄，易伤阳位：风邪具有轻扬、升散、向上、向外的特性。风性开泄是指风邪侵犯人体易使腠理疏泄而开张。因此，风邪伤人易犯人体上部头面、肌表、腰背等阳位而发病。如风邪袭表，腠理开泄，可见汗出、恶风等症；风邪循经上扰则头痛。《素问·太阳阳明论》说：“故伤于风者，上先受之。”

(2) 风性善行而数变：“善行”是指风邪致病其病位游移，行无定处。如痹证中之“行痹”，即以游走性关节疼痛为临床特征，故又称“风痹”。“数变”是指风邪致病有迅速和病情变化无常的特点。如风疹起病急骤，皮肤瘙痒，发无定处，时隐时现。又如小儿风水病，短时间内出现头目一身俱肿，均反映了风邪致病数变的特点。

(3) 风性主动：自然界的风具有使物体摇动的特性，故风邪致病往往表现出动摇不定的症状。如临床所见的眩晕、震颤、惊风、抽搐等，都属于风性主动的临床表现。

(4) 风为百病之长：长，首也。风为百病之长是指风邪致病极为广泛，风邪为外邪致病的先导，六淫之中的寒、暑、湿、火诸邪多依附于风邪而侵入人体。古人甚至把风邪作为外感致病因素的总称。临床上常见依附于风的病证有外感风寒、风热、风湿等。

2. 寒邪　寒者，冷也。自然界具有寒冷、凝结特性的外邪称为寒邪。寒为冬天的主气，寒邪为病，以冬季多见。其他季节气温骤降，冒雨涉水，汗出当风及贪凉露宿等，亦可感受寒邪而致病。

寒邪的性质和致病特点：

(1) 寒为阴邪，易伤阳气：寒与热相对，故寒邪属于阴邪。人体阳气本可以制约阴寒，但如阴寒之邪偏盛，则人体阳气不仅不足以祛除寒邪，反被阴寒之邪所伤，故曰“阴胜则阳病”。所以寒邪最易伤及人体阳气。阳气受损，温煦、生化作用减弱，故呈现寒象。若寒邪伤表，卫阳郁遏，则发热恶寒，头身疼痛；若寒邪直中脏腑，中阳受损，则脘腹冷痛，四肢不温。

(2) 寒性凝滞，主痛：凝滞即凝结、阻滞不通之意。寒邪侵袭人体，令经脉气血凝滞不通，从而出现各种疼痛的症状，并且痛得温则减，遇寒更甚。寒邪束表，则头痛身痛；寒伤中阳，则脘腹冷痛；寒邪阻滞经络，则肢体关节冷痛。

（3）寒性收引：收引即收缩牵引之意。寒邪侵袭人体，易使气机收敛，筋脉肌腠收缩挛急。如寒邪侵袭肌表，可使腠理毛窍闭塞，卫阳被遏不得宣泄，证见恶寒发热、无汗；如寒客经络关节，则筋脉、经络收缩拘急，可见经脉、关节屈伸不利，拘挛作痛等症。

3. 暑邪　暑为夏季的火热之邪，夏至以后，立秋之前，自然界中的火热外邪，称为暑邪。暑是夏天的主气，有明显的季节性。暑邪纯属外感，没有内生。这在六淫中是独有的。

暑邪的性质和致病特点：

（1）暑为阳邪，其性炎热：暑是夏令火热之气所化，其性炎热，故为阳邪。由于夏季气候炎热，且雨水较多，故暑邪与其他季节的热邪相比，除具有一般热邪的发病特点外，其炎热的特性更盛，因此暑邪侵犯人体会出现一派热性证候，如高热、面赤、目红、烦渴、汗多、脉洪数等火热炽盛之象。

（2）暑性升散，耗气伤津：暑邪属阳，易升易散。暑邪伤人，可致腠理开泄而多汗，汗出过多，则易伤津液，津液亏损，则口渴喜饮，小便短赤。大量汗出的同时，往往气随津脱而致津气两虚，可见气短乏力，甚则突然晕倒，冷汗肢凉，不省人事，称为“中暑”。

（3）暑多夹湿：暑令气候炎热，多雨潮湿，热蒸湿动，暑热湿气弥漫空间，故暑邪伤人，每兼湿邪。因此除见发热、烦渴等暑热症状外，常同时伴有头身困重、胸脘痞闷、恶心呕吐、大便溏而不爽等湿阻症状。

4. 湿邪　自然界中具有水湿之重浊、黏滞、趋下特性的外邪称为湿邪。湿是长夏主气。长夏正当夏秋之交，此时阳热下降，水气上腾，湿气充斥，为一年中湿气最盛的季节，故长夏多湿病。此外，久居湿地，以水为事，淋雨涉水等均可成为湿邪致病的途径。

湿邪的性质和致病特点：

（1）湿为阴邪，易阻碍气机，损伤阳气：湿与水同类，故为阴邪。湿邪侵犯人体，留滞脏腑经络，为有形之邪，最易阻遏气机。如湿阻胸膈，气机不畅则胸闷；湿困脾土，气机升降不利则脘痞腹胀；湿停下焦，气机阻滞，气化不利则小便短涩。湿为阴邪，故湿邪入侵可损伤人体阳气，五脏中脾喜燥恶湿，故湿邪侵犯人体，常先困脾，阻遏脾阳，脾失健运，水湿停聚，泛于肌肤，则为水肿；渗于肠间，则为泄泻；流注经脉，则肢节疼痛沉重。

（2）湿性黏滞：“黏”即黏腻；“滞”即停滞。湿邪致病黏滞的特性体现在两个方面：一是症状的黏滞性，如湿滞大肠，可见大便黏腻不爽；湿滞膀胱，可见小便滞涩不畅，以及舌苔黏腻等。二是病程的缠绵性。湿性黏滞，胶着难解，故湿邪致病常反复发作，缠绵难愈，病程较长。如湿疹、湿痹等证均因其湿而迁延日久。

（3）湿性重浊：“重”是沉重、重着之意，如湿邪袭表，可见周身困重，四肢倦怠，头重如裹。“浊”即混浊、秽浊之意，指湿邪致病，其排泄物和分泌物都有秽浊不清的特点。如湿邪为病，其临床症状反映在上则面垢，眵多；反映在下则小便混浊，大便溏薄，下利黏液脓血，妇女带下过多。

（4）湿性趋下，易袭阴位：水往下行，湿类于水，故湿邪有趋下的特性，其致病也有易伤及人体下部的特点。如水肿多以下肢较为明显，泻痢、妇女带下、淋浊等证，多由湿邪下注所致。

5. 燥邪　燥是秋天的主气。自然界中具有干燥、收敛清肃特性的外邪称为燥邪。燥邪致病，有温燥、凉燥之分。初秋尚热，夹有夏火之余气，多为温燥；深秋已凉，燥与寒相合侵犯人体，多为凉燥。

燥邪的性质和致病特点：

（1）燥性干涩，易伤津液：燥，干燥；涩，涩滞。燥邪为害，最易伤人津液，出现阴津亏损的证候。如口鼻干燥，毛发干枯，皮肤干涩皲裂，小便短少，大便干结等。

（2）燥易伤肺：肺为娇脏，喜润恶燥。肺主气而司呼吸，开窍于鼻，燥邪伤人多从口鼻而入，故最易伤肺。证见鼻燥咽干，干咳少痰或痰液胶黏难咯，或痰中带血，喘息胸痛等。

6. 火邪　自然界中具有火之炎热特性的外邪称为火邪，故火邪为夏季主气。温邪、热邪、火邪为同一性质的邪气，火热为阳盛所生，故火热常可混称。一般认为热为温之渐，火为热之极，热多属于外淫，如风热、暑热等；而火常由内生，如心火上炎、肝火亢盛等。风、寒、湿、燥等邪，或精神刺激，在一定条件下均能化火，故有“五气化火”、“五志化火”之说。

火邪的性质和致病特点：

（1）火为阳邪，其性炎上：火热为阳盛所生，其性升腾上炎，故火邪致病多出现高热、面赤、烦渴、脉洪数等证候，又因火热之邪可上炎而扰动神明，故临床常出现心烦失眠、狂躁妄动、神昏谵语等证候。

（2）火易耗气伤津：火热之邪，最易迫津外泄，消灼阴液，出现口渴引饮、舌燥咽干、小便短赤、大便秘结等证候。同时，热盛耗气，气随津泄，还可出现少气懒言、倦怠乏力等气虚的症状。

（3）火易生风动血：火热之邪燔灼肝经，劫耗阴液，筋脉失养，而致肝风内动，称为“热极生风”，证见高热神昏，四肢抽搐，目睛上视，颈项强直等。火热灼伤脉络，则迫血妄行，导致各种出血，如吐血、尿血、便血、皮肤发斑及妇女月经过多等。

（4）火易致肿疡：火热入于血分，聚于局部，腐蚀血肉发为痈肿疮疡。

（二）疠气

疠气，又称疫疠、温疫、疫气、异气、疫毒等，是一类具有强烈传染性的外感病邪。疫疠的致病特点是发病急骤、病情危重、症状相似、传染性强、易于流行等。疫疠的传染方式各不相同，有从口鼻而入，有随饮食入里，也有通过蚊虫叮咬而受。其发生和流行与气候、环境、饮食、预防隔离以及社会制度等因素有关。

二、内伤致病因素

内伤致病是指人的情志活动或生活起居有违常度，伤及脏腑气血阴阳而发病，这类致病因素主要有七情、饮食和劳逸等。

（一）七情

七情即喜、怒、忧、思、悲、恐、惊七种情志变化，是人体对外界客观事物的不同情绪反应。在一般情况下，七情并不使人致病。但突然、剧烈或持久的精神刺激，超过了人体生理所能调节的范围，引起气机紊乱，脏腑阴阳气血失调，便可导致疾病的发生。因七情致病直接影响脏腑，是造成内伤疾病的主要因素之一，故称“内伤七情”。

七情致病损伤五脏，使脏腑气血失调，导致各种疾病发生，其致病特点主要有三个方面：

1. 直接伤及内脏 五脏与情志活动有相对应的关系，因此，七情太过可损伤相应脏腑。“怒伤肝”，“喜伤心”，“思伤脾”，“悲伤肺”，“恐伤肾”，阐明了情志因素所伤脏腑具有一定的特异性。但人是一个有机的整体，大怒虽可伤肝，也可伤脾，因肝旺则乘脾；忧思虽可伤脾，由于“心主神明”，故也可伤心。在情志疾病中，以伤及心、肝、脾为多见。

2. 影响脏腑气机 七情主要通过影响脏腑气机，导致气血运行紊乱而发病。主要表现为：①怒则气上；②喜则气缓；③悲则气消；④恐则气下；⑤惊则气乱；⑥思则气结。此外，情志内伤，气机郁滞还可化火，即“五志化火”，而致阴虚化火等证或导致湿、食、痰诸郁为病。

3. 情志变化与病势密切相关 七情不仅可以引起许多疾病的发生，而且对疾病的发展也有重要的影响。如患者乐观豁达，积极向上，可使五脏安和，气机调畅，则促进疾病向愈；如忧思郁怒，损伤五脏，影响气机，可使病情恶化。

（二）饮食

饮食是摄取营养维持生命活动的必要条件，但饮食失宜，又常导致疾病发生。饮食失宜包括三个方面：

1. 饥饱失常 饮食失去节制，过饥过饱，暴饮暴食，损伤脾胃而出现肠胃疾病。

2. 饮食不洁 食用不卫生或腐败变质食物，或有毒食物，导致“病从口入”。

3. 饮食偏嗜 过分嗜食某些（某味）食物，可变生多种疾病。如过食肥甘厚味醇酒，可助湿、生痰、化热；过食生冷可致寒从内生，发生腹痛腹泻；过食辛辣可致胃肠积热，酿成痔疮等。

（三）劳逸

正常的劳动有助于气血流通，增强体质；必要的休息可消除疲劳，恢复体力和脑力。但是，长时间的过度劳累和过度安逸，均可成为致病因素而使人发病。

1. 过劳 过劳是指过度劳累，包括劳力过度、劳神过度和房劳过度三个方面。劳力过度则伤气，出现气短懒言、倦怠乏力、精神疲惫，甚至内脏下垂；劳神过度伤心脾、耗心血，出现心悸健忘、失眠多梦等症状；房事不节则伤肾，导致腰膝酸痛、神疲乏力、眩晕耳鸣、男子遗精、滑泄、女子月经不调等症状。

2. 过逸 安逸过度，则气血运行不畅，影响脾胃功能，可出现食少、乏力，精神不振，肢体软弱，动则气喘、汗出等症状。

三、其他致病因素

其他致病因素，包括外伤与虫兽伤、烧烫伤与冻伤等。

（一）外伤与虫兽伤

外伤包括跌打损伤、枪弹伤、创伤等，轻者皮肤肌肉瘀血肿痛、筋伤、出血、骨折脱臼；重者伤及脏腑，或出血过多，导致昏迷、抽搐、亡阳虚脱等严重病变。虫兽伤包括毒蛇、猛兽、狂犬等咬伤和蜂、蝎、虫等螫伤，轻者局部损伤，见肿痛、出血、破溃；重者损及内脏，可因失血过多而死亡。

（二）烧烫伤与冻伤

烧烫伤多由沸油、沸水、高温物体或气体等引起，属于火毒类。轻者伤及肌肤；重者伤及肌肉筋骨；甚者可引起死亡。冻伤往往是人体在寒冷、低温等环境下引起。

四、继发病因

疾病过程中形成的病理产物，也能成为致病因素，包括痰饮、瘀血等。

（一）痰饮

痰饮是水液代谢功能障碍所形成的病理产物，一般把较稠浊者称为痰，清稀者称为饮。痰又可分为有形和无形两种，有形之痰是指咳出体外有形可见的痰液，无形之痰是指包括瘰疬、痰核和停滞在脏腑经络等组织中而未被排出的痰液，临床可根据证候来确定。饮因停留部位及症状不同而有不同名称。

痰饮多由外感六淫，或饮食不节，或七情内伤等，使肺、脾、肾及三焦等脏腑功能失常，水液代谢障碍，以致水液停滞而成。痰饮形成后，流溢停聚于各个部位，又成为新的致病因素。如痰蒙于心，可见胸闷、心悸、神昏、癫狂；痰停于胃，可见恶心呕吐、痞闷不舒；痰在经络、筋骨，可致瘰疬痰核、肢体麻木、半身不遂或阴疽流注；痰饮上逆于头，可致头目眩晕；痰气凝结咽喉，可致咽中梗阻，吐之不出、吞之不下之证。饮停胸胁，则胸胁胀满、咳嗽引痛；饮在膈上，则为咳喘；饮泛肌肤，则为水肿身重；饮在肠间，则肠鸣沥沥有声。

（二）瘀血

瘀血是指体内有血液停滞。由于气虚、气滞、血寒、外伤等原因造成血液凝滞不散，都称为瘀血。瘀血既是病理产物，也是致病因素。

瘀血的病证虽然繁多，但其临床表现有以下共同特点。

1. 疼痛　多为刺痛，痛处固定不移，拒按，夜间痛甚。

2. 肿块　外伤肌肤局部，可见青紫肿胀；瘀血积于体内可形成癥积，坚硬，有压痛。

3. 出血　血色紫暗，伴有血块。

4. 其他表现　面色黧黑，肌肤甲错，唇甲青紫；舌质紫暗，或有瘀点、瘀斑；脉见细涩或结代。

第二节　病　　机

病机，是指疾病发生、发展与变化的机理。即病因作用于人体，致使机体某一部位或层次的生理状态遭到破坏，产生形态、功能或代谢等方面的失调、障碍或损害，且自身又不能一时自行康复的病理变化。病机，是疾病的临床表现、发展转归和诊断治疗的内在根据。

中医病机学包括基本病机、系统病机、症状发生机理及疾病传变等几部分，为避免与中医诊断重复，同时考虑护理专业特点，本教材仅就基本病机予以介绍。

一、邪正盛衰

邪正盛衰是指在疾病过程中，机体的抗病能力与致病邪气相互斗争所发生的盛衰变化。这种邪正的斗争，及在斗争中邪正双方力量的盛衰变化，不仅关系到疾病的发生和发展，影响着病证的虚实变化，而且直接影响着疾病的转归。

（一）邪正盛衰与虚实变化

1. 虚实病机　虚与实是相对的病机概念，是不足和有余的一对病理矛盾之反映。实，主要是指邪气亢盛，以邪气盛为矛盾主要方面的一种病理反应。主要表现为致病邪气比较亢盛，而机体的正气未衰，尚能积极与病邪抗争，故正邪相搏，斗争剧烈，反应明显，临床上可以出现一系列病理反应比较剧烈的证候表现。实性病变，常见于外感病的初期或中期，或由于痰、食、水、血等滞留于体内而引起的内伤病证，如临床上见到体质壮实，精神亢奋，或壮热狂躁，或疼痛剧烈而拒按，或声高气粗，二便不通，脉实有力等，都属于实证。

虚，主要是指正气不足，是以正气虚损为矛盾主要方面的一种病理反应。主要表现为机体的精、气、血、津液亏少和功能衰弱，脏腑经络的生理功能减退，抗病能力低下，因而机体正气对邪气的斗争较弱，难以出现较剧烈的病理反应。多见于素体虚弱或疾病的后期，或多种慢性病证。临床上可出现一系列虚弱、衰退和不足的证候表现，如神疲体倦，面容憔悴，声低气微，或自汗盗汗，或疼痛隐隐而喜按，或五心烦热，或畏寒肢冷，脉虚无力等。

2. 虚实变化　邪正的消长盛衰是动态的、变化的，病机的虚与实是相对的而不是绝对的，不仅可产生单纯的或虚或实的病理变化，而且还会出现虚实之间的多种变化，如虚实错杂、虚实转化及虚实真假等。因此，临床上必须以能动的、相对的观点来分析虚和实的病机。在一般情况下，现象与本质是一致的，但在一些特殊情况下，疾病的现象与本质不完全一致，可出现某些与疾病本质不符的假象，而有“至虚有盛候”的真虚假实和“大实有羸状”的真实假虚。真实假虚常常是由于湿邪结聚，阻滞经络，气血不能外达所致；真虚假实往往是由于脏腑气血不足，运化无权所致。因此，分析病机虚实，必须透过现象看本质，才能不被假象迷惑，把握住疾病虚实的真实变化。

（二）邪正盛衰与病势趋向和转归

1. 正盛邪退　正盛邪退是指在疾病过程中，正气奋起积极抗御邪气，正气日趋强盛或战胜邪气，邪气日益衰减或被驱除，疾病向好转或痊愈的方向发展的一种转归，也是许多疾病常见的一种结局。一般多由于患者正气较为旺盛，抗御病邪能力较强，或能及时得到正确治疗，或两者兼而有之所致。

2. 邪盛正虚　是指邪气亢盛，正气虚弱，机体抗邪无力，病势迅猛发展的病理过程。在邪盛正虚的病变过程中，邪气亢盛或正气虚弱，导致正不敌邪，故其病势往往呈现由表入里、由阳入阴、由浅而深、由轻而重的传变和发展，最终可迅速引起五脏虚亏、元气衰败的危重局面。若抢救不及，则会导致死亡。

3. 邪去正虚　邪气被驱除，病邪对机体的作用消失，但疾病过程中正气被耗伤而虚弱，有待恢复。多由于邪气亢盛，病势较剧，正气受到较重的耗伤，或因治疗措施较为猛烈，如大汗、大下等，病邪虽被驱除，正气亦大伤。亦有正气素虚，病后虚弱更甚者，或留下后遗症。邪去正虚多见于重病的恢复期。

此外，在正邪消长盛衰的过程中，若邪正双方力量势均力敌，出现邪正相持或正虚邪恋，常常使疾病由急性转为慢性，或持久不愈。

二、阴阳失调

阴阳失调，是指机体在疾病的发生发展过程中，由于各种致病因素的影响，导致人体阴阳失去相对平衡，从而形成阴阳偏胜、偏衰，或阴不制阳、阳不制阴的病理状态。同时，阴阳失调又是脏腑、经络、气血、营卫等相互关系失去协调，以及表里出入、上下升降等气机失常的概括。

（一）阴阳偏胜

病邪侵袭人体，在性质上必从其类，即阳邪侵袭人体可形成机体阳偏胜，阴邪侵袭人体可形成阴偏胜。

阳偏胜，多由于感受温热阳邪；或感受阴寒之邪，入里化热；或情志内伤，五志过极而化火；或因气滞、血瘀、食积等郁而化火所致。阳以热、动、燥为特点，“阳胜则热”，阳胜病机易出现化热、化火等病理表现，出现实性、热性的症状。临床上可见壮热，烦渴，面红，目赤，尿赤，便干，苔黄，脉数等。

阴偏胜，多由于感受寒湿阴邪，或过食生冷，寒滞中阳，遏抑阳气温煦作用的发挥，从而导致阳不制阴，阴寒内盛。阴以寒、静、湿为特点，“阴胜则寒”，阴胜病机易导致脏腑组织机能抑制或障碍，温煦气化作用不足，常可出现阴寒内盛，血脉凝滞，以及痰湿、水液贮留等病变。临床上可见畏寒，喜暖，肢冷，腹冷痛，泄泻，水肿，痰液清稀，舌淡，脉迟等。

（二）阴阳偏衰

1. 阳偏衰 即阳虚，是指机体阳气虚损，机能减退或衰弱，机体反应性低下，阳热不足的病理状态。多由于先天禀赋不足，或后天饮食失养，或劳倦内伤，或久病损伤阳气所致。阳气不足，一般以脾肾阳虚为主，尤其以肾阳虚衰（命门之火不足）最为重要。阳偏衰时，表现为温煦、推动和兴奋功能的减退。温煦功能衰减，阳虚则寒，故患者表现出畏寒喜暖，全身清冷，而以四肢逆冷最为明显；推动作用不足，脏腑、经络等组织器官的生理活动亦因之而减弱，血和津液的运行无力而迟缓，加上温煦不足而内寒，则更易使血液凝滞，津液停聚而成水湿痰饮；兴奋作用减弱，则可见精神不振，喜静萎靡之象。

2. 阴偏衰 即阴虚，指人体之精、血、津液等阴液不足，以及阴不制阳，导致阳相对亢盛，机能虚性亢奋的病理状态。一般其病机特点多表现为阴液亏少和滋养、内守、宁静功能减退，以及阳相对亢盛的虚热证。阴偏衰多由于阳邪伤阴，或因五志过极，化火伤阴，或因久病伤阴所致。

阴虚病变，五脏皆可发生，但一般以肺、肝、肾之阴虚为主，故临床上以肺肾阴虚或肝肾阴虚为多见。由于肾阴为诸脏阴气之本，所以肾阴不足在阴虚的病机中又占有极其重要的地位。如出现潮热，盗汗，五心烦热，颧红升火，咳血或消瘦等肺阴虚火旺之表现；眩晕耳鸣，或遗精，或性欲亢进，腰膝酸软，失眠多梦，舌红脉细数等肾阴虚阳亢之表现。

（三）阴阳互损

阴阳互损，是指阴或阳任何一方虚损到相当程度，病变发展影响到相对的一方，形成阴阳两虚的病机。由于肾藏精气，内寓真阴真阳，是全身阴阳之根本，因此，无论阴虚或阳虚，多在累及肾阴或肾阳，及肾本身阴阳失调的情况下，才易于发生阴损及阳或阳损及阴的阴阳互损病机。

（四）阴阳格拒

阴阳格拒，是阴阳失调中比较特殊的一类病机。其形成主要是由于某些原因使阴和阳中的一方偏盛至极，或阴和阳中的一方极端虚弱，双方盛衰悬殊，盛者踞于内，将另一方格拒于外，迫使阴阳之间不相维系，从而出现真寒假热、真热假寒等复杂的病理现象。

1. 阴盛格阳 又称格阳，是指阴寒之邪壅盛于内，逼迫衰极之阳浮越于外，使阴阳不相维系、相互格拒的一种病理状态。其本为阴寒内盛，但由于阴盛而格阳于外，却表现出面红、烦热、口渴、脉大而无根等假热之象。格阳多是一种向阴阳离决发展的危证。

2. 阳盛格阴 又称格阴，是指邪热极盛，深伏于里，阳气被郁，不得外达四肢而格阴于外的一种病理状态。其本为阳盛于内，但由于格阴于外（实际上是阳气不能外达），却出现四肢不温、脉沉伏等假寒之象。

（五）阴阳亡失

1. 亡阳 是指机体的阳气大量亡失，使全身机能突然严重衰竭，而导致生命垂危的一种病理状态。一般来说，亡阳多由于邪盛，正不敌邪，阳气损失太多；或素体阳虚，正气不足，疲劳过度，耗气过多；或汗下太过，及失血过多，使大量津液丢失，而气随津脱；或因慢性疾病，长期耗散阳气，均可使阳气亏损殆尽，而出现亡阳。亡阳者主要表现为面色苍白、大汗淋漓、四肢逆冷、畏寒踡卧、脉微欲绝等危重的虚寒证候。

2. 亡阴　是指机体的阴气大量亡失，使属于阴的功能突然严重衰竭，因而导致生命垂危的一种病理状态。一般来说，亡阴多由于邪热炽盛，或邪热久留，严重伤阴所致；亦有因长期慢性消耗，使阴逐渐耗竭，日久形成亡阴者。亡阴者主要表现为烦躁不安、口渴欲饮、气喘、手足虽温但汗多欲脱等危重证候。

由于阴阳互根，阴亡，则阳无以生；阳亡，则阴无以化。所以，亡阴可迅速导致亡阳，亡阳也会很快导致亡阴，最终导致“阴阳离决，精气乃绝”而死亡。

三、气血失常

气血失常，是指气和血亏损不足及其各自的生理功能异常，以及气血互根互用功能失调等病理变化。

（一）气的失常

1. 气虚　是指气不足，导致脏腑组织功能低下或衰退，抗病能力下降的病理状态。引起气虚的原因主要为两方面：一是先天精气来源匮乏，或脾胃虚弱，或肺虚而吸入清气不足等导致气之化生不足。二是劳倦内伤，或久病不复等使气消耗过多。

气的种类不同，功能各异，因而气虚的表现复杂多样，涉及全身。例如卫气虚则卫外无力，肌表不固，故患者怕冷，自汗，易于感冒；脾气虚则四肢肌肉失养，倦怠乏力等。各脏腑气虚则可导致各脏腑功能减退，从而表现为一系列脏腑虚弱征象。

由于气和血、津液的关系极为密切，气虚则直接影响血与津液的生成、运行与固摄等，从而导致血虚、血行迟缓或出血；气虚亦会引起津液匮乏，以及津液输布、排泄无力，或封藏失固等病理变化。

2. 气机失调　即气的升降出入运动失调而引起的气滞、气逆、气陷、气闭和气脱等病理变化。气机升降出入的异常，可直接影响脏腑、经络、气血、津液等各方面的功能活动，从而在五脏六腑、表里内外、四肢九窍等各个方面，产生多种病变。

（1）气滞：即气的运行、流通障碍。主要由于情志抑郁，或因痰、湿、食积、瘀血等有形之邪阻碍气机，形成局部或全身的气机不畅或阻滞，从而导致脏腑、经络的功能障碍。亦有因气虚，运行无力而致者。气滞于某一局部，可出现以胀满、疼痛为主要特征的表现，甚则引起血瘀、水停，形成瘀血、痰饮等病理产物。

（2）气逆：即气机升多降少，脏腑之气上逆的病理状态。气逆病变多由于情志内伤，或因饮食冷热不适，或因痰浊壅滞所致。气逆最常见于肺、胃、肝等脏腑。如气逆在肺，肺失肃降，可见咳逆上气；气逆在胃，胃失和降，发为恶心、呕吐，或呃逆、嗳气；气逆在肝，发为头痛头胀，面红目赤，易怒等。肝为刚脏，主动主升，而肝又为藏血之脏，因此，肝气上逆之时，甚则可致血随气逆，络破血出，发为咯血、吐血，或壅遏清窍而致昏厥。

气逆于上多以实证为主，但亦有因虚而气机上逆者。如肺气虚而肃降无力，或肾气虚而失于摄纳，都可导致肺气上逆；胃虚失降亦能导致胃气上逆。

（3）气陷：即气的上升力量不足或气的下降力量过强的病理状态。气陷病变，多由气虚病变发展所致，与脾气虚损关系最为密切。气陷的病理表现，主要为“上气不足”与“中气下陷”两方面。“上气不足”是由于脾虚无力升清，头目失养，则见头晕耳鸣、疲倦乏力等。“中气下陷”指脾虚无力升举，气机趋下，脏腑器官维系无力，可致某些器官位置下移，如胃下垂、肾下垂、子宫脱垂、脱肛等。

（4）气闭和气脱：气闭和气脱都是以气的出入异常为主的病理状态，临床表现多为厥、脱等重证。气闭多由于浊邪外阻，或气郁太过，甚至气的外出受阻，从而出现闭厥的病理状态。如，触冒秽浊之邪所致的闭厥，外感热病中的热盛闭厥，情志过极所致的昏厥等，都为气之外出受阻而致的气闭。气脱多由正不敌邪，或正气持续衰弱，以致气不内守而外脱，或因大出血、大汗出等，致使气随血脱或气随津泄等所致。气脱可出现面色苍白，汗出不止，目闭口张，全身瘫软，手撒尿遗，脉微欲绝等证候。

（二）血的失常

血的失常，主要表现在两方面：一为血虚；二是血的循环运行失常。

1. 血虚 是指血液不足或血的濡养功能减退的病理状态。失血过多，新生之血来不及补充；或脾胃虚弱，化源不足；或久病不愈，营血暗耗等因素，均可导致血虚。全身各脏腑、经络等组织器官，都依赖血的濡养，血虚时，可出现全身或局部的失荣失养。由于肝藏血，心主血脉，故血虚病变在此两脏表现最为明显。血虚的临床表现有面色不华，唇舌爪甲色淡，头面眩晕，心悸怔忡，神疲乏力，或手足麻木，关节屈伸不利，或两目干涩，视物昏花等。

2. 血瘀 血瘀是指血液运行迟缓或流行不畅，甚则血液瘀结停滞成积的病理变化。血瘀病变形成的原因，多由于气滞而血行不畅；或气虚推动无力而血行迟缓；或痰浊阻滞脉道而血行受阻；或寒邪入血，血得寒而凝涩不流；或邪热入血而煎灼血液，血稠难流而成瘀。因此，瘀血是血瘀病变的病理产物，但在形成之后，瘀血又能阻滞脉道而成为血瘀病变的一种原因。

血瘀病变，主要病机为血行不畅，所以，血瘀发生在全身或某一局部时，则发为疼痛，痛有定处，得寒温而不减，甚则形成肿块。此种肿块持续存在，位置比较固定，称为“癥积”。同时，可伴见面目黧黑，肌肤甲错，唇舌紫暗及瘀点、瘀斑，或血缕等血行迟缓和血液瘀滞的征象。

3. 血热 是指血内有热，使血行加速，或使血液妄行而出血的病理状态。多由邪热入于血分所致，也可因情志郁结、五志过极化火而引起。血得热则行，可使血流加速，甚至灼伤脉络，迫血妄行。邪热又可煎熬血和津液，故血热的临床表现以既有热象，又有耗血、动血和伤阴为其特征。

四、津液代谢失常

津液代谢失常，即是指全身或某一环节的津液代谢发生异常，从而导致津液的生成、输布或排泄发生紊乱或障碍的病理过程。主要表现在津液的亏损不足或津液的输泄障碍等方面。

（一）津液亏损不足

津液亏损不足，是指机体津液的数量亏少，使脏腑、形体、九窍等得不到充分的濡润、滋养和充盈，因而产生一系列的干燥枯涩的病理状态。其原因主要有热盛伤津、津液丢失过多及慢性疾病耗伤等三方面。

（二）津液的输布、排泄障碍

是指津液不能正常的转输和布散，在体内升降环流迟滞，导致湿浊内生，或滞留于机体某一局部，导致水湿困阻，或酿痰成饮之病理状态。津液的输布与排泄障碍，主要与脾、肺、肾功能失常有关，并受肝失疏泄病变的影响。其原因不外肺失宣发或肃降；脾运化和转输功能减退；或肝失疏泄，气机不畅，气滞而水停；或三焦水道不利，津液环流障碍等所致。

津液的输布与排泄障碍在临床上主要可产生湿浊困阻、痰饮凝聚及水液贮留等病理改变。其具体表现如下：

（1）湿浊困阻：多由脾虚运化水液功能减退，津液不能转输布散，久则聚积而成湿浊，形成湿浊内困病变。临床可见胸闷呕恶，脘腹痞满，头身困重，口腻不渴，腹泻便溏，面黄肤肿等证候。

（2）痰饮凝聚：痰与饮，都是津液代谢障碍，导致水湿停聚，凝结于机体某些部位而成的病理产物，水聚则成饮，饮凝而成痰。痰与饮也是多种疾患的致病因素，可形成多种痰证或饮证。

痰可随气升降，无处不到，病及不同的脏腑经络或滞留于机体的某些部位。如痰阻于肺，可见咳喘咯痰；痰迷心窍，可见胸闷心悸，神昏癫狂；痰留经络筋骨，则可致瘰疬痰核，肢体麻木，或半身不遂；痰浊上犯于头，可致眩晕昏冒；痰气凝结于咽喉，则可致咽中梗阻，如有异物，吞之不下，吐之不出，称为“梅核气”。

饮邪为病，随其停聚部位之不同而有不同的名称。如饮停胸胁，则为“悬饮”；饮邪犯肺，则为“支饮”等。

（3）水液贮留：此多由肺、脾、肾等脏腑功能失调，水液代谢障碍，水不化气，因而潴留于肌肤或体内，发为水肿或腹水等病变。水邪泛溢于肌肤，则发为头面、眼睑、四肢、腹脐等部位浮肿，甚则全身水肿；若水邪贮留于腹腔，则腹肿胀大，发为腹水。

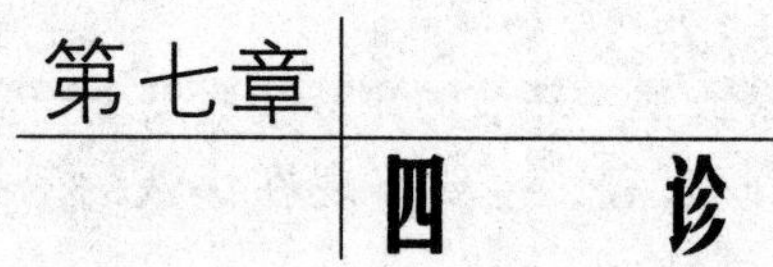

第七章 四诊

中医学将临床检查患者、了解病情的方法概括为望、闻、问、切四个内容，合称“四诊”。正如《医宗金鉴·四诊心法要诀》所说：“望以目察，闻以耳占，问以言审，切以指参。”

人体是一个有机的整体，局部的病变可以影响全身；内脏的病变，可以从五官四肢体表各个方面反映出来。所以通过“四诊”等手段，将所收集到的关于病人病史、症状、体征等资料进行分析归纳，就可了解疾病的病因、病机、病性和病位，为辨证施护提供依据。因此，四诊是辨证施护中不可缺少的重要环节。

四诊方法，各有其侧重的范围和作用，不能相互取代，但又是相互联系，相互补充，相互参合，不可分割的。因此在临床运用时，必须将它们有机地结合起来，四诊合参，才能全面系统地了解病情，制订正确的护治法则。

第一节 望 诊

望诊，是运用视觉对人体全身和局部的一切情况及排出物等进行有目的的观察，以了解健康或疾病情况的诊察方法。

一、全身望诊

（一）望神

1. 望神的含义及意义 神，是人体生命活动的外在表现。望神是通过观察人体生命活动的综合外在表现以判断整体病情的方法。观察神的盛衰，既可判断脏腑精血的盈亏和形体的强弱，也可判断病情的轻重和预后。因此，望神对于判断疾病具有重要意义。

神的表现是多方面的，望神的重点在于观察目光、神情、气色和体态。

2. 神的表现类型和临床意义

（1）*有神*：又称得神。主要表现为神志清楚，精神良好，两目精彩，面色荣润，表情自然，呼吸平稳，反应灵敏，动作自如等。提示脏腑精气充足，正气强盛，生命活动正常；即使有病，也是正气未伤，属于轻病，预后良好。

（2）*无神*：又称失神。主要表现为精神萎靡，目暗精迷，瞳神呆滞，面色晦暗，语言断续，表情淡漠，反应迟钝，动作失灵；甚至神识昏迷，语言错乱，循衣摸床（指重病患者神志昏迷，伸手抚摸衣被、床沿等），撮空理线（指重病患者神志昏迷，伸手向空，手指时分时合，如同理线）等。提示脏腑精气亏虚已极，正气大伤，病情严重，预后不良。

（3）少神：又称神气不足，介于得神与失神之间。主要表现为精神不振，两目乏神，面色少华，倦怠乏力，少气懒言，动作迟缓等。提示正气不足，精气轻度损伤，常见于素体虚弱之人，或病情较轻，或病后恢复期而正气尚未复原之时。

（4）假神：系指危重、久病患者精神突然好转的假象，是临终前的预兆，并非佳兆，临床应予特别注意。主要表现为久病重病之人，本已失神，突然神志转清，精神转佳，日光转亮，言语不休，想见亲人；或原来面色晦暗，突见面赤如妆；或不欲饮食，突然食欲增加等。这是阴阳即将离决的危候，犹如“残灯复明”、“回光返照”。

（二）望面色

望面色，是指望面部的颜色和光泽，我国人的正常面色是红黄隐隐，明润含蓄。在疾病状态下的面部色泽称为“病色”。若患者面部色泽鲜明、荣润，表明病情轻浅，气血未衰；若面色晦暗、枯槁，表明病情深重，精气已伤。病态面色大致可分为青、赤、黄、白、黑五种，分别提示不同脏腑和不同性质的疾病。青色主寒证、痛证、瘀证、惊风证、肝病。赤色主热证。黄色主湿证、虚证。白色主虚证、寒证、失血证。黑色主肾虚证、瘀血证、水饮证。

（三）望形态

1. 望形体　望形体主要是观察患者体型的强弱、胖瘦及体质类型。

（1）形体强弱：骨骼粗大，胸廓宽厚，肌肉充实，皮肤润泽等，是形体强壮的表现，此类人内脏坚实，气血旺盛，虽病亦预后良好。骨骼细小，肌肉瘦削，筋弱无力，皮肤枯燥等，是形体衰弱的表现，此类人内脏脆弱，气血不足，体弱多病，预后较差。

（2）形体胖瘦：人体胖瘦宜适中，过于肥胖或过于消瘦皆非所宜。观察形体胖瘦时，应注意与精神状态、食欲食量等结合起来综合判断。

（3）体质类型：①阳脏人（偏阳质）：多阴虚阳盛，体型偏于瘦长，但较结实，面色多偏红，性格外向，易急躁，畏热喜冷。此类人易感暑、热阳邪，多患实证、热证。②阴脏人（偏阴质）：多阳虚阴盛，体型偏于矮胖，易疲劳，面色偏白、青而少华，性格内向，喜静少动，畏寒喜暖。此类人易感寒湿之邪，多患阴盛、阳虚之证。③阴阳平和人（阴阳平和质）：无偏胜偏衰，胖瘦适宜，不易感邪。

2. 望姿态　主要观察患者的动静姿态及肢体的异常动作。“阳主动，阴主静”，患者喜动，卧时仰面伸足，揭去衣被，面常向外者，多属阳证、热证、实证；喜静，卧时蜷缩成团，面常向里者，多属阴证、寒证、虚证。如眼睛、四肢不时颤动，多为热病发痉的先兆；头摇不能自主，四肢时而颤动，多为肝风内动；半身不遂或口角㖞斜，多为“中风”；关节肿痛或麻木不仁，行动不便，多为“痹证”；喘促抬肩，喉中痰鸣，难以平卧，多为“哮喘”；右下腹痛，左足屈而不伸，多为“肠痈”。

二、局部望诊

（一）望头与发

头为诸阳之会，精明之府；肾之华在发，发又为血之余。故望头、发可了解肾和气血的盛衰。

1. 头 小儿头形过大或过小，伴智能不全，多属先天禀赋不足或肾精亏损；小儿囟门下隐，多属虚证；囟门高突，多为实热；囟门迟闭，多为肾气不足，发育不良；无论大人小儿头摇不能自主，多为风证或气血虚衰。

2. 发 色黑，粗密润泽者，为肾气盛而精血充足之征象。发黄稀疏易落，或干枯不荣，为精血虚亏；突然大片脱发，称“斑秃”，多属血虚生风；青壮年头发稀疏易落，多属肾虚或血热；小儿发结如穗，多为“疳积”。

（二）望五官

1. 望目 目为肝之窍，五脏六腑之精气皆上注于目，故目的异常变化可以反映肝及其他脏腑的病变。目眦红赤，多为心火炽盛；白睛红赤，多为肺经风热；目赤肿痛，多为肝经风热；眼睑浮肿如卧蚕，多为水肿；目眦淡白，为血虚；目眦赤烂，多属湿热；目窝下陷，多为津液亏耗；白睛黄染，多属黄疸；目睛斜视、直视或上视，多为肝风内动；眼睑下垂，多为脾胃虚弱，气血不足。

2. 望耳 耳为肾之窍，如耳薄而干，多为肾精不足；耳轮甲错，为久病血瘀；耳根发冷，耳背有红脉者，多为麻疹先兆。

3. 望鼻 鼻为肺之窍，鼻流清涕，多为外感风寒；鼻流浊涕，多为外感风热；久流黄稠浊涕而腥臭者为“鼻渊”；喘促、高热、鼻翼煽动，为痰热壅肺；久病鼻煽，喘促汗出如油者，为肺肾精气衰绝危候；鼻柱崩塌，眉毛脱落，为麻风恶候。

4. 望口唇 唇为脾之外荣，口唇淡白，多属血虚；唇色青紫，多为寒凝血瘀；唇色深红而干，为热盛伤津；唇色鲜红，多为阴虚火旺；口唇糜烂，属脾胃蕴热；口角流涎，为脾虚湿盛或胃热；口唇干裂，多为外感燥邪或邪热伤津；口角㖞斜，多为中风；口噤或抽搐不止，多为肝风内动。

5. 望齿龈 齿为骨之余，龈为胃之络。望齿、龈可了解肾与胃肠病变。牙齿干燥，多为胃热伤津；齿干如枯骨，为肾阴枯涸；牙齿松动稀疏，齿根外露者，多属肾虚或虚火上炎；齿龈红肿疼痛，为胃火上炎。

三、望络脉

望小儿食指络脉是观察此处络脉的形色变化以了解病情的方法，适用于3岁以内的小儿。

（一）三关定位

将小儿食指按指节分为风、气、命三关：食指第一节为风关，即掌指横纹至第二节横纹之间；第二节为气关，即第二节横纹至第三节横纹之间；第三节为命关，即第三节横纹至指端（图 7－1）。

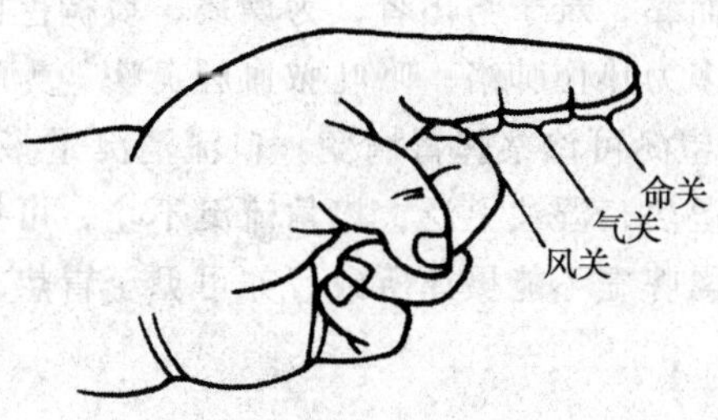

图 7－1 三关示意图

（二）观察方法

抱小儿向光，观察者用左手握小儿食指，以右手大拇指用力适中从命关向气关、风关直推数次，络脉愈推愈明显，便于观察络脉的形色变化。

（三）食指络脉的形色变化与意义

正常小儿食指络脉浅红隐隐，或略带紫色，见于掌指横纹处或略超出掌指横纹的部位，其形态多为斜形、单支，粗细适中。但粗细也与气候寒热有关，热则变粗增长，寒则变细缩短。长短与年龄亦有关，1 岁内多较长，随年龄增长而缩短。望小儿食指络脉的要领和意义可概括为“浮沉分表里，络色辨病性，淡滞定虚实，三关测轻重”。

1. 浮沉 一般络脉浮现易见者，病位较浅，多见于外感表证；络脉沉滞模糊者，主病在里，多见于内伤里证。

2. 色泽 色紫红者，主内热；色鲜红者，主外感表证；色青主风及痛证；色淡者为虚；色紫黑为血络闭阻，病属危重。

3. 长短与形状 络脉日渐增长者，为病情加重；日渐缩短者，为病情转轻。络脉仅见于风关，为邪气初入，病情尚浅；络脉达于气关，为病情发展，病位较深；络脉达于命关，为邪深病重；若络脉透过三关直达指端者，称为透关射甲，病多凶险，预后不佳。络脉增粗，分支显见者，多属实证、热证；变细者，多属寒证、虚证。单枝、斜形，多属病轻；弯曲、环形、多枝，多属病重。

四、望排出物

排出物是人体排出的代谢废物（排泄物）、人体官窍分泌的液体（分泌物）及排出的病理产物的总称。望排出物是观察患者排出物的形、色、质、量等变化，以诊察疾病的方法。

其总规律是：凡排出物色白、清稀者，多属虚证、寒证；色黄、稠浊者，多属实证、热证。

（一）望痰涎

1. 望痰 痰为体内水液代谢异常形成的病理产物，望痰对于诊察肺脾肾三脏的功能状态及病邪的性质具有一定的意义。痰稀、色白、量多，或有灰黑点者，为寒痰；痰稠色黄，坚而成块者，为热痰；痰少而黏，难于咯出者，为燥痰；痰稠色白量多，滑而易咯出者，为湿痰；痰中带血，或咯血，多为热伤肺络；咯吐脓血腥臭痰，为肺痈。

2. 望涎 涎为脾之液，望涎可诊察脾胃病变。口流清涎量多者，多属脾寒，气不摄津；口中时吐黏涎者，多属脾胃湿热，湿浊上泛；口角流涎不止，可见于中风后遗症，或风中经络之证；小儿口角流涎，多属脾虚不能摄津所致，亦可见于胃热、虫积或消化不良。

（二）望呕吐物

呕吐是胃气上逆所致。观察呕吐物的形、色、质、量的变化，有助于了解胃气上逆的病因和病性。呕吐物清稀无臭，多为寒呕；呕吐物秽浊酸臭，多为热呕；吐出酸腐夹杂不化食物，多属食积；呕吐清水痰涎，伴口干不饮，苔腻胸闷，多属痰饮；呕吐黄绿苦水，多为肝胆湿热或郁热；呕吐鲜血或紫暗有块，夹杂食物残渣，多属胃有积热或肝火犯胃，热伤胃络而血不归经。

五、望舌

望舌又称舌诊，即观察患者舌质和舌苔的变化以诊察疾病的方法，是中医独特的诊察手段之一。五脏在舌面的分布一般为舌尖属心肺，舌边属肝胆，中部属脾胃，舌根属肾。正常舌象为舌体柔软，活动自如，颜色淡红、润泽，舌苔均匀、薄白而干湿适中，常简述为“淡红舌、薄白苔”。

（一）望舌质

1. 望舌神 主要指舌的荣枯。“荣”为容润红活，有生气，有光彩，活动灵敏自如，谓之有神，虽病也有善候；“枯”为干枯死板，暗滞，运动失灵，谓之无神，乃是恶候。

2. 望舌色 淡白舌为虚证、寒证，多为阳气虚弱、气血不足之象；红舌为热证，为热盛气血壅滞，鲜红少苔，为阴虚火旺；绛舌（深红色）主热盛，为邪热深入营血，阴虚火旺及瘀血；紫舌主热极、寒盛、瘀血或酒毒；青舌主阴寒证、血瘀证，为气血瘀滞之象。

3. 望舌形 舌质纹理粗糙，形色坚敛苍老者为“老”，多为实证；纹理细腻，形色浮胖娇嫩者为“嫩”，多为虚证。舌体胖大，舌色偏淡主水湿痰饮证。舌体肿大，甚则不能闭口，不能缩回者，称肿胀舌，主热郁、中毒。舌体瘦小而薄，是阴血亏虚；如色淡质嫩，为心脾两虚；如舌色红绛，多为阴虚火旺。舌面有明显裂沟，称“裂纹舌”，多为阴液亏耗之征，但先天性舌裂不作病论。舌面乳头增生、肥大，高起如刺，摸之棘手，称为“芒刺舌”，多是里热炽盛，邪热内结之象。

4. 望舌态 舌体强硬，运动不灵，主热陷心包，高热伤津或风痰阻络；舌体痿软，主阴液亏损或气血俱虚；舌体颤抖，主肝风内动；舌体歪斜，多见于肝风夹痰，痰瘀阻络或阴虚风动；吐弄舌，多为心脾有热；舌体短缩，多属危重证候。

（二）望舌苔

1. 望苔质　①厚薄：以能“见底”者为薄苔，不能“见底”者为厚苔。苔薄者，可见于正常人或疾病初起、在表、病轻或正气不足；厚苔，病邪已由表入里，病邪较盛或里有积滞。②润燥：舌苔干湿适中为润苔；若舌面过滑，伸舌欲滴，为滑苔；舌苔干燥，扪之无津，甚则干裂，为燥苔；舌苔毫无水分，苔质粗糙，称为糙苔。舌苔润滑者说明津液未伤或津液内停，舌苔干燥者说明津液亏损或津液输布障碍。③腻腐：舌面上覆盖着一层颗粒细腻而致密的滑黏苔垢，刮之难去，称为“腻苔”，为湿浊、痰饮、食积所致；若苔质颗粒较大，疏松而厚，形如豆腐渣堆积舌面，刮之即去，称为“腐苔”，为食积、痰浊久积不化所致。④剥落：舌苔突然退去，舌面光洁如镜，称为“光剥苔”，又称“镜面舌”，为胃阴枯竭、胃气大伤之征。舌苔剥落不全，称为“花剥苔”，多为胃腑气阴两伤。

2. 望苔色　①白苔：主表证、寒证。苔薄白而润，多为风寒表证；薄白而干，多为风热表证；苔白厚而滑腻，多为痰饮、宿食内停；苔白厚干燥，多为实热伤津而湿邪未化；苔白如积粉，多为瘟疫或内痈。②黄苔：主里证、热证。淡黄热轻，深黄热重，焦黄热结。苔薄微黄，多为风寒化热或外感风热；苔黄而厚腻，多为胃肠湿热，痰食阻滞；苔黄而燥，为热盛伤津。③灰黑苔：灰苔与黑苔同类，灰苔即浅黑苔。灰黑苔主热极或寒盛，主里证。灰而滑润，为寒湿内阻或痰饮内停；灰而干燥，为热炽伤津或阴虚火旺；黑而燥裂，为热极津枯，病情危重；黑而滑润，为阳气虚衰，阴寒内盛。

望舌宜在充足的自然光线下进行，还应注意进食造成的“染苔”。

第二节　闻　　诊

闻诊是通过听声音和嗅气味来诊断疾病的方法。听声音是指听患者的语言、呼吸、咳嗽、呕吐、呃逆等各种声响，嗅气味是指嗅患者体内发出的各种气味及排出物和病室的气味。

一、听声音

（一）语声

1. 语音　语音高亢有力，多言者属实证、热证；低微无力，少言者多属虚证、寒证。新病声哑者，为“暴哑”，多为外邪袭肺，肺气不宣，属实证；久病声哑，多为内伤，肺肾阴虚，津液不能上承声门所致，属虚证。久病重病，突然声音嘶哑，是脏气将绝之危象。

2. 语言　语言异常主要是心神的病变。若神识不清，胡言乱语，声高有力，称为“谵语”，多属热扰心神的实证；神识不清，语言重复，时断时续，声音低弱，称为“郑声”，属心气大伤，精神散乱的虚证。若言语粗鲁，狂妄叫骂或登高而歌的为狂言，常见于“狂证”，是痰火扰心所致；言语错乱，神志恍惚，喜怒无常，多为“癫证”。自言自语，见人便止，称为“独语”；语言错乱，语后自知，称为“错语”；独语和错语均属心气不足，心神失养之虚证。

（二）呼吸

患者呼吸如常是形病而气未病；呼吸异常，是形气俱病。外感邪气有余，呼吸气粗而快，属实证、热证。内伤正气不足，呼吸气微而慢，属虚证、寒证。气粗为实，气微为虚。①喘：呼吸困难，短促急迫，甚或张口抬肩，难以平卧者，为肺失宣肃，肺气上逆所致。②哮：呼吸急促而喉间有痰鸣声，常反复发作。多因内有素痰伏肺，复感外邪引动而发。喘与哮常同时发生，故常合称为“哮喘”。③少气：呼吸微弱，短而声低。少气主诸虚劳损，身体虚弱。④短气：呼吸气急而短，不足以息，似喘而不抬肩，喉中无痰鸣声。短气可见于多种疾病，有虚实之分。

（三）咳嗽

咳声重浊，多属实证；咳声低微，息短气怯，多属虚证。咳痰不爽，痰稠色黄，多为肺热；咳有痰声，痰多易出，多为寒痰或湿痰咳嗽；干咳无痰，多为燥咳。咳嗽阵发，连声不绝，咳而气急，终止时常有鸡鸣样回声者，称为“顿咳”，多见于小儿。咳声如犬吠，伴声音嘶哑，吸气困难，见于白喉。

（四）呕吐、呃逆与嗳气

呕吐是胃失和降，胃气上逆的表现。前人以有声有物者为呕，无声有物者为吐，有声无物者为干呕。如呕吐徐缓，声音微弱者，多属寒证、虚证；呕吐急剧，声音洪亮者，为实热呕吐。热证见喷射状呕吐，多为热扰神明，病重。

呃逆与嗳气均因胃气上逆而成。呃逆俗称“打呃”，嗳气俗称“打饱嗝”。呃声频作，连续有力，高亢而短，多属实热；呃声低沉而长，气弱无力，良久一作，多属虚寒；久病出现呃逆，声低无力，多为胃气衰败。嗳气有酸腐气味，为宿食内停；嗳气频频声响，发作与情志变化有关，多为肝胃不和；嗳气声低断续，伴食欲不振，多为胃虚气逆；嗳气频作连续，兼脘腹冷痛，多为寒邪客胃。

二、嗅气味

口气臭秽，多属胃热或有龋齿、牙疳、口疳；口气酸馊，是食积肠胃；口气腐臭，多为牙疳或内痈。患者的分泌物及排泄物凡气味酸腐臭秽者，多属实证、热证；略带腥味者多属虚证、寒证。如大便酸腐臭秽或兼脓血者，多为宿食或肠胃积热；小便臊臭混浊者，为湿热下注；咳吐脓血，腥臭味异常者，为肺痈。病室内闻及尿臊味，多见于水肿病晚期；烂苹果味多见于消渴病患者，均属危重证候。

第三节 问 诊

问诊是询问患者或陪诊者，了解疾病的发生、发展、治疗经过和目前自觉症状等以诊察疾病的方法。古代医家谓其为“诊病之要领，临证之首务”。

一、问诊的意义

问诊是了解病情、诊察疾病的重要方法，其目的在于充分收集其他三诊无法获得的病情资料。如患者的自觉症状、既往病史、生活习惯、饮食嗜好等，只有通过问诊才能获得。这些资料都是分析病情、判断病机、辨别证候的必备依据。此外，通过问诊还可了解患者的思想动态及与疾病有关的其他情况，有助于制订全面的护理计划，进行整体护理。

二、问诊的方法

问诊时护理人员首先要态度和蔼，严肃认真，应在安静适应的环境下进行，涉及患者隐私时，还应单独询问。在询问病情时，语言要亲切，通俗易懂，切忌使用医学术语，如潮热、便溏等。要抓住患者的主要病痛，围绕主要病痛进行有目的、有步骤的询问，既要突出重点，又要仔细全面。当患者叙述不清时，可进行必要的提示和启发，但切忌凭主观意愿去暗示或套问患者。对于危重患者，应抓住主证扼要询问并重点检查，以便争取抢救时机，切不可机械地苛求完整记录而贻误抢救。

三、问诊的内容

问诊的内容包括一般情况，患者的主要痛苦，疾病的起始、发展、诊治经过，现在症状及其他与疾病有关的既往病史、个人生活史等。限于篇幅，本书仅就问现在症状进行叙述。现在症状是当前病理变化的反应，是辨证的首要依据。问现在症状内容极为详细，初学者可参考张介宾的《十问歌》，即：“一问寒热二问汗，三问头身四问便，五问饮食六问胸，七聋八渴俱当辨，九问旧病十问因，再兼服药参机变，妇女尤必问经期，迟速闭崩皆可见，再添片语告儿科，天花麻疹全占验。”

（一）问寒热

问寒热是询问患者有无怕冷、发热的感觉，及寒热出现的时间、寒热的轻重、持续的时间、有关的兼证等。①恶寒发热：疾病初起，恶寒与发热同时并见，多为外感表证；恶寒重发热轻为风寒表证；发热重恶寒轻为风热表证。②但热不寒：患者只发热不恶寒，兼口渴便秘，多为里热证。身发高热，持续不退（体温超过39℃），称为壮热，属里实热证；定时发热或定时热甚，如潮汐之有定时，谓之潮热，属阳明实证、湿温病或阴虚证；轻度发热，热势较低，多在37℃～38℃之间，称为微热，常见于某些内伤和温热病后期。③但寒不热：只觉怕冷，而不发热，多为里寒证；久病畏寒，多为阳虚证。④寒热往来：恶寒与发热交替发作，称“寒热往来”，属少阳病或疟疾。

（二）问汗

主要询问患者有无出汗、出汗时间、多少及部位和主要兼证等。①表证辨汗：无汗发热恶寒，多为表实证；有汗发热恶风，多为表虚证。②里证辨汗：日间出汗，活动后更甚，兼见畏寒神疲乏力等，谓之“自汗”，多为气虚、阳虚；睡时汗出，醒后即止，谓之“盗汗”，多属阴虚；恶寒战栗，继之出汗，称为“战汗”，为正邪相争剧烈之时，是疾病发展的转折点。大汗即汗出量多，津液大泄，临床有虚实之分。兼高热、烦渴、脉洪大，多为里实热证；冷汗淋漓，神疲气弱，肢冷脉微，是阳虚气脱的“亡阳”危证。③局部辨汗：仅头部或头颈部出汗较多，多因上焦邪热或中焦湿热上蒸，或病危虚阳上越。仅半身有汗，或左右，或上下，为无汗一侧经络闭阻，气血运行不畅所致，见于中风、痿证、截瘫等患者。手足心出汗多者，常因阳气内郁，阴虚阳亢或中焦湿热郁蒸所致。

（三）问痛

主要询问疼痛的部位、性质、程度、时间及喜恶等。

1. 问疼痛性质 胀痛主气滞，指疼痛伴有胀满的感觉；刺痛主瘀血，指尖锐如针刺之感；窜痛指痛处游走不定，或走窜攻痛，多因肝气郁滞所致；灼痛主火热，指疼痛伴有灼热感而喜凉；绞痛指疼痛剧烈如刀绞，多因有形实邪闭阻气机所致；隐痛指疼痛较轻微，但绵绵不休，多属虚证。

2. 问疼痛部位

（1）问头痛：头痛骤起，痛势较剧，多属实证；时痛时止，绵绵而痛者，多属虚证；头痛无休止，兼恶寒发热，多为外感头痛；痛有间歇，每带眩晕，多为内伤头痛；前额疼痛，为阳明头痛；头颞或两侧疼痛，为少阳头痛；枕部疼痛连项，为太阳头痛；巅顶头痛，属厥阴头痛。

（2）问胸胁脘腹痛：①胸胁：胸中冷痛，咳吐痰沫者，多为寒邪犯肺；胸中热痛，烦渴者，为热邪犯肺；胸胁作痛，痛如针刺者，多为瘀血；胸痛咳嗽，吐痰脓血腥臭者，多为肺痈；胸痛，伴潮热盗汗、咳嗽者，多为肺痨；左侧胸痛憋闷，痛引肩臂者，为胸痹。胁胀痛、太息易怒者，多为肝气郁结；胁肋灼痛、面红目赤者，多为肝火郁滞；胁肋胀痛、身目发黄，多为肝胆湿热蕴结之黄疸病。②脘腹：腹痛隐隐，遇冷加重或吐涎沫者，多为寒证；腹痛喜按，喜暖或便溏者，多为虚证；腹痛拒按，喜冷，便秘者，多为实证；绕脐腹痛者，多为虫积。

（3）问身痛及四肢痛：身痛兼寒热头痛，多为表证；兼发热口渴，多为里热证；头身困重，兼见脘闷苔腻，为感受湿邪所致；久病卧床而周身疼痛，多由营气不足、气血不和所致。关节疼痛，每逢阴雨或天气变化加重者，多为“痹证”；腰痛酸楚无力，小便清长者为肾阳虚；兼便秘、尿赤者为肾阴虚；腰痛而重坠，为湿邪过盛；痛如锥刺，多为血瘀。

（四）问饮食口味

1. 食欲与食量 病程中食量渐减，多为脾胃虚弱；食量渐增，为胃气渐复；消谷善饥，为胃火炽盛；饥不欲食，胃中灼热、嘈杂者，多为胃阴不足；厌食油腻厚味，多见于肝胆脾胃湿热内蕴；嗜食生米、泥土等，多见于小儿虫积。

2. 口渴与饮水 口不渴为津液未伤，见于寒证。口渴多饮是津液大伤的表现，其中渴喜冷饮，面赤壮热者，属实热证；大渴引饮，小便量多，能食而瘦者，为消渴病。渴不多饮是轻度伤津或津液输布障碍的表现，可见于阴虚、湿热、痰饮、瘀血等。

3. 口味 口淡乏味，多为脾胃气虚；口苦，属热，多为肝胆热盛；口甜而黏腻，多为脾胃湿热；口中泛酸，多为肝胃蕴热；口中酸馊，多为伤食；口中味咸，多为肾虚及寒证。

（五）问二便

主要询问排便的次数，大小便的性状、颜色、气味、便量、时间及排便的感觉和伴随症状等。

1. 大便 便秘兼发热口渴、腹满胀痛，多属实热；久病、老人、孕妇或产后便秘，多为津亏血少或气阴两虚。腹泻、肛门灼热，小便短赤者为热泻；腹泻、腹痛绵绵，不思饮食，腹部冷者为寒泻；长期黎明前腹痛泄泻为“五更泻”，属肾阳虚衰；腹痛泄泻，泻下酸腐，泻后痛减者，多为伤食积滞；便下脓血，里急后重，为湿热下利；便前下血，血色鲜红，为湿热伤络或痔疮下血；先便后血，血色紫黑，为脾不统血或瘀血内阻；便时脱肛，为气虚下陷。

2. 小便 清长而量多，多属虚寒；小便短赤，多为热证；若兼尿痛，排尿不畅而混浊，多为膀胱湿热和瘀血；小便频数，甚至自遗或失禁，多为肾虚或气虚。

（六）问睡眠

失眠，兼见心悸健忘，面色无华，食少无力，多为思虑过度，心脾两虚；不易入睡，兼见潮热盗汗，腰膝酸软者，多为心肾不交；若失眠而时时惊醒，兼眩晕胸闷，心烦口苦者，多为胆气不宁，痰热内扰；若失眠而兼胸闷嗳气，脘腹胀满，多为食滞内停，胃气不和；困倦多眠，兼见头昏、身重、脘闷者，多为痰湿；病后嗜睡，为正气未复。

（七）问经带

妇女还需询问经、带、胎、产等情况。

1. 月经 主要询问月经周期、行经日数，月经的量、色、质等。月经先期，色鲜红而量少，腹痛喜按，多为气血两虚；月经后期，色紫暗有块，经前腹痛，多为血瘀或寒证；经行无定期，腹痛拒按或经前乳胀，多为肝郁气滞。闭经，兼见色淡，神疲气短，面色无华，食少，多为血虚；如兼精神抑郁，少腹拘急疼痛，舌质紫暗，多为血瘀。经血突然大下，且量多不止，称为“血崩”；经血淋沥，日久不断，称为“经漏”；若经血色淡，腹痛，体倦乏力，多为虚寒；经血色鲜红量多，手足心热，心烦少眠，多为虚热；经血色紫有块，少腹刺痛，多为血瘀。

2. 白带 带下量多稀白，多为脾肾虚寒；带下量多色黄，质稠臭秽，多为湿热内盛；赤白带下，稠黏臭秽，多为湿毒下注。

（八）问小儿

小儿除问上述有关内容外，还要问出生前后情况，是否患过麻疹、水痘，做过哪些预防接种，有无与传染病患者接触史，采用什么喂养方法，囟门闭合时间，说话、走路的迟早，以及父母健康状况，有无遗传疾病，有无受惊、着凉、伤食及罹患寄生虫病等情况。

第四节 切 诊

切诊是医护人员对患者体表进行触、摸、按压，从而获得辨证资料的一种诊察方法。分脉诊和按诊两个部分。

一、脉诊

（一）脉诊的部位和方法

临床常用的脉诊部位是寸口，即切取腕部桡动脉浅表部位。寸口脉分为寸、关、尺三部，掌后高骨（桡骨茎突）的部位为“关”，关前为“寸”，关后为“尺”。左寸候心，左关候肝胆，左尺候肾；右寸候肺，右关候脾胃，右尺候命门。诊脉时要求内外环境安静，可先让患者休息片刻，使呼吸调匀，气血平静。然后嘱其端坐或仰卧，手臂与心脏同一水平，掌心向上平放，并在腕关节背垫上脉枕。医护人员以左手诊右脉，右手诊左脉，先用中指定关部，再用食指定寸部，无名指定尺部。轻轻按在皮肤上为“浮取”；用不轻不重指力按至肌肉为“中取”；用重指力按至筋骨间为“沉取”。寸、关、尺三部各有浮、中、沉三候，故称“三部九候”。

（二）正常脉象

又称为平脉，表现为三部有脉，一息四至或五至（每分钟 60 ~ 80 次），不浮不沉，不大不小，从容和缓，柔和有力，节律一致。平脉常随年龄、性别、气候、饮食、劳动、情绪等不同因素影响而有差异及相应的生理变化。

（三）常见病脉与临床意义

见表 7 - 1。

表 7-1　　常见脉象表

脉象	特　征	临床意义
浮脉	轻取即得，重按稍减不空，如水上漂木	主表证，浮而有力为表实，浮而无力为表虚
沉脉	轻取不应，重按始得，如石沉水底	主里证，沉而有力为里实，沉而无力为里虚
迟脉	脉来迟缓，一息不足四至（每分钟 60 次以下）	主寒证，迟而有力为实寒，迟而无力为虚寒
数脉	脉来快速，一息六至（每分钟 90 次以上）	主热证，数而有力为实热，数而无力为虚热
虚脉	三部脉轻按重按均无力，泛指各种无力的脉象	主虚证
实脉	三部脉轻按重按均有力，泛指各种有力的脉象	主实证
细脉	脉细如线，但应指明显	主气血两虚、诸虚劳损
滑脉	往来流利，如珠走盘，应指圆滑	主痰饮、食滞、实热
涩脉	脉细而迟，往来艰涩不畅，如轻刀刮竹	主伤精、血少、气滞血瘀、痰食内阻
弦脉	端直而长，如按琴弦，脉势较强而硬	主肝胆病、痛证、痰饮、疟疾
濡脉	浮而形细势软，重按不显	主诸虚，又主湿

二、按诊

（一）按肌表

凡身热患者，按其皮肤，初按热甚，久按热反转轻者，为表热证；久按热更甚，热自内向外蒸发者，为里热证；皮肤凉，多为阳虚；皮肤干燥，为津液不足；肌肤肿胀，按之有凹陷，松手不能即起者为水肿；松手即起者为气肿。

疮疡按之肿硬不热多为阴证；肿处灼热，多为阳证；按之坚而不热，尚未成脓；边硬顶软，患处灼热，重按跳痛更甚者，多为有脓。

（二）按手足

患者手足俱冷，多为阳虚寒盛；手足俱热，为阳热炽盛；手心热，多为内伤；手背热，多为外感；两足皆凉，多为阴寒内盛；两足心热，多为阴虚。

（三）按脘腹

腹痛喜按，按之痛减者多为虚证；腹痛拒按者多为实证；腹满叩之如鼓，小便自利者为气胀；小便不利，推之辘辘有声，为水臌；腹内有肿块，按之坚而不移，痛有定处者，为癥为积；肿块时聚时散，按之无形，痛无定处者，为瘕为聚，多因气滞所致。

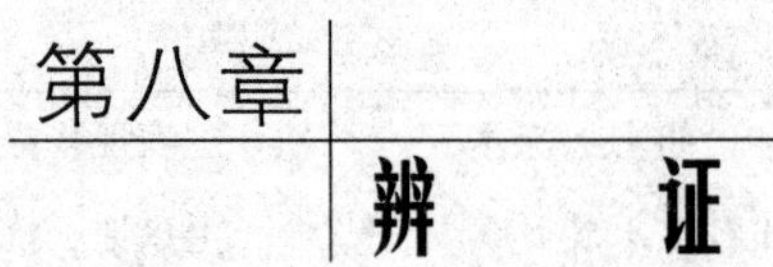

第八章 辨证

辨证施护是中医护理学的特色与精华，是中医护理在护理病人时应当遵循的原则。无论疾病病种是否明确，辨证都能够根据个人的具体病情进行灵活处理，从而大大提高了中医护理学对疾病的处理能力。

第一节 八纲辨证

八纲是指表、里、寒、热、虚、实、阴、阳八种辨证纲领。疾病的临床表现尽管错综复杂，但一般都能用八纲来加以归纳。通过四诊收集患者的有关资料，并进行综合分析，辨别病位的深浅、病邪的性质及盛衰、人体正气的强弱等，归纳为表证、里证、寒证、热证、虚证、实证、阴证、阳证八类证候，称为八纲辨证。在八类证候的基础上，制订并实施相应的护理措施，称为八纲辨证施护。

八纲辨证是各种辨证的总纲，在诊断疾病过程中，有执简驭繁、提纲挈领的作用，适应于临床各科的辨证，是指导临床辨证施护的理论基础。疾病的表现尽管极其复杂，但基本上都可用八纲加以归纳。如按疾病的类别，可分阴证与阳证；按病位的深浅，可分表证与里证；按疾病的性质，可分寒证与热证；按邪正的盛衰，邪盛为实证，正虚为虚证。这样，运用八纲辨证的方法，分析疾病共同性，找出疾病的关键，确定其类型，预测其趋势，为治疗护理指出方向。其中，阴阳两纲又可以概括其他六纲，即表、热、实证为阳，里、寒、虚证属阴，故阴阳又是八纲中的总纲。

八纲各个证候之间是互相联系而不可分割的。随着疾病的发展变化，证候也不断发生变化，可出现相兼、转化、夹杂和真假等情况。

一、表里证候的辨证

表里是辨别疾病病位内外深浅和病势趋向的两个纲领。

表里是一种相对的概念，如体表与脏腑相对而言，体表为表，脏腑为里；脏与腑相对而言，腑属表，脏属里；经络与脏腑相对而言，经络属表，脏腑属里；经络中三阳经与三阴经相对而言，三阳经属表，三阴经属里；皮肤与筋骨相对而言，皮肤为表，筋骨为里等。

在辨证学中，其表里有着特定的含义，从病位而论，通常身体的皮毛、肌腠、经络为外，属表；脏腑、骨髓、血脉为内，属里。一般把外邪侵袭肌表者称为表证，病在内者称为里证。表证病浅而轻，里证病深而重。从病势深浅来看，外感病中病邪由表入里，是病渐增重为势进；若病邪由里出表，是病渐减轻为势退。因而前人有“病邪入里一层，病深一层；出表一层，病轻一层”之说。但临床辨别表里证候时，一定要以临床表现为依据，不能机械地将表里当作固定的解剖部位来理解。

辨别表里对于外感病的诊治有着非常重要的意义。这是因为内伤杂病的证候一般多属里证范畴，故无须分辨病位的表里，而应主要区别“里”的具体脏腑等病位。而外感病通常具有由表入里、由浅入深、由轻转重的传变过程。因此，表里辨证有助于察知外感病病情的浅深轻重及病理变化的趋势，从而掌握疾病的演变规律，取得治疗上的主动权，为决定采用解表与攻里等治法提供基本依据。

（一）表证

表证是指六淫、疫疠等邪气经皮毛、口鼻侵入机体，正气（卫气）抗邪所表现的轻浅证候。表证多见于外感病的初期阶段，具有起病急、病情轻、病程短的特点。

【临床表现】恶寒（或恶风）发热，头身疼痛，鼻塞流涕，喷嚏，咽喉痒或痛，微有咳嗽，舌苔薄白，脉浮。

【病因病机】表证为外感六淫、疫疠之邪。表证的发生，主要是感受六淫之邪，即风、寒、暑、湿、燥、火热等邪气。《景岳全书·传忠录》说：“表证者，邪气之自外而入者也，凡风寒暑湿燥火，气有不正，皆是也。”六淫邪气客于皮毛、肌表，阻遏卫气的正常宣发，郁而发热。卫气受遏，失其“温分肉，肥腠理”的功能，肌表得不到正常的温煦，故见恶风寒。外邪郁滞经络，气血运行不畅，以致出现头身疼痛。肺主皮毛，鼻为肺窍，邪气从皮毛、口鼻侵入，内应于肺，肺失宣肃，肺系不利，出现鼻塞流涕、喷嚏、咽喉痒或痛、微有咳嗽等。邪未入里，舌象尚无明显变化，出现薄白苔。外邪袭表，正气奋起抗邪，脉气鼓动于外，故脉浮。

（二）里证

里证泛指疾病深入于脏腑、气血、骨髓所表现的证候。里证与表证相对而言，其概念非常笼统，范围非常广泛，可以说凡不是表证（及半表半里证）的特定证候，一般都属于里证的范畴，即所谓“非表即里”。里证多见于外感病的中、后期阶段，或见于内伤杂病之中，具有病位较深、病情较重、病程较长的基本特征。

【临床表现】里证病因复杂，病位广泛，临床表现复杂多样，一般很难用几个症状全面概括。但其基本特征是没有新起恶寒发热，以脏腑症状为主要表现。具体内容详见后面的相关辨证中。

【病因病机】里证的形成原因大致有三种情况：一是外邪袭表，表证不解，病邪传里，形成里证；二是外邪直接侵犯脏腑、气血、骨髓而成，即所谓“直中”为病；三是情志内伤、饮食劳倦等因素，直接损伤脏腑气血，或脏腑气血功能紊乱而致。《景岳全书·传忠录》说：“里证者，病之在内、在脏也。凡病自内生，则或因七情，或因劳倦，或因饮食所伤，或为酒色所困，皆为里证。”

（三）表证与里证的鉴别要点

辨别表证和里证，主要是审察病证的寒热、舌象、脉象等变化。《医学心悟·寒热虚实表里阴阳辨》说："一病之表里，全在发热与潮热，恶寒与恶热，头痛与腹痛，鼻塞与口燥，舌苔之有无，脉之浮沉以分之。假如发热恶寒，头痛鼻塞，舌上无苔（或作薄白），脉息浮，此表也；如潮热恶热，腹痛口燥，舌苔黄黑，脉息沉，此里也。"一般说来，外感病中，恶寒发热同时并见者，属表证；但寒不热或但热不寒者，属里证。表证多有头身疼痛及肺系的症状，脏腑症状不明显；而里证以脏腑症状为主要表现。表证舌苔少变化，里证舌苔多有变化。表证多见浮脉，里证多见沉脉或其他多种脉象。此外，辨别表证和里证还应结合起病的缓急、病情的轻重、病程的长短等。

二、寒热证候的辨证

寒热是辨别疾病性质的两个纲领。寒证与热证反映机体的阴阳盛衰，阴盛或阳虚的表现为寒证，阳盛或阴虚的表现为热证。《素问·阴阳应象大论》说："阳胜则热，阴胜则寒。"《素问·调经论》说："阳虚则外寒，阴虚则内热。"张景岳曰："寒热乃阴阳之化也。"

寒证、热证与恶寒、发热的概念不同。恶寒、发热是常见的自觉症状，是疾病的现象，而寒证、热证则是辨证的结论，它是通过诊法对其相适应的疾病本身所反映的各种症状、体征进行全面分析、综合、归纳而得。具体地说，寒证是对一组有寒象的症状和体征的概括；热证是对一组有热象的症状和体征的概括。如患者表现为恶寒重、发热轻、口淡不渴、舌苔薄白、脉浮紧等一组寒象的症状和体征，则应诊断为表寒证；若表现为发热重、恶寒轻、口微渴、舌尖红、苔薄黄、脉浮数等一组热象的症状和体征，则应诊断为表热证。因此，寒证、热证反映的是疾病的本质。

寒热辨证，在治疗上有重要意义。《素问·至真要大论》说"寒者热之"、"热者寒之"，这就是说，寒证要用温热法治疗，热证要用寒凉法治疗，两者的治法迥然不同。

（一）寒证

寒证是感受阴寒之邪，或阳虚阴盛所表现的证候。

【临床表现】各类寒证其证候表现不尽一致，但常见的有：恶寒喜暖，面色白，肢冷蜷卧，口淡不渴，或喜热饮，痰、涎、涕清稀，小便清长，大便稀溏，舌淡苔白润滑，脉迟或紧等。

【病因病机】寒证的发生多因外感阴寒邪气；或因内伤久病，阳气耗伤；或过服生冷寒凉，阴寒内盛所致。阳气不足或寒邪所伤，不能发挥其温煦形体的作用，故见形寒肢冷喜暖，蜷卧，面色白。阴寒内盛，津液不伤，故口淡不渴。阴盛阳虚，欲得热助，故见渴喜热饮。寒邪伤阳，或阳虚不能温化水液，以致痰、涎、涕、尿等分泌物、排泄物皆为澄澈清冷。寒邪伤脾，或脾阳久虚，则运化失司而见大便清稀。寒湿内盛，阳虚不化，则舌淡苔白而润滑。阳气虚弱，鼓动血脉运行之力不足，故脉迟。寒主收引，受寒则脉道收缩而拘急，故见紧脉。

由于形成寒证的原因有感受寒邪或阳虚的不同，故寒证有实寒证和虚寒证之分，其具体内容见于虚实辨证。

（二）热证

热证是感受火热之邪，或阴虚阳亢，人体的机能活动亢进所表现的证候。

【临床表现】各类热证的证候表现不尽一致，但常见的有：恶热喜冷，面红目赤，烦躁不宁，口渴喜冷饮，痰、涕黄稠，吐血衄血，小便短赤，大便干结，舌红苔黄而干燥，脉数等。

【病因病机】热证的形成多因外感火热之邪，或寒邪化热入里；或因七情过极，郁而化热；或过服辛辣温热之品；或房事劳伤，劫夺阴精，阴虚阳亢所致。阳热偏盛，则恶热喜冷。火性上炎，则见面红目赤。热扰心神，则烦躁不宁。热盛伤津，津伤则须引水自救，故口渴喜冷饮。津液被火热煎熬，则痰、涕等分泌物黄稠。火热之邪灼伤血络，迫血妄行，则吐血衄血。火热伤阴，津液被耗，故小便短赤。肠热津亏，传导失司，势必大便燥结。舌红苔黄为热象，舌干少津为伤阴。阳热亢盛，气血运行加速，故见脉数。

由于形成热证的原因有感受热邪或阴虚的不同，故热证亦有实热证和虚热证之分，其具体内容见于虚实辨证。

（三）寒证与热证的鉴别要点

寒证与热证，是机体阴阳偏盛与偏衰的反映，是疾病性质的主要表现。所以辨别寒证与热证，不能孤立地根据某一症状作判断，应对疾病的全部表现进行综合观察，尤其是寒热的喜恶、口渴与不渴、面色的赤白、四肢的凉温、二便、舌象、脉象等方面更为重要。《医学心悟·寒热虚实表里阴阳辨》说："一病之寒热，全在口渴与不渴；渴而消水与不消水；饮食喜热与喜冷；烦躁与厥逆；溺之长短赤白；便之溏结；脉之迟数以分之。假如口渴而能消水，喜冷饮食，烦躁，溺短赤，便结脉数，此热也。假如口不渴或假渴而不能消水，喜饮热汤，手足厥冷，溺清长，便溏，脉迟，此寒也。"

三、虚实证候的辨证

虚实，是辨别邪正盛衰的两个纲领，也是疾病最基本的病理性质之一。虚证与实证反映疾病发展过程中正邪斗争的两个方面。虚指正气不足，实指邪气盛实。《素问·通评虚实论》谓："邪气盛则实，精气夺则虚。"

由于邪正斗争是贯穿于疾病全过程的根本矛盾，而阴阳盛衰及其所形成的寒热证候，亦存在着虚实之分，所以分析疾病过程中的邪正关系，是临床辨证的基本要求之一，故《素问·调经论》有"百病之生，皆有虚实"之说。通过虚实辨证，我们可以掌握患者邪正盛衰的情况，为确定采用补法或泻法提供基本依据。实证宜攻，虚证宜补。只有辨证准确才能攻补适宜，免犯实实虚虚之误。

（一）虚证

虚证是指人体正气不足所表现的证候。虚证人体正气虚弱明显，但邪气并不太盛，临床表现以不足、松弛、衰退为基本特点，多见于慢性疾病或疾病的后期，病程较长。

【临床表现】正气虚弱包括阴、阳、气、血、精、津、髓以及脏腑虚损。各种虚证的表现极不一致，各脏腑虚证的表现也不尽相同，因而很难用几个症状全面概括。临床一般是以久病、势缓者多虚证，耗损过多者多虚证，体质素弱者多虚证，故《难经·四十八难》有“缓者为虚”、“出者为虚”的说法，《类经·疾病类》亦说：“内出之病多不足，加七情伤气，劳倦伤精之类也。”根据正气虚损的程度不同，临床可有不足、亏虚、虚弱、虚衰、亡脱之类模糊的定量描述。

【病因病机】虚证形成的原因，有先天不足和后天失调两个方面，但以后天失调为主。如饮食失调，后天之本不固；七情劳倦，内伤脏腑气血；房事过度，耗伤肾脏元真之气；或久病失治误治，损伤正气等，均可成为虚证。

（二）实证

实证是指邪气亢盛所表现的证候。实证虽邪气壅盛而正气未虚，临床表现以有余、亢盛、停聚为基本特征。

【临床表现】由于感邪性质的差异，气血阴阳失调后的病理产物不同，以及病邪侵袭、停聚部位的差别，因而有着各自不同的证候表现，很难以某几个症状作为实证的代表。临床一般是新起、暴病多实证；病情急剧者多实证；体质壮实者多实证。

【病因病机】实证的成因有两个方面：一是风寒暑湿燥火、疫疠以及虫毒等邪气侵入人体的初期和中期，邪气壅盛而正气未虚，邪正斗争剧烈，形成实证；一是由于脏腑功能失调，以致痰、饮、水、湿、瘀血、食积、虫积、脓等有形病理产物停留于体内而成。因此，风邪、寒邪、暑邪、湿邪、燥邪、火热之邪、疫毒为病、痰阻、饮停、水泛、湿阻、气滞、瘀血、食积、虫积、脓毒等病理改变，一般都属实证的范畴。故《难经·四十八难》有“急者为实”、“入者为实”的说法，《类经·疾病类》亦说：“见外入之病多有余，如六气所感，饮食所伤之类也。”

虚证、实证包括的内容很多，不但有各脏腑经络之分，而且还有不同病因及气血津液变化之别。有关具体证候，将在以后的有关章节中讨论。

（三）虚证与实证的鉴别要点

辨别虚证与实证，主要是观察病人的形体盛衰，精神萎振，声息强弱，疼痛喜按与拒按，以及舌象和脉象等。一般说来，病人形体消瘦，精神萎靡，声低息微，痛处喜按，舌质娇嫩，舌淡少苔或无苔，脉无力者属虚证；病人形体壮实，精神兴奋，声高气粗，痛处拒按，舌质苍老，舌苔厚腻，脉有力者属实证。此外，辨别虚证和实证还应结合起病的缓急、病程的长短等。

四、阴阳证候的辨证

阴阳是八纲中的总纲，是辨证疾病属性的两个纲领。

由于阴、阳分别代表事物相互对立的两个方面，它无所不指，也无所定指，故疾病的性质、临床的证候，一般都可归纳属于阴或阳的范畴，所以阴阳是辨证的基本大法。《素问·阴阳应象大论》说："善诊者，察色按脉，先别阴阳。"《类经·阴阳类》说："人之疾病……必有所本，或本于阴，或本于阳，病变虽多，其本则一。"《景岳全书·传忠录》亦说："凡诊病施治，必须先审阴阳，乃为医道之纲领，阴阳无谬，治焉有差？医道虽繁，而可以一言蔽之者，曰阴阳而已。"由此可见阴阳是疾病归类的两个基本纲领。由于阴阳是对各种病情从整体上作出最基本的概括，因此，根据阴与阳的基本属性，可以对疾病的症状、病位、病性、病势等，进行阴阳分类。八纲中的表里、寒热、虚实六纲，可以从不同侧面概括病情，但只能说明疾病某一方面的特征，不能反映疾病的全貌，而阴阳两纲则可以对病情进行总的归纳，使复杂的证候纲领化，因此，阴阳两纲可以统帅其他六纲而成为八纲中的总纲。

（一）阴证

凡见抑制、沉静、衰退、晦暗等表现的里证、寒证、虚证，以及症状表现于内的、向下的、不易发现的，或病邪性质为阴邪致病、病情变化较慢等，均属阴证范畴。

【临床表现】不同的疾病，表现出的阴证证候不尽相同，各有侧重。其特征性表现主要有：面色苍白或暗淡，精神萎靡，身重蜷卧，畏冷肢凉，倦怠无力，语声低怯，纳差，口淡不渴，小便清长或短少，大便溏泄气腥，舌淡胖嫩，脉沉迟、微弱、细。

【病因病机】精神萎靡、声低乏力，是气虚的表现；畏冷肢凉，口淡不渴，小便清长，大便溏泄气腥，是里寒的症状；舌淡胖嫩，脉沉迟、微弱、细均为虚寒舌脉。

（二）阳证

凡见兴奋、躁动、亢进、明亮等表现的表证、热证、实证，以及症状表现于外的、向上的、容易发现的，或病邪性质为阳邪致病、病情变化较快等，均属阳证范畴。

【临床表现】不同的疾病，表现出的阳证证候不尽相同，各有侧重。其特征性表现主要有：面色赤，恶寒发热，肌肤灼热，烦躁不安，语声高亢，呼吸气粗，喘促痰鸣，口干渴饮，小便短赤涩痛，大便秘结奇臭，舌红绛，苔黄黑生芒刺，脉浮数、洪大、滑实。

【病因病机】恶寒发热并见是表证特征；面红，肌肤灼热，烦躁不安，口干渴饮，小便短赤涩痛，为热证表现；语声高亢，呼吸气粗，喘促痰鸣，大便秘结，为实证症状；舌红绛，苔黄黑生芒刺，脉浮数、洪大、滑实，均为高热舌脉。

（三）阴虚证

阴虚证是指由于体内阴液亏虚，不能制阳所致的虚热证候。又称虚热证。

【临床表现】咽干口燥，形体消瘦，潮热盗汗，两颧潮红，五心烦热，小便短赤，大便干结，舌红少苔，脉细数。

【病因病机】热病伤阴，或五志过极，或过服温燥之品，或房劳太过，或久病暗耗，或衰老以致阴液匮乏。阴液不足，肌体失却滋养润泽，则见口咽干燥，形体消瘦。阴虚不能制阳，阳亢而虚热内生，故见潮热盗汗，五心烦热，两颧红赤。阴虚火旺，膀胱化源不足，则见小便短赤；大肠失润即见大便干结。舌红少苔，脉细数为阴虚火旺之征。

阴虚可与气虚、血虚、阳虚、阳亢、精亏、津伤以及燥邪等证候同时存在，或互为因果，表现为气阴亏虚证、阴血亏虚证、阴阳两虚证、阴虚阳亢证、阴精亏虚证、阴津亏虚证、阴虚燥热证等。阴虚可进一步发展为阳虚、亡阴，也可导致动风、血瘀等病理变化。

（四）阳虚证

阳虚证是指由于体内阳气虚衰，不能制阴所致的虚寒证候。又称虚寒证。

【临床表现】畏寒肢冷，面色㿠白，口淡不渴，或渴喜热饮，神疲乏力，少气懒言，自汗，大便溏薄，小便清长，舌淡胖嫩，苔白滑，脉沉迟无力。

【病因病机】久病体弱，或久居寒冷之处，或过服苦寒清凉之品，或过度劳倦，或年高命门火衰。阳气虚衰，机体失却温煦，虚寒内生，故见畏寒肢冷。阳虚推动无力，则见神疲乏力，少气懒言。阳虚不能温化和蒸腾津液，故见口淡不渴，渴喜热饮，大便溏薄，小便清长。阳气亏虚，固摄无权，则见自汗。阳虚水气上泛，可见面色㿠白。舌淡胖嫩，苔白滑，脉沉迟无力为阳虚阴盛之象。

阳虚证易与气虚证同在，即阳气亏虚证；阳虚则寒，必有寒象并易感寒邪；阳虚可进一步发展为阴阳两虚和亡阳；阳虚可导致气滞、血瘀、水泛、痰饮等病理变化。

（五）亡阴证

亡阴证是指阴液大量耗损而欲竭所表现的危重证候。

【临床表现】汗出而黏、如珠如油，神情烦躁或昏愦，面色潮红，肢温身热，唇焦，口渴欲饮，目眶凹陷，皮肤皱瘪，小便极少，呼吸急促，舌红而干，脉细数疾。

【病因病机】亡阴是在久病阴液亏虚的基础上进一步发展而成；或因高热伤阴、大汗不止、剧烈吐泻、大量出血、严重烧伤而使阴液暴伤。残余之阴精外亡，故汗出而黏，如珠如油。阴液消亡，津不上承，则口渴欲饮；组织器官失于充盈和润泽，故见目眶凹陷，皮肤皱瘪，唇焦，舌干枯。阴液欲竭，膀胱化源不足，则小便极少。阴液大量脱失，阳气无所依附而浮越，故见神情烦躁不安，呼吸急促。阴竭阳亢，虚火内炽，则面色潮红，肢温身热，舌红，脉细数疾而按之无力。

亡阴所涉及的脏腑以心、肝、肾等脏为多，临床一般不再逐一区分。亡阴若不及时救治，必将导致阳气亦随之衰亡。

（六）亡阳证

亡阳证是指体内阳气极度衰微而欲脱所表现的危重证候。

【临床表现】冷汗淋漓、汗质稀淡，精神疲惫，表情淡漠，面色苍白，肌肤不温，四肢厥冷，口不渴或渴喜热饮，呼吸微弱，舌质淡润，脉微欲绝。

【病因病机】亡阳一般是在阳气虚衰的基础上进一步恶化而成；也可因阴寒之邪极盛而致阳气暴伤；或因大汗、剧烈吐泻、大出血等致阳随阴脱；或因中毒、严重外伤、瘀痰阻塞心窍等而使阳气暴脱。阳气暴脱，其温煦、固摄功能丧失，故冷汗淋漓、汗质稀淡，肌肤不温，四肢厥冷。阳亡推动无力，机体及神失却所养，故精神疲惫，表情淡漠。阳气暴脱，推动乏力，面舌不得荣润，则面色苍白，舌质淡。阳气虚衰，无力司呼吸，则呼吸浅表且微弱。阳衰阴盛，欲得热助，故口不渴或渴喜热饮。阳气消亡，鼓动无力，故脉微欲绝。

临床所见的亡阳证，一般是指心肾阳气虚脱。由于阴阳存在着互根的关系，故阳气衰微而欲脱，可使阴液亦消亡。

亡阴与亡阳是疾病的危重证候，必须及时、准确地辨别，若贻误诊疗，极易导致死亡。一般在病情危重的情况下，突然出现大汗淋漓，往往是亡阴或亡阳之兆，根据汗质的黏热如油或稀冷如水，结合病情，身热或身凉、四肢温暖或四肢厥冷、面红或面白、脉细数疾或微欲绝等，通常不难辨别亡阴与亡阳。

第二节　气血津液辨证

一、气血病辨证

气血病辨证就是根据病人所表现的症状、体征等，对照气血的生理、病理特点，分析、判断疾病中有无气血亏损或运行障碍的证候存在。

气血证候的分类，一方面为气血的亏虚，主要包括气虚证、血虚证，属虚证的范畴；一方面为气血运行失常，主要表现为气滞、血瘀，一般属实证的范畴。临床尚有气陷、气不固、气脱、血脱等证，一般是气、血虚的特殊表现；所谓气逆、气闭，一般属气滞的范畴；所谓血热、血寒，实际即血分的热证、寒证。

（一）气虚类证

气虚类证包括气虚证、气陷证和气脱证。

1. 气虚证　气虚证是指元气不足，脏腑组织机能活动减退所表现的虚弱证候。

【临床表现】少气懒言，神疲乏力，头晕目眩，自汗，活动时诸证加剧，舌淡苔白，脉虚无力。

【病因病机】多由久病体虚、劳累过度、年老体弱，或先天不足、后天饮食失调等因素引起。由于元气亏虚，脏腑组织机能减退，所以少气懒言，神疲乏力；气虚清阳不升，不能温养头目，则头晕目眩；卫气虚弱，腠理疏松，卫外不固则自汗；劳则耗气，故活动时诸证加剧；气虚无力鼓动血脉，血不上营于舌，而见舌淡苔白；气虚运血无力，故脉按之无力。

气虚可由多种原因导致，而气虚也是其他证候的病理基础。如气虚生化不足，可导致阳虚、血虚；气虚气化机能减弱，可导致水湿潴留，而易生湿、生痰、水液泛滥；气虚推动无力，可使气血运行不畅，而致气滞血瘀；气虚防御功能减退，则机体易受六淫邪气侵袭，导致外感病。

气虚可与血虚、阳虚、阴虚、津亏等兼并为病，而为气血两虚、阳气亏虚、气阴亏虚、津气亏虚等证。

2. 气陷证 气陷证是气虚无力升举，清阳之气下陷所表现的虚弱证候。

【临床表现】头晕目眩，少气倦怠，便意频频，久痢久泄，形体消瘦，腹部有坠胀感，脱肛，子宫脱垂，舌淡苔白，脉弱。

【病因病机】气陷证是气虚病变的一种，可见于气虚证的进一步发展；或由于劳累用力过度，损伤某一脏气；或久病失养等原因所致。本证多由气虚进一步发展而来，故兼见头晕目眩，少气倦怠，舌淡苔白，脉弱等症状。若中气亏虚，脾运失健，清阳不升，气陷于下，则便意频频，久泄久痢。气虚化源不足，机体失却精微物质的滋养，故见形体消瘦。气虚无力，失其升举之能，以致不能维持腹内脏器固有的位置，故觉腹部坠胀。胃下垂多见脐腹中部坠胀，饱食后尤甚；肾下垂多见少腹两侧坠胀，久行久立后见著。脱肛多见久泄久痢，是中气下陷之象，但也有因小儿正气未充，或大便干燥，排便时用力过度而致者。子宫脱垂为气虚下陷常见之症，若因产后过早过重地劳累而致子宫脱垂并兼有全身气虚症状者，同样可作气虚下陷的诊断。

3. 气脱证 气脱证是指元气亏虚已极，气息奄奄欲脱所表现的危重证候。

【临床表现】呼吸微弱而不规则，汗出不止，面色苍白，口开目合，手撒身软，神识朦胧，昏迷或昏仆，二便失禁，舌质淡白，苔白润，脉微欲绝。

【病因病机】可由气虚进一步发展而来，或因大汗、剧烈吐泻、大出血，或长期饥饿、极度疲劳、暴邪骤袭等所致。元气亏虚至极，肺无力司呼吸，故呼吸微弱而不规则。气脱无以养心，则神失所养而见神识朦胧，昏迷或昏仆。气脱失于固摄，则汗出不止，二便失禁。气脱无力运血，血不上荣，故见面色苍白。元气亏虚欲脱，脾气外泄，故见口开目合，手撒身软。气脱无以鼓动血脉，故见脉微欲绝。

气脱常是气虚、气不固的发展。因大失血所致者，称为“气随血脱”。常与亡阳同见，除气脱以气息微弱欲绝为主要特征，亡阳以肢厥身凉为必有症外，其余症状基本相同，故临床常并称阳气虚脱。

（二）血虚类证

血虚类证包括血虚证和血脱证。

1. 血虚证 血虚证是指血液亏少，脏腑、经络、组织失于濡养所表现的虚弱证候。

【临床表现】面白无华或萎黄，眼、口唇、爪甲淡白，头晕眼花，心悸失眠，手足发麻，妇女月经量少色淡、愆期甚或闭经，舌淡苔白，脉细无力。

【病因病机】先天禀赋不足；或脾胃虚弱，生化乏源；或各种急慢性出血；或久病不愈；或思虑过度，暗耗阴血；或瘀血阻络，新血不生；或肠寄生虫，影响脾胃运化，以致血乏化源等。血液亏虚，机体组织失于濡养荣润，故面、唇、爪甲、舌体皆呈淡白色。血虚脑髓失养，目睛失滋，故头晕眼花。心主血脉而藏神，血虚心失所养则心悸，神失滋养则失眠。血液亏虚，经络失滋致手足发麻。女子以血为用，血液充盈，月经按期而至；血海空虚，冲任失充，故经量减少，经色变淡，经期迁延，甚至闭经。血虚而脉道失充则脉细无力。

2. 血脱证　血脱证是指突然大量出血或长期反复出血，以致血液亡脱所表现的危重证候。

【临床表现】面色苍白、夭然不泽，头晕目眩，心悸怔忡，气微而短，四肢厥冷，甚至昏厥，不省人事，舌色淡白，脉芤或微欲绝。

【病因病机】血脱证的主要原因是突然大量出血，如呕血、便血、崩漏、外伤失血等，也可因长期反复出血，血虚进一步发展而成。血液大量耗失，血脉空虚，气血不能外荣，故见面色苍白、夭然不泽，舌色淡白，脉芤；气血不能上荣，则见头晕目眩。血液亡脱，心神失养，可见心悸怔忡；气随血脱，阳气失却温煦、推动，则见四肢厥冷，气短。血为气之母，血脱则阳气也随之亡脱，故见气微而短，四肢厥冷，甚至昏厥，不省人事，脉微欲绝等气脱、亡阳之表现。

（三）气血两虚类证

气病或血病发展到一定程度，往往影响到另一方的生理功能而发生病变，从而表现为气血同病的证候。

气血两虚类证包括气血两虚证、气不摄血证、气随血脱证。其中气随血脱证与血脱证有着密切联系，气随血脱证是血脱证中大失血的结果，其证因分析同血脱证。故在此只介绍气血两虚证、气不摄血证。

1. 气血两虚证　气血两虚证是指气虚和血虚同时存在所表现的证候。

【临床表现】头晕目眩，少气懒言，神疲乏力，自汗，面色淡白或萎黄，唇甲淡白，心悸失眠，形体消瘦，舌淡而嫩，脉细弱。

【病因病机】多由久病不愈，气虚不能生血，或血虚无以化气所致。因气虚故见少气懒言，神疲乏力，自汗等。血虚不能养心，则见心悸失眠；不能充盈脉络，可见唇甲淡白，脉细弱。气血两虚不能上荣于头面、舌体，则见头晕目眩，面色淡白或萎黄，舌淡嫩；不能外养肌肉则见形体消瘦。

2. 气不摄血证　气不摄血证是指气虚不能统摄血液而见出血所表现的证候。

【临床表现】吐血，便血，皮下瘀斑，崩漏，鼻衄，气短，神疲乏力，面白无华，舌淡，脉细弱。

【病因病机】多由久病气虚，或慢性失血，气随血耗，进而气虚不能统摄血液所致。气虚统摄无权，血即离经而外溢；溢于胃肠，即为吐血，便血；溢于肌肤，则见皮下瘀斑；溢于鼻内，便为鼻衄。气虚统摄无权，冲任不固，可见月经过多或崩漏。气虚则气短，神疲乏力，血虚则面白无华。舌淡，脉细弱皆为气血不足之象。

（四）气滞类证

气滞类证包括气滞证、气逆证和气闭证。

1. 气滞证 气滞证是指人体某一部位，或某一脏腑、经络的气机阻滞，运行不畅所表现的证候。又称气郁证、气结证。

【临床表现】胸胁、乳房、脘腹等处胀闷或疼痛，或窜痛，或攻痛，疼痛时轻时重，痛无定处，按之无形，痛胀常随嗳气、矢气、叹息或情绪好转而减轻，或随忧思恼怒而加重，脉象多弦，舌象可无明显变化。

【病因病机】七情郁结，各种病邪内阻，或脏气虚弱，运行无力等，均能导致气机郁滞。人之气机以通顺为贵，一旦郁滞，运行不畅，轻则胀闷，重则疼痛。随着病变部位的不同而有限于局部的胀闷疼痛，或攻窜疼痛的不同表现，故以“胀痛”、“窜痛”、“攻痛”为气滞疼痛的特征。由于气聚散无常，故其痛时轻时重，痛无定处，按之无形。嗳气、矢气、叹息或情绪舒畅时，气机暂时得以通畅，故胀、痛可缓解；情绪不舒时，气机郁滞加重，故症状加剧。

2. 气逆证 气逆证是指气机升降失常，逆而向上所表现的证候。临床上以肺、胃之气上逆和肝气升发太过的病变为多见。

【临床表现】咳嗽，喘息；呃逆，嗳气，恶心，呕吐；头痛，眩晕，甚至昏厥、咯血，以及气从少腹上冲于胸咽。

【病因病机】多因外邪或某些病理产物侵犯肺胃，或情志异常，恼怒伤肝所致。肺失肃降，肺气上逆发为咳喘。胃失和降，胃气上逆而为呃逆、嗳气、恶心、呕吐。肝气升发太过，气火上逆而见头痛、眩晕，甚至昏厥、咯血，气从少腹上冲于胸咽。

气逆证不是一个完整的证名，临床上应注意结合病因、病位综合分析，方可构成完整的辨证诊断。

3. 气闭证 气闭证是指邪气阻闭脏器、管窍，以突发昏厥或绞痛为主要表现的危重证候，属实证。

【临床表现】突然昏仆或晕厥，四肢厥冷，或见绞痛，二便不通，并有呼吸气粗，声高，舌暗苔厚，脉沉实有力。

【病因病机】大怒、暴惊、忧思过极闭阻气机；或瘀血、砂石、蛔虫、痰浊阻塞脉络、管腔。过度精神刺激，导致气机逆乱，心窍闭塞，故见突然昏仆或晕厥。气机闭塞，肺气不宣，息道不通，则呼吸气粗、声高。瘀血、砂石、蛔虫、痰浊等有形病邪突然阻塞脉络、管腔，导致气机闭塞不通，而突发绞痛，二便不通。气机闭塞，阳气内郁，不能外达，则四肢厥冷。舌暗苔厚，脉沉实有力为实邪内阻之征。

（五）血瘀证

凡离经之血未能及时排出或消散，停留于体内；或血液运行不畅，壅积于脏腑、器官、组织之内，失去正常生理功能者，均属瘀血。凡由瘀血内阻而产生的证候，即为血瘀证。

【临床表现】疼痛如针刺、刀割，痛有定处、拒按，常在夜间加重。肿块在体表者，常呈青紫色；在体内者，呈坚硬而按之不移的肿块，称为积。出血反复不止，呈紫暗色，血中多夹有血块，或大便色黑如柏油状，妇女崩漏。面色黧黑，肌肤甲错，唇甲青紫，皮下瘀斑，或皮肤丝状红缕，或腹壁青筋怒张，妇女闭经，舌质紫暗，或有瘀点、瘀斑，舌下络脉曲张，脉细涩或结代，或无脉。

【病因病机】产生血瘀证的原因很多，主要有五：一是外伤、跌仆等损伤造成体内出血，离经之血未能及时排出或消散，蓄积在体内形成瘀血；二是气滞导致血行不畅而形成瘀血；三是血寒而致血脉凝滞；四是血热而致血液壅聚、血液受煎熬浓缩而成瘀血；五是气虚推动无力导致血行缓慢而形成瘀血。瘀血为有形之邪，停积于内，络脉不通，气机受阻，不通则痛，故疼痛如针刺、刀割，拒按，部位固定；夜间阳气入脏，阴气用事，阴血凝滞更盛，故夜间疼痛加重。瘀血凝聚局部，日久不散，在体表呈青紫色；在体内形成坚硬而按之不移的肿块。瘀血阻滞血脉，血不循经而外溢，故见各种出血并反复不止。瘀血内阻，气血运行不利，肌肤失养，故见面色黧黑，唇甲青紫，肌肤甲错。瘀血阻滞皮下及脉络，故见皮下瘀斑，皮肤丝状红缕，腹壁青筋暴露，舌质紫有瘀点、瘀斑，舌下络脉曲张，脉涩等。瘀血内阻，新血不生，则妇女可见闭经。

（六）血寒证

血寒证是指寒邪客于血脉，凝滞气机，血行不畅所表现的实寒证候。

【临床表现】手足、巅顶、少腹、小腹等处冷痛拘急，得温则痛减，遇寒则加剧，皮肤紫暗发凉，形寒肢冷，妇女月经愆期，经色紫暗，夹有血块，舌淡紫苔白，脉沉迟涩或紧。

【病因病机】主要因寒邪侵犯血脉，或阴寒内盛，凝滞脉络而成。寒为阴邪，其性收敛，易损阳气，寒邪侵犯血脉，脉道收引，血行不畅，致手足络脉瘀滞，气血不得畅达，故见手足冷痛拘急，皮肤紫暗发凉。血得温则行，得寒则凝，所以喜暖怕冷，得温则痛减。寒滞肝脉，则见巅顶、少腹冷痛拘急。寒凝胞宫，则见妇女小腹冷痛，月经愆期，经色紫暗，夹有血块。寒邪伤阳，肌肤失却温煦，故形寒肢冷。舌淡紫苔白，脉沉迟涩或紧为阴寒内盛，血行不畅的表现。

（七）血热证

血热证是指火热内炽，侵犯血分所表现的实热证候。

【临床表现】咳血、吐血、衄血、尿血、便血、月经过多、崩漏等急性出血证，血色鲜红质稠，身热，面红，口渴，心烦，失眠，或局部疮疡，红、肿、热、痛，舌红绛，脉滑数或弦数。

【病因病机】外感温热之邪；其他邪气化热；情志过极，气郁化火；过食辛辣燥热之品等致火热内炽。热为阳邪，其性燔灼蒸腾而煎熬津液，火热炽盛，内迫血分，损伤脉络，致血液妄行而溢于脉外，故见各种急性出血证，血色鲜红质稠。由于所伤脏腑不同，故出血部位有别。火热内炽，灼伤津液，则身热，面红，口渴。血热上扰心神，故见心烦，失眠。火热邪毒积于局部，灼血腐肉，使局部血液壅聚，故见局部疮疡，红、肿、热、痛。舌红绛，脉滑数或弦数为血热炽盛的表现。

二、津液病辨证

津液病辨证就是根据病人所表现的症状、体征等，对照津液的生理、病理特点，通过分析，辨别疾病当前病理本质中是否有津液亏损或运行障碍的证候存在。

津液证候包括津液亏虚证和水液停聚而形成的痰证、饮证、水停证及湿证。因湿已在前面讨论，故此处仅介绍痰、饮、水所导致的证候。

（一）津液不足证

津液不足证是指由于津液亏少，导致脏腑、组织、器官失其滋养润泽所表现的证候。

津液损伤程度较轻者，一般称为伤津、津亏；津液损伤程度较重者，一般称为脱液、液耗，但临床多通称而不严格区分。津液不足，失其滋润作用，多从燥化，故该证候可属燥证范畴。津液是整个体内阴液的重要组成部分，津液不足可发展成为阴虚，故又可将其归属于阴虚之内。

【临床表现】口燥咽干，渴欲饮水，唇焦而裂，鼻孔干燥，皮肤干枯无泽，目眶凹陷，小便短少，大便干结，舌红少津，脉细数。

【病因病机】其原因有生成不足与丧失过多两方面：脾胃虚弱，运化无权，致津液生化减少，或因过分限制饮食及某些疾病，引起长期进食减少，使津液化生之源匮乏，均可导致津液生成减少；因高热、大汗、吐泻太过、燥热伤津等导致津液大量丧失而形成。津液亏耗，上不能滋润口咽鼻，则口燥咽干，唇焦而裂，鼻孔干燥；外不能润泽肌肤，则皮肤干燥枯槁；下不能化生尿液，滋润大肠，则小便短少，大便干结。津液亏少，不能制阳，故舌红少津，脉见细数。

（二）痰证

痰是由水液内停而凝聚所形成的病理性产物，其质黏稠。由痰浊停聚或流窜于脏腑、经络、组织之间而表现的证候，即为痰证。

【临床表现】胸闷，咳喘，痰多黏稠，喉中痰鸣，脘痞，纳呆，恶心，呕吐痰涎，头晕目眩，表情淡漠，神昏神乱，肢体麻木，半身不遂，瘰疬气瘿，痰核乳癖，喉中异物感，舌苔白腻，脉滑。

【病因病机】痰的形成与诸多原因有关，如外感六淫，内伤七情，饮食不当，情志刺激，过逸少劳，过劳体虚等影响肺、脾、肾的气化功能，致水液不能正常输布而停聚凝结为痰。如肺失宣降，不能输布津液，水液停聚或被火热煎熬，则生成痰；脾失健运，则水湿停蓄，凝聚不散则变化成痰；肾阳不足，不能助脾运化，或肾阴亏虚，虚火煎灼津液，亦可生成痰浊。痰浊阻于肺，宣降失常，肺气上逆，则咳嗽，气喘，咯痰。气为痰阻，肺气不利则胸闷不舒。痰阻气道，痰随气逆，则见喉中痰鸣。痰浊滞于胃，胃失和降则脘痞纳呆；胃气上逆则恶心呕吐，痰涎随之升越。痰可随气升降，流窜全身，如痰蒙清窍，则头晕目眩；痰迷心窍，心神受蒙，可见表情淡漠，神昏神乱；痰浊停聚或流窜经络，气血运行不利，可见肢体麻木，半身不遂；痰结皮下、肌肉，局部气血不畅，凝聚成块，在颈多见瘰疬、气瘿，在肢体多见痰核，在乳房多见乳癖，在咽喉多见梅核气，即喉中有异物梗阻感，吞之不下，吐之不出。苔白腻，脉滑为痰浊内阻之征。

（三）饮证

饮邪是由体内水液停积而形成的病理性产物，其质清稀。由饮邪停滞于胃肠、胸胁、心肺、四肢等处所表现的证候，即为饮证。

【临床表现】脘腹痞满，沥沥有声，泛吐清水；咳嗽气喘，痰多清稀，喉中有哮鸣声，胸闷心悸，甚或咳逆倚息不得平卧；或胸胁饱满，支撑胀痛，随呼吸、咳嗽、转身而痛加剧；小便不利，肢体浮肿、沉重痛。头晕目眩，苔白滑，脉弦或滑。

【病因病机】因外邪侵袭，或中阳素虚，或饮食劳倦等，以致水液转输、敷布发生障碍，从而停聚为病。《金匮要略》根据饮邪停积的部位不同，而将饮证分为四种：痰饮、悬饮、支饮、溢饮。饮邪停于胃肠，阻滞气机，胃失和降，则见脘腹痞满，沥沥有声，泛吐清水，谓之痰饮。饮邪停于胸胁，悬结不散，阻遏肺气，可见胸胁饱满，支撑胀痛，随呼吸、咳嗽、转身而痛加剧，谓之悬饮。饮邪停于心肺，心阳被遏，肺失肃降，气道不利，则咳嗽气喘，痰多清稀，喉中有哮鸣声，胸闷心悸，甚或咳逆倚息不得平卧，谓之支饮。饮邪留滞于四肢肌肤，则见小便不利，肢体浮肿、沉重痛，谓之溢饮。饮邪内阻，清阳不升，则头晕目眩。苔白滑，脉弦或滑为饮邪内停的表现。

（四）水停证

水邪又称水气，是体内水液停聚所形成的最清稀而善流动的病理性产物。由水邪内停所致的证候，即为水停证。

【临床表现】头面、肢体，甚或全身浮肿，按之凹陷不能即起，或腹部膨隆胀满，叩之呈浊音或呈移动性浊音，按之如囊裹水，小便不利，身体困重，舌体胖大，苔白滑，脉沉弦。

【病因病机】因风邪外袭，或湿邪内侵，或劳倦内伤、房事不节、久病伤肾、过用攻伐等，影响肺、脾、肾的敷布、运化、排泄功能，使水液停聚而泛溢，形成水停证。此外，瘀血内阻，也可影响水液的运行，使水液蓄积于腹腔等部位而发病。水液停聚，泛溢肌肤，故见局部或全身浮肿，按之凹陷不能即起，身体困重。水液蓄积于腹腔，则见腹部膨隆胀满，叩之呈浊音或呈移动性浊音，按之如囊裹水。膀胱气化失司，故见小便不利。舌体胖大，苔白滑，脉沉弦为水邪内停之征。

湿、水、饮、痰在形质、流动性、证候表现上有同有异，四者之间的关系密切。四者均属体内水液停聚所形成的病理性产物，其形成均与肺、脾、肾等脏腑功能失调和对水液的气化失常有关。“湿”无明显形质可见，弥漫性大，以肢体困重及胸脘闷胀等为主要表现；“水”质清稀为液态，流动性大，以浮肿、少尿为主要症状；“饮”是一种较水浊而较痰稀的液态病理产物，常停聚于某些腔隙及胃肠，以停聚部位的症状为主要表现；“痰”的质地黏稠，常呈半凝固乳胶状态，流动性小，多停于肺，但可随气流窜全身，见证多端，一般有吐痰多的症状。由于湿、水、饮、痰本属一类，难以截然划分，且可相互转化、兼并，故又常互相通称，如有痰饮、痰湿、水饮、水湿等名。

第三节　脏腑辨证

脏腑辨证，是在认识脏腑生理功能、病变特点的基础上，将四诊所收集的症状、体征及有关病情资料，进行综合分析，从而判断疾病所在的脏腑部位、病因、病性等，是为临床治疗提供依据的辨证归类方法。简言之，即以脏腑为纲，对疾病进行辨证，是中医辨证体系中重要的组成部分。

脏腑辨证归类方法形成很早，《内经》已提出了按脏腑进行辨证的观点。如《灵枢·本神》说："必审五脏之病形，以知其气之虚实，谨而调之。"《素问·脏气法时论》、《素问·气厥论》和《灵枢·邪气脏腑病形》等篇分别归类了五脏、六腑各自的病状，并对脏腑的相互传变有所论述。东汉张仲景所著《金匮要略》确立了以脏腑病机立论进行辨证。《中藏经》有专论五脏六腑虚实寒热、生死顺逆脉证诸篇，从而使脏腑辨证初具系统性。孙思邈《千金要方》、钱乙《小儿药证直诀》、张元素《医学启源》、李东垣《脾胃论》等，均在《内经》的基础上对脏腑辨证有较大的充实和发展。至此，脏腑辨证在各种辨证方法中的重要地位已经确立。明清时代，张景岳、李中梓、王泰林、叶天士等医家亦极重视脏腑辨证，他们从不同脏腑病证分别进行研究而卓有成效。新中国成立后，在广大中医工作者的共同努力下，通过对历代医籍的整理、总结，形成了较为完善的脏腑辨证理论体系，使之较早编入中医院校教材，并迅速在全国得到推广应用。

脏腑生理功能及其病理变化是脏腑辨证的理论依据。脏腑病证是脏腑功能失调反映于外的客观征象。由于各脏腑的生理功能不同，所以它反映出来的症状、体征也不相同。根据脏腑不同的生理功能及其病理变化来分辨病证，这是脏腑辨证的理论依据。

脏腑辨证是中医临床各科辨证的必备基础。中医用于临床的辨证方法较多，如八纲辨证、六经辨证、卫气营血辨证及三焦辨证等。尽管每种辨证方法各具特色，各有侧重，但无一不与脏腑密切相关，而且脏腑辨证的内容比较系统、完整，生理、病理概念均较确切，纲目清楚，内容具体，有利于对辨证思维的指导，也有利于对其他辨证方法所述证候实质的理解。

脏腑辨证主要运用于内、外、妇、儿等科的内伤杂病，因此具体应用时应与其学科特点相结合，与辨病相结合。

一、心与小肠病辨证

心居胸中，心包络护卫于外，为心主之宫城。手少阴心经循手内侧后缘，下络小肠，与小肠互为表里。心开窍于舌，在体合脉，其华在面。心的主要生理功能一是主血脉，具有推动血液在脉道中运行不息的作用；二是主神明，为人之精神和意识思维活动的中枢。小肠有分清泌浊、传化物的功能。

心的病变主要反映在心脏本身及其主血脉功能的失常、主神明功能的异常。所以，临床心病的常见症状为心悸、怔忡、心痛、心烦、失眠多梦、健忘、神昏谵语，脉结代或促等。

此外，某些舌体病变，如舌痛、舌疮等，亦常归属于心。

心病的证候有虚实之分。虚证多由思虑劳神太过，或先天不足，脏气虚弱，或久病伤心，导致心气虚、心阳虚、心阳暴脱、心阴虚、心血虚等证；实证多由痰阻、火扰、寒凝、气郁、血瘀等，导致心火亢盛、痰迷心窍、痰火扰神、小肠实热、瘀阻脑络等证。此外，心脉闭阻证也一并归于心病证候中讨论。

（一）心气虚证

心气虚证是指由于心气不足，鼓动无力所表现的证候。

【临床表现】心悸，气短，精神疲惫，活动后加重，或见精神恍惚，或有自汗，或面色淡白，舌质淡，脉虚。

【病因病机】本证多由素体久虚，或久病失养，或禀赋不足，或年高脏气衰弱所致。心气虚，鼓动无力，故见心悸。心气不足，胸中宗气运转无力，故气短。心气虚，机能活动衰减故见神疲。劳累耗气，活动后心气益虚，故诸证加剧。心气虚，心神失藏，可见精神恍惚。心气虚运血无力，不能上荣于面，气血不充，故面色淡白，舌淡。气虚卫外不固，故自汗。气虚血行失其鼓动，脉行无力则脉虚。

（二）心阳虚证

心阳虚证是指由于心阳虚衰，鼓动无力，虚寒内生所表现的证候。

【临床表现】心悸怔忡，心胸憋闷或痛，形寒畏冷，气短，自汗，面色㿠白，或面唇青紫。舌质淡胖或紫暗，苔白滑，脉迟弱或结代。

【病因病机】本证多由久病伤正、禀赋不足、思虑伤心，导致心气虚，进一步发展成心阳虚而来。心阳虚衰，鼓动无力，心动失常，故轻则心悸，重则怔忡。胸阳不展，阳虚寒凝经脉，气机郁滞，心脉闭阻不通，所以心胸憋闷疼痛。心气虚则气短。阳气虚不能卫外则自汗。气虚及阳，损伤心阳，阳虚不能温煦肢体，故形寒畏冷。阳气虚无力推动血行致络脉瘀阻，而见面色㿠白或面唇青紫。舌质紫暗，苔白滑是阳虚寒盛之象。阳虚阴盛，无力推动血行，脉道失充或脉气不能衔接，则脉迟弱或结代。

（三）心阳暴脱证

心阳暴脱证是指心阳衰竭，阳气暴脱所表现的证候。

【临床表现】在心阳虚证的表现基础上，更见突然冷汗淋漓，四肢厥冷，呼吸微弱，面色苍白，口唇青紫，舌淡紫，脉微欲绝，或心痛剧烈，甚或神志模糊，昏迷不醒。

【病因病机】本证多由寒邪暴伤心阳，或痰瘀阻塞心窍，或心阳虚进一步发展所致。阳气衰亡，不能卫外则冷汗淋漓；不能温煦肢体故四肢厥冷。心阳衰，宗气泄，不能助肺以行呼吸，故见呼吸微弱。阳气外亡，无力推动血行，脉道失充，血液不能外荣肌肤，所以面色苍白；若血行不畅，瘀阻血脉则口唇青紫。阳衰心神失养、心气涣散，致神志模糊，甚则昏迷。脉微欲绝为阳气外亡之征。

（四）心阴虚证

心阴虚证是指由于心阴亏损，虚热内扰所表现的证候。

【临床表现】心悸心烦，失眠多梦，或喜笑不休，举止失常，或见五心烦热，午后潮热，盗汗，两颧潮红，舌红少津，脉细数。

【病因病机】本证多因思虑劳神太过，暗耗心阴，或因热病后期，耗伤阴液，或肝肾等脏阴亏及心所致。心阴亏少，心失所养，故见心悸。心失濡养，虚热扰心，心神不守，则心烦、失眠、多梦。大喜过度，耗伤心阴，心阴不足，虚火内扰，神气不宁，故见喜笑不休，举止失常。如《医学入门·心》说："热则火炎，喜笑而口糜。"阴虚则阳亢，虚热内生，故五心烦热，午后潮热。寐则阳气入阴，营阴受蒸则外流而为盗汗。虚热上炎则两颧发红。阴不制阳、虚热内生则舌红少津。脉细主阴虚，数为阴不制阳、虚热内生之象。

（五）心血虚证

心血虚证是指由于心血亏虚，不能养心所表现的证候。

【临床表现】心悸，失眠多梦，面色淡白或萎黄，或兼见头晕，健忘，或见精神恍惚，唇、舌色淡，脉细弱。

【病因病机】本证多因脾虚生血之源匮乏，或失血过多，或久病失养，或劳心耗血所致。心血不足，心失所养，心动失常，故见心悸。血不养心，心神不安，则见失眠多梦。血虚不能上荣于头面，故见头晕、健忘、面色淡白或萎黄，唇舌色淡。心血不足，心神失养，故精神恍惚。血少脉道失充，故脉细弱。

（六）心火亢盛证

心火亢盛证是指由于心火内炽所表现的证候。

【临床表现】心烦失眠，面赤口渴，口舌赤烂疼痛，身热，便秘溲黄，或兼见小便赤、涩、灼、痛，或见吐血、衄血，或精神错乱，甚或狂躁谵语，神识不清，舌尖红绛，苔黄，脉数。

【病因病机】本证多因情志抑郁，气郁化火，或火热之邪内侵，或过食辛热温补之品，久蕴化火，内炽于心所致。心位于胸中，心火内炽，故自觉心胸部烦闷发热。心主神明，心火内炽，侵扰心神，故见心烦失眠，甚则狂躁谵语。心其华在面，火热上炎则面赤。火邪伤津，故口渴，便秘，尿黄。火热炽盛则身热。火热循经上炎故舌尖红绛；灼伤脉络则生糜点、腐烂疼痛。心火循经下移于小肠，则见小便赤涩灼痛。心火炽盛，火热妄行，见吐血、衄血。火气通于心，火热内犯，扰乱神明，故见精神错乱。《景岳全书·虚损》说："然因火入心而惊者，固亦有之。"若以口舌生疮、赤烂疼痛为主证者，常称为"心火上炎证"；兼小便赤、涩、灼、痛者，习称为"心热下移证"；若吐血、衄血表现突出者，则又称为"血热妄行证"；若以狂躁谵语、神识不清为主证者，则常称"火热闭扰心神证"。

（七）痰迷心窍证

痰迷心窍证是指由于痰浊蒙蔽心神所表现的证候。又称痰迷心包证。

【临床表现】意识模糊，甚则昏不知人；或精神抑郁，表情淡漠，神志痴呆，喃喃独语，举止失常；或突然昏仆，不省人事，口吐涎沫，喉有痰声。并见面色晦滞，胸闷呕恶，舌苔白腻，脉滑。

【病因病机】本证多由感受湿浊之邪，阻遏气机，或因情志不遂，气机郁滞，气不行津，津聚为痰，或痰浊夹肝风内扰，致痰浊蒙蔽心神所致。痰浊蒙蔽心窍，神识受蒙，不能自主，故见意识模糊，甚则昏不知人。气郁痰凝，痰气搏结，阻蔽神明，则见神志痴呆，精神抑郁，表情淡漠，喃喃独语，举止失常。痰浊夹肝风闭阻心神，故突然昏仆，不省人事，口吐涎沫，喉中痰鸣。痰浊内阻，清阳不升，浊气上泛，故面色晦滞。胃失和降，胃气上逆，则胸闷作呕。舌苔白腻，脉滑，均为痰浊内盛之征。

（八）痰火扰神证

痰火扰神证是指由于火热痰浊侵扰心神所表现的证候。

【临床表现】躁狂谵语，甚则狂越妄动，打人毁物，胡言乱语，哭笑无常，或见神昏谵语，或发热烦躁，面红目赤，口渴气粗，便秘尿黄，痰黄稠，喉间痰鸣，胸闷，心烦不寐，舌质红，苔黄腻，脉滑数。

【病因病机】本证多因情志刺激，气机郁滞化火，煎熬津液为痰，或外感湿热之邪，蕴成痰火，或外感热邪，灼津为痰，致痰火内扰引起。痰火扰神有外感和内伤之分。外感热病中，常因邪热亢盛，燔灼于里，炼液为痰，上扰心窍所致。里热炽盛，充斥肌肤，可见高热，热扰心神则烦躁。火热上炎，则面红目赤，呼吸气粗；邪热伤津则口渴。邪热炼津为痰则见吐痰黄稠，或喉间痰鸣。痰与火结，痰火扰心，则见神昏谵语，躁扰发狂。舌质红，苔黄腻，脉滑数为痰火内盛之象。

内伤杂病中，痰火内盛，闭扰心神，轻则心烦失眠，重则发狂，胡言乱语，哭笑无常，狂越妄动，打人毁物。

（九）小肠实热证

小肠实热证是小肠里热炽盛所表现的证候。

【临床表现】心烦口渴，口舌生疮，小便赤涩、尿道灼痛，或尿血，舌红苔黄，脉数。

【病因病机】本证多由心热下移小肠所致。心火内盛，热扰心神则心烦；热盛伤津则口渴；心与小肠相表里，心热下移于小肠，故小便赤涩、尿道灼痛；热甚灼伤阴络则可见尿血；舌红苔黄，脉数为里热之象。

（十）心脉闭阻证

心脉闭阻证是指由于瘀血、痰浊、阴寒、气滞等因素闭阻心脉所表现的证候。

【临床表现】心悸怔忡，心胸憋闷作痛，痛引肩背内臂，时作时止；或见痛如针刺，舌暗或有青紫斑点、脉细涩或结代；或为心胸闷痛，体胖痰多、身重困倦、舌苔白腻、脉沉滑或沉涩；或遇寒痛剧，得温痛减，形寒肢冷，舌淡苔白，脉沉迟或沉紧；或疼痛而胀，胁胀，常喜太息，舌淡红，脉弦。

【病因病机】本证多因正气先虚，心阳不振，有形之邪阻滞心脉所致。因其成因之不同，又有瘀阻心脉证、痰阻心脉证、寒凝心脉证、气滞心脉证等证型。阳气不振，心失温养，心动失常，故见心悸怔忡。阳气不运，血行无力，心脉闭阻，故心胸憋闷疼痛。手少阴心经之脉运行上肺出腋下，循内臂，心脉不通则气血运行不畅，故痛引肩背内侧。瘀阻心脉的疼痛以刺痛为特点，伴见舌暗，或有青紫色瘀斑瘀点、脉细涩或结代等瘀血内阻的症状；痰浊停滞心脉的疼痛以闷痛为特点，患者多见体胖痰多、身重困倦、苔白腻、脉沉滑或沉涩等痰浊内盛的症状；寒凝心脉的疼痛以痛势剧烈，突然发作，得温痛减为特点，伴见畏寒喜温、肢冷、舌淡苔白、脉沉迟或沉紧等寒邪内盛的症状；气滞心脉的疼痛以胀痛为特点，其发作往往与精神因素有关，常伴见胁胀、善太息、脉弦等气机郁滞的症状。

（十一）瘀阻脑络证

瘀阻脑络证是指由瘀血犯头，阻滞脑络所表现的证候。

【临床表现】头痛、头晕经久不愈，痛处固定不移，痛如锥刺，面晦不泽；或健忘、失眠、心悸；或神情不宁，喜笑如狂，谵语妄言；或头部外伤后昏不知人；舌质紫暗，或有瘀点瘀斑，脉细涩。

【病因病机】本证多由头部外伤后，或久病入络，瘀血内停，阻塞脑络所致。瘀血阻滞脑络，气血运行不通，不通则痛，故头痛如锥刺，痛处固定不移，或昏不知人。气血不得正常输布，脑失所养，故头晕时作。瘀血内阻，新血不生，面失所养，则面晦不泽。气郁化火或心火素盛，火热煎熬血液成块，瘀阻神窍，扰乱心神，故见精神不宁，喜笑如狂，谵语妄言。如《温热论》说："夏日热久入血，最多蓄血证，谵语皆狂……"舌质紫暗，或有瘀点瘀斑，脉细涩，均为瘀血内阻之征。瘀血不去，新血不生，心神失养，故可见健忘、失眠、心悸等。

二、肺与大肠病辨证

肺居胸中，为华盖，上连气道、咽喉，开窍于鼻；肺叶轻虚，为娇脏，外合皮毛，下络大肠，与大肠互为表里。肺的主要生理功能是主气，司呼吸以行清浊之气的交换，吸入之清气，积于胸中，参与宗气的生成，贯注心脉以运行全身，故有"肺为气之主"的说法。肺又主宣发、肃降，通调水道，宣降以输布气、津，使皮毛得以温养、濡润，水道得以通调，故又有"肺为水之上源"之说。大肠主传导，排泄糟粕。

肺的病变范围主要为呼吸功能和水液代谢失常。肺病的常见症状为咳嗽、气喘、咯痰、胸闷痛等，其中尤以咳喘更为多见。《素问·脏气法时论》曰"肺病者，喘咳逆气"，《中藏经》曰"肺者……虚实寒热皆令喘嗽"等即言此意。大肠传导功能失常，主要表现为便秘与泄泻。

肺的病证有虚实之分，虚证多由气虚和阴虚，实证多由风寒燥热湿痰等邪气侵袭所致。

大肠病证有湿热内侵、津液不足以及阳气亏虚等。

（一）肺气虚证

肺气虚证是指肺的功能减弱，其主气、卫外功能失职所表现的证候。

【临床表现】咳喘无力，咳痰清稀，少气懒言，语声低怯，自汗、动则益甚，畏风，易于感冒，神疲体倦，面色淡白，舌淡苔白，脉弱。

【病因病机】多因久病咳喘、劳累过度，耗伤肺气，或脾虚气血化生不足，肺失充养所致。本证是由肺的定位症状和气虚证的一般见证所组成。肺气亏虚，宗气不足，肺失宣肃，气逆于上，故咳喘无力；动则耗气，故咳喘益甚；肺气不足，津液不布，聚而为痰，则吐痰清稀。肺气虚，宗气衰少，走息道以行呼吸功能衰退，故少气短息，语声低怯。面色淡白，神疲体倦，舌淡苔白，脉弱，均为气虚之象。若肺气虚，不能宣发卫气于肌表，腠理不密，表卫不固，故见自汗，畏风，且易受外邪侵袭而反复感冒。

（二）肺阳虚证

肺阳虚证是指肺阳亏虚，失于温煦，其主气、通调水道功能下降，水津不布，肺失宣肃所表现的证候。

【临床表现】久咳无力，胸闷气喘，痰多色白，神疲懒言，畏寒肢冷，易于感冒，或自汗，面色淡白，舌淡胖大，苔薄白，脉弱。

【病因病机】多因肺气虚日久，病情加重而成；或因久冒风寒，或误用寒凉药，久病耗伤阳气所致。本证是由肺的定位症状和阳虚证的一般见证所组成。肺之阳气亏虚，鼓动无力，宗气不布，肺失宣肃，则胸闷气喘，久咳无力；肺阳不足，温煦气化无力，水津不布，聚而为痰，则痰多色白，畏寒肢冷；肺阳虚，表卫不固，腠理疏松，故易感冒。面色淡白，神疲懒言，畏寒，舌淡胖大，苔薄白，脉弱，均为阳虚之象。

（三）肺阴虚证

肺阴虚证是指由于肺阴不足，失于清肃，虚热内生所表现的证候。

【临床表现】干咳少痰，或痰少而黏，不易咯出，口燥咽干，形体消瘦，五心烦热，午后潮热，盗汗，颧红，或痰中带血，声音嘶哑，舌红少津，脉细数。

【病因病机】多因燥热伤肺，或痨虫蚀肺，耗伤肺阴，或汗出伤津，阴津耗泄，或久咳不愈，耗损肺阴，渐致肺阴亏虚。肺为娇脏，性喜柔润，职司清肃，肺阴不足，虚火内生，灼肺伤津，以致肺热叶焦，失于清肃，则气逆于上，表现为干咳无痰，或痰少而黏；虚火灼伤肺络，则痰中带血；阴虚阳亢，虚热内炽，故午后潮热，五心烦热，形体消瘦；热扰营阴则盗汗；虚火上炎，故两颧发红；阴液不足，失于滋养，则咽喉失润，以致口燥咽干，声音嘶哑。舌红少津，脉细数，为阴虚内热之象。

（四）风寒束表证

风寒束表证是指由于风寒之邪侵袭肺表，肺卫失宣所表现的证候。

【临床表现】咳嗽，痰稀色白，微有恶寒发热，鼻塞，流清涕，喉痒，或见身痛无汗，舌苔薄白，脉浮紧。

【病因病机】多因外感风寒之邪，侵袭肺卫，致使肺气失宣所致。肺合皮毛，且为娇脏，外感风寒，袭表犯肺，肺气被束，失于宣降，故咳嗽；肺津不布，聚成痰饮，随肺气逆于上，故咳吐痰液清稀。鼻为肺窍，肺气失宣，则鼻塞流涕。肺主气属卫，风寒犯表，损伤卫阳，肌表失于温煦，故见微恶风寒，正气抗邪则发热。寒邪凝滞经络，经气不利，故头身疼痛；寒性收引，腠理闭塞，故见无汗。舌苔薄白，脉浮紧，为感受风寒之征。

（五）风热犯肺证

风热犯肺证是指风热之邪侵袭肺系，肺卫受病所表现的证候。

【临床表现】咳嗽，痰稠色黄，发热微恶风寒，鼻塞，流浊涕，口微渴，或咽喉疼痛，舌尖红，苔薄黄，脉浮数。

【病因病机】多因外感风热，侵犯肺卫所致。风热袭肺，肺失清肃，肺气上逆，故咳嗽；肺气失宣，鼻窍不利，津液为热邪所熏，故鼻塞、流浊涕；风热上扰，咽喉不利，故咽痛。肺主气属卫，肺卫受邪，卫气抗邪则发热；卫气郁遏，肌表失于温煦，故恶寒。热伤津液则口微渴。舌尖红，苔薄黄，脉浮数，为风热袭表犯肺之征。

（六）燥邪犯肺证

燥邪犯肺证是指外界燥邪侵犯肺卫，肺系津液耗伤所表现的证候。亦称肺燥（外燥）证。据其偏寒、偏热之不同，又有温燥、凉燥之分。

【临床表现】干咳少痰，或痰黏难咯，或痰中带血，唇、鼻、咽喉干燥，发热，微恶风寒，胸痛，或见鼻衄，咯血，便干溲少，无汗或少汗，苔薄而干燥少津，脉浮数或浮紧。

【病因病机】多因感受燥邪，耗伤肺津，肺卫失和所致。肺喜润恶燥，职司清肃，燥邪犯肺，易伤肺津，肺失滋润，清肃失职，故干咳无痰，或痰少而黏，难以咯出，甚则咳伤肺络，而见胸痛咯血。“燥胜则干”，燥邪伤津，失于滋润，则见口、唇、鼻、咽干燥；肠道失润，故大便干燥；津液耗伤则尿少。燥袭卫表，卫气失和，故见发热微恶风寒。若燥与寒并，寒主收引，腠理闭塞，故见无汗，脉浮紧；燥与热合，腠理开泄，则见少汗，脉浮数。苔薄而干燥少津，为燥邪袭表犯肺之象。

（七）痰热壅肺证

痰热壅肺证是指邪热内盛，痰热互结，壅闭于肺所表现的肺经实热证。

【临床表现】咳嗽痰稠色黄，气喘息粗，壮热口渴，鼻煽气灼，胸痛，咽喉红肿疼痛，或喉中痰鸣，或咳吐脓血腥臭痰，小便短赤，大便秘结，舌红苔黄或黄腻，脉数或滑数。

【病因病机】多因热邪犯肺，或寒邪郁而化热，热伤肺津，炼液成痰，蕴结于肺所致。痰热壅阻于肺，肺失清肃，肺气上逆，故咳嗽，气喘息粗；肺热上熏咽喉，气血壅滞，故咽喉红肿疼痛。肺开窍于鼻，邪热迫肺，肺气不利，故见鼻煽气灼呼热。痰热互结，随肺气上逆，故咯痰黄稠而量多，或喉中痰鸣。若痰热阻滞肺络，气滞血壅，肉腐血败，则见咳吐脓血腥臭痰，胸痛。里热蒸腾则发热；伤津则口渴，便秘，小便短赤。舌红苔黄或黄腻，脉数或滑数，为邪热内盛之征。

（八）寒痰阻肺证

寒痰阻肺证是指寒邪与痰浊交并，壅阻于肺，肺失宣降所表现的证候。

【临床表现】咳喘痰多，痰白清稀或黏稠，易咯，形寒肢冷，胸闷，或见喘哮痰鸣，舌淡苔白腻或白滑，脉濡缓或滑。

【病因病机】素有痰疾，复感寒邪，内客于肺，或寒湿袭肺，或中阳不足，寒从内生，聚湿成痰，上干于肺所致。寒痰阻肺，肺失宣降，肺气上逆，故咳嗽，气喘，痰多色白；痰气搏结，上涌气道，故喉中痰鸣而发哮；寒痰凝闭于肺，肺气不利，故胸脘满闷。寒性阴凝，阳气被郁而不达，肌肤失于温煦，故形寒肢冷。舌淡，苔白腻或白滑，脉濡缓或滑，均为寒痰内盛之象。

（九）大肠液亏证

大肠液亏证是指津液不足，不能濡润大肠所表现的证候。

【临床表现】大便秘结干燥，难以排出，常数日一行，口干咽燥，或伴见口臭、头晕等，舌红少津，脉细涩。

【病因病机】素体阴亏，或年老而阴血不足，或久病、吐泻、热病后期等津伤未复，或妇女产后出血过多，以致阴血津液亏虚，大肠失于濡润。津液不足，肠失濡润，以致粪便在肠内燥化太过，干结难出，常三五日甚至十余日一行。临床常见的习惯性便秘，大多属津液不足所致。阴伤于内，口咽失润，故口干咽燥。大便日久不解，浊气不得下泄而上逆，致口臭头晕。阴亏燥热内生，故舌红少津。津亏脉道失充，故脉细涩。

（十）肠虚滑泻证

肠虚滑泻证是指大肠阳气虚衰不能固摄所表现的证候。

【临床表现】下利无度，或大便失禁，神疲畏寒，脱肛，腹痛隐隐，喜温喜按，舌淡苔白滑，脉沉弱。

【病因病机】多因泻、痢久延不愈所致。下利伤阳，久泻久痢，阳气虚衰，大肠失固，因而下利无度，甚则大便失禁或脱肛。大肠阳气虚衰，阳虚则阴盛，寒从内生，寒凝气滞，所以腹部隐痛，喜温喜按。舌淡苔白滑，脉沉弱，均为阳虚阴盛之象。

（十一）大肠湿热证

大肠湿热证是指湿热下注大肠所表现的证候。

【临床表现】泄泻，肛门灼热，或下利赤白黏冻，或暴注下泄，色黄而臭，腹痛，里急后重，小便短赤，口渴，或有恶寒发热，或但热不寒，舌红苔黄腻，脉濡数或滑数。

【病因病机】多因感受湿热外邪，或饮食不洁所致。湿热侵袭大肠，胶结不解，壅阻气机，故腹中疼痛，熏灼肠道，脉络损伤，血腐为脓而见黏冻脓血便；热蒸肠道，机能亢奋，时欲排便，故有腹中急迫感；湿阻大肠，气机壅滞，大便不得畅通，所以肛门坠重。湿热侵犯大肠，津为热迫而下注，可见便次增多，下黄色稀水便。热炽肠道，则肛门灼热；水液从大便外泄，故小便短少黄赤；口渴亦为热盛伤津之征。若表邪未解，则可见恶寒发热；邪热在里，则但热不寒。舌红苔黄腻，为湿热之象。湿热为病，有湿重、热重之分，湿重于热，脉象多见濡数，热重于湿，脉象多见滑数。

三、脾与胃病辨证

脾与胃同居中焦，以系膜相连，经络相互络属，二者之间存在着表里关系。脾主运化水谷、水湿，输布精微；胃主受纳腐熟，为"水谷之海"，二者一阴一阳，一升一降，一喜燥一喜润，燥湿相济，共同完成对饮食物的消化、吸收和输布，为气血生化之源，为后天之本。脾又具有统血、主肌肉四肢的功能，开窍于口，其华在唇，外应于腹。

脾的病变主要表现在运化、升清功能失职，而致水谷、水湿不运，消化、吸收、输布障碍，化源不足，痰湿内生，以及不能统血，清阳不升等方面的病理改变。脾病的常见症状有纳少，腹胀腹痛，便溏腹泻，浮肿，内脏下垂，出血等。

胃的病变主要表现在受纳腐熟功能障碍，胃失和降，胃气上逆等方面的病理改变。胃病的常见症状有食少，脘胀或痛，嗳气，恶心，呕吐，呃逆等。

脾的病证有虚实之分，虚证多为饮食、劳倦、思虑过度所伤，或病后失调所致的脾气虚、脾阳虚、脾气下陷、脾不统血等证；实证多有饮食不节或外感湿热或寒湿之邪内侵，或失治误治所致的湿热蕴脾、寒湿困脾等证。胃病的虚证多为饮食不节，饥饱失常，久病失养，或吐泻太过，或温热病后期耗伤阴津等原因所致的胃气虚、胃阳虚、胃阴虚等证；实证多由饮食倍伤或误食不洁之品，或寒邪、热邪内犯胃腑所致，常见有寒、热、食滞证候。

（一）脾气虚证

脾气虚证是指脾气不足，运化功能减退所表现的虚弱证候。

【临床表现】食欲减退，食后饱胀或腹胀，大便稀溏或先干后溏，神疲或体倦乏力，消瘦或虚肿，少气懒言，面色萎黄或淡白，排便无力，腹痛绵绵、喜按，肠鸣，口淡乏味，舌质淡或胖嫩有齿痕，苔白润，脉缓弱或沉细弱或虚大。

【病因病机】多因饮食失调，劳倦思虑过度，或吐泻日久，损伤脾土，或禀赋不足，素体虚弱以及其他慢性疾患耗伤脾气所致。脾气不足，运化失健，胃气亦弱，受纳腐熟功能减退，故食欲减退，腹胀，口淡乏味。食后脾气愈困，消化更难，故腹胀尤甚，此为脾虚腹胀的特点。脾虚失运，水湿不化，清浊不分，并走肠中，故大便溏薄或先干后溏。脾主肌肉四肢，脾气不足，气血生化乏源，肌肉四肢及全身失于气血的充养，可见倦怠乏力，形体消瘦，面色萎黄或淡白。脾气亏虚，水谷精气化生不足，宗气亦虚，则少气懒言，排便无力。脾虚失运，水湿、痰饮浸渍肌肤，可致形体肥胖，浮肿，舌胖嫩有齿痕。舌淡苔白润，脉缓弱或沉细弱或虚大为脾气虚弱之象。

（二）脾阳虚证

脾阳虚证是指脾阳虚衰，失于温运，阴寒内生所表现的虚寒证候。亦可称脾虚寒证。

【临床表现】食少纳呆，脘腹胀满，大便溏薄清稀或完谷不化，腹部冷痛，喜温喜按，畏寒怯冷，四肢不温，口淡不渴，或周身浮肿，小便短少，或白带量大质稀，舌质淡胖或边有齿痕，苔白滑，脉沉迟无力。

【病因病机】多由脾气虚进一步发展而来，也可因饮食失调，过食生冷，或过服寒凉药物，损伤脾阳，或因肾阳不足，命门火衰，火不生土而致。脾阳虚衰，运化无力，精微不布，则食少腹胀。中焦虚寒，寒凝气滞，“阳气不足，阴气有余，则寒中肠鸣腹痛”（《灵枢·五邪》），故腹部冷痛，且喜温喜按。阴寒内盛，水湿不化，流注肠中，故见大便溏薄清稀，甚则完谷不化。脾阳不振，温运无力，水湿内停，膀胱气化失司，则小便不利；水湿泛溢肌肤，则周身浮肿；水湿下注，损伤带脉，带脉失约，则女子带下色白清稀量多。脾阳虚衰，失于温煦，故畏寒怯冷，四肢不温。水湿内盛，则口淡不渴。舌淡胖或边有齿痕，苔白滑，脉沉迟无力，均为阳虚、水湿不化之象。

（三）脾阴虚证

脾阴虚证是指脾阴不足，运化失司所表现的虚弱证候。

【临床表现】食少，腹胀，食后尤甚，大便溏薄，或秘结，或溏结不调，口干唇燥，形体消瘦，面色无华，倦怠乏力，手足心热，舌红少津，苔少或无，脉细无力。

【病因病机】多因饮食不节，过食肥甘厚味、辛辣炙制之品，或劳倦思虑过度，或汗吐下太过，或脾病日久不愈所致。脾阴不足，运化失司，消化吸收功能减退，故食少，腹胀，大便溏薄。脾主肌肉四肢，脾阴匮乏，营血不足敷布，运化失健，则气血化源枯乏，以致肌肉四肢及全身失于气血的充养，故形体消瘦，面色无华，倦怠乏力。脾阴亏虚，涎液减少，不能上承，故口干唇燥；肠道失润，则大便秘结。阴虚阳亢，虚火内炽，故手足心热。舌红少津，乃阴虚火旺所致。苔少或无，脉细无力是营阴亏虚之象。

（四）脾虚气陷证

脾虚气陷证是指脾气亏虚，脾主升清功能失司，清气上升无力而致气机下陷的证候。

【临床表现】脘腹坠胀，食后益甚，或便意频数，肛门坠胀，或久泄久痢不止，甚或脱肛，或子宫下垂，或小便混浊如米泔。常伴见肢倦乏力，少气懒言，声低无力，头晕目眩，面色萎黄，形体消瘦，食少便溏，舌质淡，苔薄白，脉缓弱。

【病因病机】本证多由脾气虚进一步发展而来，或素体虚弱，或久泄久痢，或劳累过度，或妇女孕产过多，产后失于调护等原因损伤脾气所致。脾气主升，能升发清阳，举托内脏。脾气亏虚，运化失健，肌肉、筋脉失于精微物质的充养，无力举托内脏，故见内脏下垂。胃腑下垂，故脘腹坠胀，食入气陷更甚，脘腹更觉不舒。中气下陷，则便意频数，肛门坠胀，“清气在下，则生飧泄”（《素问·阴阳应象大论》），故久泄久痢不止，甚至脱肛。运化失健，肌肉、筋脉失于精微物质的充养，故可见肢倦乏力。脾虚气陷，精微物质不循常道而反下注膀胱，故见小便混浊如米泔。清阳不升，头目失养则头昏目眩。脾气虚弱，健运失职，故食少便溏；气血生化匮乏，上不能荣养头面，外不能濡养肌肤，故见面色萎黄，形体消瘦；机能活动减退，则见少气懒言，声低无力。舌质淡，苔薄白，脉缓弱皆为脾气虚弱的表现。

（五）脾不统血证

脾不统血证是指脾气虚弱，不能统摄血液，而致血溢脉外，以慢性出血为主要表现的证候。

【临床表现】便血、尿血、肌衄、齿衄、鼻衄，或妇女月经过多、崩漏等各种慢性出血表现。常伴见食少腹胀，便溏，面色无华或萎黄，神疲乏力，少气懒言，舌淡苔白，脉细弱。

【病因病机】多由久病脾气虚弱，或劳倦、思虑过度，损伤脾气所致。脾气亏虚，统摄无权，血不循经而溢脉外，故见各种出血症状：溢于胃肠，则见便血；溢于膀胱，则见尿血；血溢肌肤，则为肌衄；溢于齿、鼻，则见齿衄、鼻衄。脾虚失于统摄，冲任不固，所以见妇女月经过多，甚则崩漏。脾气不足，运化失健，故食少腹胀，便溏；脾虚气血生化乏源，加之反复出血，气血两虚，故面色无华或萎黄，神疲乏力，少气懒言。舌淡苔白，脉细弱，为气血亏虚之象。

（六）寒湿困脾证

寒湿困脾证是寒湿之邪内盛，中阳受困所表现的证候。又称湿困脾阳证或寒湿中阻证。

【临床表现】脘腹痞闷胀痛，口腻纳呆，腹痛便溏，泛恶欲呕，口淡不渴，头身困重，面色晦黄，或肌肤面目发黄，黄而晦暗如烟熏，或肢体浮肿，小便短少，或妇女白带量多质稀，舌淡胖苔白腻，脉濡缓。

【病因病机】多因饮食不节，过食生冷，致使寒湿停滞中焦；或气候阴雨多湿，冒雨涉水，久居潮湿，寒湿内侵伤中；或因恣食肥甘，内湿素盛，导致中阳不展，以致寒湿内生。脾喜燥恶湿，与胃相表里，寒湿内盛，中阳受困，脾胃纳运升降失常，脾气被遏，运化失司，故脘腹痞闷胀痛，纳呆，便溏。寒湿中阻，胃失和降，胃气上逆，则泛恶欲呕。湿为阴邪，其性重着，流注肢体，阻遏清阳，以致头身困重。湿阻气滞，气血不能外荣肌肤，可见面色晦黄。寒湿困阻中焦，气机不畅，肝胆疏泄失职，致胆汁外溢，故面目肌肤发黄，黄而晦暗如烟熏。脾阳为寒湿所困，失于温化，水湿泛溢肌肤，故肢体浮肿；膀胱气化受阻，则小便短少。寒湿下注，带脉不固，可见妇女带下量多质稀。口淡不渴，舌淡胖苔白腻，脉濡缓均为寒湿内盛之象。

（七）湿热蕴脾证

湿热蕴脾证是湿热之邪内蕴中焦，影响脾的运化功能所表现的证候。

【临床表现】脘腹痞满，纳呆厌食，恶心呕吐，厌食油腻，口苦而黏，大便秘结，或便溏不爽，头身困重，或身黄、目黄，色泽鲜明如橘皮色，小便黄，或皮肤瘙痒，或身热起伏，汗出热不解，舌红苔黄腻，脉濡数。

【病因病机】多因感受湿热之邪，或饮食不节，过食肥甘酒酪，酿湿生热，内蕴脾胃所致。湿热蕴结脾胃，纳运失职，升降失常，故脘腹痞闷，纳呆厌食，湿热为患，胃气上逆，故见恶心呕吐，厌食油腻，口苦而黏。湿热蕴结肠胃，腑气不通，故大便秘结。湿热交阻，下迫大肠，可见大便溏泄不爽；湿热下注，膀胱气化失司，则小便发黄。湿性重着，内困于脾，浸渍肢体，阻遏清阳，则头身困重。湿热内蕴脾胃，熏蒸肝胆，疏泄失职，致胆汁不循常道，外溢肌肤，故身目发黄，黄而鲜明如橘皮色，皮肤瘙痒。湿遏热伏，热处湿中难以透达，故身热起伏，汗出热不解。舌红苔黄腻，脉濡数皆为湿热内蕴之象。

（八）胃气虚证

胃气虚证是指胃气不足，胃的机能减退，影响胃的受纳、腐熟功能，以致胃失和降所表现的证候。

【临床表现】胃脘痞胀，食后胀甚，或隐隐作痛，按之觉舒，不思饮食，恶心呕逆，时作嗳气，或干呕反胃，面色萎黄，少气，神疲乏力，声低懒言，自汗眩晕，舌质淡，苔薄白，脉虚弱。

【病因病机】本证多因饮食不节，饥饱失常，或劳倦伤中，或久病失养，致使胃气损伤或脾气虚弱，累及于胃所致。胃主受纳、腐熟水谷，其气以和降为顺。胃气亏虚，胃气失和，受纳、腐熟功能减退，故见胃脘痞胀或隐隐作痛，不思饮食，食后胀甚；病性属虚，故按之觉舒。胃气不降而反上逆，则恶心呕逆，时作嗳气，或干呕反胃；胃气虚，影响及胃，脾失健运，化源不足，面失所荣，故见面色萎黄；气虚机能衰减，则见少气，神疲乏力，声低懒言，自汗眩晕。舌质淡，苔薄白，脉虚弱为胃气不足之象。

（九）胃阳虚证

胃阳虚证是由于胃阳不足，虚寒内生，影响胃的受纳腐熟功能所表现的虚寒证候。又称胃虚寒证。

【临床表现】胃脘隐痛，喜温喜按，口淡不渴，食少脘痞，泛吐清水，或夹有不消化食物，或嗳气，呕吐呃逆，神疲乏力，畏寒肢冷，舌质淡，苔白，脉沉迟无力。

【病因病机】本证多因饮食失调，嗜食生冷，或过用寒凉、攻伐药物，或脾胃虚弱，阳气自衰，或久病失养等原因所致。胃阳不足，胃络失于温养，故胃脘隐隐冷痛；寒得温而散，气得按而行，故喜温喜按；中阳亏虚，水饮不化而上泛，故口淡不渴，泛吐清水；胃中虚寒，无力受纳、腐熟水谷，故食少脘痛，或泛吐不消化食物；胃失和降，故呕吐呃逆，食少则气的生化之源匮乏，故神疲乏力；阳虚气弱，机体失于温养，故见畏寒肢冷。舌质淡，苔白，脉沉迟无力为阳虚生寒之象。

（十）胃阴虚证

胃阴虚证是由于胃阴不足，胃失濡润，影响胃的正常功能所表现的虚弱证候。

【临床表现】胃脘隐隐灼痛，饥不欲食，或胃脘嘈杂，干呕呃逆，口燥咽干，烦渴思饮，大便干结，小便短少，或形体消瘦，舌红少津，苔少或剥脱苔，脉细数。

【病因病机】本证多因饮食不节，过食辛辣香燥之品，或情志不节，气郁化火，或因温热病后期，胃阴耗伤，或因吐泻太过，伤津耗液，或用温燥药物太过，耗伤胃阴所致。胃阴不足，虚热内生，热郁于胃，胃气失和，故胃脘隐隐灼痛；虚火内生则见嘈杂不舒；胃失和降，胃气上逆则见干呕呃逆；胃失濡润，胃纳失权，故饥不欲食。阴亏津不上承，故口燥咽干，烦渴思饮；下不能滋润肠道则大便干结；津液不足则小便短少；纳少津亏，形体失养，故见形体消瘦。舌红少津，苔少或剥脱苔，脉细数均为阴虚内热之征。

（十一）寒滞胃腑证

寒滞胃腑证是由于阴寒之邪凝滞胃腑，使胃的功能受阻所表现的证候。

【临床表现】胃脘冷痛，病势急剧，得温痛减，遇寒痛甚，口淡不渴，脘腹痞胀，泛吐清水，或恶心呕吐，吐后痛缓，形寒肢冷，甚则面白唇青，舌质淡，苔白润，脉弦或沉紧。

【病因病机】本证多因寒邪犯胃，或过食生冷寒凉，或脘腹受凉，以致寒凝胃腑所致。寒邪犯胃，凝滞气机，胃失和降，故胃脘冷痛，且痛势急剧；胃气上逆，则恶心呕吐。寒为阴邪，得阳则散，遇寒更凝泣不行，故得温痛减，遇寒痛甚；寒邪内盛，阴不耗津，故口淡不渴；水湿不化，停于胃腑，故脘腹痞胀；若寒伤胃阳，水饮不化而随胃气上逆，则泛吐清水，吐后寒湿之邪得去，气机暂通，故吐后痛缓；寒邪伤阳，阳为寒郁，不能外达，故形寒肢冷；若病势急迫，阳气不能温煦于上，可见唇青，面色苍白。舌苔白润，脉弦或沉紧，皆为寒邪内患，凝滞气机之象。

（十二）胃火炽盛证

胃火炽盛证是由于邪热在胃，胃中火热炽盛，胃的受纳腐熟功能异常所表现的实热证候。亦称胃热证或胃火证。

【临床表现】胃脘灼痛，吞酸嘈杂，消谷善饥，口苦口臭，或牙龈肿痛、糜烂，或口舌生疮，或吐血、衄血、便血，渴喜冷饮，小便短赤，大便干，舌红苔黄，脉滑数。

【病因病机】多因过食辛辣温燥之品，或肥甘厚味，化热生火；或情志不遂，气郁化火，侵犯于胃；或感受外界邪热，蕴结于胃所致。

胃热炽盛，胃腑气机不利，故胃脘灼热疼痛；热郁火炎，胃失和降，故吞酸嘈杂，“胃中热，则消谷”（《灵枢·师传》），邪火杀谷，故消谷善饥；胃中郁热夹胆火上乘，故口苦；胃中浊气上逆则口臭；胃火循经上熏，气血壅滞，故见牙龈肿痛、糜烂，或口舌生疮；热伤血络，迫血妄行，故吐血、衄血、便血；热邪耗津伤液，故渴喜冷饮；大肠失润，小便化源不足，故见便秘溺赤；舌红苔黄，脉滑数，为火热内盛之象。

（十三）食滞胃脘证

食滞胃脘证是指饮食停滞胃脘，胃不能腐熟、消化水谷所表现的证候。

【临床表现】胃脘胀满疼痛、拒按，嗳腐吞酸，厌食呕恶，或吐出酸腐食物，吐后胀痛得减，矢气便溏，泻下物酸腐臭秽，或便秘不通，舌苔厚腻，脉滑或沉实。

【病因病机】本证多因饮食不节，暴饮暴食，“饮食自倍，肠胃乃伤”（《素问·痹论》）；或素体胃气虚弱，加之饮食不慎，受纳腐熟失职，使宿食不化，停滞于胃所致。胃主受纳，以和降为顺。饮食停滞胃脘，胃气郁滞，气机不畅，则见胃脘胀满，疼痛拒按；宿食内停，胃失和降，浊气上逆，则吞酸嗳腐，或吐出酸腐食物；食积于内，拒于受纳，故厌食；胃气上逆，故呕吐，吐后胃气暂时舒通，故胀痛得减；宿食下移肠道，肠内腐气充斥，故见矢气便溏，泻下物酸腐臭秽；若食积气滞，腑气郁塞，则见便秘不通。苔厚腻，脉滑或沉实为食积之象。

四、肝胆病辨证

肝位于右胁，胆附于肝。肝之经脉起于足，绕阴器，循少腹，络胆，布两胁，上系目交巅顶。胆之经脉循于人体头身之侧，络肝。肝胆互为表里。肝为风木之脏，既能贮藏有形之血，又可疏泄无形之气。以血为体阴，以气为用阳。性主升发，喜条达。其志为怒，主谋虑，藏魂，为罢极之本。肝开窍于目，在体为筋，其华在爪。胆为“中清之腑”，能贮藏和排泄胆汁，并主决断。

肝病的常见症状：胸胁少腹胀痛窜痛，情志抑郁或易怒，头晕胀痛，肢体震颤，手足抽搐，以及目疾，月经不调，阴部疾患等。胆病常见口苦发黄、惊悸失眠等。

肝的病变特点是体阴易虚而用阳易亢，即肝之阴血易亏耗，成为虚证；而肝气易郁结、肝阳易偏亢，产生气郁、火逆、阳亢、风动，或寒、湿及火热之邪内犯，形成实证，其阴虚阳亢，亢阳化风，为本虚标实之证。胆病则有胆郁痰扰证和肝胆同病的肝胆湿热证。

（一）肝血虚证

肝血虚证是指全身营血亏虚，使肝藏血不足，其所系的目、爪甲、筋或冲任等失养失充所表现的虚弱证候。

【临床表现】视物模糊或夜盲，两目干涩，爪甲枯槁不泽，妇女可见月经量少色淡，甚至闭经，或肢体麻木，关节拘急不利，手足震颤，肌肉瞤动，头晕眼花，面唇淡白无华，舌淡，脉细。

【病因病机】多由生血不足，或失血过多，或久病耗伤肝血所致。肝血亏虚，肝窍失养，则视物模糊或夜盲，两目干涩，眼花；外华不荣，则爪甲枯槁不泽。女子以血为本，肝血不足，血海空虚，冲任失充，故经少色淡、经闭。肝主筋，肝血亏损，筋脉失去营血的濡养，血虚生风而见肢麻、震颤、拘急、肉瞤。血虚为患，故头晕，面唇淡白无华，舌淡，脉细。

（二）肝阴虚证

肝阴虚证是指肝之阴液亏损，目、筋和胁络失去濡养，虚热内扰所表现的证候。

【临床表现】两目干涩，视力减退，或胁肋隐隐灼痛，或见手足蠕动，头晕目眩，午后颧红，面部烘热，潮热盗汗，五心烦热，口燥咽干，舌红少苔少津，脉弦细而数。

【病因病机】多由五志化火，或温热病后，耗损肝阴，或因肾阴亏虚，水不涵木，或湿热侵犯肝经，久则耗伤肝阴所致。肝阴亏虚，头目失滋，故两目干涩，视力减退，头晕目眩；胁部肝络失养，且虚热内蒸，则胁肋隐隐灼痛。肝主筋，肝阴亏损，筋脉失去阴液的滋养，阴虚动风而见手足蠕动。阴虚不能制阳，虚热内生，则午后颧红，面部烘热，潮热盗汗，五心烦热；阴液不能上承，则口咽干燥。舌红少苔少津，脉弦细数，为肝阴亏虚，虚热内扰之征象。

（三）肝气虚证

肝气虚证是指肝气虚弱，不能滋养筋目、调畅情志所表现的证候。

【临床表现】两胁拘急，目糊不明，爪甲干枯，关节不利，神疲乏力，不耐劳累，或懈怠，忧郁，胆怯，或四肢不温，舌淡苔白，脉沉滑细或迟而无力。

【病因病机】多因情志内伤，或久病体弱，或劳逸失调，或误治所致。《素问·六节藏象论》曰："肝者，罢极之本，魂之居也。其华在爪，其充在筋，以生血气。"《素问·生气通天论》进一步明确指出："阳气者，精则养神，柔则养筋。"肝以血为体，以气为用，血属阴，气属阳，称为体阴而用阳。肝气衰而用不强则表现为目睛失明，筋胁拘挛，不耐劳累。气虚为之渐，阳虚为之甚，肝阳亏虚，筋脉失温，则四肢不温，脉沉细而迟。

（四）肝气郁结证

肝气郁结证是指肝的疏泄功能失常，而致肝经气机郁滞所表现的证候。

【临床表现】情志抑郁、易怒，胸胁或少腹胀痛、窜痛，胸闷，善太息，妇女可见乳房作胀疼痛，痛经，月经不调，甚则闭经，舌苔薄白，脉弦。或见梅核气，或见瘿瘤、瘰疬，或见胁下块。病情轻重与情志变化关系密切。

【病因病机】多因情志不遂，郁怒伤肝，或突然强烈的精神刺激，或其他病邪阻滞引起肝气失于疏泄、条达所致。肝气郁结，疏泄失常，肝之经气不畅，故胸胁、少腹胀痛，或窜痛；肝失条达，不能调节情志，则情绪抑郁、易怒，胸闷而善太息。肝郁气滞，气机紊乱，冲任失调，故妇女可见乳房胀痛、痛经、月经不调，甚至经闭。脉弦主肝病。若气滞痰凝，结于咽颈，则可见梅核气，或瘿瘤、瘰疬；若气滞血瘀，阻于胁，则可见胁下块。

（五）肝火上炎证

肝火上炎证是指肝火内炽，气火上逆，表现以肝经上行部位火热炽盛为特征的证候。

【临床表现】头晕胀痛，面红目赤，急躁易怒，或胁肋灼痛，或耳鸣耳聋，或耳内肿痛流脓，或失眠多梦，或吐血、衄血，口苦口干，大便秘结，小便短黄，舌质红，苔黄，脉弦数。

【病因病机】由于情志不遂，气郁化火，或外感火热之邪，或因烟酒辛辣之物，酿热化火，犯及肝经，使肝胆气火上逆所致。肝火上炎，循经上攻头目，故头晕胀痛，面红目赤。肝火内炽，肝性失柔，则急躁易怒，或胁肋灼痛。若肝热移于胆，胆热循经入耳，则可见耳鸣耳聋，或耳内肿痛流脓。火热内扰，神魂不安，故失眠多梦。若热伤血络，迫血妄行，则可见吐血、衄血。火热内盛，灼伤津液，故口苦口干，大便秘结，小便短黄。舌红苔黄，脉弦数，为肝火炽盛之征。

（六）肝胆湿热证

肝胆湿热证是指湿热蕴结肝胆，疏泄功能失职或湿热下注肝经所表现的证候。

【临床表现】胁肋胀痛，口苦，纳呆腹胀，泛恶欲呕，大便不调，小便短赤，或身目发黄，或见寒热往来，或男性睾丸肿胀热痛，阴囊湿疹，或妇女带下黄臭，阴部瘙痒，舌红苔黄腻，脉弦数或滑数。

【病因病机】多由感受湿热之邪，或嗜酒肥甘，化生湿热；或脾胃运化失常，湿浊内生，湿郁化热，以致湿热蕴结，阻于肝胆所致。湿热蕴结肝胆，疏泄失常，肝气郁滞，故胁肋胀痛；胆气上溢，则口苦；脾失健运，胃失和降，故纳呆腹胀，泛恶欲呕，大便不调；若胆汁外溢，则可见身目发黄。若邪居少阳，正邪相争，可见寒热往来。足厥阴肝经绕阴器，若湿热循经下注，而成肝经湿热，则可见男性睾丸肿胀热痛，阴囊湿疹；或妇女带下黄臭，阴部瘙痒。小便短赤，舌红苔黄腻，脉弦数或滑数，皆为湿热内蕴之征象。

（七）寒凝肝脉证

寒凝肝脉证是指寒邪内侵肝脉，寒凝气滞，表现以肝经循行部位冷痛为主证的证候。

【临床表现】少腹牵引阴部冷痛，或男子阴囊收缩引痛，或女子痛经，经暗有块，或见巅顶冷痛，遇寒加甚，得温则减，形寒肢冷，舌淡苔白润，脉沉紧或弦迟。

【病因病机】多因感受外寒，如淋雨涉水，或房事受寒等，以致肝经寒凝气滞，或因素体阳气不足，由外寒所引发。足厥阴肝经环阴器，抵少腹，上巅顶。寒性凝滞收引，寒凝肝脉，脉道拘急，故少腹牵引阴部冷痛，或阴囊收缩引痛；或女子痛经，经暗有块；或见巅顶冷痛。得温则寒凝可缓，遇冷则寒凝加重，故疼痛得温则减，遇冷加重。阴寒内盛，阳气被困，故形寒肢冷。舌淡苔白润、脉沉紧或弦迟，是寒盛之征。

（八）胆郁痰扰证

胆郁痰扰证是指痰热内扰，胆气不宁，表现以惊悸失眠为特点的证候。

【临床表现】惊悸失眠，胆怯，烦躁不安，胸胁闷胀，善太息，头晕目眩，口苦，呕恶，舌红，苔黄腻，脉弦滑数。

【病因病机】多由情志郁结，气郁化火、生痰，痰热内扰，而胆气不宁所致。痰热内扰，胆气不宁，决断不行，则惊悸失眠，胆怯，烦躁不安；胆气不舒，气机郁滞，故胸胁闷胀，善太息；痰热上扰头目，则头晕目眩；热蒸胆气上逆，故口苦呕恶。痰热为患，故舌红，苔黄腻，脉弦滑数。

（九）肝阳上亢证

肝阳上亢证是指肝肾阴亏，阴不制阳，表现以亢阳上扰为特征的上盛下虚的证候。

【临床表现】头目胀痛，眩晕耳鸣，面红目赤，急躁易怒，失眠多梦，腰膝酸软，头重脚轻，舌红，脉弦或弦细数。

【病因病机】多由情志过急，郁而化火，火热耗伤肝肾之阴，导致肝肾阴亏于下，不能制阳，阳气升动太过所致。肝阳上亢，气血上冲，则头目胀痛，眩晕耳鸣，面红目赤；肝性失柔，故急躁易怒；亢阳扰及神魂，则失眠多梦。肝肾阴亏，筋骨失养，故腰膝酸软。上盛下虚，则头重脚轻。舌红，脉弦或弦细数，为肝阳亢盛、阴液不足之象。

（十）肝风内动证

肝风内动证泛指患者出现以眩晕欲仆、抽搐、震颤等具有“动摇”特点为主的一类证候，属内风。临床常见有肝阳化风、热极生风、阴虚动风和血虚生风等证候。

1. 肝阳化风证 肝阳化风证是指阴虚阳亢，肝阳升发无制，亢极化风所导致的一类动风证候。

【临床表现】眩晕欲仆，头摇而痛，肢体震颤，言语謇涩，手足麻木，步履不正，或突然昏倒，不省人事，口眼㖞斜，半身不遂，舌强不语，喉中痰鸣，舌红，苔白或腻，脉弦有力。

【病因病机】多由久病阴亏，或肝郁化火，营阴内耗；或素体肝肾阴液不足，阴不制阳，阳亢日久则亢极化风所致。肝阳亢极化风，风阳冲逆于上，故眩晕欲仆，头摇而痛；风动筋脉挛急，则肢体震颤，语言謇涩；肝阴亏虚，筋失所养，则手足麻木；阳亢于上，阴亏于下，上盛下虚，故步履不正；若风阳暴升，阳盛灼津成痰，肝风夹痰上犯，蒙蔽清窍，则突然昏倒，不省人事，喉中痰鸣；风痰流窜阻于脉络，故口眼㖞斜，半身不遂，舌强不语。舌红，苔白或腻，脉弦有力，为风痰内盛之征。

2. 热极生风证 热极生风证是指由于邪热炽盛，燔灼肝经，引动肝风所表现的动风证候。

【临床表现】高热，抽搐，颈项强直，两目上视，甚则角弓反张，牙关紧闭；烦躁不宁或神志昏迷，舌质红绛，苔黄燥，脉弦数。

【病因病机】多见于外感温热病中，由于热邪亢盛，燔灼经络筋脉，热闭心神，而引起肝风内动。邪热炽盛，燔灼肝经，筋脉挛急，故高热，抽搐，颈项强直，两目上视，甚则角弓反张，牙关紧闭；热扰心神，则烦躁不宁；邪热闭阻心窍，则神志昏迷。舌质红绛，苔黄燥，脉弦数，为肝经热盛内灼营血之象。

3. 阴虚动风证 阴虚动风证是指阴液亏虚，筋脉失养所表现的动风证候。

本证病因、临床表现及证候分析见肝阴虚证。

4. 血虚生风证 血虚生风证是指血液亏虚，筋脉失养所表现的动风证候。

本证病因、临床表现及证候分析见肝血虚证。

五、肾与膀胱病辨证

肾位于腰部，左右各一，其经脉与膀胱相互络属，故两者相为表里。肾在体为骨，开窍于耳及二阴，其华在发。肾的主要生理功能是藏精，主生殖，主骨生髓充脑，又主水，并有纳气功能。膀胱具有贮尿排尿的功能。肾内寄元阴元阳，为脏腑阴阳之根本，故又称先天之本。

肾为病主要以人的生长、发育和生殖功能障碍，水液代谢失常，呼吸功能减退和脑、髓、骨、耳、发及二便异常为主要病理改变。所以，肾病的常见症状为腰膝酸软而痛，耳鸣耳聋，发白早脱，牙齿动摇，阳痿遗精，精少不育，女子经少经闭，以及水肿，二便异常等。膀胱病常见尿频，尿急，尿痛，尿闭以及遗尿，小便失禁等。

肾为病多虚证，常见肾阳虚、肾阴虚、肾精不足、肾气不固等证。膀胱病多见湿热证。

（一）肾阳虚证

肾阳虚证是肾脏阳气虚衰，温煦失职，气化无权所表现的一类证候。

【临床表现】腰膝酸软，面色㿠白或黧黑，头目眩晕，精神萎靡，形寒肢冷，尤以下肢为甚；或阳痿，妇女宫寒不孕；或大便久泄不止，完谷不化，五更泄泻；或浮肿，腰以下为甚，按之凹陷不起，甚则腹部胀满，全身肿胀，心悸咳喘，舌淡胖苔白，脉沉弱。

【病因病机】多由素体阳虚，或年高肾亏，或久病伤肾，以及房劳过度等因素引起。腰为肾之府，肾主骨，肾阳虚衰，不能温养腰府及骨骼，则腰膝酸软疼痛；肾处下焦，阳气不足，阴寒盛于下，不能温煦肌肤，则畏寒肢冷，尤以下肢为甚；阳虚不能鼓舞精神，则精神萎靡不振。气血运行无力，不能上荣于面，故面色㿠白。肾阳极度虚衰，浊阴弥漫肌肤，故面色黧黑无泽。肾主生殖，肾阳不足，命门火衰，生殖功能减退，男子则阳痿不举，女子则宫寒不孕。肾司二便，命门火衰，火不生土，脾失健运，故久泄不止，完谷不化或五更泄泻；肾阳不足，膀胱气化功能障碍，水液内停，溢于肌肤而为水肿；水湿下趋，肾处下焦，故腰以下肿甚，按之凹陷不起；水气泛滥，阻滞气机，则腹部胀满；水气凌心，心阳受损，则心中悸动不安；上逆犯肺，宣降失常，则咳嗽气喘。舌淡胖苔白，脉沉弱，均为肾阳虚衰，气血运行无力的表现。

（二）肾阴虚证

肾阴虚证是肾脏阴精亏损，失于滋养，虚热内生所表现的证候。

【临床表现】腰膝酸痛，眩晕耳鸣，失眠多梦，男子阳强易举，遗精，妇女经少经闭，或见崩漏，形体消瘦，五心烦热，潮热盗汗，咽干颧红，溲黄便干，舌红少津，脉细数。

【病因病机】多由久病伤肾，或温热病后期，或禀赋不足，房事过度，或过服温燥劫阴之品所致。肾阴为人身阴液之根本，具有滋养、濡润各脏腑组织，充养脑髓、骨骼，并制约阳亢之功。肾阴不足，髓减骨弱，骨骼失养，则腰膝酸痛；脑海失充，则头晕耳鸣。心肾为水火既济之脏，肾水亏虚，水火失济则心火偏亢，致心神不宁，而见失眠多梦；相火妄动，则阳强易举；相火扰动精室，而致精泄梦遗。妇女以血为用，阴亏则经血来源不足，所以经量减少，甚至闭经；阴虚则阳亢，虚热迫血可致崩漏。肾阴亏虚，虚热内生，故见形体消瘦，潮热盗汗，五心烦热，咽干颧红，溲黄便干，舌红少津，脉细数等。

（三）肾精不足证

肾精不足证是指肾中所藏之精亏损，其主生长发育、主生殖功能减退所表现的证候。

【临床表现】小儿发育迟缓，囟门迟闭，身材矮小，智力低下，动作缓慢，骨骼痿软；

男子精少不育，女子经闭不孕，性功能减退；成人早衰，发脱齿摇，耳鸣耳聋，健忘恍惚，动作迟缓，足痿无力，精神呆钝等；舌淡，脉细弱。

【病因病机】多因禀赋不足，先天发育不良，或后天调养失宜，或房事过度，或久病伤肾，肾失摄纳所致。肾藏精，主生殖，为生长发育之本。肾精不足，不能化气生血，充肌长骨，故小儿发育迟缓，身材矮小；肾精不足无以充髓实脑，故智力低下，动作缓慢；精亏髓少，骨骼失养，使生长迟缓，囟门迟闭，骨骼痿软。肾主生殖，肾精亏损，则男子精少不育，女子经闭不孕，性功能减退。肾之华在发，肾精不足，则发不长，易脱发；齿为骨之余，失精气之充养，故牙齿动摇，甚则早脱；耳为肾窍，脑为髓海，精少髓亏，脑海空虚，故见耳鸣耳聋，健忘恍惚；精充则筋骨隆盛，动作矫健，精损则筋骨疲惫，转摇不能，所以动作迟缓，足痿无力；肾精衰惫，脑髓失充，则灵机失运，记忆模糊，故老年可见精神呆钝。舌淡，脉细弱，为肾精不足之证。

（四）肾气不固证

肾气不固证是指肾气亏虚，封藏固摄无权所表现的证候。

【临床表现】腰膝酸软，面白神疲，听力减退，小便频数而清，或尿后余沥不尽，或遗尿，或小便失禁，或夜尿频多，男子滑精早泄，女子带下清稀，或胎动易滑，舌淡苔白，脉沉弱。

【病因病机】多因年高肾气亏虚，或年幼肾气未充，或房事过度，或久病伤肾所致。肾为封藏之本，肾气有固摄下元之功。肾气亏虚，则功能减退，气血不能上充于耳，听力逐渐减退；骨骼失肾气温养，则腰膝酸软乏力；膀胱失约，则见小便频数清长，或尿后余沥不尽，或夜尿频多，或遗尿，甚或小便失禁；精关不固则精易外泄，故男子可见滑精、早泄，女子带脉失固，则见带下清稀量多。冲任之本在肾，肾气不足，冲任失约，任脉失养，胎元不固，则见胎动不安，以致滑胎。舌淡，脉沉弱，为肾气亏虚之证。

（五）膀胱湿热证

膀胱湿热证是指湿热蕴结膀胱，气化不利所表现的证候。

【临床表现】尿频尿急，排尿灼热涩痛，小便短赤，小腹胀闷，或伴有发热腰痛，或尿血，或尿有砂石，舌红苔黄腻，脉数。

【病因病机】多由感受湿热，或饮食不节，湿热内生，下注膀胱所致。湿热侵袭膀胱，气化不利，热迫尿道，故小便次数频繁，并有急迫灼热疼痛感，尿液黄赤短少，小腹胀闷。如湿热郁蒸，热淫肌表，可见发热；波及肾脏，则见腰痛；灼伤阴络，则为尿血；久郁不解，煎熬尿中杂质或砂石，则尿中可见砂石。舌红苔黄腻，脉数，为湿热内蕴之象。

第三篇 中医护理基本知识

第九章 预防与保健护理

有关疾病的预防，中医学在长期的生产活动和医疗实践中积累了许多成功的经验。养生保健是中医学独特有效的防病措施之一。以中医理论为基础的疾病预防及养生保健方法至今仍在有效地指导着临床工作。

第一节 预防护理

预防，是指采取一定的措施，防止疾病的发生与发展。预防为主是我国卫生工作的四大方针之一。

中医学历来十分重视预防，早在《内经》中就提出了“治未病”的预防思想，强调防患于未然。《素问·四气调神大论》中记载：“圣人不治已病治未病，不治已乱治未乱……夫病已成而后药之，乱已成，而后治之，譬犹渴而穿井，斗而铸锥，不亦晚乎。”

治未病，包括未病先防和既病防变两方面内容。

一、未病先防

未病先防是指在疾病未发生之前，做好各方面的预防，以防止疾病的发生。未病先防必须从邪与正两个方面着手，确定具体的原则和方法。

（一）调摄神形，培养正气，提高抗病能力

正气的强弱是由体质所决定的，它直接关系到人体的抗病能力。采取适当的方法调养身体、增强体质，使气血阴阳调和与充实，是培养正气、提高抗病能力的关键。

1. 顺应自然规律 《灵枢·邪客》说：“人与天地相应。”主动采取各种预防措施来适应四时的阴阳消长，能使人体机能活动与自然界变化的周期同步，保持体内外环境协调统一。人的生命活动只有顺应自然界的客观规律，才能避邪防病，健康延年。

2. 注重精神调养 中医认为人的精神情志活动，与机体脏腑气血功能活动密切相关。

情志异常不仅可以直接导致内伤疾病，而且可以扰乱人体气机，使正气内虚，从而招致外邪入侵。在疾病过程中，情绪波动或突然的精神刺激，均可导致疾病恶化。而心情舒畅、精神愉快，可使气机通畅，气血和平，有利于疾病的康复。因此在护理工作中应注重护理对象的精神调养，增强人体正气的抗邪能力，达到预防疾病的目的。

3. 饮食起居有常 饮食要有节制，既要养成良好的饮食卫生习惯，又要注意饮食质与量的合理安排，不可暴饮暴食，以免损伤脾胃。生活起居要有规律，注意顺应四时的气候变化妥善安排起居时间。

4. 重视身体锻炼 劳逸结合，适当参加各种健身运动是减少或防止疾病发生的重要措施。我国的五禽戏、太极拳、八段锦、气功等健身方法及适度的其他运动，可使血脉流通、关节疏利、气机调畅，不仅能增强体质预防疾病，而且也能锻炼意志，并对不少疾病有一定的辅治作用。

5. 药物预防与人工免疫 早在我国古代就开展了药物预防疾病的工作，并在医疗实践中积累了丰富的经验。如用艾叶、雄黄燃烧烟熏，以避疫气；用人痘接种法预防天花。近年来，运用中医药预防疾病的方法和内容更为丰富，如用贯众、板蓝根、大青叶预防流感；用茵陈、栀子、板蓝根预防病毒性肝炎；用马齿苋、大蒜或茶叶等预防痢疾及其他消化道疾病等，都取得了很好的效果。

（二）防止病邪毒气的侵害

病邪疫毒是导致疾病发生的重要条件。要防止疾病的发生，除需平时注意增强体质、提高正气抗病能力外，还要注意防止病邪疫毒的侵害。饮食、环境要讲究卫生，防止水源、环境、食物被污染，避免病从口入；生活起居要“顺四时而适寒温”，保持肌腠坚紧，卫气固密，使邪气无隙可乘；在日常生活和劳动之中，要防止金刃、跌打、枪弹、虫兽咬伤等意外伤害。

二、既病防变

既病防变，是指疾病已经发生，则应力求做到早诊断、早治疗，防止疾病的发展和传变。

（一）早诊断、早治疗

疾病一旦发生，及时进行诊断和治疗，可使疾病愈于初期阶段，这是防止疾病发展和传变的重要而有效的方法。《素问·阴阳应象大论》说：“邪风之至，疾如风雨，故善治者治皮毛，其次治肌肤，其次治筋脉，其次治六腑，其次治五脏，治五脏者，半生半死也。”这说明外邪侵入人体，如果不作及时处理，病邪就会步步深入，侵犯内脏，使病情愈来愈重，治疗亦愈加困难。有些疾病在发作前，常出现一些预兆，如能捕捉这些预兆，及早作出正确诊断，可收到事半功倍的效果。如中风病发生之前，常有眩晕、手指麻木等症状，如能抓住这些预兆，及早治疗，可使患者减少痛苦，增加康复机会。

（二）防止病情发展与传变

古称“先安未受邪之地”，意思是根据五行生克乘侮原理，掌握疾病传变规律，先保护人体正气和未受病邪侵犯之处。《金匮要略》中首先提出：“所谓治未病者，见肝之病，知肝传脾，当先实脾。”说明对传经的病变，在治疗和护理上需采取适当措施，防止未受邪之地被病邪侵害。如肝病未及脾时，护理上要注意调理脾胃，及时给予健脾之品以振中土，这样不但可杜邪传脾，防患于未然，而且可通过实脾以制肝木之横逆，同时，还可防止因脏腑病变，迁延日久，损至肾脏等。在疾病防治过程中，只有掌握疾病发展规律和传变途径，做到早诊断、早治疗，才能防止疾病的传变。

第二节　生活起居护理

生活起居护理是指患者在患病期间，护理人员根据病情予以相应的指导和精心合理的生活照料。其目的是保养患者的正气，调整机体内外阴阳的平衡，增强机体抗御外邪的能力，促进疾病的治疗和康复。

一、起居有常

中医学养生的一个基本要求是“起居有常”，即起居作息、日常生活要有规律，这是强身健体、延年益寿的重要原则。若起居作息毫无规律，恣意妄行，会导致适应能力减退、抵抗力下降、发病率增加等老化现象的出现，进而引起早衰，以致影响寿命。

（一）顺应四时，平衡阴阳

中医学认为人与自然界是一个有机的整体。《内经》指出：“人以天地之气生，合四时之法成”，“人与天地相应”。因此在护理工作中，应根据四时阴阳变化和自然界的规律，指导患者生活起居。

春季气候变化较大，老年人、小儿和身体虚弱的人，要随时注意增减衣被，注意保暖，切忌过早地脱衣减被，衣服更不可骤减。此即前人所说的“春捂”。入春后应走出室内，尽量多活动，但运动要适度，以运动后感到精神愉悦，身体松快舒服为度。这样可使春气之升发有序，阳气之增长有路，符合“春夏养阳”的要求。

夏季气候炎热，作息安排宜晚卧早起，中午适当午休，以避炎热，消除疲劳。在衣着方面，应选用麻纱、丝绸等易散热、透汗、舒适、凉爽的面料。汗出后及时沐浴更衣，以免受凉。居室宜阴凉、通风，但要避免直接吹风，空调温度不宜过低，注意保持空气新鲜。多食清心泻火、清热解暑之品，如苦瓜、菊花茶、绿豆汤、赤豆汤、酸梅汤等，切忌因贪凉而暴食冷饮、冰水、生冷瓜果等，以免寒凉太过伤及脾胃。

秋季气候冷热多变，稍不留意便易感受外邪，旧病也易复发。秋天应早起床，早睡觉，适当进行耐寒锻炼。在衣着方面，应遵循“春捂秋冻”的原则。秋季总的气候特点是干燥，故常称之为“秋燥”，可多喝开水、淡茶、果汁饮料、豆浆、牛奶等流质以养阴润燥，弥补阴津的损伤。多吃新鲜蔬菜瓜果，尤其是具有润肺生津作用的梨、苹果、甘蔗、荸荠等。

冬季阴气盛极，阳气潜伏，宜早睡以养人体阳气，晚起以护人体阴精，待日出之后再到户外活动，以防外寒伤阳。在衣着方面，要随气候变化及时增减衣服。此外，冬季可适当进行药补和食补，以调整阴阳，增强体质。

（二）睡眠充足，适当锻炼

“服药千朝，不如独眠一宿”，睡眠不足，易耗伤正气。患者应有充足的休息和睡眠时间，要督促患者养成按时就寝、按时起床的作息规律。重证患者则应卧床休息，但要避免昼息夜作，阴阳颠倒。

在病情允许的情况下，凡能下床活动的患者每天都应保持适度的活动与锻炼。适度的活动能使气血流畅，筋骨坚实，提神爽志，增强抵御外邪的能力，有利于机体功能的恢复。尤其对脑力劳动者，适度的运动更能促进疾病的康复。

（三）慎避外邪，形神共养

患病之人正气虚弱，易于感受六淫和疫疠之气等外邪的侵袭。在生活起居护理中应遵循“虚邪贼风，避之有时”的原则。指导患者根据四时气候的变化及时添减衣物，在反常气候或遇到传染病流行时，要注意避之有时，或采取其他方式提高机体抗病能力，避免外邪的侵袭。

在生活起居护理中，既要注意形的保养，更要注重神的调摄。形是神的物质基础，神是形的外在表现，两者密切相关，相辅相成。所谓养形，是指通过提供充足的营养和医疗条件，以及适当地休息和活动，对人的五脏六腑、气血津液、四肢百骸、五官九窍等形体进行摄养和护理；所谓养神，是指应用各种方式调节患者的情志活动，使其达到情绪稳定、心平气和的精神状态，以利于疾病的康复。

二、劳逸适度

有劳必须有逸，古人认为劳和逸必须“中和”，有常有节，不偏不过。过度疲倦会损害人体，过度安逸亦可致病。只有动静结合，劳逸适度，才能活动筋骨，通畅气血，强健体魄，增强毅力，保持生命活力的旺盛。

（一）避免过劳

孙思邈在《备急千金要方》中指出：“养性之道，常欲小劳，但莫大疲及强所不能堪耳。”劳动是健康的源泉，是人生不可缺少的一个方面，经常合理的体力劳动和脑力劳动可使机体精气充沛而神旺，经络通畅，气血调和，肢节滑利，体质增强，抗病能力提高，但劳动必须适度。中医学认为，过度劳累常常是疾病发生的重要原因之一。实验证明，无论体力劳动还是脑力劳动，若过度劳倦均能降低机体抵抗力，影响内在脏腑器官的功能。即使是看上去并不过分用力的日常坐、卧、立、行，若是持续过久，也会损害机体。

1. 避免久视　“目受血而能视”，久视伤血，若用目过度，会耗伤气血。无论年轻人还是老年人，若过于用目，如用电脑、看书、看电视、看戏剧、看电影太久，都有可能造成血虚，引起头晕目眩，两目干涩。因此，在日常生活中用目持续时间不宜过久，若需长时间用目，则应当每隔 30 ~60 分钟适当休息，眺望远景或闭目养神。

2. 避免久立　《养生论》说：“久立伤骨，损于肾。”站立是人体最基本的体位之一。久站不动，身体的重量全部压在脊椎和下肢骨上，下肢骨骼、肌肉的负担增加，血液回流不畅，从而可出现气滞血瘀，招致疾病，如下肢静脉曲张、痔疮、两足浮肿等。若长期从事久站工作，可在站立时做甩腿、扭膝运动或在睡前按摩双腿及用温水泡脚。

3. 避免久行　《养生论》指出：“久行伤筋，劳于肝。”人的行动以气血为基础，同时还须调动肌肉、筋骨等的功能作用才能完成。长时间行走奔跑，不仅耗伤气血，还会使肌肉、筋脉处于疲劳状态。适度的步行有益于健康，但若长时间疾步行走，超过了机体的耐受能力，就有可能使无病者积劳成疾，有病者疾病加重。

4. 避免神劳　神劳即用脑过度，精神过度疲劳。在日常的学习和工作中过于疲劳，不注意适当的休息，是导致神劳的主要原因；对生活中的某些事物或现象缺乏正确的认识，所欲不遂，思虑不解，或对外界各种刺激的适应能力较低，常因此而感到焦虑不安，久之也可导致神劳。中医学认为，心主神而藏血，脾在志为思，故思虑劳神过度，最易耗伤心血，损伤脾运。临床实践也证明，长期的精神紧张，用脑过度，对冠心病、高血压、脑血管意外、癌症、溃疡病的康复极为不利。因此，“思”要有节制，能为者则为之，不能为者即舍之，强求者，常常枉费心神。脑力劳动者要善于用脑，劳而不倦，保持大脑常用不衰。应注意与体力劳动相结合，用脑时间不宜过长，每天都应有一定时间的体力活动，如早操、体育锻炼、庭院劳动等，以解除精神疲劳。此外，要正确对待生活中可能发生的各种不愉快的事情，凡事从长远着想，清心寡欲，不斤斤计较个人得失。

（二）避免过逸

过劳伤人，过度安逸同样可以致病。过逸是指过度空闲，包括体力劳动和脑力劳动两个方面。中医学认为：“逸则气滞。”一旦形体过度安逸，肌肉筋骨活动过少，容易使人气血迟滞而不得流畅，脾胃消化机能减退、引起食欲减退，身体软弱无力，抵抗力下降。同时筋骨肌肉日久不用，必然会“用进废退”，肢体痿弱无力或肥胖臃肿，动则气喘、心悸。适当的脑力劳动可以预防衰老，尤其是老年人，在日常生活中要尽量避免过度安逸，经常性地合理用脑，以预防老年性痴呆。

1. 避免久卧　适当的躺卧可以使人身心放松，有助于消除疲劳，但卧床过久则会“伤气”。久卧可使人的气血运行迟缓，阳气不伸而伤气，导致气血阻滞，脏腑功能受到影响。研究证明，睡眠并非越多越好，睡眠过多和睡眠不足同样可引起机体功能紊乱，只有合适的睡眠才能达到宁神养气，保持健康的目的。

2. 避免久坐　久坐伤肉，由于长时间的坐位，易使臀部皮肤毛囊堵塞而生疖、患毛囊炎等。久坐可引起脾胃积滞而使脏腑气机不畅，消化不良，气短乏力。此外久坐者还易得颈椎病、肩周炎和冠心病等。因此，脑力劳动者和老年人要避免久坐，可每天做数次转胯、旋腰转脊运动及腰部按摩。

三、环境适宜

（一）病室安排应适宜病情

良好的环境有助于患者的治疗和康复，在护理中应根据患者的病证性质安置合适的医疗环境。如寒证、阳虚证者，多有畏寒怕风，应安置在向阳温暖的房间，使患者感到舒适；热证、阴虚证者，恶热喜凉，可集中在背阳凉爽的房间，使患者感到心静、凉爽，有利于养病。病室要保持安静，避免噪音，特别是心气虚的患者更应注意，以免其因突然的声响而心悸不已。

（二）病室应通风整洁

病室要保持空气流通、清新。病室内常有各种分泌物、排泄物等秽浊之气，影响患者的食欲和休息。因此，病室要保持清洁，经常通风换气，保持室内空气新鲜，使患者神清气爽，气血通畅，促使疾病康复，但忌强风、对流风，以防感冒。病室的陈设要简单、实用，易清洁、搬动，定期消毒，保持地面、床、椅等用品的整洁。

（三）病室应温湿度适宜

病室应保持适宜的温度，一般以18℃～20℃为宜。室温过高，使患者感到燥热难受，又易感暑邪；室温过低，使患者感到寒冷，又易感寒邪。不同的病证要根据具体情况作出相应的调整，如阳虚证、寒证患者室温应偏高些；阴虚证、热证患者可略低些。病室湿度以50%～60%为宜。阳虚、湿盛患者，湿度宜偏低；阴虚证、燥证患者，湿度可略高些。

（四）病室应保持适度的光线

一般病室要求光线充足而柔和，使患者感到舒适而不刺眼，避免日光直射到患者的面部。患者休息时，光线宜暗，应用窗帘遮挡。对不同病证可适当调节光线，如热证、阳亢患者，光线宜暗；痉证、癫狂证者，应避免强光刺激；寒证、风寒湿痹患者，光线要充足。

第十章 情志护理

情志护理是指以中医基础理论为指导，以良好的护患关系为桥梁，应用科学的护理方法，改善和消除患者不良情绪状态，从而达到预防和治疗疾病目的一种方法。

第一节　情志与健康的关系

中医认为人有七情变化，即喜、怒、忧、思、悲、恐、惊。七情是人体对外界客观事物和现象所作出的不同情志反应，在正常情况下是不会使人致病的。但如果情志过极超出常度，就会引起脏腑气血功能紊乱，导致疾病的发生。

一、情志正常，脏器调和

正常的情志活动是体内脏腑、气血、阴阳调和的反映，同时又能反作用于人体，调达脏气，增强人体的抗病能力，对维护人体的健康起积极的促进作用。费伯雄曾云："夫喜、怒、忧、思、悲、恐、惊，人人共有之境。若当喜而喜、当怒而怒、当忧而忧，是即喜、怒、哀、乐也。"如喜是一种积极、肯定的情志，适当"喜"的心情，可以缓和紧张情绪，有助于气血调畅。俗话说："人逢喜事精神爽，雨后青山分外明。"喜的心境有益于人的身心健康。怒一般被认为是一种消极、否定的情绪，但怒作为人的基本情感之一，对人体的健康也有着其积极的一面，怒为肝之志，正常情况下有助于肝气的疏泄条达。可见，情志正常，则脏气舒达调畅，从而使脏腑功能活动得到加强。

现代医学认为，良好的情绪是人体内一种最有助于健康的力量。因为当人精神愉快时，中枢神经系统兴奋，指挥作用加强，人体内进行正常的消化、吸收、分泌和排泄活动，新陈代谢旺盛，因此头脑反应灵敏，精力充沛。研究认为，精神乐观可增强人体免疫功能，是一种强大的"抗体"，患病之后，若能保持乐观的情绪，有利于疾病尽快康复，所以心理疗法越来越多地被应用到各个方面。

二、情志异常，内伤脏腑

情绪变化对健康的影响，已引起国内外学者的高度重视。国外学者胡夫兰德在《人生长寿法》一书中说："一切对人不利的影响因素中，最能使人短命夭亡的，莫过于不良的情绪和恶劣的心境，如忧虑、颓废、惧怕、贪求、怯懦、嫉妒和憎恨等。"

（一）直接伤及内脏

人的精神情志受到外界不良刺激，使脏腑气血失调，就会产生疾病。由于生理上情志与五脏有着密切的关系，因此，七情过激往往直接损伤相应的内脏。一般认为，喜、惊伤心，怒伤肝，思伤脾，悲、忧伤肺，恐伤肾。从临床上看，七情致病以心、肝、脾三脏为多见，因为心主血而藏神，肝藏血而主疏泄，脾主运化，为气血生化之源。其中心在七情发病中起主导作用，心为五脏六腑之大主，精神之所舍，七情发生之处，故七情太过首先伤及心神，然后影响到其他脏腑，而引起疾病。《灵枢·口问》曰："悲哀愁忧则心动，心动则五脏六腑皆摇。"

（二）影响脏腑气机

"百病生于气也"，中医学认为，疾病之所以发生是由于体内气机升降异常所致。异常的情志变化，可导致脏腑气机紊乱，升降出入运动失常，脏腑功能活动失调。

1. 怒则气上 是指过度愤怒使肝气上冲，血随气逆，并走于上。临床可见头痛头晕，面红目赤，或呕血，甚则昏厥猝倒。

2. 喜则气缓 是指过度喜乐，使心气涣散，神气不能收持，出现精神不能集中，甚则喜笑不休、失神狂乱等症状。

3. 悲（忧）则气消 是指过度悲忧，可耗伤肺气。临床常见精神萎靡、意志消沉、胸闷乏力、少气懒言等症。

4. 恐则气下 是指过度恐惧，可使肾气不固，气泄于下。临床可见下肢酸软无力、二便失禁、滑精等症。

5. 惊则气乱 是指突然受惊，导致心气紊乱，气血失和，心神失常。临床可见心悸、失眠多梦，小儿夜啼，甚则精神失常等症。

6. 思则气结 是指思虑过度，导致脾气郁结、运化失常。临床出现纳呆、脘腹胀满、便溏泄泻等症。

（三）影响病情变化

在疾病过程中，情志的异常变化往往能影响病势的发展与变化。患者因自身脏腑气血功能失调，容易产生不良心境，引起情志的异常波动，而较大的情志波动，反过来又能加剧脏腑气血功能的失调，促使疾病加重，甚至导致病情迅速恶化。

第二节　影响情志变化的因素

影响情志变化的因素较多，但总的归纳起来常见以下几种因素。

一、社会因素

社会因素可以影响人的心理，人的心理变化又能影响健康。社会因素十分复杂，其对人精神上的影响也是很复杂的。如人们的社会地位和生活条件的变迁、男女之间的感情纠葛、家庭生活不协调、家庭成员的生死离别、社会动乱、流亡生活、饥饿灾荒等，都可以引起人们情志的异常变化。

二、环境因素

在自然环境中，某些非特异性刺激因素作用于人体，可使情绪发生相应变化。例如，四时更迭、月廓圆缺、声音、气味、颜色、食物等，都可以影响情绪的变化。异常气候的剧烈变化更易对人的情绪产生明显的影响。月相与人体生理密切相关，人的情绪也随月相的盈亏而有相应变化。安静、幽雅、和谐的生活环境，可使人感到心情舒畅、精神振奋。反之，喧嚣、杂乱、无序的生活环境，常使人心情压抑、沉闷，甚至厌倦、烦躁。由于环境是人类生活密不可分的一部分，因此，环境因素是影响人情绪变化的重要方面。

三、病理因素

情志异常可引起脏腑功能失常，而机体脏腑气血病变，也会引起情志的异常变化。《素问·调经论》指出："血有余则怒，不足则恐。"《灵枢·本神》说："肝气虚则恐，实则怒……心气虚则悲，实则笑不止。"凡此种种，都说明内脏病变可导致情志的改变，五脏虚实不同，亦可引起不同的情志变化。

四、个体因素

人的体质有强弱之异，性格有刚柔之别，年龄有长幼之殊，性别有男女之分。因此对同样的情志刺激，则会有不同的情绪变化。

就体质而言，体质强弱不同，对情志刺激的耐受力也有一定的差异。体质较强者，对于情志刺激的耐受性较强，一般情况下不易为情志所伤，而体质较弱者，轻微的精神心理变化，就可能引起或诱发疾病的发生。

性格是人们个性心理特征的重要方面。一般而言，性格开朗乐观之人，心胸宽广，遇事心平气和而自安，故不易为病；性格抑郁之人，心胸狭隘，精神脆弱，情绪常激烈，易酿成疾病。

在年龄方面，儿童脏腑娇弱，气血未充，中枢神经系统发育尚不完善，多为惊、恐致病；成年人，气血方刚，奋勇向上，又处在各种错综复杂的环境中，易为怒、思所伤；老年人，由于生活阅历丰富，一生中历经坎坷，尤其是离退休者，从工作岗位上下来，感到精神失落，常易产生孤独情感，易为忧郁、悲伤、思虑所致病。

此外，性别与情绪也有关系，男多属阳，以气为主，性多刚悍，对外界刺激有两种倾向：一是不易引起强烈变化；一是表现为亢奋形式，多为狂或大怒，因气郁致病相对较少。女多属阴，以血为先，其性多柔弱，一般比男性更易因情志为患。对于情志的刺激，以忧悲、哀思致病为多见。

第三节 情志护理的目的

一、预防疾病发生

人的精神情志受到外界不良刺激，使脏腑气血失调，就会产生疾病。对患者进行情志疏导，消除各种不良的情志刺激，可预防疾病的发生。如高血压患者若能避免大怒，则可降低中风的发病率。

二、促进疾病康复

在疾病过程中，情志的异常变化往往能影响病势的发展与变化。护理人员在治疗护理疾病的同时，对患者进行适当的心理调护，可改善其不良心境，促进疾病的康复。

第四节 情志护理的原则

一、诚挚体贴，全面照顾

由于角色、环境改变，患者的情志状态和行为不同于正常人，常常产生焦虑、紧张、悲观、抑郁等情绪。护理人员应运用多学科的知识来处理患者的心理反应，了解患者日常生活情况、对自己疾病的看法、存在的思想问题、家庭角色关系、人际交往等情况，调动其主观能动性，帮助树立战胜疾病的信心，以和蔼、诚恳的态度，同情、关怀的心情，协助患者适应新的社会角色。同时，还要注意病室内外环境的美化、饮食的照顾、睡眠的调节、社会支持系统的保障，从而使患者产生安全感和稳定、乐观的情绪，保持良好的精神状态，使脏腑、气血功能旺盛，促使疾病痊愈。

二、因人施护，有的放矢

《灵枢·寿夭刚柔》中指出：“人之生也，有刚有柔，有强有弱，有短有长，有阴有阳。”患者由于家庭、职业、年龄、经济条件、知识经验、生活阅历、性格的不同，所患疾病及病程长短的不同，其心理状态也不同。因此，在情志护理过程中，应特别强调根据患者的遗传禀赋、性别年龄、自然条件、社会环境、精神因素等特点因人施护。如新入院患者，由于环境陌生和生活不习惯，心情多显紧张或忧虑，担心自己的病情、工作或学习，对治疗有恐惧感。护理人员应主动向患者介绍自己的工作职责，用专业知识和技能照料患者，实事求是地引导患者和家属了解自己的疾病和预后，理解治疗和护理原则，以防期望过高造成失落、不信任、悲观失望。

三、乐观豁达，怡情养性

孙思邈在《备急千金要方·养性序》中指出："夫养性，所以习以成性，性自原善……性即自善，内外百病皆不恶生，祸乱灾害，亦无曲作，此养生之大经也。"修身养性，保持心情舒畅，能使机体神安气顺、心清形静、气血调和、脏腑功能平衡协调，从而有益于健康。对患者而言，不管其病情如何，乐观豁达的心情均可以促进疾病的康复。

四、避免刺激，稳定情绪

人生病时，适应噪音的能力减弱，某些体质虚弱或犯心惊、癫狂等证的患者，听到轻微的声响就会坐立不安，心惊肉跳，影响睡眠与休息。安静的环境则能使患者心情愉快、身体舒适、睡眠充足、饮食增加，有利于疾病的康复。因此护理人员在说话、行动与工作时应特别注意四轻：说话轻、走路轻、操作轻、关门轻。对于前来探视患者的亲朋好友，可根据患者的具体病情，提醒探视者保持稳定情绪，言语平和，不要给患者带来各种不良刺激。

第五节　情志护理的方法

一、以情胜情法

以情胜情疗法创自于《内经》，是一种独特的心理治疗方法。《素问·阴阳应象大论》指出：怒伤肝、悲胜怒；喜伤心、恐胜喜；思伤脾、怒胜思；忧伤肺、喜胜忧；恐伤肾、思胜恐。可见"以情胜情"的基本原理是"以偏纠偏"，就是有意识地采用另一种情志活动（在后），去战胜和控制因某种情志刺激（在前）而引起的疾病，从而治愈疾病的治疗方法。金元时期的张子和在《儒门事亲》中指出："悲可以治怒，以怆恻苦楚之言感之；喜可以治悲，以谑浪戏狎之言娱之；恐可以治喜，以恐惧死亡之言怖之；怒可以治思，以污辱期罔之事触之；思可以治恐，以虑彼志此之言夺之。"

1. 恐胜喜　是通过恐惧因素来收敛耗散的心神，克制大喜伤心，恢复心神功能的方法。本法常用于喜笑不休、心气涣散的病证以及因过喜而致的情志失调。

2. 怒胜思　是通过忿怒因素来克制思虑太多，恢复心脾功能的方法。本法常用于思虑过多、伤脾耗神所致的郁证、失眠等病证。

3. 喜胜悲　是通过喜乐因素来消除悲哀太过的方法。本法常利用幽默、诙谐的语言和滑稽可笑的表演、笑话以及听相声、观喜剧等方法促使患者出现好动、好笑、高兴等的欣喜状态，以促进阴阳谐调、气血顺畅。适用于性格内向、情绪低落、表情淡漠者及悲哭证、脏躁证等。

4. 悲胜怒　是通过悲哀因素来克制忿怒太过的方法。本法常用于其他病证兼有情绪亢奋者，如眩晕、狂证等。

5. 思胜恐　是通过思虑因素来控制惊恐太过的方法。本法常用于惊恐证的康复疗法，以消除患者的惊恐情绪。

在运用“以情胜情”方法时，要注意情志刺激的强度，使之超过或压倒致病的情志因素。如采用突然的刺激，或采用持续不断的强化刺激。此外，现代人领会上述方法的精神实质，可以采用其他相应方法，不可简单地生搬硬套。

二、移情解惑法

移情，指排遣情思，使思想焦点转移他处，在护理工作中，主要指采取一定的措施，将患者的精神注意力，从疾病转移到其他方面。常用的移情方法包括运动、音乐欣赏、书法绘画、读书赋诗、种花养鸟、弈棋垂钓以及外出旅游等。在诸多方法中，音乐欣赏及书法绘画对陶冶情志最为有益。

解惑是通过一定的方法，解除患者对事物的误解和疑惑，从而恢复健康。俗语说“病者多疑”，特别是性格抑郁、沉默寡言的患者更为突出。患者常常产生各种各样的疑惑或猜测，或小病疑大，或轻病疑重，或久病疑死，最终疑虑成疾，使无病之躯真地疑出一场大病。在护理工作中，应经常与患者一起分析病情，阐明本质，以解除其精神负担，使患者从迷惑中解脱出来。

三、暗示法

暗示法是利用语言、动作或其他方式，也可以结合其他治疗方法，使被治疗者在不知不觉中受到积极暗示的影响，从而不加主观意志地接受心理医生的某种观点、信念、态度或指令，解除心理上的压力和负担，实现消除疾病症状或提高某种治疗方法效果的目的。暗示治疗的方法有很多，如言语暗示、药物暗示、手术暗示、情境暗示等。护理工作者对患者的鼓励、安慰、解释、保证等也都有暗示的成分。此外，患者还可以进行积极的自我暗示，如反复强化“一定能战胜疾病”、“吃药能治好病”、“医生能治好我的病”、“我能睡好觉”等意识，从而诱导脏腑功能向有序的方向发展。

四、顺情从欲法

顺情从欲，是指顺从患者的意志、情绪，满足患者心身需要的一种治疗方法。适用于当某种个人欲望未能得到满足，遂致内怀深忧而生的情志病变。护理人员应鼓励患者毫无保留地进行倾诉，充分宣泄内心深处的心理矛盾和痛苦，将压抑已久的不愉快情绪、欲望与冲突等全部发泄出来，以排除心理障碍，恢复正常的情志活动，达到解除心理负荷的目的。

五、情志导引法

中医学认为：“心动则神摇，心静则神安。”情志导引法是我国古代意疗与导引融为一体的独特制情方法，以自我训练为特点，具有调和气血之功。常用的有气功疗法、以意导引法、吐音导引法、行为导引法等。

六、药食法

选用适当的方药或食物，可调整五脏虚实，聪明益智，养心安神，疏肝理气，以达到调节情志活动的目的。

第六节　预防七情致病的方法

以中医形神理论和藏象五志论为基础，喜、怒、忧、思、悲、恐、惊七情，概括了复杂情感过程的基本状态及情绪、情感等心理活动。要预防七情致病，就必须保持心情舒畅，精神乐观，避免七情过激。

一、保持心情舒畅

情绪乐观，心胸宽广，性格开朗，精神愉快，可使营卫流通，气血和畅，生机旺盛，身心健康。《尊生八笺》说："安神宜悦乐。"通过各种情趣高雅、动静相参的娱乐活动，如音乐欣赏、书法绘画、读书赋诗、种花养鸟、弈棋垂钓以及外出旅游等，可以怡养心态，舒畅情怀，修养道德，陶冶情操，克服禀赋、年龄以及文化教育背景对情志活动的不良影响，从而远离疾病，达到延年益寿的目的。

二、避免七情过激

稳定和谐的情绪一般不会致病，而且有利于人体的生理机能，情志只有在过激时才会成为致病因素。因此，调和情志，避免七情过激是护理人员预防和治疗患者七情内伤的重要方法之一。

喜乐适度对于心的生理功能是有益的，但若喜乐太过或不及，均可使心神受伤。喜乐太过，则使人心神涣散，神不守舍；不及则使人情绪易悲，精神不振。

怒是人的情绪激动时所产生的一种情志变化，属于不良的情志刺激。当大怒或暴怒时，可使阳气升发太过，血随气逆则呕血，甚至猝然昏不知人。

悲和忧均属不良情绪变化，对人体的主要影响是使气不断地受到消耗，尤其易损伤肺气，出现气短胸闷、意志消沉、精神萎靡、倦怠乏力等症状。

思为脾志，但亦与心主神明有关。适度的思能强心健脑，有益于健康。若思虑过度，所思不遂，则可影响气的正常运行，引起脾胃功能失调。

惊与恐，也属不良情志刺激，可导致机体心神受损，肾气不固，出现心神不定、手足无措、下焦胀满、遗尿等症状，甚则心惊猝死。

护理人员应鼓励患者表达自己的想法、观点和感受，同时表示理解、同情和乐于倾听，使患者感到自己是安全的、被人信任的，从而增强其继续交流的信心和兴趣。护理人员还应以真诚、热情、友善的态度对待患者，尊重患者的权利和人格，引导患者发现自己的问题，鼓励患者进行自我指导、自我克服和自我改善，避免七情过激，以预防和治疗七情内伤。

第十一章 饮食护理

饮食是维持人体生命活动的重要因素，合理的饮食是人体五脏六腑、四肢百骸得以濡养的源泉，饮食不当则可使人体正气虚弱，抵抗力下降，导致多种疾病的发生。《内经》说："谷盛气盛，谷虚气虚，此其常也。反此者，病。"饮食调护是指在日常生活和治疗疾病的过程中，根据中医辨证施治的原则，对患者进行营养和膳食方面的护理和指导。

饮食与健康和疾病有着密切的关系，中医认为合理的饮食和良好的饮食习惯是维持正常机体功能的关键之一。而对于患病之人，历代医家在治疗疾病时，除了药物调治外，更重视饮食的调养作用。《千金要方·食治》明确指出："食能排邪而安脏腑，悦神爽志，以资血气。若能用食平疴，释情遣疾者，可谓良工。"

第一节　饮食护理的重要性

饮食是人体生长发育必不可少的物质，是维持人体生命活动的物质基础，为人体气血生化之源。中医学认为，食物与药物性味相同，也具有治疗疾病的作用，所以古代有"药食同源"之说。但如果饮食不当如饮食不足或过多、食不以时、性味过常、饮食不洁，则会损害人体的生理机能，招致疾病的发生或病情恶化。因此，对未病之人进行饮食调护可以补益身体、预防疾病；对患者进行饮食调护则能调治疾病，缩短疗程，尤其是慢性疾病和重病恢复期的饮食调护，对疾病的康复更是具有举足轻重的作用。

第二节　饮食护理的基本要求

一、饮食有节，适时定量

饮食要适时、定量，不可过饥过饱，更不能暴饮暴食。过饥造成机体营养来源不足，影响健康。过饱会加重胃肠功能负担，影响消化和吸收。食无定时，或忍饥不食，会扰乱胃肠消化的正常规律，使脾胃功能失调，消化能力减弱，影响营养的吸收和输送。

二、合理膳食，不可偏嗜

食物有四气五味，各有归经，若饮食偏嗜则可导致人体脏腑阴阳失调而发生多种疾病。

如过食肥甘厚味可助湿生痰、化热，或生疮疡等证；过食生冷会损伤脾胃之阳气，而致寒湿内生，发生腹痛泄泻等脾胃寒证；偏食辛辣，可使胃肠积热而致大便干燥，或酿成痔疮下血之证等。因此患者的饮食应清淡、多样化，粗细相宜，寒热相适，质量兼顾，素荤搭配，比例适当，营养全面。三餐安排合理，做到饭、菜的色、香、味、形俱全，美味可口，忌肥甘厚味，嗜食偏好。

三、重视脾胃，注意卫生

脾胃为后天之本、气血生化之源，是人体消化饮食及生化气血的重要器官，脾胃功能的健全与否直接影响饮食的消化、吸收和输布。在饮食调护过程中，要重视脾胃功能的调理，不能片面追求营养摄入，强进荤腥油腻之品，以免加重脾胃负担，导致病邪滞留，加重病势。

在饮食调护中还应注意食物宜新鲜，忌生冷、不洁的食物，防止病从口入；进食的环境要整洁宁静，气氛要轻松愉快，以助于食物的消化吸收；指导患者饭前要洗手、饭后要应漱口，不能食后即睡，饭后要避免做剧烈运动，养成良好的饮食卫生习惯。

四、辨证施食，相因相宜

疾病有寒、热、虚、实之分，食物有四性五味之别。在饮食调护中应根据病证、病位、病性及人的年龄、体质强弱、天时地理诸因素，结合食物的性味归经选择食物，遵循“寒者热之，热者寒之，虚则补之，实则泻之”的调护原则，注意不同疾病的饮食宜忌，做到因证施食，因时施食，因地施食和因人施食。如体胖者多痰湿，饮食宜清淡，多食蔬菜、瓜果，忌食肥甘厚腻、助湿生痰之品；老年人脾胃功能虚弱，运化无力，宜食清淡、温热熟软之品，忌食生冷、黏硬、不易消化之品。

第三节　食物的性味和功效

食物同药物一样，具有四性五味、性味归经和升降浮沉的作用趋向，只是其性能不如药物强烈。饮食调护必须根据患者的体质、疾病的性质，选择不同性味的食物进行调护，以促进疾病的康复。

一、食物的性味

（一）性

是指食物具有的不同属性，包括寒、热、温、凉四种，习称“四气”。食物的属性一般可以通过其功效来反映，如具清热作用的食物其性寒凉，具散寒作用的食物其性温热，反之具寒凉特性的食物多有清热、润燥、生津等作用，具温热特性的食物多有温里、散寒、助阳等作用。平性的食物一般表现为作用缓和，无明显副作用。

1. 寒性食物 性味苦寒、甘寒，具有清热、泻火或解毒的作用，适用于实热证。如小米、高粱米、大麦、葱、薏苡仁、赤小豆、绿豆、苦瓜、冬瓜、丝瓜、西瓜、萝卜、葫芦、莴笋、荸荠、茶叶及各种动物的胆等。寒性食物易损阳气，故阳气不足、脾胃虚弱者应慎用。

2. 热性食物 性味甘温、辛热，具有温中祛寒、益火通阳的作用，适用于实寒证。如狗肉、葱、韭、姜、蒜、辣椒、白酒等。热性食物多辛香燥烈，容易助火伤津，凡热病、阴虚火旺者应忌用。

3. 温性食物 性味甘温，具有温中、散寒、通阳、补气的作用，适用于阳气虚弱的虚寒证或实寒证较轻者。如糯米、羊肉、鸡、鸽、鲤鱼、鲫鱼、桂圆肉、荔枝、花生、胡萝卜、红糖等。这类食物比热性食物平和，但仍有一定的助火、伤津、耗液的作用，因此，热证、阴虚火旺者应慎用或忌用。

4. 凉性食物 性味甘凉，具有清热、养阴的作用，适用于热性病证的初期、疮疡、痢疾等。如粳米、小麦、鸭蛋、豆腐、莲子、海带、菠菜、白菜、李子、柠檬等。凉性食物比寒性食物平和，但久用也能损伤阳气，故阳虚、脾气虚损者应慎用。

5. 平性食物 性味甘平，这类食物既没有寒凉之偏性，又没有温热之偏性，其性味较平和，为日常生活的基本饮食，可以根据患者的具体情况灵活选用。如粳米、玉米、红薯、牛奶、猪肉、黑鱼、蚕蛹、蚕豆、扁豆、山药、莲肉、香菇、黑木耳、黄花等。

（二）味

即滋味。食物的味包括辛、甘、酸、苦、咸五种，习称“五味”，其作用和中药学所介绍的相同。辛味食物具有行气、行血、散风寒、散风热的作用。如萝卜、洋葱行气；黑木耳行血；生姜散风寒；豆豉散风热。甘味食物具有补虚和中、缓急止痛的作用。如山药补气，大枣补血，甘蔗补阴，狗肉补阳。苦味食物具有泻下、清热、通泄、燥湿的作用。如苦瓜清热。酸味食物具有收敛固涩的作用。如乌梅涩肠止泻。咸味食物具有泻下、软坚作用。如海带软坚。淡味食物如薏苡仁、冬瓜利水渗湿。

二、食物的功效

食物的功效是对食物的预防、治疗、保健等作用和疗效的直接概括，是食物性能的重要组成部分，是食物治疗疾病的主要依据。常见食物的功效如下：

1. 有降脂、降压、防止血管硬化作用的食物 如海藻、紫菜、山楂、黑木耳、香菇、大蒜、洋葱、茶叶、荷叶、莲心、芹菜、荸荠、海蜇、蜂蜜等。

2. 有消炎作用的食物 如大蒜、菠菜根、马齿苋、冬瓜子、油菜、慈姑等。

3. 有解毒作用的食物 如番茄、绿豆可清热解毒；生姜、醋可解鱼蟹之毒；茶叶、白扁豆可解药物毒；山羊血、空心菜可解蕈类中毒；大蒜有抑菌解毒之效；蜂蜜解百毒。

4. 有降糖止渴作用的食物 如猪胰、南瓜、山药、豌豆、茭白、乌梅、苦瓜等。

5. 有清热解毒作用的食物 如西瓜、冬瓜、黄瓜、苦瓜、绿豆、扁豆、乌梅等。

6. 有祛湿利水作用的食物 如西瓜、西瓜皮、冬瓜皮、绿豆、赤豆、玉米须、葫芦、鲤鱼、黑鱼等。

7. 有强健脾胃作用的食物　如生姜、乌梅、鸡内金、麦芽、陈皮、山楂、醋等。

8. 有润肠通便作用的食物　如核桃仁、芝麻、松子、香蕉、蜂蜜等。

9. 有镇咳祛痰作用的食物　如白果、杏仁、冬瓜仁、橘、梨、萝卜等。

10. 有止血作用的食物　如花生内衣、黄花菜、木耳、莲蓬、藕等。

11. 有涩肠止泻作用的食物　如大蒜、马齿苋可用于热性泄泻；焦山楂、焦麦芽、焦谷芽、炒陈皮等用于伤食泻；薏苡仁、莲子、炒山药用于脾虚泄泻。

12. 有驱虫作用的食物　如槟榔、榧子、乌梅、南瓜子、椰子、胡萝卜等。

13. 有生奶作用的食物　如鲫鱼、猪蹄、鱼头、生南瓜子等。

14. 有补益作用的食物　如饴糖、大枣、花生、莲子、山药补脾胃；羊肉、胡桃、海参、虾可补阳；桂圆、红枣、桑椹、荔枝等可补血；枸杞子、甲鱼、黑白木耳可补阴；羊肝能补肝明目。

第四节　饮食宜忌

临床上许多疾病难愈，或愈而复发，往往与不注意饮食宜忌有关。《金匮要略》中指出："所食之味，有与病相宜，有与病为害，若得宜则补体，为害则成疾。"因此，饮食调护中强调饮食宜忌是十分必要的。

一、疾病饮食宜忌

（一）饮食宜忌与疾病的关系

食物有四性五味之别，疾病有寒热虚实、阴阳表里之辨，食物的性味应与疾病的属性相适应，否则会影响治疗结果。在指导患者饮食时，须根据患者体质、疾病的不同，选择不同属性的食物，以达到"虚则补之、实则泻之、寒者热之、热者寒之"的饮食调理疾病的目的。如寒证宜食温性、热性食物，忌食寒凉、生冷食物，不可过食雪梨、鲜藕、芭蕉等瓜果。热证宜食寒凉平性之品，忌辛辣醇酒炙烤等热性的食物，如辣椒、姜、葱、蒜、烟酒及油炸之品。阳虚者宜温补，忌用寒凉；阴虚者宜滋补、清淡，忌用温热。一般虚证患者多伴有脾胃虚弱、消化吸收功能减退，应以清淡而富于营养为宜，不宜吃耗气损津、腻滞难化的食物。阳虚者不宜过食生冷瓜果及性偏寒凉的食物；阴虚者则不宜吃辛辣刺激食物，如葱、酒、辣椒、生姜等。实证则应根据病情之表里寒热、轻重缓急，采取急则治标、缓则治本和标本兼治的原则，选择合适食物。

（二）常见疾病的饮食宜忌

1. 外感病证　宜食清淡食物，如面条、米粥、新鲜蔬菜、水果等。高热伤津者可多饮水，或以梨汁、藕汁、西瓜汁代茶饮。忌食腥腻、酸涩之品，以防外邪内陷入里，变生他证，如肥肉、鱼虾、食醋等。

2. 肺系病证 饮食宜清淡，多供给多种维生素、无机盐，以利于机体代谢功能的修复，补充咳嗽或发热所消耗的能量。忌食油腻、辛辣、烟酒及海腥发物。食物避免过咸、过甜、过冷、过热，以免加重病情。

咳嗽痰黄者宜多食萝卜、梨、枇杷等清热化痰之品；痰中带血者宜多食藕片、藕汁等清热止血之品；痰白清稀属肺寒者宜多食核桃羹等，忌食生冷瓜果；久病肺阴亏虚者则宜多食百合、银耳、甲鱼等滋阴补肺之品。

3. 心系病证 饮食宜清淡素薄低盐，多食富含维生素 B、C 及豆制品类食物。食盐应控制在每日 5～6g 之内，尽可能以植物油作为食用油。血脂增高者可多食山楂、洋葱、大蒜，血压增高者可以芹菜煎水代茶饮。忌食高脂肪、高胆固醇食物，如猪油、动物内脏、鱿鱼、鳝鱼等。忌烟酒。

4. 脾胃系病证 日常饮食应以清淡、细软易消化、富有营养的食物为主。忌生冷、煎炸、硬固类及刺激性食物。胃酸过多者，应避免摄入刺激胃液分泌的食物，如浓茶、咖啡、巧克力、辣椒等，少食多餐；胃酸缺乏者饭后可进食适量山楂以促消化；合并消化道出血者应进食无渣流质，如牛奶、米汤。

5. 肝胆系病证 饮食宜清淡、营养丰富，多食蛋、奶、鱼、瘦肉及豆制品。忌辛辣烟酒刺激品，少进动物脂肪。肝胆疾病急性期以素食为主；肝硬化腹水应低盐或无盐饮食，肝性脑病者应限制蛋白质的摄入。

6. 肾系病证 饮食宜清淡、富于营养，可多食动物性补养类食物。水肿者应低盐或无盐饮食；肾功能减退者应以优质低蛋白、低磷、高钙、高维生素、高热量，适当限制钠、钾为原则。

7. 疮疡皮肤病 宜食清淡饮食，多食蔬菜水果。忌鱼虾蟹、猪头肉等荤腥发物。

二、服药饮食宜忌

食物与药物一样，均有自己的性能作用，各类食物中也有诱发疾病的品种。如蔬菜中的香蕈、蘑菇、笋、香菇，瓜果中的南瓜，禽畜中的猪头、鸡头、翅、脚，水产中的黄鱼、带鱼、虾、蟹等，在患病过程中，要注意禁食此类食物。同时，为了避免食物与药物之间发生相互作用而影响病情和治疗效果，要注意饮食禁忌，即食物与食物之间、食物与药物之间的忌口。一般忌口：服药期间，忌食生冷、黏腻、肉、五辛、酒、酪、腥臭等不易消化及有特殊刺激性的食物。特殊忌口：地黄、何首乌忌葱、蒜、萝卜；黄连、桔梗、乌梅忌猪肉；甘草忌鲤鱼；薄荷忌鳖肉；茯苓忌食醋；鳖甲忌食苋菜；服发汗药后，忌服醋及生冷的食物；服补药后，忌食浓茶和萝卜；疮痈肿毒，忌食虾、蟹、羊肉、辣椒等刺激性食物；皮肤病忌食海腥发物；小儿麻疹忌食过度。

饮食宜忌不是绝对的，要针对具体病情具体分析，还要注意个体差异，有些饮食经调制或配制后是可以改变其性质，从而改变其宜忌的，所以要灵活掌握，适当考虑传统经验，做到辨证施食，因人、因时、因地施食。

第十二章　病情观察

病情观察是指护士在临床工作中积极启动感觉器官及辅助工具，有计划有目的地考察某个患者、某种现象或事物，并结合大脑的积极思维，从而判断不同原因所致的变化和采取措施的过程。这是一个获取信息、发现问题、处理问题和解决问题的过程。护理是以服务对象为中心，以解决问题为目标，护士从一开始接触患者，观察就随之开始。

病情观察是护理工作中的一项重要内容，是护理人员的基本功。护士是与患者接触最多的医务人员，全面、细致、及时、准确地进行病情观察，发现病情变化，可为疾病的诊断、治疗和护理，以及并发症的预防提供依据。为了更好地开展病情观察，护士应熟悉观察的内容，各类患者病情观察的重点，在工作中不断努力，提高自身的观察能力，做到及时发现，采取有效措施，防止疾病恶化，提高医护质量。

第一节　病情观察的目的和要求

一、病情观察的目的

（一）为提出护理诊断、制订护理计划、实施护理措施提供依据

疾病发生后，机体会产生各种反应，通过耐心细致地观察，全面了解患者的健康状况，构成患者的基本信息，并进行分析、判断，这是正确开展护理程序的第一步。

（二）了解病势，准确判断预后

病势是指疾病的发展趋向，主要观察患者的目前症状、脉象、舌质、舌苔、精神、食欲等。如原有症状减轻说明病情好转；病情的变化幅度大，常为恶化的表现；舌苔脉象由异常趋向正常，表明病情好转；患者的精神状态与食欲好转，表明病情好转。因此，对患者的症状和体征进行动态的观察，能判断疾病的转归和预后。

（三）及时发现危重症及并发症，为抢救赢得时间

疾病过程中，正衰邪盛，可能出现一些并发症及危重症，如果护理人员及早发现，抓住先兆症状，采取有效措施，就能防止疾病的发展。护理人员应掌握各种疾病可能发生的并发症，熟悉危重症的临床表现和抢救措施，有目的地进行观察，防患于未然。

（四）了解治疗效果和反应

药物治疗后，应有相应的疗效，护理人员应细致地观察。如服解表药后，是否汗出、热退；服温阳利水药后，患者的尿量如何，水肿是否消退等。如疗效不佳或出现不良反应，则应及时反馈，适当调整医护措施。

病情观察贯穿于整个护理过程，要做好病情观察，护理人员首先要在思想上重视，充分认识到病情观察的重要作用；其次要有丰富的专业知识，懂得各种常见病的症状和体征，了解各种疾病发生发展的规律；第三，必须具备心理学的有关知识，善于发现问题、分析问题和解决问题。总之，掌握的知识越多，水平越高，二者是成正比的。

二、病情观察的要求

（一）用中医理论指导病情观察

中医学的基础理论是在长期的临床实践中逐步形成的。中医学认为人是一个有机的整体，人体结构的各个部分不是孤立的，依靠经络的沟通和联络，局部的病变可以影响全身，而脏腑的虚实变化，也可以从五官及体表症状反映出来。如心合小肠，主血脉，开窍于舌，其华在面；肺合大肠，主气，开窍于鼻，其华在毛；脾合胃，主肌肉、四肢，开窍于口，其华在唇；肝合胆，主筋，开窍于目，其华在爪；肾合膀胱，主骨，开窍于耳及二阴，其华在发等。护理工作中要掌握证候传变规律，以中医理论来指导疾病的观察，在病情观察时遵循整体观和审证求因的原则，理论联系实践，做到“知常而达变”。

（二）必须具备“大医精诚”的高尚医德

孙思邈提倡医者必须有德有体，治病救人，不分贫富贵贱，都要一视同仁，这正是护理人员应该继承与发扬的高尚医德。现代护理学奠基人南丁格尔说：“护士要有奉献自己的心愿，有敏锐的观察力和充分的同情心，她需要绝对尊重自己的职业。”观察病情时必须做到一切从患者利益出发，全心全意为患者服务，多深入病房，多看、多问，不放过细微的变化，主动利用一切机会做观察病情的有心人，最大可能地使患者获得抢救的时机。

（三）熟练掌握抢救技术

在观察中，发现患者有危急情况，必须立即采取抢救措施，才能救患者于危难之中。这就要求每位护理人员都必须熟练掌握中西医两套抢救技术。抢救患者时，时间就是生命，将中西医抢救方法优势互补，则能收到更好的效果。

观察水平可反映护士运用知识解决问题的工作能力、它要求我们要有敏锐的观察能力、较强的记忆能力、创造性的思维能力和精湛的技术操作能力。

第二节　病情观察的方法和内容

一、病情观察的方法

（一）运用四诊方法，观察病情变化

望、闻、问、切是通过感觉器官去了解疾病发生发展的四种方法，是中医诊察病情的基本方法。护理人员应运用“四诊”的方法，结合现代护理的仪器设备，对患者进行有目的的病情观察，收集资料，为正确进行辨证施护提供依据。

（二）开展辨证分析，实施护理计划

将四诊所获得的病情资料，运用各种辨证方法进行分析综合概括，进一步判断与确定疾病的原因、性质、部位，为制订护理计划、实施护理措施提供可靠依据。临床常用的辨证方法包括八纲辨证和脏腑辨证，以及卫气营血辨证、三焦辨证、六经辨证、经络辨证、气血津液辨证等。在计划实施过程中，每天观察患者的病情变化、情绪、药物治疗的效果和反应、各种技术操作前后患者的情志与身体上的一些变化，随时对计划进行修改和补充，使护理措施更为科学、合理、切实可行，进一步提高护理质量。

病情观察的方法很多，除中医的望、闻、问、切和西医的视、触、叩、听、嗅外，随着医疗技术的发展，新的监测设备不断涌现，监测手段不断提高，我们不能拘泥于传统的观察方法，也不能完全依赖现代检测仪器，应本着灵活运用、择优选取、中西医结合、洋为中用、古为今用的态度，以及时发现病情变化、为患者赢得抢救时间为目的，有效提高医疗护理质量，更好地为广大伤病员服务。

二、病情观察的内容

（一）一般状况

一般状况包括神、面色、形体姿态、声音、气味、头面颈项、五官、四肢、齿、咽喉、皮肤、体温、脉搏、呼吸、血压、睡眠、饮食、体重等。这些内容简单易取，但却十分重要。例如神的改变，得神与失神能反映机体正气的盛衰和脏腑的功能状况，对疾病的治疗和预后有较大的意义。

（二）主要症状与体征

入院时要全面、详细地了解主要症状和体征发生的时间、部位、性质、诱发因素及伴随症状等，住院期间及时注意其变化。对症状体征的观察和描述要准确、客观，如观察腹水患者腹水增减情况，在目测的同时要结合称体重、量腹围的方法。

（三）舌象与脉象

1. 舌象 舌象是病情观察的重要内容，主要是望舌质和舌苔两方面。舌象的变化，能迅速客观地反映正气的盛衰、病邪的深浅、邪气的性质、病情的进展，是判断疾病转归和预后的重要依据。如观察温热病患者的舌质，舌质由淡红逐渐变为红、红绛、绛紫，表示病邪由卫、气逐渐进入营、血，说明病势由浅入深，由轻转重；反之，则说明病情由里出表，逐渐好转。

2. 脉象 脉象能反映全身脏腑功能、气血、阴阳的生理病理信息，是窥视体内功能变化的窗口，可以判断疾病的病位与推断疾病的预后，从而为诊断提供重要依据。如外感风热表证，可见浮脉，热邪亢盛者会出现数脉而且有力。通过诊脉可以了解气血的虚实、阴阳的盛衰、脏腑功能的强弱以及邪正力量的消长，结合其他观察内容可采取相应的护理措施。

（四）各种排泄物

通过观察排泄物如大小便、呕吐物、痰液、汗液、妇女经带等的形、色、量、质的变化，了解脏腑的病变和邪气的性质。

（五）药物效果与反应

药物治疗是临床最常用的治疗方法，护理人员应注意观察其疗效及副作用。如使用峻下剂有无虚脱等情况，使用甘遂、芫花有无腹痛、腹泻等胃肠道刺激症状。

（六）情志变化

各种异常的情绪改变可直接损伤脏腑而致病或加重原有病情，反之，各种疾病也会引起相应的情绪变化。如大怒会引起脑卒中的发生，脑卒中患者久卧病床也会引起抑郁、焦虑等情绪改变。因此护理人员应充分了解患者的精神状态及情绪变化。

第十三章 病后调护与康复护理

病后调护与康复护理是促使病邪彻底清除、预防疾病复发的重要措施，也是护理工作的重点之一。

第一节　病后调护

病后调护是指在病后正气渐复，邪气已衰，脏腑功能逐渐恢复，病情好转，已趋于痊愈时期的调护。在这个时期，由于脏腑功能尚未完全恢复，气血尚未平复，因此应加强患者情志护理，给予合理的饮食调护，鼓励适当锻炼以增强体质，使病邪彻底清除，脏腑功能完全恢复。若护理不当，易使病邪在体内复燃，导致脏腑气血紊乱，阴阳失调，而使疾病复发。因此，做好病证后期的调护十分重要。

一、防止因风邪复病

风邪，泛指六淫之邪。大病初愈之人，气血未复，正气尚虚，机体的卫外防御功能低下，常易感受六淫之邪而引起疾病的复发。因此，做好起居、饮食等方面的护理，对于防止虚邪贼风的侵袭有着十分重要的意义。

（一）扶正护卫

卫气来源于脾胃运化的水谷精微。人体的卫气布散于体表，又依赖于肺气的宣发，其功能之一是抵御六淫之邪的入侵。病后初愈时要扶助正气，增强体质，提高机体卫外抗病的能力，具体措施如下：

1. 合理饮食，加强营养，补益脾肾。
2. 自然调护：利用日光，晒浴背部或全身，以补人体的阳气。一般除冬季外，以晨起阳光温煦不烈为日光浴的最佳时间，机体通过与冷空气经常接触，可提高卫气的反应能力。
3. 适当的锻炼，如散步、慢跑、气功、太极拳等，以增强体质。
4. 制订合理的作息时间，春夏之季，天气由寒转暖、由暖转热，应早起床，广步于庭，使阳气更加充沛；秋冬之季，气候由热转凉而寒，应早卧晚起，使阳气内藏不致外泄。
5. 注意节气的变化，预防感冒。

（二）慎避风邪

患者在病后恢复阶段，气血阴阳平衡渐渐恢复，适应能力较弱，生活起居应做到顺应四时，具体措施如下：

1. 根据四时寒热温凉气候变化而随时增减衣被，以防风寒之邪的侵入。如春季不可遇天气转暖而骤减衣被；夏天炎热，不能纵意当风，以防“贼风”所袭；冬天严寒外出应注意保暖，以免触冒风寒。
2. 保持居室内适宜的温度、湿度，以防风邪相兼他邪而复感。
3. 搞好个人卫生，汗出后及时更衣，防止复感外邪。

二、防止因食复病

脾胃为后天之本、气血生化之源。病后初愈，余邪未尽，脾胃虚弱，不可强食、纵食、暴食，否则，可因饮食不节导致疾病的复发，即所谓“食复”。《素问·热论》说：“病热少愈，食肉则复，多食则遗，此其禁也。”

（一）合理膳食

由于病后初愈者具有阴阳平衡不稳及正虚邪恋的特点，在饮食调补时，应防止偏补太过或因补滞邪，因此，要求做到：

1. 饮食结构合理，荤素搭配，营养丰富。
2. 饮食宜清淡、易消化，少食多餐，定时定量。
3. 饮食应卫生，避免生冷、炙煿、坚硬、不洁饮食。
4. 辨证施养，如寒病者，偏于温养，但不宜过燥；热病者，宜清养，但应防其过寒。

（二）注意忌口

对于病后初愈之人，由于病邪余焰未熄，所以凡有助于增邪伤正的饮食，皆应忌口。如热病者忌食温燥辛辣之品，瘾疹者忌食鱼虾海鲜等。

三、防止因劳复病

劳复是指病后初愈，因形体劳倦、劳神劳心及房劳过度等引起疾病的复发。

（一）防形体劳倦

病后初愈之人，应量力而行，进行必要的形体活动，使气血流畅，有助于彻底康复。如散步、打太极拳等，但应以“小劳不倦”为原则。

（二）防劳神劳心

劳神劳心过度，会伤及心脾两脏，耗尽气血，所以，应及时消除各种不良致病因素，让患者安心静养，调整生活方式，做一些轻微的体力劳动和脑力劳动，保持心情舒畅。

（三）防房劳复病

病后初愈，应分别对患者及配偶强调在身体完全康复之前宜静养，不犯房劳，以免肾精耗伤而致病情反复。

四、防止因情复病

情志所伤，可引起气机紊乱，脏腑气血阴阳失调，直接导致相应的脏腑发生疾病。在病证后期应注意调畅患者的情志，以免因情复病。

（一）心情要舒畅

病证后期，脏腑功能恢复需要一段时间，患者容易产生急躁等不良情志，这些不良刺激都可以影响脏腑功能，而使病情加重，因此，要耐心、细致地做好疏导、解释、宣教工作，使患者树立乐观情绪，保持心情舒畅，正确面对疾病和人生，学会在生活中调节自己的情绪。

（二）避免情志过激

七情变动影响气机，七情过激损伤五脏。患者在休养期间，如果出现情志变动和过激，可使病情加重，或迅速恶化。因此，在病证后期，应保持心情开朗、豁达乐观，使五脏安和，气机调畅，促进疾病向愈；避免七情过极，以免影响气机，损伤五脏，使病情加重。

第二节　康复护理

康复是指当患者的健康在身体或心理方面出现负面状态时，综合协调地应用各种措施，减轻患者的身心和社会功能障碍，使其获得整体康复而重返社会。

一、中医康复护理概述

中医康复护理，是指在中医理论指导下，运用中医整体观念和辨证施护的原则，对各类伤残者及年老体弱者，采取促进疾病康复的各种方法和训练手段，使其在身体、精神及生活能力等方面得到最大限度的恢复或改善，尽可能地恢复生活自理能力和劳动能力。

二、康复护理的对象

康复护理的对象十分广泛，主要有以下四种人群：

（一）残疾者

残疾者是指在心理、生理、人体结构上，某种组织、功能丧失或者不正常，造成部分或全部失去以正常方式从事个人或社会生活能力的人。包括肢体、器官和脏器等损害所引起的各类残疾者，有肢体残疾、视力残疾、听力残疾、语言残疾、智力残疾、精神残疾、脏器残疾等。

（二）急性伤病后及手术后的患者

急性伤病后及手术后的患者，无论是处在早期还是恢复期或后遗症期，只要存在功能障碍，就是康复护理的对象。早期康复主要在专科医院或综合性医院住院期间进行。恢复期和后遗症期康复则主要是出院以后在康复中心或以社会康复方式进行。

（三）慢性病患者

很多慢性病患者病程缓慢进展或反复发作，致使相应的脏器与器官出现功能障碍，而功能障碍又可加重原发病的病情，形成恶性循环。对慢性病患者的康复护理可帮助功能恢复，同时也有助于防止原发病的进一步发展。

（四）年老体弱者

老年人的脏器和器官存在不同程度的退行性改变，功能逐渐衰退。康复护理措施有利于延缓衰老的过程，提高年老体弱者的生活质量。

三、中医康复护理的原则

中医康复涵盖病种多，病情复杂，但从总体上看，气血衰少、津液亏虚、痰阻血瘀是其共同的病理特性。因此，康复护理的总原则是调整气血阴阳，尽量促进形神功能活动恢复正常。

（一）阴阳调和、天人相应

阴阳平衡、天人相应是人体健康的必要条件。机体内环境的平衡协调和人体外界环境的整体统一，是人体得以生存的基础。《素问·调经论》说："阴阳匀平，以充其形，九候若一，命曰平人。"人体阴阳平衡时，形体充实，九候脉象一致，可以称为"平人"，即健康无病者。护理人员对患者进行康复护理时应遵循调和阴阳、以平为期、顺应四时、五方制宜的原则。

（二）形神共养、动静适宜

形神共养是传统康复理论的精华之一。形与神，是相互制约、相互为用、不可分割的统一体。从传统的康复理论来讲，人体千变万化、错综复杂的一切疾患，都可以看成是形神失调的结果，或重在伤形，或重在伤神，或由形及神，或由神及形。因此，康复护理既要注意形体的保养，也要注意精神的调摄。形神调养要注意动静结合，一般养心调神，以静为主；形体保养，以动为主。

（三）协调脏腑、通调经络

脏腑学说是辨证康复的理论基础。协调脏腑是在脏腑经络学说的基础上，运用阴阳五行理论、天人相应观点，采用“以常衡变、揆度奇恒”的方法，了解脏腑病机，并针对其病理变化，进行辨证康复，消除疾患，恢复健康。经络遍布全身，沟通表里，贯穿上下，将人体联结成一个有机整体。经络不通，气血不和则百病丛生，也是机体不能康复的主要因素。所以，采用针灸、按摩、气功及各种体育疗法，疏通经络，活血化瘀，是康复护理常用的措施。

（四）养正祛邪、综合调理

中医认为，一切疾病都是邪正相争的反映。在邪正相争过程中，必然出现邪正消长盛衰。康复护理的根本目标是改变正邪双方力量的对比，使疾病过程向恢复健康方向转化。在护理过程中，应根据正邪盛衰的情况，分清主次、先后、标本缓急，灵活运用养正、祛邪、养正兼祛邪、祛邪兼养正、先养正后祛邪、先祛邪后养正等方法。综合调理是提高康复护理质量的关键，护理人员在传统康复理论指导下，针对不同病证综合运用不同种类的康复护理方法对患者进行施护，才能达到最佳的效果。

四、中医康复护理的辨证施护

辨证施护是中医护理学的特点之一。中医康复学常用的辨证方法是在八纲辨证的基础上，采用气血津液辨证和脏腑辨证，确定证候，然后采取适当的方法进行施护。

（一）八纲辨证护理

八纲，即表、里、寒、热、虚、实、阴、阳。八纲辨证护理是中医康复护理的重要组成部分。在临床实践中，应根据患者的辨证，确定康复护理措施。如阴虚证患者，常证见午后潮热、盗汗、口干咽燥、手足心热、形体消瘦、目涩耳鸣、腰腿酸软等，康复护理应嘱患者进食偏凉、清补之品，如鸭、鸭蛋、白木耳、梨、莲藕等。阳虚患者常证见畏寒、肢冷、面色㿠白、疲乏无力、少气懒言、自汗、尿清便溏等，康复护理除按寒证措施处理外，还应嘱患者多进食鲫鱼、荔枝、胡桃、红糖、饴糖等。

（二）脏腑辨证护理

1. 心系病的康复护理　包括心悸、胸痹、失眠等病证，尤以心悸为主。护理上首先要保持环境安静，强调患者静养，同时加强舌、脉及证候的观察，根据病情变化采取相应的护理措施。如患者舌尖红赤或舌体糜烂多为心火上炎，应给予清淡泄热的饮食，加强口腔护理。

2. 肺系病的康复护理　包括咳嗽、哮喘、肺痈、肺痨、悬饮、矽肺等病证。临床多以咳嗽、咳痰为主证。护理上要注意气候的变化，防止复感六淫外邪。邪在卫表者，应注意病室空气流通；肺寒咳嗽者宜保暖，避风寒。饮食宜清淡，忌烟酒辛辣、海腥发物及过甜过咸之品。此外，应重视患者的情志护理，耐心作好心理疏导，消除患者紧张、焦虑情绪。病后恢复期，指导患者进行适当的体育锻炼，增强肺卫正气。

3. 脾胃病的康复护理 脾胃运化功能失常可导致胃脘痛、呕吐、噎膈、泄泻、便秘等病证。护理上应特别注意饮食调护，日常饮食以清淡、易消化为宜。消化不良患者，应少量多餐软烂食物，忌肥甘厚腻硬固黏滞之品及生冷瓜果；若见脾不统血而出现便血、崩漏等，除了饮食调护外，还应加强情志护理，注意休息静养。

4. 肝胆病的康复护理 包括黄疸、臌胀、癥积、眩晕、中风、郁证等病证。这些疾病与肝的疏泄功能有关。康复护理应以情志护理为主，对肝气郁结者，通过说理开导，使之心情舒畅，胸怀宽大，从根本上消除发病因素；对肝火易动者，时时注意消除容易致怒的环境和刺激，同时指导患者尽量避免紧张繁忙的工作、劳动或学习；对形体肥胖，经常眩晕、手足发麻的患者，则应注意调畅其情志，使之怡悦开怀，同时做到劳逸结合，以免暴怒或烦劳过度而诱发中风。

5. 肾系病的康复护理 包括水肿、淋浊、消渴、癃闭、阳痿、遗精、萎证等病证。肾藏精，具有喜封藏恶泄露的特性，护理上应以保精为重点。指导患者多休息少劳累，尤其要戒房劳。饮食上宜选用滋养补肾填精的食物，如猪羊的腰子和脊髓、甲鱼、胎盘等。“咸入肾”，过咸易伤肾，饮食应清淡。同时注意保持情绪稳定，避免不良情绪的刺激。

（三）气血津液辨证护理

1. 气病的康复护理

（1）气虚：气虚主要是脏腑功能衰退引起的病理现象。如心气虚则心慌气短；肺气虚则喘息无力，语声低弱；脾胃气虚则脘腹满闷，食欲衰退；肾气虚则遗尿泄精。康复护理的方法应以清心静养为重点，避免劳累过度，节制房事。生活起居应顺应四时气候的变化，预防外邪的侵袭，以免加重病情。指导患者多服用一些补气的食物，如肺气虚寒而久咳患者可服黄芪杏子粥、核桃羹、紫河车粉；心气虚者可服鸡肉参冬汤、海参大枣饮、双耳羹；肾气虚者可服枸杞鲫鱼汤、青鸭羹等。

（2）气滞：主要是脏腑功能失调而出现的气机郁滞的病变。气郁气滞多与情志不畅有关，故康复护理的重点以畅导情志为主，要了解患者的精神状态，让他们对疾病有正确的认识，对不利于疾病的思想，应予以开导，鼓励患者保持乐观情绪，学会自我调节心理状态。气郁患者还应进行适当的活动，以助导气。

2. 血病的康复护理

（1）血虚：血虚与饮食不节、脾胃失调、亡血失血等因素有关。患者常见目眩头晕、心慌气短、面色萎黄或苍白、脉细无力等，女子可有月经闭止，或量少色淡等候。康复护理以食疗为主，既要注意饮食调护，多服补血、滋阴、益气之品；又要突出补益脾胃之法，以扶助后天之本，使气血生化有源。患者宜多服红枣、桂圆、荔枝、蘑菇、白木耳、百合、鳖甲等。

（2）血瘀：血液运行不畅，轻则为郁，重则为瘀，又统称为蓄血。临床表现为肢体、胸胁、腰腹疼痛或刺痛，痛处固定不移，胁腹有癥块，皮下紫斑或血肿，面色暗黑，口唇发紫，女子月经量少色紫，或闭经、痛经。康复护理的原则为活血化瘀，可指导患者进行气功等疗法，或予以针灸、推拿以化瘀散结，活血通络。多服养血消瘀之品，如鱼鳔膏、羊骨汤、大枣粥等。

3. 津液病的康复护理

（1）痰饮：痰饮是人体水液代谢异常的病理性产物，它在体内停留、阻滞，又成为致病因素，可产生新的疾病，使病情更为复杂。痰迷心窍可引起昏迷；风痰阻络能导致偏瘫；风痰郁结又能发为癫痫；痰火扰心能为狂；风痰阻窍则失语。康复护理以帮助患者化痰化饮为重点，可采取食疗、推拿、针灸、运动等方法。

（2）津液亏损：津液遍布人体各部，在经脉内为血液的组成部分；在经脉外，具有滋润、濡养脏腑、肢节的作用。津液亏少，不仅使机体参与水液代谢的相关脏腑组织功能异常，而且又反过来影响相应脏腑组织功能，并削弱机体的抗病能力，使病情复杂或加重。护理上可指导患者多服用一些养阴生津的食品，用麦冬、鲜芦根煎水代茶。此外还应加强生活调护和情志护理。

五、中医康复护理的方法

（一）针灸、推拿康复法

针灸、推拿康复法是指在经络腧穴理论的指导下，选择一定的穴位进行针刺、艾灸或推拿，以促使患者身心康复的一类方法。经络通达上下，沟通表里，纵横交错，联系人体各脏腑组织，使人体形成一个有机的整体。经络具有运行气血、传导感应的作用，在人体有一定的循行部位和脏腑络属关系。因此，通过针刺、艾灸或推拿不同经络的腧穴，可疏通经气，调节人体相应脏腑组织的功能，达到治愈疾病的目的。

（二）饮食康复法

饮食康复法是指根据患者气血阴阳的虚损情况及脾胃的运化能力，有针对性地选择饮食的品种和数量，以促进机体恢复健康的方法。饮食康复的基本原则是辨证择食、辨病施食。

（三）调摄情志康复法

应用谈心开导、音乐、娱乐、色彩等多种方法，调畅情志，使患者在轻松、愉快、舒畅的气氛中接受治疗。

（四）药物康复法

分口服和外治两种。药物治疗能扶正祛邪、调整阴阳、调畅气血，最终达到康复的功效。

（五）自然康复疗法

可根据具体条件选用日光浴、水浴、空气疗法、泥沙疗法。

（六）体育康复疗法

以散步、太极拳、五禽戏、八段锦、气功等轻慢活动为宜，适当运动可以强筋骨、利关节、行气血、通经脉、调养脏腑。根据天气的冷、暖、晴、雨，掌握活动的时间和场所，如刮风的时候不宜在室外散步。

（七）娱乐康复疗法

通过琴、棋、书、画、音乐、舞蹈等方法怡情畅志，促使身心的康复。

（八）物理康复疗法

指运用运动以及电、光、声、磁、水、蜡、压力等物理方法预防、治疗伤病，促进功能恢复的治疗方法。

（九）作业疗法

作业疗法是针对患者的功能障碍，从日常生活活动、手工操作劳动或文体活动中，选用针对性强、能恢复患者功能和技巧的作业，让患者按照指定的要求进行训练，以逐步复原其功能的方法。

（十）生活起居调护

顺应四时气候变化，随时增减衣被，以免复感外邪；制订合理的作息时间，保证充足的睡眠；坚持锻炼，起居有常，劳逸有度；饮食有节，饥饱有度，饮食宜清谈、易消化，少食多餐，多吃瓜果蔬菜，忌食肥甘厚味、辛辣之品。训练患者利用自助具进食、穿衣、梳饰、排泄等，帮助残疾者自理生活。

（十一）其他康复疗法

如运用色彩疗法及香花、香气疗法等，美化、净化居住的环境，以调神、调心，促进身心的康复。

第十四章　中医用药及护理

在我国的辽阔大地和海域，分布着种类繁多、产量丰富的天然药材资源，包括植物、动物和矿物。几千年来，这些药材作为防治疾病的主要武器，对保障人民健康和民族繁衍起着不可忽视的作用。

第一节　中药的性能与用法

一、中药的性能

一切疾病的发生、发展过程，都是在致病因素的影响下，阴阳失和、升降失调、脏腑功能紊乱的结果。而药物治病的基本作用不外是祛除病邪，消除病因，恢复脏腑功能的协调，纠正阴阳偏盛偏衰的病理现象，使之在最大程度上恢复到正常状态。药物针对病情发挥上述基本治疗作用，是因药物各自具有若干特性和作用，前人也称之为药物的偏性，认为药物的偏性能够纠正疾病所表现的阴阳偏盛或偏衰。把中药治病的多种多样的性质和作用加以概括，主要有性、味、归经、升降浮沉等方面，统称为中药的性能。

（一）四气五味

四气，又称四性，就是寒、热、温、凉四种不同的药性。这四种不同的药性，都是古人从药物作用于机体所发生的反应和对于疾病所产生的治疗效果而作出的概括性归纳。因此，它是与疾病属性的寒（寒证）、热（热证）相对而言的。凡能够减轻或消除热证的药物多有清热、泻火、解毒等作用；反之，能够减轻或消除寒证的药物，一般属于温性或热性，温热性的药物多具有祛寒、温里助阳等作用。此外，还有的药物性质较平和，介于温凉之间，称平性，而这些药物实质上仍有偏温或偏凉的不同，没有超出四气的范畴，或仍统称为四气。

五味，就是辛、甘、酸、苦、咸五种味。还有些药物具有淡味或涩味，实际上不止五种。但是，五味是最基本的五种滋味，所以仍称为五味。药味的确定，一方面是根据口尝身受的结果，另一方面是根据临床治疗中反映出来的效果。不同的味有不同的作用。味相同的药物，其作用也有相近或共同之处。

辛味：有发散、行气、活血、开窍、化湿等功效。常用于表证、气滞、血瘀、窍闭、神昏、湿阻等证，如麻黄、木香、红花、麝香、藿香等辛味药。

甘味：有补益、和中、缓急等功效，常用于虚证、脾胃不和、拘急疼痛等证，如党参、熟地、甘草等甘味药。

酸味：有收敛、固涩的功效，常用于虚汗、久泄、遗精、遗尿、出血等证，如五味子、乌梅等酸味药。

苦味：有泻和燥的功效。泻主要包括清热、泻火、泻下通便、降泄肺气。常用于里热证、热结便秘、肺气上逆咳喘等证，如栀子、大黄等。苦能燥湿，苦而温的药物，能燥寒湿，如苍术等；苦而寒的药物，能清热燥湿，如黄羊、黄连等苦味药。

咸味：有软坚散结、泻下的功效。常用于瘰疬、痞块、燥热便秘等证，如昆布、芒硝等。

此外，淡味有渗湿、利尿的功效，多用以治疗水肿、小便不利等证；涩味药与酸味药功能相类似。

每一种药物均有气有味，有些药物气同而味不同，有些药物味同而气不同，不论哪种情况，其作用均有明显的差异。如黄连苦寒，能清热燥湿；芒硝咸寒，能软坚泻下；黄芪甘温，可以补气；芦根甘寒，能清热生津除烦。所以，对气和味不能孤立看待，必须结合起来全面认识。此外，还必须注意，性味一般只能表示药物的大体作用和某些共性，有些性味相同的药物，其作用不尽相同，如苦寒的板蓝根能清热解毒，而苦寒的龙胆草却能清热燥湿泻火。

（二）升降浮沉

升降浮沉，是指药物在人体内的作用趋向。药物如能改善或消除诸如泄泻、脱肛、崩漏、窍闭神昏等病势向下、向内的病证，说明其具有升浮作用；相对而言，药物能改善或消除呕吐、喘咳、发热、自汗、盗汗等病势向上、向外的病证，说明其具有沉降作用。一般来说，升浮药的作用趋于向上、向外，具有升阳、解表、开窍作用；沉降药的作用趋于向下、向内，具有止呕、止咳、平喘、清热、收敛等作用。

药物升降浮沉的作用趋向与药物本身的性质、质地有不可分割的关系。升浮的药物大多具有辛、甘味和温热性，质地较轻；沉降的药物大多具有苦、酸、咸味和寒凉性，质地较重。但有的药物还具有双重性，如麻黄既可发汗解表，又可降气平喘；川芎既可上止头痛，又可下通月经。因此，必须综合认识方不致误。

（三）归经

归经就是指药物对于机体某部分的选择作用，主要对某经（脏腑及其经络）或某几经发生明显的作用，将各种药物对机体各部分的治疗作用进一步归纳，使其系统化，这样便形成了归经理论。

归经理论是以脏腑、经络理论为基础的。人体的脏腑各有特殊的生理功能和病理变化，经络把人体内外各部联系起来，构成一个整体。体表的外邪可以循经络内传脏腑，脏腑的病变也可由经络而获得系统认识，在临床用药时，首先应根据各经所表现的症状进行诊断，然后再用相应的药物治疗。至于一药有归数经者，则是其治疗范围的扩大，对数经的病变均能发挥作用。

归经只是药物性能的一个方面，在应用药物的时候，如果只掌握药物的归经，而忽略了四气、五味、升降浮沉等性能，是不够全面的。此外，由于脏腑、经络的病变可以相互影响，因此，在临床用药时，并不能单纯使用归某一经的药物。例如，肺病而见脾虚者，每兼用补脾的药物，使肺有所养而逐渐向愈。

（四）有毒与无毒

关于毒的含义，在医籍中，常指药物的偏性而言。所谓“毒药攻邪，五谷为养”，其中“毒药”一词，就是药物的总称。

随着医学的发展，人们对药物的认识逐渐深化。为了区别药物的治疗作用和它对人体正气的损伤，渐渐地“毒”就不再指药物的偏性了。本书中药物的性味下所标“有毒”、“小毒”、“大毒”、“剧毒”等，是指这些药物有大小不等的毒性或副作用，用之不当，可导致中毒。

认识药物有无毒性以及毒性的强弱，在治疗中是有一定指导意义的。特别是帮助理解作用的峻利或缓和，可能对人体带来的危害，以便适当选用药物和确定用量，如细辛、乌头、甘遂等有毒药物，在病情需要时可适当选用，但由于其毒性，非特殊需要，一般用量较轻。在特殊情况下，还可采用“以毒攻毒”的方法，治疗某些毒邪炽盛的疾病。

二、中药的用法

中药的应用，主要包括药物的配伍、用药禁忌、剂量等内容。掌握这些内容，对于充分发挥药物的疗效和确保用药安全有十分重要的意义。

（一）配伍

根据病情需要和用药法度，将两种以上的药物配合应用，称为配伍。药物经过配伍后，药与药之间就会发生某些相互作用使其原有功能有所改变，从而产生不同的效果。因此，在药物配伍方面，必须有所选择，这样就提出了配伍关系问题。古人把单味药的应用同药与药之间的配伍关系总结为七个方面，称为“七情”。其中除单行（指用单味药物治病）外，其余六个方面都是指配伍关系。

1. 相须　即两种以上的功效类似的药物同用，可以增强其原有疗效。如石膏配知母，使清热泻火作用增强；大黄配枳实使泻下之功增强等。

2. 相使　即在功效方面有某种共性的药物配合应用，而以一药为主，余药为辅，能提高主药的功效。如补气利水的黄芪与健脾利水的茯苓配合，茯苓能提高黄芪的补气利水之功。

3. 相畏与相杀　当两药同用时，一药的毒性能被另一药减低或消除，在这种情况下，就前者来说是相畏关系，就后者来说是相杀关系。如生姜能解生半夏的毒性，它们之间的关系就是生半夏畏生姜，生姜杀生半夏的毒。

4. 相恶　即两药同用，一药能抑制另一药的性能，使其功效降低甚至丧失。如黄芩恶干姜，干姜能降低黄芩的清热之功。

5. 相反 即两药合用后，能产生毒性或剧烈的副作用。如甘草与甘遂合用能产生毒性。

上述配伍关系中，“相须”、“相使”可相互促进，提高疗效，临床用药时应充分利用；“相畏”、“相杀”能减轻或消除原有毒性或副作用，在应用毒性或峻烈药时要考虑选用；“相恶”具有相互对抗作用，用药时应加以注意；“相反”可能产生毒性反应或剧烈的副作用，一般应避免使用。

（二）用药禁忌

用药禁忌是指临床用药时，必须注意在某种情况下，不宜使用某些药，或在服用药时不宜吃某些食物等问题，以免发生不良反应或影响药效。它主要包括配伍禁忌、妊娠禁忌、服药禁忌。

1. 配伍禁忌 前面“配伍”中已提到，有些药物合用后，能降低药效或产生毒副作用，要避免应用。《神农本草经》称这些药物间的关系为“相恶”、“相反”，金元时期概括为“十八反”和“十九畏”。

（1）“十八反”：甘草反甘遂、大戟、芫花、海藻，乌头反贝母、瓜蒌、半夏、白及，藜芦反人参、沙参、丹参、玄参、苦参、细辛、芍药。

（2）“十九畏”：硫黄畏朴硝，水银畏砒霜，狼毒畏密陀僧，巴豆畏牵牛，丁香畏郁金，牙硝畏三棱，川乌、草乌畏犀角，人参畏五灵脂，官桂畏赤石脂。

以上配伍禁忌并不是绝对的，因为在古今配方中也有同用的情况，如甘遂半夏汤中甘遂与甘草同用，大活络丹中乌头与犀角同用等。鉴于目前在这方面的研究尚无明确结论，有待于进一步探讨，所以临床仍须避免盲目配合应用。

2. 妊娠禁忌 某些药物具有损害胎儿以致堕胎的作用，所以应该作为妊娠禁忌的药物。根据药物对胎儿损害程度的不同，一般可分为禁用和慎用两类。禁用的一般属于毒性较强，或药性猛烈的药物，如巴豆、牵牛子、大戟、斑蝥、商陆、麝香、三棱、莪术、水蛭、虻虫等；慎用的包括祛瘀通经、行气破滞、攻逐泻下、大辛大热以及滑利之品，如桃仁、红花、大黄、枳实、附子、干姜、肉桂、木通等。凡禁用药物绝对不能用，慎用的药物则可根据病情谨慎使用。

3. 服药禁忌 俗称忌口，一般服药期间应忌食生冷、油腻、腥臭等不易消化及有特殊刺激性的食物。古代文献中还有常山忌葱，地黄、何首乌忌葱、蒜、萝卜，茯苓忌醋，鳖甲忌苋菜等记载，可供临床参考。

（三）剂量

剂量，亦称中药常用量，包括三方面内容，即单味药物的成人一日量（本书中各药物所标注的用量除特别注明外，均是指干燥后的生药在汤剂中的成人一日内服量），方剂中各药物的相对量（一般非毒性的药物，单用时用量可稍大，而在复方中用量可略小，主要药物的用量可稍大，辅助药物的用量可略小）和制剂的实际服用量。

中药剂量的大小，与疗效有直接关系，剂量过小则达不到治疗目的，剂量过大则达不到预期疗效，甚至可能造成不良后果。在确定剂量的时候，要根据药物的性质、病势轻重、剂型种类、处方用药的多少，以及年龄、体质的差别等具体情况全面考虑。

1. 根据药物性能确定剂量　凡有毒、峻烈的药物，剂量宜小，应严格控制在安全限度内，并从小量开始，逐渐增加，病势减退即可减量或停服。一般来说，质地较轻，较易溶解的花、叶类，剂量宜小；质地较重，难于溶解的矿物、贝壳类，剂量宜大。

2. 根据配伍、剂型确定剂量　一般来说，处方用药多时，其中单味药剂量宜小。相反，处方用药少时，其中单味药剂量宜大。使用单味药治病时，剂量较复方为重。同样的药物入汤剂比入丸、散剂量宜大；作酒剂、浸膏剂，剂量可稍大。

3. 根据病情、体质、年龄确定剂量　一般重病、急性病剂量宜大；轻病、慢性病剂量宜小。体质壮实剂量宜大；年老体弱剂量宜小。不同年龄的病人，药物量尚无严格的规律可循。一般来说，小儿在1岁以下，用成人量的1/4；1~5岁，用成人量的1/3；6~15岁，用成人量的1/2；16岁以上，可用成人量。

除毒性药、峻烈药和某些精制药剂外，一般中药的常用内服剂量（即有效剂量）为5~10g，部分药物的常用量较大的为15~30g。

第二节　方剂的组成与剂型

一、方剂的组成及变化

方剂是医生根据病情的需要，在中医基本理论的指导下，选择药物组合而成的，这种组合既非简单的药物集合，亦非固定的搭配，而是既有严格的原则性，又有极大的灵活性。只有掌握了这两个方面，并在具体应用中统一起来，才能切合实际，全面考虑，达到理想的治疗效果。

（一）方剂的组成原则

方剂的组成有严格的原则性。这种原则前人总结为“君、臣、佐、使”，现代又称“主、辅、佐、使”。其具体含义是：

1. 君药（主药）　即针对主病、主证或主要病因而起主要治疗作用的药物，是方剂组成中不可缺少的主药。

2. 臣药（辅药）　含义有二，一是辅助君药加强治疗主病、主证或主要病因的药物；二是针对兼病、兼证或次要病因起主要治疗作用的药物。

3. 佐药　含义有三，一是佐助药，即协助君、臣药物发挥治疗作用，或直接治疗次要症状的药物；二是佐制药，即用以消除或减弱方中某些药物的毒性，或能制约方中某些药物峻烈之性的药物；三是反佐药，即病重邪甚，可能拒药时，配用与君药性味相反而又能在治疗中起相成作用的药物。

4. 使药　含义有三，一是引经药，即能引方中诸药至病所的药物；二是调和药，即具有协调方中诸药作用的药物；三是矫味药，即矫正药物味道，便于服用的药物。

方剂正是通过这个原则，将各具特性的药物组合，这样既可使主次分明，配合严谨，又可减轻毒副作用等，使之符合病情的需要，满足辨证论治的要求，而产生最理想的疗效。

方剂中药物的君、臣、佐、使原则，在具体应用中，应根据辨证立法的需要，以精简有效为原则，灵活应用，不一定君、臣、佐、使一应俱全。

（二）方剂的组成变化

方剂的组成既有严格的原则性，又有极大的灵活性。特别是在选用成方时，应根据病证的变化、体质的强弱、年龄性别的差异、四时气候、生活习惯的不同，在具体选择药物，确立配伍关系、药量大小，以及剂型服法时，灵活应用，随证加减化裁，做到“师其法而不泥其方”。其变化方式，归纳起来主要有三种，即药味加减的变化、药量加减的变化和剂型更换的变化。

上述三种变化虽各有特点，但目的只有一个，就是适应更复杂的病情。因此，在临床上具体应用时，三种变化可分别单独使用，亦可合并使用，甚至可数方相合，加减化裁使用。

二、方剂的剂型

方剂的剂型，是指方药的制剂形式，即根据病情需要或药物特点，将药物配伍组成方剂后，将其制成一定的制剂形式。中医临床常用的剂型有：

（一）汤剂

将药物配剂后，加水或酒，或水酒各半浸透后，再煎煮一定的时间去渣取汁，即为汤剂。一般作内服用，亦可外敷。其特点是吸收快，奏效速，便于加减，能全面灵活地照顾到每一个病人或各种急慢性病证。

（二）散剂

将药物研碎，成为均匀混合的干燥粉末，称为散剂。有内服、外用两种。内服散剂量小末细者可直接冲服；量大末粗者可加水煎服。外用散剂末极细，可撒布或调敷患处。散剂的特点是制作简便，便于服用携带，吸收较快，节省药材，不易变质等。

（三）丸剂

丸剂是将药物研成细末，以蜜、水或米糊、面糊、酒、醋、药汁等赋形剂与之黏合制成的圆形固体剂型。其特点是吸收缓慢，药力持久，体积小，服用携带贮存方便。某些峻猛有毒以及贵重、芳香不易煎煮者，多配成丸剂使用。

（四）丹剂

丹剂是指用含汞、硫黄等的矿物经过加热升华而成的一种化合制剂。分内服、外用两种。其特点是剂量小，作用大，没有固定的剂型。

（五）膏剂

膏剂是将药物用水或植物油煎熬浓缩而成的一种剂型。分内服、外用两种。其特点是用法简单，携带贮存方便，硬膏对患处能起到机械性的保护作用。

（六）酒剂

以酒为溶媒，或浸制药物，或加温同煎，去渣取液，称为酒剂。分内服、外用两种。其特点是服用方便，节约药材。对体虚、风湿、痹痛或跌打损伤较适合。

（七）糖浆剂

将药物煎煮去渣取汁煎熬成浓缩液，加入适量蔗糖溶解，称为浆剂。其特点是口感好，易于服用，尤其易于儿童服用。

（八）片剂

片剂是将中药加工或提炼后与辅料混合，压制成圆片状的一种剂型。其特点是用量准确、体积小、易于服用，若需在肠道中作用或遇胃酸易被破坏的药物，尚可外包肠溶衣，使之在肠道中崩解。

（九）冲剂

冲剂是将中药提炼成稠膏，加入适量糖粉及其他辅料，如淀粉、山药粉、糊精等，充分拌匀，制成颗粒，烘干（不超过60℃）过筛而成的一种剂型，其特点是易吸收，作用快，服用、携带、贮存方便等。

（十）针剂

针剂即注射剂，是中药经过提取，精制而成的灭菌溶液，供皮下、肌肉、静脉、穴位注射用的一种剂型。其特点是剂量准确，给药方便，作用迅速，药物不受消化液或食物的影响，能直接进入人体组织。

此外，临床尚有茶、锭、饼、条、线、灸剂等传统剂型和海绵剂、油剂、气雾剂、栓剂、霜剂、胶囊剂、五官外科用制剂等新剂型，这些都是中医学的宝贵财富和对中医学的丰富和发展，值得重视和进一步研究。

第三节　中医用药“八法”及护理

中医用药“八法”通常是指汗、吐、下、和、温、清、消、补等八种常用的药物治疗方法。护理人员掌握用药“八法”有助于辨证施护顺利进行。

一、汗法及护理

汗法，亦称解表法，是一种疏散表邪，促使人体微微出汗，使肌表的外感六淫之邪随汗而解的治法。汗法并不是以使人出汗为目的，汗出标志着腠理开，营卫和，肺气畅，血脉通，从而能祛邪外出。所以，除了外感六淫之邪的表证用汗法外，凡腠理闭塞、营卫不通而寒热无汗者亦可用汗法治疗，如疹未透发或疹发不畅者，头面部及上肢浮肿的水肿兼表证，疮疡初期兼有表证的红、肿、热、痛，风湿痹痛等。

汗法所用药物以具有发汗、解肌、透疹等作用的解表药为主组成，本类药物大多气味芳香，故不宜久煎，以免损失药效。使用发汗力强的解表药，应避免发汗过多，因汗出过多能耗散阳气，损伤津液。对于多汗、热病伤津、久患疮疡、失血及阴虚发热等，一般不用，以免劫伤阴血。

【护理方法】

1. 应用汗法时，应避风寒或增加衣被，以遍身滋滋微汗为最佳，不易过汗，若汗出不彻，则病邪不解；若汗出太多，则易耗气伤津，甚至导致亡阴、亡阳。

2. 解表剂多用辛散轻扬之品，不宜久煎，以免药性耗散，作用减弱。药宜武火快煎，服药时温度适宜；药后可加饮热稀粥、热水、热饮料等，以助药力；服药后卧床加盖衣被，促其发汗。

3. 服药期间饮食宜清淡，忌黏滑、酸性和生冷食物。

4. 药后加强病情观察，重点观察有汗、无汗、出汗时间、出汗部位和汗量等。在一般情况下，汗出热退即停药，以遍身微微汗出为最佳，忌大汗。若汗出不彻，则病邪不解，需继续用药；而汗出过多，会伤津耗液、损伤正气，可给予患者口服糖盐水或输液；若大汗不止，易导致伤阴亡阳，应立即通知医师，及时采取措施。

5. 汗出时及时用干毛巾或热毛巾擦干，汗止后及时更换衣被，并注意避风寒，防止复感。

6. 病位在表，药后无汗者，可针刺大椎、曲池穴，以透邪发汗，不可予冷饮和冷敷，避免“闭门留寇”，使邪无出路，热反更甚。

7. 服发汗解表药时，应禁用或慎用解热镇痛药，如阿司匹林等，防止汗出太过。

二、吐法及护理

吐法亦称涌吐法，是通过涌吐，使停留在咽喉、胸膈、胃脘等部位的痰涎、宿食或毒物从口中吐出的一种治法。张仲景在《金匮要略》中以“呕家有痈脓，不可治呕”，“病人欲吐者，不可下之”为例，阐明审因论治、因势利导的治疗原则。由于吐法可以引邪上越，宣壅塞而导正气，所以在吐出有形实邪的同时，往往汗出，使在肌表的外感病邪随之而解。常用于中风、痰涎壅盛、癫狂、宿食、食厥、气厥、胃中残留毒物及霍乱吐泻不得等。

【护理方法】

1. 涌吐药作用迅速凶猛，宜伤胃气，应中病即止。对年老体弱、婴幼儿、心脏病、高血压患者及孕妇慎用或忌用。

2. 服药期间应暂禁食，待胃肠功能恢复后再给少量流质饮食或易消化食物以养胃气。

3. 服药应小量渐增，采取二次分服法，以防涌吐太过或中毒。一服便吐者，需通知医生，决定是否继续二服。

4. 服药后不吐者，可用压舌板刺激上腭咽喉部，助其呕吐。呕吐时协助患者坐起，并轻拍患者背部促使胃内容物吐出。不能坐起者，协助患者头偏向一侧，并注意观察病情，避免呕吐物吸入呼吸道。

5. 吐后给温开水漱口，及时清除呕吐物，撤换被污染的衣被，整理好床单位，并叮嘱患者避免坐卧当风，以防吐后体虚，复感外邪。

6. 吐而不止者，可服少许姜汁或服用冷粥、冷开水解之。若仍不止者，可根据给药的种类分别处理：因服巴豆吐泻不止者，可用冷粥解之；服用藜芦可用葱白汤解之；服用稀涎散可用甘草、贯众汤解之；服用瓜蒂散可用麝香 0.03～0.06g 开水冲服解之。若吐后气逆不止，宜予和胃降逆之剂止之。

7. 严重呕吐者应注意观察体温、脉搏、呼吸、血压及呕吐物的量、气味、性质、性状并记录，必要时给予补液、纠正电解质平衡等对症处理。

三、下法及护理

下法，亦称泻下法，是通过运用泻下药，通导大便、排除肠胃积滞、荡涤实热，或攻逐水饮、寒积，以治里实证的一种治疗方法。《素问·至真要大论》中说到："其下者，引而竭之"，"中满者，泻之于内"，即为下法的理论依据。下法适用于邪在肠胃所致的大便不通或热结旁流，以及停痰留饮、瘀血积水等邪正俱实之证。由于里实证有热结、寒结、燥结、水结的不同，治法用药也因而各异，大抵热结治宜寒下，寒结治宜温下，燥结治宜润下，水结治宜逐水。

【护理方法】

1. 泻下剂以攻伐为主，过则易伤正气，用时应中病即止，对年老体虚患者、孕妇及产后津亏引起的便秘更应慎用。

2. 服药期间忌食油腻及不易消化的食物，以免重伤胃气。

3. 药后注意观察排泄物的性状、量、色及次数，若泻下太过而致虚脱，应立即报告医生，及时配合救治。

4. 寒下药适用于里实热证，表里无实热者及孕妇忌用；忌同时服用辛燥、滋补药；服药期间应暂禁食，待燥屎泻下后再给以米汤、面条等养胃气之品。

5. 温下药适用于因寒成结之里实证，药宜取连续轻泻，于饭前温服。

6. 润下药适用于肠燥津亏、大便秘结之证，药宜早、晚空腹服用。在服药期间应配合食疗以润肠通便，应养成定时排便习惯。

7. 逐水药适用于水饮壅盛于里之实证，此类药有毒而峻猛，易伤正气，所以体虚、孕妇忌用，有恶寒表证者不可服用。

四、和法及护理

和法，亦称和解法，是采用和调的方法，以和解少阳寒热、协调脏腑功能的一种治法。适用于邪犯少阳、肝脾不和、寒热错杂等病邪在半表半里之证。根据不同的病证，常采用和解少阳剂、调和肝脾剂、调和肠胃剂三类和解药。

【护理方法】

1. 服药期间饮食宜清淡易消化，忌生冷、油腻及辛辣之品。

2. 服和解少阳药后要仔细观察患者的体温、脉象以及出汗情况。服小柴胡汤时忌食萝卜，因方中有人参，而萝卜可破坏人参的药效；服截疟药应在疟疾发作前 2 ~4 小时服用。

3. 服调和肝脾药应配合情志护理，使患者保持心情舒畅，以利于提高治疗效果。

4. 服调和肠胃药时应注意观察腹胀及呕吐情况，并注意观察排便的性质和量。

5. 小柴胡汤以柴胡为主药，服药时忌同时服用碳酸钙、维丁胶性钙、硫酸镁、硫酸亚铁等西药，以免相互作用产生毒副反应。

五、温法及护理

温法，亦称温阳法，是采用温里祛寒药以温里祛寒，回阳救逆，温通经脉，使寒气去、阳气复、经络通、血脉和，治疗里寒证的一种治法。《素问·至真要大论》说："寒者热之"，"治寒以热"，就是温法的理论依据。寒病的成因，有外感、内伤的不同，或由寒邪直中于里，或因治不得法而误伤人体阳气，或其人素体阳气虚弱，以致寒从中生。寒病部位，也有在中、在下、在脏、在腑，以及在经络的不同。所以，温法又有温中祛寒、回阳救逆和温经散寒之别。

【护理方法】

1. 使用温里剂，须辨证准确，因人、因地、因时制宜，且中病即止，以免助火。对于阴寒太盛，或真寒假热证，服本方药入口即吐者，可少佐苦寒或咸寒之品，或热药冷服，以免病势拒药而不纳。

2. 生活起居、饮食、服药等护理均以"温"法护之，忌生冷寒凉。

3. 服温中祛寒药，如理中丸时，应在服药后饮热粥少许，有微汗时避免揭衣被。

4. 服温经散寒药后应注意保暖。

5. 服回阳救逆药时，昏迷患者可给鼻饲法用药；服药期间应严密观察患者神志、面色、体温、血压、脉象及四肢回温的病情变化。如服药后患者汗出不止，厥冷加重，烦躁不安，脉细散无根等，为病情恶化，应及时与医生联系，并积极配合医生抢救。

六、清法与护理

清法，亦称清热法，是通过清热泻火，使邪热外泄，以清除里热的一种方法。《素问·至真要大论》说："热者寒之"，"温者清之"，"治热以寒"，就是清法的理论依据。适用于由温、热、火所致的里热证。清法的运用范围较广，尤其在治疗温热病中更为常用。

【护理方法】

1. 保持病室空气新鲜，室温、衣被、饮食、服药等均宜偏凉。

2. 饮食上应给以清淡易消化的流质或半流质，多食蔬菜水果类及维生素食物，鼓励患者多饮水、西瓜汁、梨汁等生津止渴之品。

3. 汤剂宜取汁凉服或微温服。

4. 服药后需观察病情变化，如服白虎汤后，患者体温渐降，汗止渴减，神清脉静，为病情好转。若患者服药后壮热烦渴不减，并出现神昏谵语、舌质红绛，提示病由气分转为气营两燔；若药后壮热不退而出现四肢抽搐或惊厥者，提示热盛动风，应立即报告医师采取救治措施。

5. 苦寒滋阴药久服易伤胃或内伤中阳，必要时添加温胃、和胃药；年老体弱、脾胃虚寒者慎用，或减量服用；孕妇忌用。

七、消法及护理

消法，亦称消导法，即通过消食导滞和消坚散结作用，以使气、血、痰、食、水、虫等积聚而成的有形之邪逐渐消散的一种治法。《素问·至真要大论》说："坚者削之"，"结者散之"，就是消法的理论依据。由于消法治疗的病证较多，病因也各不相同，所以消法又分消导食积、消痞化癥、消痰祛水、消疳杀虫、消疮散痈等。

【护理方法】

1. 消导之剂，要根据其方药的气味清淡、重厚之别，采用不同的煎药法。如药味清淡，临床取其气者，煎药时间宜短；如药味重厚，取其质者，煎药时间宜延长。

2. 服药时饮食宜清淡、易消化，勿过饱，婴幼儿应注意减少乳食量，必要时可暂时停止喂乳。

3. 汤剂宜在饭后服用，与西药同服时，应注意配伍禁忌，如山楂丸味酸，忌与胃舒平、碳酸氢钠等碱性药物同服，以免酸碱中和，降低药效。

4. 应用消食导滞剂，应观察患者大便的性状、次数、质、量、气味及腹胀、腹痛、呕吐情况等。若泻下如注、次数频繁或出现眼窝凹陷等伤津脱液表现时，应立即报告医生。应用消痞化积药，应注意患者的局部症状，如疼痛、肿胀、包块等，详细记录癥块大小、部位、性质、活动度、有无压痛、边缘是否光滑。

5. 不可久服，中病即止；年老、体弱者慎用；脾胃虚弱或无食积者及孕妇禁用。

八、补法及护理

补法，亦称补益法，是通过补益药以滋养、补益人体气、血、阴、阳之不足，治疗各种虚证的方法。《素问·三部九候论》说："虚则补之"；《素问·至真要大论》说："损者益之"；《素问·阴阳应象大论》说："形不足者，温之以气，精不足者，补之以味"，都是指此而言。补法的内容很多，既有补阴、补阳、补血、补气、补心、补肝、补脾、补肺、补肾之分，又有峻补、平补之异，更有兼补、双补、补母生子之法。

【护理方法】

1. 由于阳虚多寒，阴虚多热，可根据患者的临床症状调整病室的温度、湿度，合理安排生活起居，保持充足睡眠，适当锻炼身体，提高抗病能力。

2. 补益药大多质重味厚，宜文火久煎，以使有效成分充分煎出。阿胶需烊化，贵重药品应另煎或冲服，宜空腹或饭前服下。

3. 饮食上应对证进补，阳虚者，可选用牛、羊肉和桂圆等温补之品，忌生冷瓜果和凉性食品；阴虚者应选用银耳、木耳、甲鱼等清补食物，忌烟、酒，辛温香燥、耗津伤液之品；气虚者可选用山药、母鸡人参汤、黄芪粥等健脾、补肺、益气之品，忌生冷饮食；血虚者可选用动物血、猪肝、大枣、菠菜等补血养心之品；冬季宜温补，夏季宜清补。服用补益药时忌辛辣、油腻、生冷食物，以免妨碍吸收；忌食萝卜、浓茶及纤维素多的食物，以减缓排泄，促进吸收。

4. 虚证患者大多处在大病初愈或久病不愈等时期，易产生悲观、紧张、焦虑不安等情绪，护理人员应做好患者的心理疏导工作，给予精神上的安慰和鼓励，引导患者正确对待疾病，保持乐观情绪，树立战胜疾病的信心。

5. 若遇外感，应停服补药以防“闭门留寇”。

第四节　常用中药

一、解表药

凡以发散表邪、解除表证为主要功效的药物，称为解表药。

解表药多具有辛味，辛能发散走表，故主要具有发汗解表、祛除表邪的功效，适用于恶寒、发热、头痛、身痛、无汗或有汗、鼻塞、流涕、脉浮等表证。此外，部分药物还可用于麻疹不透、咳喘、水肿或其他病证兼有表证者。

根据解表药药性的不同，本节药物分为辛温解表药和辛凉解表药两类。

（一）辛温解表药

辛温解表药性味多辛温，以发散风寒为主要功效，一般发汗作用较强。适用于外感风寒表证，证见恶寒、发热、无汗、头痛、身痛、舌苔薄白、脉浮紧等。有些辛温解表药还具有温经通脉、祛风除湿、透疹止痒等功效，可用治风寒湿痹及风疹、麻疹等病证。常用的药物有麻黄、桂枝、防风、荆芥、羌活、细辛、柴胡、薄荷、葛根、菊花、桑叶、白芷、紫苏、苍耳子、辛夷、生姜等。

例：麻黄

为多年生草本植物草麻黄或木贼麻黄的茎枝，主产于河北、山西、陕西、甘肃等地。切段生用或蜜炙用。

【性味归经】辛、微苦、温。归肺、膀胱经。

【功效】发汗解表，宣肺平喘，利水消肿。

【主治】外感风寒，恶寒发热，头身疼痛，鼻塞，无汗，脉浮紧等表实证；风寒外束，肺气壅遏所致的咳喘证；水肿而兼有表证者。

【用量用法】1.5～10g。宜先煎。解表生用，平喘炙用或生用。

【使用注意】本品发汗力强，故表虚自汗及阴虚盗汗、喘咳由肾不纳气所致者忌用。

（二）辛凉解表药

辛凉解表药性味多辛凉，以发散风热为主要功效，发汗力一般较弱。适用于外感风热或温病初起，证见发热、微恶风寒、咽干口渴、舌苔薄黄、脉浮数等。部分药物兼有清头目、利咽喉的作用，可用治风热咳嗽、肝热目赤、咽喉肿痛等病证。常用的药物有薄荷、葛根、菊花、桑叶、柴胡、升麻、蔓荆子等。

例：薄荷

薄荷为唇形科多年生草本植物薄荷的茎叶，我国南北各地均产。切段生用。

【性味归经】辛、凉。归肺、肝经。

【功效】疏散风热，清利头目，透疹。

【主治】外感风热及温病初起，头痛、发热、微恶寒、目赤、咽喉肿痛；麻疹初起，或风热外束肌表而疹发不畅等。

【用量用法】3～6g。入煎剂宜后下。

【使用注意】本品芳香辛散，发汗耗气，故体弱多汗者不宜使用。

二、清热药

凡以清解里热为主要作用的药物，称为清热药。

清热药药性寒凉，具有清热泻火、燥湿、凉血、解毒及清虚热等功效。本类药物主要用于表邪已解、里热炽盛、内无积滞的热病，瘟疫、热痢、痈肿疮疡以及目赤肿痛、咽喉肿痛等所呈现的各种里热证。

由于发病因素和部位不一，病情发展变化的阶段不同，患者体质的差异，因而里热证有气分实热、湿热、血热、热毒和虚热等不同证型。根据清热药各自的主要性能，一般又分为以下五种：清热泻火药、清热燥湿药、清热凉血药、清热解毒药、清虚热药。

本类药物性多寒凉，易伤脾胃，凡脾胃虚寒、食少便清者慎用；热病易伤津液，苦寒药物又易伤阴化燥，故阴虚患者应慎用；对阴盛格阳、真寒假热之证，尤须辨明，不可妄投寒凉之品。

（一）清热泻火药

本类药物性味多辛甘苦寒，清热泻火是其主要功效，能清气分热，用于热病邪在气分，壮热、口渴、面赤、烦躁、汗出、舌苔黄燥、脉洪实有力等里热炽盛的证候。常用的药物有石膏、知母、栀子、天花粉、竹叶、夏枯草、鸭跖草、青葙子等。

例：石膏

石膏为单斜晶系的硫酸钙矿石，全国各地均有蕴藏。生用或煅用。

【性味归经】辛、甘、大寒。归肺、胃经。

【功效】清热泻火，除烦止渴，收敛生肌。

【主治】温病邪在气分，壮热、烦渴、汗出、脉洪大；邪热郁肺，气急喘促，咳嗽痰稠，发热口渴；胃火上炎头痛，牙龈肿痛。煅石膏研末外用可治疗疮疡溃而不敛、湿疹、水火烫伤等。

【用量用法】15～60g。同服宜生用，外用宜煅用。入汤剂应打碎先煎。

（二）清热燥湿药

本类药物性味多苦寒，能清热、燥湿，适用于湿热为患，如湿热黄疸、湿热泻痢、淋证、带下及痈肿疮疡等。常用的药物有黄芩、黄连、黄柏、龙胆草、苦参等。

例：黄芩

黄芩为唇形科多年生草本植物黄芩的根，主产于河北、山西、内蒙古、山东、河南等地。切片生用、酒炒或炒炭用。

【性味归经】苦、寒。归肺、肝、胃、大肠经。

【功效】清热燥湿，泻火解毒，止血安胎。

【主治】湿热发热、胸闷、泻痢；肺热壅遏、肺失清宣的咳嗽痰稠、壮热烦渴、苔黄脉数；火毒炽盛、迫血妄行的出血证；怀胎蕴热、胎动不安证。

【用量用法】3～10g。清热多生用，安胎多炒用。止血多炒炭用，清上焦热可用酒芩。

【使用注意】本品苦寒伤胃，脾胃虚寒者不宜使用。

（三）清热凉血药

本类药物性味多为苦甘咸寒，能清解营分、血分热邪，用于热入营血所致的斑疹隐隐或出血、烦躁、不寐、神昏谵语、舌绛及其他血热证。常用的药物有水牛角、生地黄、玄参、牡丹皮、赤芍、紫草等。

例：生地黄

生地黄为玄参科多年生草本植物地黄的根茎，主产于河南、陕西、浙江等地。切片生用或鲜用。

【性味归经】甘、苦、寒。归心、肝、肾经。

【功效】清热凉血，养阴生津。

【主治】温热病热入营血，身热口干，舌绛或红；热在血分，迫血妄行的各种出血证；热病伤阴，舌红口干或口渴多饮，及消渴证烦渴多饮等。

【用量用法】10～30g。煎服或以鲜品捣汁入药。

【使用注意】本品性寒而滞，脾虚湿滞、腹满便溏者不宜用。

（四）清热解毒药

本类药物性味多为苦甘寒，能清热解毒，适用于各种火热毒邪所致病证，如瘟疫、毒痢以及痈肿疮疡等。常用的药物有金银花、连翘、板蓝根、蒲公英、大青叶、半边莲、垂盆草、鱼腥草、马齿苋、红藤、白花蛇舌草、绿豆等。

例：金银花

金银花为忍冬科多年生常绿缠绕灌木忍冬的花蕾，主产于河南、山东等地。生用或制成露剂。

【性味归经】甘、寒。归肺、心、胃经。

【功效】清热解毒，疏散风热。

【主治】热毒疮痈疔疖红、肿、热、痛；外感风热或温热病初起，发热而微恶风寒；热毒血痢便脓血者。

【用量用法】10～15g。

【使用注意】脾胃虚寒及气虚疮疡脓肿者忌用。

（五）清退虚热药

本类药物性味多为苦甘寒，能清虚热，退骨蒸，适用于午后潮热、低热不退等证。常用的药物有青蒿、地骨皮、白薇、银柴胡、胡黄连等。

例：青蒿

青蒿为菊科一年生或二年生草本植物青蒿或黄花蒿的茎叶，全国各地均产。切碎生用。

【性味归经】苦、辛、寒。归肝、胆、肾经。

【功效】退虚热、凉血、解暑、截疟。

【主治】温热病后期低热不退；阴虚发热，骨蒸劳瘵、手足心热；暑热外感，发热无汗或有汗、头昏、头痛、脉洪数；疟疾寒热往来，兼外感暑邪者尤为适用。

【用量用法】3～10g。煎服或鲜用绞汁。

【使用注意】不宜久煎。

三、泻下药

凡能引起腹泻或滑利大肠使大便排出的药物，称泻下药。泻下药的主要作用是通利大便，以排除肠道内的宿食积滞及燥屎，或清热泻火，使实热壅滞通过泻下而清解，或逐水退肿，使水湿停饮从大小便排除，以达到祛邪逐饮、消退水肿的目的。故本类药物主要适用于大便不通，胃肠积滞，或实热内盛诸证，以及水饮停蓄等里实证。

根据其特点及使用范围不同，可分攻下药、润下药和峻下逐水药。

使用时应注意：里实兼表邪者当先解表后攻里，必要时表里双解，攻下药与解表药同用，以免表邪陷里；里实而正虚者，应与补益药同用，攻补兼施，使攻下而不伤正；本品攻下作用较猛，易伤正气，久病体弱者、妇女胎前产后及月经期应慎用或忌用。

（一）攻下药

本类药物性味大多苦寒，具有较强的泻下作用，主要适用于实热积滞、燥屎坚结、大便秘结等病证。常用的药物有大黄、芒硝、番泻叶、芦荟等。

例：大黄

大黄为蓼科植物掌叶大黄、唐古特大黄及药用大黄的根茎，主产于四川、甘肃、青海、西藏等地。切片生用，酒制或炒炭用。

【性味归经】苦、寒。归脾、胃、大肠、心、肝经。

【功效】泄热通便，凉血解毒，逐瘀通经。

【主治】肠道积滞，大便秘结；心火亢盛、血热妄行之吐衄，及火邪上炎所致的目赤、咽痛、牙龈痛；瘀血证，如妇女瘀血经闭，产后恶露不下，癥瘕积聚及跌打损伤；热毒下泄，疖肿疮疡及烧伤；黄疸、淋病等湿热证。

【用量用法】3～12g。外用适量。生大黄泻下力较强，欲攻下者宜生用；入汤剂应后下，或用开水泡服，久煎则泻下力减弱。酒制大黄泻下力较弱，活血作用较好，用于瘀血证及不宜峻下者。大黄炭则多用于出血证。

【使用注意】妇女月经期、妊娠期、哺乳期应慎用或忌用。

（二）峻下药

本类药物性味大多苦寒，均有毒，泻下作用峻猛，能引起剧烈的腹泻，适用于水肿、胸腹积水及痰饮喘满等病证。常用的药物有甘遂、巴豆、大戟、芫花、商陆等。

例：甘遂

甘遂为大戟科多年生草本植物甘遂的根，主产于陕西、山西、河南等地。生用或醋炒用。

【性味归经】苦、甘、寒，有毒。归肺、胃、大肠经。

【功效】泻水逐饮，消肿散结。

【主治】身面浮肿，大腹水肿及胸胁积液等证。

【用量用法】本品有效成分不溶于水，宜入丸散，每次0.5～1g。醋制可减低毒性，生甘遂只供外用。

【使用注意】虚弱者及孕妇忌用。反甘草。

（三）润下药

本类药物多为植物种子或种仁，富含油脂，性味大多甘平，能润燥滑肠，使大便软化，易于排出，适用于年老、体弱、久病、产后所引起的阴虚、血虚等便秘病证。常用的药物有火麻仁、郁李仁、蜂蜜等。

例：火麻仁

火麻仁为大麻科一年生草本植物大麻果实的种仁，主产于黑龙江、吉林、四川、云南等地。去壳捣碎生用。

【性味归经】甘、平。归脾、大肠经。

【功效】润肠通便。

【主治】老人、产妇及体弱者由于津枯血少所致的肠燥便秘；邪热伤阴或素体火旺、胃肠燥结、胃热脾约便秘之证（脾约证），以及痔疮便秘、习惯性便秘等证。

【用量用法】3～30g。打碎煎服，或入丸散。

【使用注意】脾虚肠滑者忌服。

四、祛风湿药

凡以祛除风湿、解除痹痛为主要作用的药物，称为祛风湿药。

本类药物多辛苦温燥，故有祛肌肉、经络、筋骨之间的风寒湿邪及活血通络、舒筋止痛之作用；部分药物性味辛寒，又有疏风清热、通络止痛之功。总以宣散行滞，通痹散结为功，部分药物兼能补肝肾，强筋骨。主要适用于治疗风湿痹痛、筋脉拘挛、屈伸不利及肝肾不足、筋骨痿软、腰膝痹痛等病证。常用的药物有独活、威灵仙、防己、秦艽、木瓜、桑寄生、五加皮、白花蛇舌草等。

痹证多属慢性疾患，宜久服缓图，为服用方便，可做酒剂或丸、散常服，因酒性辛温通利，故制成酒剂还可加强祛风湿的功能。

例：独活

独活为伞形科多年生草本植物毛当归的根，主产于湖北、四川等地。切片生用或炒用。

【性味归经】辛、苦、温。归肝、肾、膀胱经。

【功效】祛风除湿，蠲痹止痛，解表散寒。

【主治】风寒湿痹证，腰股酸重疼痛等，无论新久，尤以下部为适宜；风寒表证兼有湿邪者。

【用量用法】3～10g。

【使用注意】本品辛温苦燥、阴虚血燥者慎用，虚风、内风者忌用。

五、芳香化湿药

凡是气味芳香，具有化湿运脾作用的药物，称为芳香化湿药。

本类药物辛香温燥，醒脾和胃、燥湿化浊、疏畅气机、消胀除病是其主要功效。主要用于湿犯中焦，脾阳被困，运化失常的脘腹胀满、食少倦怠、舌苔白腻等证。可用治湿温、暑温初起，湿热内蕴等病证。本类药物还兼除四时不正之气，故尚可用治瘟疫、瘴疟等病证。常用的药物有苍术、藿香、厚朴、佩兰、砂仁、白豆蔻、草豆蔻、草果等。

本类药物多辛香温燥，易于耗气伤阴，对阴虚津亏及气虚者慎用。又因芳香气烈，多含挥发油，故不宜久煎，以免有效成分挥发。

例：苍术

苍术为菊科多年生草本植物茅苍术或北苍术的根茎，主产于江苏、浙江、安徽、江西等地。

【性味归经】辛、苦、温。归脾、胃经。

【功效】燥湿健脾，祛风湿。

【主治】湿阻中焦、脘腹胀满、食少便溏、呕吐吞酸、苔白厚腻；风寒湿痹、脚膝肿痛、痿软无力等。

【用量用法】5～10g。水煎服。

【使用注意】本品苦温燥烈，故阴虚内热、气虚多汗者忌用。

六、利水渗湿药

凡以通利水道、渗泄水湿为主要功效的药物，称为利水渗湿药。

本类药物性味多甘淡，有通利小便、渗利水湿的功效，部分药物性寒兼有清利湿热、利尿通淋和利胆退黄等作用。可用治小便不利、水肿、淋证、痰饮、湿温、黄疸、湿疮等水湿病证。常用药物有茯苓、猪苓、泽泻、薏苡仁、滑石、茵陈、木通、车前子、通草、海金沙等。

例：茯苓

茯苓为多孔菌科寄生植物茯苓菌的菌核，主产于云南、湖北、安徽、贵州、四川等地。外皮称茯苓皮。内部色白者，称白茯苓；色淡红者称赤茯苓。本品多依附松树根部生长，中间穿有松根者，称茯神。打碎生用或切片生用。

【性味归经】甘、淡、平。归心、脾、肾经。

【功效】利水渗湿，健脾补中，宁心安神。

【主治】小便不利、水肿及停饮等水湿证；体倦、食少便溏的脾虚证；心悸及失眠证。

【用量用法】10～15g。安神可以朱砂拌用，称朱茯苓。

【使用注意】虚寒精滑者慎用。

七、温里药

以温里祛寒、消除里寒证为主要作用的药物，称为温里药，又称祛寒药。

温里药性味辛热，能温暖中焦，健运脾胃，散寒止痛；有的药物并有助阳、回阳作用，可用治里寒证。常用的药物有肉桂、附子、干姜、川乌、草乌、吴茱萸、丁香、小茴香等。

例：肉桂

为樟科常绿乔木肉桂的树皮，主产于广东、广西等地。刮去粗皮，切片用或研末用。

【性味归经】辛、甘、热。归肾、脾、心、肝经。

【功效】补火助阳，散寒止痛，活血通络。

【主治】肾阳不足、命门火衰的畏寒肢冷、腰膝酸软、阳痿、尿频、脘腹冷痛、食少便溏；虚阳浮越、上热下寒的眩晕目赤，形寒肢冷，寒湿痹痛、腰痛；血分有寒之瘀滞经闭、痛经等；阴疽及气血虚寒，痈肿脓成不溃，或溃后久不收敛等外科疾患。

【用量用法】2～5g。研末冲服，每次1～2g或入丸散。入汤剂后下。官桂作用较弱，用量可适当增加。

【使用注意】阴虚火旺、里有实热、血热妄行者及孕妇忌用。

八、理气药

凡能调理气分，疏畅气机，消除气滞或气逆的药物，称为理气药，又称行气药。

本类药物大多性温，味苦、辛，气芳香，具有行气止痛，消胀除痞，疏肝解郁，顺气宽胸，破气散结，降逆止呕，止呃平喘等作用。可用治气机不畅所致的气滞、气逆等病证。常用的药物有橘皮、枳实、陈皮、青皮、木香、香附、延胡索、乌药、川楝子、佛手等。

本类药物辛燥者居多，易于耗气伤阴，故气虚及阴亏者慎用。

例：橘皮

橘皮为芸香科常绿小乔木橘树的成熟果实的果皮，主产于广东、福建、四川、湖南、云南等地。晒干切丝生用。

【性味归经】辛、苦、温。归脾、肺经。

【功效】理气健脾，燥湿化痰。

【主治】脾胃气滞的脘腹胀满、嗳气、恶心呕吐、纳呆倦怠，以及痰湿壅滞、肺失宣降的咳嗽痰多气逆等证。

【用量用法】3～10g。

【使用注意】本品能耗气，故无气滞、痰湿者不宜用，气虚、吐血及有实热者须慎用。

九、止血药

止血药以制止体内外出血为主要作用的药物。

止血药由于药性不同，分别具有凉血止血、收涩止血、化瘀止血、温经止血等作用。可用治各种出血病证，如咯血、衄血、吐血、尿血、便血、崩漏、紫癜及创伤出血。使用止血药，始终应注意有无瘀血。若有瘀血未尽，应配伍活血化瘀药。常用的药物有仙鹤草、白及、侧柏叶、大蓟、小蓟、地榆、白茅根、槐花、三七、茜草等。

例：仙鹤草

仙鹤草为蔷薇科多年生草本植物龙芽草的全草，主产于江苏、浙江、河北、安徽、福建等地。以干燥全草入药。

【性味归经】苦、涩、平。归肺、肝、脾经。

【功效】收敛止血、止痢、杀虫。

【主治】多种出血证，不论寒热虚实都可配伍使用；慢性痢疾；滴虫性阴道炎所致的阴部湿痒。

【用量用法】10～15g，大剂量可用30～60g。外用适量。

十、活血化瘀药

以通利血脉、促进血行、消散瘀血为主要作用的药物，称为活血化瘀药。其中活血祛瘀血作用较强者，又称破血药。

本类药物性味多辛温，具有行血、散瘀、调经、下乳、利痹、消中、止痛等作用。可用治血行失畅、瘀血阻滞引起的各种血瘀证，如血瘀经闭、产后瘀阻、跌打损伤等病证。常用药物有川芎、桃仁、红花、牛膝、穿山甲、乳香、益母草、郁金、莪术、丹参、益母草、鸡血藤、五灵脂等。

活血药大多能活血通经，应用不慎，轻则动胎，重则堕胎。故孕妇、月经过多患者均应慎用或禁用。

例：川芎

川芎为伞形科多年生草本植物川芎的根茎，主产于四川、江西、贵州等地。切片生用或酒炒用。

【性味归经】辛、温。归肝、胆、心包经。

【功效】活血行气，祛风止痛。

【主治】月经不调、痛经、闭经、难产、产后瘀阻腹痛、胁肋疼痛、胸痹心痛、疮疡肿痛、跌打损伤；各种头痛；风湿闭阻、肢节疼痛。

【用量用法】3～10g，研末吞服每次1～1.5g。

【使用注意】本品辛温升散，故阴虚火旺、痨热多汗者不宜用；妇女月经过多以及肝阳上亢所致的头痛，均当慎用。

十一、化痰止咳平喘药

凡以祛痰或消痰为主要作用的药物，称为化痰药；凡以缓和减轻或制止咳嗽和喘息为主要作用的药物，称为止咳平喘药。由于化痰药多兼能止咳，而止咳平喘药也多兼有化痰作用，故将化痰药与止咳平喘药合并介绍。

本类药物主要用于痰多咳嗽气喘等证。化痰药主要用于痰多咳嗽、咯痰不爽、痰饮眩悸，以及病机上与痰有关的癫痫惊厥、瘿瘤、瘰疬、阴疽流注、中风痰迷等证。止咳平喘药主要用于外感内伤、肺失宣降所引起的多种气喘咳嗽、呼吸困难等病证。按药性及功效的不同，分为温化寒痰药、清化热痰药及止咳平喘药三类。

咳嗽兼咯血者，不宜用强烈而有刺激性的化痰药，否则有促进出血之虞；对于麻疹初起的咳嗽，一般以清宣肺气为主，不宜止咳，尤不宜用温性或带有收敛性质的化痰止咳药，以免助热或影响麻疹的透发。

（一）温化寒痰药

本类药物性味多苦寒，具有温化寒痰功效，可用治寒饮、痰湿犯肺所致的咳嗽痰多、痰白清稀等病证。常用的药物有半夏、天南星、白前等。

例：半夏

半夏为天南星科多年生草本植物半夏的块茎，主产于湖北、云南、四川等地。姜、矾制用或生用。

【性味归经】辛、温、有毒。归脾、胃、肺经。

【功效】燥湿化痰，降逆止呕，消痞散结。

【主治】脾不化湿、痰涎壅滞所致的痰多、咳嗽、恶心呕吐、胸脘痞闷、梅核气，以及瘿瘤痰核、痈疽肿毒等证。

【用量用法】5～10g。外用生品适量，研末用酒调敷。

【使用注意】反乌头。因其性温燥，对阴亏燥咳、血证、热痰等证，当忌用或慎用。

（二）清化热痰药

本类药物性味多苦甘寒，具有清热化痰功效，可用治热痰壅肺所致的咳嗽气喘、咯吐黄痰等病证。常用的药物有桔梗、贝母、前胡、瓜蒌、枇杷叶等。

例：桔梗

桔梗为桔梗科多年生草本植物桔梗的根，主产于安徽、江苏、山东等地。切片生用。

【性味归经】苦、辛、平。归肺经。

【功效】宣肺祛痰，排脓消肿。

【主治】咳嗽痰多，或咳痰不爽，胸膈痞闷，咽痛音哑；肺痈胸痛，咳吐脓血，痰黄腥臭。

【用量用法】3～10g。

【使用注意】阴虚火盛及肺虚久咳、咯血者，当忌用或慎用。

（三）止咳平喘药

本类药物性味多苦甘温，具有宣肺祛痰、润肺止咳、下气平喘功效，可用治外感、内伤所致的咳嗽气喘、胸膈痞闷等病证。常用的药物有杏仁、款冬花、紫菀、苏子、百部、桑白皮、葶苈子等。

例：杏仁

杏仁为蔷薇科落叶乔木杏、山杏的种子，主产于山西、河北、山东、陕西、内蒙古等地，以成熟干燥核仁入药。捣碎生用。

【性味归经】苦、微温，有小毒。归肺、大肠经。

【功效】止咳平喘，润肠通便。

【主治】咳嗽气喘；血虚津枯肠燥便秘。

【用量用法】3～10g。宜后下。

【使用注意】有小毒，勿过量，婴儿慎用。

十二、平肝熄风药

凡具有平熄肝风或潜阳镇静作用的药物，称为平肝熄风药。

本类药以动物类药为主，性味多偏于寒凉，也有偏温燥者，具有平肝潜阳、熄风止痉功效，可用治肝阳上亢所致头晕目眩及肝风内动所致抽搐惊痫等病证。常用的药物有羚羊角、天麻、钩藤、全蝎、石决明、牡蛎、代赭石、白蒺藜、地龙、白僵蚕等。

例：羚羊角

羚羊角为脊椎动物洞角科赛加羚羊的角，我国新疆、甘肃、青海等地有产。磨粉入药。

【性味归经】咸、寒。归肝、心经。

【功效】平肝熄风，清肝明目，清热解毒。

【主治】温热病、惊风、中风、癫痫等所致的痉挛抽搐；肝阳上亢所致的头晕目眩；肝火炽盛所致的头痛、目赤；温热病的高热神昏、谵语、狂躁等。

【用量用法】1～3g。入煎剂宜另煎汁冲服，亦可磨汁或锉末服，每次0.3～0.5g。

十三、补益药

凡能补充人体物质，增强机能，以提高抗病能力，消除虚弱证候的药物，称为补益药，亦称补虚药或补养药。

补益药也可根据其作用和应用范围的不同而分为补气药、补阳药、补血药、补阴药。临床上应根据虚证的不同，有针对性地选用恰当的补益药。但人体的气、血、阴、阳是相互依存的，所以在虚损不足的情况下，也常相互影响。

补虚药使用不当，往往有害无益。表邪未尽者，当先解表，原则上不宜使用补虚药，以防“关门留寇”。但在实邪未除、正气已虚的情况下，在祛邪药之中可适当选用补虚药，以“扶正祛邪”。补虚药只适用于正气虚弱之证，凡身体健康、脏腑功能活动正常者，不宜使用本类药，更不能冀以达到所谓“延年益寿”的目的。服用补虚药，应注意配伍健脾和胃之品，以保护脾胃，若虚不受补，则难以奏效。

（一）补气药

本类药物性味大多甘平温，具有补气功效，可用治气虚引起的神倦乏力、脱肛等病证。常用的药物有人参、黄芪、白术、扁豆、山药、甘草、饴糖、大枣等。

例：人参

为五加科多年生草本植物人参的根，主产于吉林、辽宁、黑龙江等地。由于加工方法不同而有生晒参、红参、白参、参须等规格。

【性味归经】甘、微苦、微温。归脾、肺经。

【功效】大补元气，补脾益肺，生津止渴，安神益智。

【主治】为治疗元气虚脱、虚劳内伤的第一要药。凡人体元气耗散，体虚欲脱、脉微欲绝的危重证候；脾气不足的倦怠无力、少气懒言、食欲不振、腹胀便溏、中气下陷、久泻脱肛、内脏下垂；肺气亏虚的呼吸短促、行动乏力、动辄气喘、脉虚自汗；热伤气阴的口渴多汗；心气不足的失眠多梦、心悸怔忡、心神不宁；血虚及阳痿等病证均适用。

【用量用法】5～10g。宜文火另煎，将参汁兑入其他药汤中饮服。若研末吞服，每次1～2g，日服2～3g。如挽救虚脱，当用大量（15～30g）煎汁分数次灌服。

【使用注意】实证、热证而正气不虚者忌服。反藜芦、畏五灵脂、恶皂荚，均忌同用。服人参不宜喝茶和吃萝卜，以免影响药力。若服人参腹胀者，用莱菔子煎汤服可解。

（二）补阳药

本类药物性味大多甘、微寒，能补益人体的阳气，可用于治疗阳虚引起的畏寒肢冷、腰膝酸软、阳痿早泄、宫冷不孕等病证。常用的药物有鹿茸、补骨脂、杜仲、肉苁蓉、仙茅、续断、狗脊、骨碎补、益智仁、冬虫夏草、蛤蚧、紫河车、菟丝子、锁阳等。

例：鹿茸

为鹿科动物梅花鹿或马鹿的雄鹿尚未骨化而密生茸毛的幼角，主产于我国东北、西北、西南山区及新疆、内蒙古等地。切片生用。

【性味归经】甘、咸、温。归肝、肾经。

【功效】补肾阳，益精血，强筋骨。

【主治】肾阳不足、精血亏虚的畏寒肢冷、阳痿早泄、宫寒不孕、小便频数、腰膝酸痛、精神疲乏；肝肾不足，筋骨无力或小儿发育不良，骨软行迟、囟门不合；妇女冲任虚寒，带脉不固，崩漏不止等。

【用量用法】1～3g。研末服，1日3次分服。或入丸散，随方配制。

【使用注意】服用本品宜从小量开始，缓缓增加，不宜骤用大量，以免阳升风动、头晕目眩，或伤阴动血。凡阴虚阳亢、血分有热、胃火盛或肺有痰热以及外感热病者均忌服。

（三）补血药

本类药物性味大多甘温，能补血，可用于治疗血虚引起的面色萎黄、头晕眼花、心慌心悸、唇甲苍白及妇女月经后期、量少、色淡等病证。常用的药物有当归、阿胶、熟地黄、何首乌、白芍、龙眼肉等。

例：当归

为伞形科多年生草本植物当归的根，主产于四川、甘肃、陕西、云南等地。生用或酒炒用。

【性味归经】甘、辛、温。归肝、心、脾经。

【功效】补血活血，止痛润肠。

【主治】血虚引起的各种证候，如血虚萎黄、心悸乏力、劳倦内伤、阳浮发热；血滞、气血不和、冲任失调所致的月经不调，为妇科调经要药；血虚、血瘀、血寒所致诸痛；痈疽疮疡；老年体弱、妇女产后的血虚肠燥便秘。

【用量用法】5～15g。补血用当归身，破血用当归尾，和血（即补血活血）用全当归。酒制能加强活血功效。

【使用注意】湿盛中满、大便泄泻者忌服。

（四）补阴药

本类药物性味大多甘、微寒，具有滋养阴液、生津润燥功效，可用治阴虚引起的干咳少痰、胃中嘈杂、手足心热、心烦失眠、潮热盗汗等病证。常用的药物有沙参、麦冬、石斛、玉竹、黄精、百合、枸杞子、桑椹、墨旱莲、女贞子、龟板、鳖甲等。

例：沙参

为伞形科多年生草本植物珊瑚菜的根，主产于山东、河北、辽宁等地。切片或切段用。

【性味归经】甘、微寒。归肺、胃经。

【功效】养阴清肺，益胃生津。

【主治】热伤肺阴所致的燥咳或劳嗽咯血；温热病邪热伤津或胃阴不足，口燥咽干，烦热口渴。

【用量用法】10～15g，鲜者15～30g。本品分南沙参和北沙参两种，均具有补肺胃之阴的作用，而南沙参兼有化痰，北沙参长于补阴，鲜沙参生津力盛。

【使用注意】反藜芦。

第五节 常用方剂

一、解表剂

凡以解表药为主组成，具有发汗、解肌、透疹等作用，以疏散表邪、解除表证的方剂，称为解表剂。属“八法”中的“汗法”。

表证，系六淫之邪侵袭肌表而致，临床表现为恶寒发热，头身疼痛，无汗或有汗，苔薄，脉浮等。由于此时邪气轻浅，所以可用解表剂“汗而发之”，使邪从肌表随汗而解。因此解表剂还可用于治疗麻疹、疮疡、痹证初期及水肿见有表证者。因表邪有寒热之分，人体有虚实之异，故解表剂通常又分为辛温解表、辛凉解表、扶正解表三大类。

（一）辛温解表剂

凡以辛温解表药为主组成，具有辛温发汗、疏风散寒作用，用以治疗风寒表证的方剂，称为辛温解表剂。常用有麻黄汤、桂枝汤、加味羌活汤、加味香苏散、小青龙汤等。

例：麻黄汤(《伤寒论》)

【组成】麻黄9g，桂枝6g，杏仁6g，炙甘草3g。

【用法】水煎温服，服后盖被取微汗。小儿按配伍比例酌减。

【功用】发汗解表，宣肺平喘。

【主治】外感风寒表实证。证见恶寒发热，头痛身疼，无汗而喘，舌苔薄白，脉浮紧。现代多用于治疗感冒、流感、急性支气管炎、支气管哮喘等属于外感风寒表实证者。

【使用注意】本方为发汗峻剂，凡表虚有汗、外感风热、体虚外感等均不宜使用。

（二）辛凉解表剂

凡以辛凉解表药为主组成，具有辛凉宣透、疏风散热作用，用以治疗外感风热或温病初起的方剂，称为辛凉解表剂。常用有银翘散、桑菊饮、麻杏石甘汤、升麻葛根汤等。

例：银翘散(《温病条辨》)

【组成】金银花15g，连翘15g，桔梗9g，薄荷（后下）6g，淡竹叶9g，牛蒡子9g，淡豆豉9g，荆芥穗6g，生甘草6g，芦根20g。

【用法】水煎服（原方为散剂，现多改作汤剂，亦有作丸剂、片剂者）。

【功用】辛凉透表，清热解毒。

【主治】温病初起。证见发热无汗，或汗出不畅，微恶风寒，头痛口渴，咳嗽咽痛，心烦，舌尖红，苔薄白或薄黄，脉浮数。现代多用于治疗流感、急性扁桃体炎、肺炎、流行性腮腺炎、急性咽喉炎、猩红热等见有风热表证者。

【使用注意】本方为辛凉平剂，风寒表证忌用，风热轻证慎用。

（三）扶正解表剂

凡以解表药物为主，配以补益药物组成，具有扶助正气、解散表邪作用，用以治疗身体虚弱又感外邪之表证的方剂，称为扶正解表剂。由于外感有风寒、风热之不同，体虚又有气、血、阴、阳虚损之分，故临床见证不一，组方用药各异。常用有人参败毒散、荆防败毒散、参苏饮、再造散、葱白七味饮等。

例：人参败毒散(《小儿药证直诀》)

【组成】人参、柴胡、前胡、川芎、枳壳、羌活、独活、茯苓、桔梗各30g，甘草15g。

【用法】上药共为末，每服6g，入生姜、薄荷水煎冲服。现代多作汤剂，按原方酌定用量，加生姜3片，薄荷少许，水煎服。

【功用】益气解表，散风除湿。

【主治】正气不足，外感风寒湿邪。证见恶寒发热无汗，头项强痛，肢体酸痛，鼻塞声重，咳嗽有痰，胸膈痞闷，舌苔白腻，脉浮濡或浮数而重取无力。现代多用于治疗感冒、流感、外科感染及痢疾初起等属正气不足、外感风寒湿邪者。

【使用注意】本方为辛温发汗剂，药性偏于辛温香燥，暑湿、湿热蒸迫肠中而成痢疾，或非外感风寒湿邪，寒热无汗者，均不宜服。

二、泻下剂

凡以泻下药为主组成，具有通导大便、排除肠胃积滞、荡涤实热，或攻逐水饮、寒积等作用，以治里实证的方剂，称为泻下剂。属于“八法”中的“下法”。

里实证有热结、寒结、燥结、水结的不同，治法用药也因而各异，大抵热结治宜寒下，寒结治宜温下，燥结治宜润下，水结治宜逐水，故泻下剂又可分为寒下剂、温下剂、润下剂、逐水剂。里实证的病情有轻重，病程有长短，另外人体素质又有虚实的差异，因此，泻下剂在具体用法上又有峻下与缓下之分，攻补之先后或攻补兼施的不同。

（一）寒下剂

具有泄热通便作用，适用于里热与积滞互结之热结证，证见便秘，腹部或满或胀或痛，甚或潮热，苔黄脉实等的方剂，称为寒下剂。常用有大承气汤、小承气汤、复方大承气汤、大陷胸汤等。

例：大承气汤(《伤寒论》)

【组成】大黄12g，厚朴15g，枳实12g，芒硝9g。

【用法】水煎服。先煎枳实、厚朴，后下大黄，汤成去渣，入芒硝微火烊化，温时服下。得下，余勿服。

【功用】峻下热结。

【主治】①阳明腑实证。证见大便秘结，频转矢气，脘腹痞满而痛，拒按，按之硬，甚则潮热谵语，手足汗出，舌苔黄厚，干燥焦裂，脉沉实有力。②热结旁流证。证见下利清水臭秽，虽利而腹满胀痛不减，按之坚硬有块，口舌干燥，脉滑实。③热厥、痉病、发狂属于里热实证者。现代常用以治疗急性肠梗阻、急性胆囊炎、急性阑尾炎、急性胰腺炎等属实热内结者。

【使用注意】本方作用峻猛，易伤正气，用时宜中病即止，勿使过量；对气虚阴亏、孕妇及年老体弱者均不宜用。

（二）温下剂

具有温里祛寒通便作用，适用于寒冷积滞内停之寒结，证见便秘，脘腹胀满，腹痛喜温，手足不温，甚或厥冷，脉沉紧等的方剂，称为温下剂。常用有温脾汤、大黄附子汤、三物备急丸等。

例：温脾汤(《备急千金要方》)

【组成】大黄 12g，人参 9g，甘草 6g，干姜 6g，附子 9g。

【用法】水煎服，大黄后下。

【功用】温补脾阳，泻下寒积。

【主治】脾阳不足之寒积便秘，腹满痛，手足不温，或久痢赤白，舌苔白滑根部厚，脉沉弦。现代常用以治疗肠梗阻、幽门梗阻、胆道蛔虫症、消化性溃疡、慢性痢疾等属脾阳虚而有积滞者。

（三）润下剂

具有润肠通便作用，适用于邪热伤津，或津亏热盛所致肠燥便秘证的方剂，称为润下剂。常用有麻子仁丸、润肠丸、济川煎等。

例：麻子仁丸(《伤寒论》)

【组成】麻子仁 500g，芍药 250g，枳实 250g，杏仁 250g，厚朴 250g，大黄 500g。

【用法】研末，炼蜜为丸，每服 9g，日 1～2 次，温开水送下。亦可作汤剂，按原方比例酌定用量，水煎。

【功用】润肠泄热，行气通便。

【主治】肠燥便秘证，证见大便秘结，小便频数。现代常用于习惯性便秘、痔疮便秘、肛肠外科手术后大便燥结等属肠燥便秘者。

【使用注意】本方虽为缓下之剂，但由于有大黄、枳实等破滞荡涤之品，故孕妇不宜用。

（四）逐水剂

具有攻逐水饮，使体内水饮迅速排出的作用，适用于水饮壅盛于里之水结，如胸腹积水及水肿实证而体质强壮者等的方剂，称为逐水剂。常用有十枣汤、舟车丸、疏凿饮子。

例：十枣汤(《伤寒论》)

【组成】大枣10枚，甘遂、大戟、芫花各等分。

【用法】芫花、甘遂、大戟三药为末，或装入胶囊，每服0.5~1g，每日1次，清晨空腹，大枣煎汤送服。得快下利后，糜粥自养。

【功用】攻逐水饮。

【主治】悬饮，胁下有水气。证见咳唾胸胁引痛，心下痞硬，干呕短气，头痛目眩，或胸背掣痛不得息，舌苔滑，脉沉弦；或水肿，腹胀，形气俱实者。现代常用于治疗渗出性胸膜炎、慢性肾炎、水肿、肝硬化、血吸虫病腹水等属水饮壅盛于里、邪正俱实者。

【使用注意】本方药性峻猛，用时宜从小量开始，逐渐加量，中病即止。又方中三药均有毒，宜醋制成散服，以减少易引起呕吐的副作用；本方力量峻猛，易伤正气，如患者体虚邪实，又非攻不可者，用时可与补益剂交替使用。若积水祛除，病情好转，宜调养正气，注意饮食，以防复发。

三、和解剂

凡采用和调的方法，以和解少阳寒热、协调脏腑功能的方剂，称为和解剂。属于“八法”中的“和”法。根据本类方剂的不同作用，常用和解剂可分为和解少阳剂、调和肝脾剂、调和肠胃剂三类。

凡邪在表，未入少阳，或邪已入里，阳明热盛者，不宜使用和解剂。若邪在表，误用和解剂，则易引邪入里；若邪已入里，误用和解剂，则会延误病情。凡劳倦内伤，饮食失调，气血两虚而证见寒热者，忌用。

（一）和解少阳剂

具有和解少阳的作用，适用于邪在少阳胆经之半表半里证，证见寒热往来，胸胁苦满，心烦喜呕，默默不欲饮食，口苦，咽干，目眩，脉弦等的方剂，称为和解少阳剂。常用有小柴胡汤、柴胡达原饮、蒿芩清胆汤等。

例：小柴胡汤(《伤寒论》)

【组成】柴胡12g，黄芩9g，人参6g，制半夏9g，生姜9g，大枣4枚，炙甘草6g。

【用法】水煎服。

【功用】和解少阳。

【主治】①少阳证。证见寒热往来，胸胁苦满，默默不欲饮食，心烦喜呕，口苦咽干，目眩，舌苔薄白，脉弦。②妇人伤寒，热入血室，以及疟疾、黄疸与内伤杂病而见少阳证者。现代常用以治疗感冒、流行性腮腺炎、肝炎、疟疾、胸膜炎、胆道感染、月经不调、产后感染等属少阳证者。

（二）调和肝脾剂

具有疏肝解郁，健补脾胃，以促进肝脾功能恢复正常的作用，适用于肝气郁结，克伐脾胃或脾虚不运，影响肝之疏泄而导致的肝脾不和证，证见胸胁闷痛，脘腹胀痛，食欲减退，嗳气吞酸，脉弦而缓，甚则寒热往来等的方剂称为调和肝脾剂。常用有逍遥散、四逆散、痛泻要方、柴胡疏肝散等。

例：逍遥散(《太平惠民和剂局方》)

【组成】柴胡、白芍、当归、茯苓、白术各30g，炙甘草15g。

【用法】共为散，每服6～9g，生姜、薄荷少许，水煎冲服，日3次；若作汤剂，按原方比例酌定用量，加入生姜3片，薄荷3g，水煎服。

【功用】疏肝解郁，健脾养血。

【主治】肝郁血虚证。证见两胁作痛，头痛目眩，口燥咽干，倦怠食少，或见寒热往来，或月经不调，乳房作胀，舌淡，脉虚弦。现代常用以治疗慢性肝炎、癔病、神经衰弱、月经不调、痛经、乳腺增生等属肝气郁滞、脾失健运者。

（三）调和肠胃剂

具有辛开苦降、开结除痞、调整胃肠功能的作用，适用于寒热中阻、肠胃功能失调所致脘腹痞闷、恶心呕吐、腹胀或肠鸣泄泻等证的方剂，称为调和肠胃剂。常用有半夏泻心汤、黄连汤等。

例：半夏泻心汤(《伤寒论》)

【组成】半夏12g，黄芩9g，干姜6g，人参6g，炙甘草6g，黄连3g，大枣4枚。

【用法】水煎服。

【功用】和胃降逆，开结除痞。

【主治】胃寒肠热证。证见心下痞满不痛，干呕或呕吐，肠鸣下利，苔薄黄而腻，脉弦数。现代常用以治疗急慢性胃肠炎、胃及十二指肠溃疡、神经性呕吐、妊娠恶阻等属寒热中阻、肠胃失和者。

四、清热剂

凡以清热药为主组成，具有清热、泻火、解毒、凉血、滋阴透热等作用，用以治疗里热证的方剂，称为清热剂。属于“八法”中的“清”法。

里热证，系指外感之邪入里化热或内生火热而致发热、但热不寒、口渴、喜冷饮、烦躁、舌红苔黄、脉数等证候而言。其证表现有在气分、血分之异，实热、虚热之分，脏腑偏胜之殊。见证不同，则治法方药各异，根据其证的不同，清热剂可分为清气分热盛剂、清热凉血剂、清热解毒剂、清脏腑热剂和清虚热剂五类。

清热药多为甘寒、苦寒之品，因甘寒多滋腻碍胃，苦寒多伤阳败胃，苦燥多耗伤阴液，故须配伍醒脾和胃滋阴之品。另外，为消除寒热格拒现象，常用“反佐”法，配伍“反佐”药，其用量宜轻、宜少，若用量主次不分，便有失“反佐”之意。

（一）清气分热盛剂

具有清气分热盛的作用，适用于热在气分，证见高热烦渴、多汗、苔黄、脉洪大或滑数等的方剂，谓清热泻火剂。常用有白虎汤、竹叶石膏汤等。

例：白虎汤(《伤寒论》)

【组成】石膏30g，知母9g，炙甘草3g，粳米15g。

【用法】水煎至米熟汤成，去渣温服。

【功用】清热生津。

【主治】阳明气分热盛，证见壮热面赤，口干舌燥，烦渴引饮，汗大出，脉洪大有力或滑数。现代常用以治疗“流脑”、麻疹、出血热、脑膜炎、肺炎、糖尿病等阳明气分热盛，伤及津液者。

【使用注意】表证未解，邪未传里；阴盛格阳，真寒假热；血虚发热，脉洪不胜重按；脉见浮细或沉者等均禁用本方。

（二）清营凉血剂

具有清营透热、清热凉血的作用，适用于热入营分、血分证，入营之证见有身热夜甚，神烦少寐，时有谵语，或外有隐隐斑疹，入血之证见出血、发斑、如狂、谵语、舌绛起刺等的方剂为清营凉血剂。常用有清营汤、犀角地黄汤。

例：清营汤(《温病条辨》)

【组成】犀角2g，玄参9g，生地15g，麦冬9g，竹叶3g，丹参6g，黄连5g，金银花9g，连翘6g。

【用法】水煎服，犀角锉末冲服。

【功用】清中透热，凉血养阴。

【主治】热入营分证，证见身热夜甚，口渴或不渴，烦躁不眠，时有谵语，或斑疹隐隐，舌绛而干，脉细数。现代常用以治疗“乙脑”、“流脑”、白血病、流行性出血热、败血症等属热在营分者。

（三）清热解毒剂

具有清热泻火、解毒的作用，适用于温疫、温毒或疮疡肿毒等热毒炽盛之证，证见烦躁狂乱，吐衄发斑，疮疡肿毒，或头面红肿，口糜咽痛等的清热剂，谓清热解毒剂。常用有仙方活命饮、黄连解毒汤、凉膈散、普济消毒饮等。

例：仙方活命饮(《校注妇人良方》)

【组成】穿山甲（炙）、白芷、天花粉、皂角刺（炒）、当归尾、甘草节、赤芍、乳香、没药、防风、浙贝母各3g，陈皮、金银花各9g。

【用法】水煎服，或水酒各半煎服。

【功用】清热解毒，活血止痛，消肿溃坚。

【主治】疮疡肿毒初起，证见局部红肿热痛，身热微恶风寒，或疮疡已化脓，肿块未溃，脉数有力。现代常用于治疗蜂窝织炎、脓疱疮、疖肿、扁桃体炎、乳腺炎等属热毒实证者。

【使用注意】疮疡已溃及阴证疮肿忌用。

（四）清脏腑热剂

具有清解脏腑、经络邪热的作用，适用于不同脏腑邪热偏盛而产生的不同于火热证候的方剂，称为清脏腑热剂。常用有龙胆泻肝汤、白头翁汤、导赤散、左金丸、泻白散、清胃散、芍药汤等。

例：龙胆泻肝汤(《医方集解》)

【组成】龙胆草9g，黄芩6g，栀子9g，柴胡6g，泽泻6g，木通9g，车前子（另包）9g，当归3g，生地9g，甘草6g。

【用法】水煎服。亦可制成丸剂，每服6～9g，日2次，温开水送下。

【功用】泻肝胆实火，清下焦湿热。

【主治】肝胆实火上扰，证见头痛、目赤、胁痛、口苦、耳聋耳肿。肝经湿热下注，证见阴痒，阴肿，小便淋浊，妇女带下，臭秽，黏稠，舌红苔黄腻，脉弦滑有力。现代医学中的急性结膜炎、急性中耳炎、鼻前庭疖肿、外耳道疖肿、急性胆囊炎、高血压、带状疱疹、急性肾盂肾炎、尿道炎、急性盆腔炎、睾丸炎、腹股沟淋巴腺肿、妇女外阴肿痛、阴道滴虫等属于上述证型者，均可用本方化裁治疗。

【使用注意】本方药多苦寒，易伤胃气，应中病即止。

（五）清虚热剂

具有养阴透热、清热除蒸的作用，适用于热病后期，邪热未尽，阴液已伤，热留阴分，出现夜热早凉，舌红少苔，或因肝肾亏损而致的骨蒸潮热或低热不退等虚热证的方剂，称为清虚热剂。常用有青蒿鳖甲汤、秦艽鳖甲散、清骨散等。

例：青蒿鳖甲汤(《温病条辨》)

【组成】青蒿6g，鳖甲15g，细生地12g，知母6g，牡丹皮9g。

【用法】水煎服，青蒿后下。

【功用】滋阴透热。

【主治】热病后期，阴液已伤，邪热未尽，深伏阴分，证见虚热起伏，或夜热早凉，热退无汗，消瘦乏力，口干唇燥，舌红少苔，脉细数。现代常用于治疗小儿夏季热、慢性肾盂肾炎、肾结核、功能性低热及慢性疾病的消耗性发热、原因不明的久热等属阴虚有热者。

五、温里剂

凡由温里祛寒药为主组成，具有温里祛寒、回阳救逆、温通经脉等作用，以治疗里寒证的方剂，称为温里剂。属于“八法”中的“温法”。

里寒证的成因大致有三：一是外寒直入于里，深入脏腑经络；二是素体阳虚，寒从中生；三是误治损伤阳气。但归纳起来不外寒邪直中与寒从中生两个方面。由于寒邪所在的部位不同，病情的轻重缓急不同，故其为病有中焦虚寒、亡阳厥逆、寒凝经脉之分。因此本类方剂可分为温中祛寒剂、回阳救逆剂、温经散寒剂三大类。

（一）温中祛寒剂

具有振奋中阳、消除里寒的作用，适用于中焦虚寒证，即脾阳不振，寒从中生，运化失常，升降错乱，证见脘腹冷痛，不思饮食，呕吐泄泻，四肢欠温，口淡不渴，舌苔白滑，脉沉细或沉迟等的方剂，称为温中祛寒剂。常用有理中丸、吴茱萸汤、小建中汤、大建中汤。

例：理中丸(《伤寒论》)

【组成】人参、干姜、白术、炙甘草各90g。

【用法】研末，炼蜜为丸，每服9g，日2～3次，白开水送下。亦可作汤剂，用量参照原方酌定，水煎温服。

【功用】温中祛寒，补气健脾。

【主治】脾胃虚寒证。证见腹痛喜温喜按，泻痢清稀，腹满食少，呕吐，舌淡苔白，脉沉细或沉迟。或脾胃虚寒引起的失血、小儿慢惊、喜唾涎沫、胸痹、霍乱等。现代常用以治疗胃及十二指肠溃疡、慢性胃炎、慢性结肠炎等属脾胃虚寒者。

【使用注意】本方性质温热，对热证及阳虚者不宜用。

（二）回阳救逆剂

具有大补元气、驱除阴寒的作用，适用于阴寒内盛，阳气衰微，甚至亡阳厥逆之证，证见四肢厥冷，畏寒蜷卧，精神萎靡，下利清谷，脉沉细微等的方剂，称为回阳救逆剂。常用有四逆汤、回阳救急汤等。

例：四逆汤(《伤寒论》)

【组成】附子9g，干姜9g，炙甘草12g。

【用法】附子先煎1小时，再加余药同煎，取汁温服，服药呕吐者冷服，必要时鼻饲。

【功用】温暖脾胃，回阳救逆。

【主治】①少阴病，阴寒内盛，阳气衰微。证见四肢厥冷，畏寒蜷卧，神疲欲寐，下利清谷，出冷汗，呕吐腹痛，舌质淡，苔白滑，脉沉微。②亡阳证。证见四肢厥冷，脉微欲绝，大汗淋漓等。现代常用以治疗各种原因引起的休克、心力衰竭、心肌梗死及急性胃肠炎吐泻过多等属阴盛阳衰、亡阳者。

【使用注意】真热假寒证忌用。

（三）温经散寒剂

具有温散经脉间寒邪的作用，适用于阳气不足，阴血虚弱，寒邪凝滞经脉的痹证，证见手足厥冷，或肢体痹痛，甚至肌肤麻木不仁，舌淡苔白，脉沉迟细弱等的方剂，称为温经散寒剂。常用有当归四逆汤、黄芪桂枝五物汤。

例：当归四逆汤(《伤寒论》)

【组成】当归9g，桂枝12g，芍药9g，细辛6g，炙甘草6g，通草（即木通）6g，大枣5枚。

【用法】水煎服。

【功用】温经散寒，养血通脉。

【主治】①阳虚血亏寒厥证。证见手足厥冷，舌淡苔白，脉沉细，甚或细而欲绝。②寒入经脉，腰、股、腿、足疼痛之痹证。现代本方用治血栓闭塞性脉管炎、关节炎、风湿性心肌炎、胃及十二指肠溃疡、慢性荨麻疹、冻疮等属阳虚血亏、寒邪内侵者。

【使用注意】真热假寒或亡阳暴脱之四肢厥逆忌用。

六、补益剂

凡由补益药为主组成，具有补益人体气、血、阴、阳之不足的作用，以治疗各种虚证的方剂，称为补益剂。它属于“八法”中的“补法”。依据虚证的不同类型，可分为补气剂、补血剂、气血双补剂、补阳剂、补阴剂五类。

（一）补气剂

具有补益正气的作用，主治脾肺气虚证，证见倦怠无力，食少便清，少气懒言，语声低微，动则气促汗出，面色㿠白，舌淡苔白，脉弱或虚大，或虚热自汗，脱肛，子宫脱垂等的方剂，称为补气剂。常用有四君子汤、补中益气汤、参苓白术散、生脉散等。

例：四君子汤(《太平惠民和剂局方》)

【组成】人参12g，白术12g，茯苓12g，炙甘草6g。

【用法】水煎服。

【功用】补气健脾。

【主治】脾胃气虚证。证见食少便溏，面色萎白，语声低微，四肢无力，舌质淡，苔薄白，脉细软或缓弱。现代常用以治疗慢性胃肠炎、胃及十二指肠溃疡、慢性肝炎、胃肠功能减退、消化不良等属脾胃气虚者。

（二）补血剂

具有补益营血的作用，主治血虚证，证见面色萎黄，唇甲色淡，头晕眼花，舌淡，脉细数或细涩；或心悸失眠，夜寐多梦，月经不调，量少色淡，经闭不行等。常用有四物汤、归脾汤、当归补血汤。

例：四物汤(《太平惠民和剂局方》)

【组成】当归10g，川芎6g，白芍10g，熟地15g。

【用法】水煎，空腹温服。

【功用】补血、活血、调经。

【主治】血虚血滞证。证见惊惕头晕，目眩耳鸣，唇爪无华，或妇女月经量少，经闭不行，脐腹作痛，舌质淡，脉弦细或细涩。现代常用以治疗月经不调、功能性子宫出血、盆腔炎、紫癜、贫血等属血虚血滞者。

【使用注意】本方为阴柔之品，素体脾胃阳虚、食少便溏者慎用。

（三）气血双补剂

具有益气补血的作用，主治气血两虚证，证见头晕目眩，心悸气短，少气懒言，肢体倦怠乏力，面色萎黄或苍白，舌淡苔白，脉细弱的方剂，称为气血双补剂。常用有八珍汤、炙甘草汤、十全大补汤等。

例：八珍汤(《正体类要》)

【组成】当归10g，川芎5g，白芍8g，熟地黄15g，人参3g，白术10g，茯苓8g，甘草5g。

【用法】加生姜3片，大枣2枚，水煎饭前服。

【功用】益气补血。

【主治】气血两虚证。证见面色㿠白或萎黄，心悸怔忡，食欲不振，气短懒言，四肢倦怠，头晕目眩，舌淡苔白，脉细弱或虚大无力。现代常用以治疗贫血、病后虚弱、营养不良、神经衰弱、慢性肝炎、妇女月经不调、胎产崩漏及疮疡溃后久不收口等属气血两虚者。

（四）补阳剂

具有温补元阳的作用，主治肾阳虚衰证，证见畏寒肢冷，腰膝酸软，小便不利，小便频数，夜尿颇多，或男子阳痿，女子宫寒不孕，以及水肿，喘咳等的方剂，称为补阳剂。常用有肾气丸、右归丸。

例：肾气丸(《金匮要略》)

【组成】干地黄240g，山茱萸120g，山药120g，泽泻90g，茯苓90g，牡丹皮90g，肉桂30g，炮附子30g。

【用法】为末，炼蜜为丸，每服6～9g，日服2次，空腹，白开水送下。亦可作汤剂，用量酌定，水煎服。

【功用】温补肾阳。

【主治】肾阳不足证。证见腰疼脚软，下半身常有冷感，少腹拘急，小便不利或小便反多，舌质淡而胖，脉虚弱尺部沉微，及喘咳，消渴，脚气，水肿，男子阳痿，女子宫寒不孕等。现代本方常用治慢性肾炎、神经衰弱、糖尿病、尿崩症、更年期综合征等属肾阳不足者。

【使用注意】肾阴不足、虚火上炎者慎用。

（五）补阴剂

具有滋补阴液、补肾填精的作用，主治肝肾阴虚证，证见形体消瘦，头晕耳鸣，腰膝酸软，五心烦热，遗精滑泄，或骨蒸潮热，盗汗颧红，咽干口燥，眼目干涩，舌红少苔，脉细数。常用有六味地黄丸、左归丸、大补阴丸、虎潜丸、一贯煎等。

例：六味地黄丸(《小儿药证直诀》)

【组成】熟地黄24g，山茱萸12g，山药12g，泽泻9g，茯苓9g，牡丹皮9g。

【用法】为末，炼蜜为丸，每服6～9g，每日3次，空腹温开水或淡盐汤送下。作汤剂，水煎服，用量酌定。

【功用】滋补肝肾。

【主治】肝肾阴虚证。证见腰膝酸软，头目眩晕，耳鸣耳聋，盗汗遗精，足跟痛，小儿囟开不合，或虚火上炎而见骨蒸潮热，手足心热或消渴，或虚火牙痛，口燥咽痛，舌红少苔，脉细数。现代常用以治疗慢性肾炎、高血压、糖尿病、神经衰弱等属肝肾阴虚者。

【使用注意】本方阴柔滋腻，若消化不良、脾虚便溏，不宜使用。

七、理气剂

凡以理气药为主组成，具有行气或降气的作用，以治疗气滞、气逆病证的方剂，称为理气剂。分为行气剂和降气剂两类。

使用理气剂时，应注意辨清病情的寒热虚实与有无兼夹，分别予以不同的配伍，使方药与病证相合。再者，理气药多属芳香辛燥之品，容易伤津耗气，应适可而止，勿使过剂，尤其是年老体弱，以及孕妇或素有崩漏吐衄者，更应慎用。

（一）行气剂

具有行气解郁、疏畅气机的作用，适用于气机郁滞病证的方剂，称为行气剂。气滞一般以脾胃气滞和肝气郁滞多见。脾胃气滞的主要见证有脘腹胀满，嗳气吞酸，呕恶食少，大便失常等。肝郁气滞的主要见证有胸胁胀痛，或疝气痛，或月经不调，或痛经等。常用有半夏厚朴汤、越鞠丸、橘核丸、枳实薤白桂枝汤。

例：半夏厚朴汤(《金匮要略》)

【组成】半夏12g，厚朴9g，茯苓12g，生姜9g，苏叶6g。

【用法】水煎温服。

【功用】行气解郁，降逆化痰。

【主治】梅核气。证见咽中如有异物梗阻，咯之不出，吞之不下，胸胁满闷，或咳或呕，舌苔白润或滑腻，脉滑或弦。现代常用以治疗胃神经官能症、慢性咽炎、急慢性支气管炎等属痰气郁结者。

【使用注意】本方性偏温燥，痰火郁结者不宜使用。

（二）降气剂

具有降气以平喘咳、止呕逆的作用，适用于气机上逆病证的方剂，称为降气剂。气逆以肺胃气逆上冲为主。肺气逆的主要见证是咳嗽气喘；胃气逆的主要见证是呕吐，呃逆，嗳气等。常用有苏子降气汤、定喘汤、四磨汤、旋覆代赭汤等。

例：苏子降气汤(《太平惠民和剂局方》)

【组成】苏子9g，半夏9g，前胡6g，厚朴6g，当归6g，肉桂3g，甘草3g。

【用法】加苏叶2g，生姜2片，大枣1枚，水煎服。

【功用】降气平喘，祛痰止咳。

【主治】痰壅气逆证。证见喘咳气短，咳痰稀白，胸膈满闷，或腰痛足软，肢体倦怠，或肢体浮肿，苔白滑或白腻。现代常用以治疗慢性气管炎、支气管哮喘、支气管扩张、肺气肿、肺源性心脏病的喘咳属于痰涎壅肺、肾不纳气者。

【使用注意】本方性偏温燥，有散的一面，故对肺肾两虚的喘咳及肺热痰喘，均不宜使用。

八、理血剂

凡由理血药为主组成，具有促进血行、消散瘀血或制止出血作用，以治疗瘀血或出血证的方剂，称为理血剂。分为活血祛瘀剂和止血剂两类。补血剂将在补益剂中讨论。

血病病情复杂，既有寒热虚实之别，也有轻重缓急之分。应用理血剂时，应针对病因，根据标本缓急，灵活应用，不可单纯见血止血，见瘀化瘀。活血祛瘀剂，有耗血伤正之弊，使用时应辅以扶正之品，使瘀血去而不伤正。止血剂多有留瘀之弊，使用时应注意辨明出血原因，审因论治，使止血而不留瘀，血止而无复出。

（一）活血祛瘀剂

具有促进血液运行、消散瘀血的作用，适用于血行不畅或各种瘀血内阻的病证，如内科的瘀血内阻之胸腹诸痛，经脉内阻之半身不遂、肢体疼痛、癥瘕积块，伤寒邪与血结的蓄血证，伤科的瘀肿伤痛，妇科的经闭、痛经、产后恶露不行等的方剂，称为活血祛瘀剂。常用有血府逐瘀汤、补阳还五汤、复元活血汤、七厘散、补阳还五汤、丹参饮、生化汤、桂枝茯苓丸。本类方剂性多破泄，易于动血，坠胎，故妇女月经过多或孕妇当慎用。

例：血府逐瘀汤(《医林改错》)

【组成】桃仁 12g，当归 9g，生地 9g，红花 9g，枳壳 6g，赤芍 6g，川芎 5g，柴胡 3g，甘草 3g，牛膝 9g，桔梗 5g。

【用法】水煎服。

【功用】活血祛瘀，行气止痛。

【主治】胸中血瘀，血行不畅。证见胸痛、头痛日久不愈，痛如针刺而有定处，或呃逆日久不愈，或饮水即呛干呕，或内热烦闷，或心悸失眠，或入暮发热，或急躁易怒，舌质暗红，边有瘀斑，或舌面有瘀点，口唇暗黑，脉涩或弦紧。现代常用以治疗冠心病、心绞痛、脑震荡后遗症、脑血栓、脑梗死、肋软骨炎、胸壁挫伤、原发性痛经、宫外孕等属血瘀血滞者。

【使用注意】月经过多及孕妇忌用。

（二）止血剂

具有促进血凝、制止出血的作用，适用于各种出血证，如吐血、衄血、咳血、便血、崩漏及外伤出血等的方剂，称为止血剂。常用有十灰散、槐花散、小蓟饮子、黄土汤等。

例：十灰散(《十药神书》)

【组成】大蓟、小蓟、荷叶、侧柏叶、白茅根、茜草根、大黄、栀子、棕榈皮、牡丹皮各等份。

【用法】各烧灰存性，为末，作散剂，每服 15g，以藕汁或萝卜汁调服。或作汤剂，用量按原方比例酌定，水煎服。

【功用】凉血止血。

【主治】血热妄行引起的各种出血证，如吐血、咳血、呕血、衄血等，一般均兼有面赤、唇红、心烦口渴、便秘、舌质红、脉数等证候。现代常用以治疗肺结核咳血，鼻咽、上消化道出血等属血热妄行者。

【使用注意】本方以止血治标为主，止血过急易致留瘀，故只宜暂用，不宜久服。血止后，即当审因治本，以巩固疗效。另外，虚寒性出血不宜使用。

九、治风剂

凡是由辛散疏风或滋潜熄风药物为主组成，具有疏散外风及平熄内风的作用，以治疗风病的方剂，称为治风剂。分为疏散外风剂和平熄内风剂两类。

（一）疏散外风剂

具有疏风止痉、活络止痛等作用，适用于外风所致病证的方剂，称为疏散外风剂。使用本类方剂时，应注意配伍适当的活血养血药，一是取前人“治风先治血，血行风自灭”的经验，二是防止本类主药的温燥之性。因本类主药多温燥，易伤津液，易助热，对津液不足或阴虚血少，或阳亢有热者均应慎用。常用有川芎茶调散、大秦艽汤、牵正散、小活络丹等。

例：川芎茶调散(《太平惠民和剂局方》)

【组成】川芎、荆芥各 120g，白芷、甘草、羌活各 60g，细辛 30g，防风 45g，薄荷 240g。

【用法】研末，每服 6g，每日 2 次，清茶调下。亦可作汤剂，用量按原方比例酌定，水煎服。

【功用】疏风止痛。

【主治】外感风邪头痛证。证见偏正头痛或巅顶作痛，恶寒发热，目眩鼻塞，舌苔薄白，脉浮。现代常用以治疗慢性鼻炎、慢性鼻窦炎、血管神经性头痛而属风邪为患者。

【使用注意】本方辛散药较多，凡久病气虚、血虚，或肝肾不足、阳气亢盛之头痛，不宜使用。

（二）平熄内风剂

具有平肝熄风的作用，适用于脏腑功能失调所致内风证的方剂称为平熄内风剂。常用有镇肝熄风汤、天麻钩藤饮、地黄饮子、羚角钩藤汤等。

例：镇肝熄风汤(《医学衷中参西录》)

【组成】牛膝 30g，代赭石 30g，生龙骨 15g，生牡蛎 15g，生龟板 15g，生杭芍 15g，玄参 15g，天冬 15g，川楝子 6g，生麦芽 6g，茵陈 6g，甘草 4.5g。

【用法】水煎服。

【功用】镇肝熄风，滋阴潜阳。

【主治】阳亢风动证。证见头目眩晕，脑中热痛，目胀耳鸣，面色如醉，心中烦热，或肢体渐觉不利，自觉头重脚软，有上重下轻之势，或口服渐形歪斜，或眩晕以至颠仆，昏不知人，移时始醒，醒后不能复原，其脉弦长有力。现代常用于治疗高血压、脑血管意外、月经前期紧张症等属阳亢风动者。

十、治燥剂

凡由苦辛温润或甘凉滋润的药物为主组成，具有轻宣燥邪和滋养润燥等作用，以治疗燥证的方剂，统称为治燥剂。治燥剂多由滋腻药物组成，易于助湿碍气，故素体多湿者忌用，脾虚便溏以及气滞、痰盛者慎用。至于辛香耗气、苦燥伤阴之品，恐重伤不足之阴液，故非燥病之所宜。

（一）轻宣润燥剂

具有轻宣温润或轻宣凉润的作用，适用于治疗凉燥或温燥证的方剂，称为轻宣润燥剂。常用有杏苏散、桑杏汤、沙参麦冬汤等。

例：杏苏散(《温病条辨》)

【组成】苏叶、杏仁、生姜、桔梗、茯苓、半夏、甘草、前胡、橘皮、枳壳各6g，大枣2枚。

【用法】水煎服。

【功用】轻宣凉燥，宣肺化痰。

【主治】外感凉燥证。证见头微痛，恶寒无汗，咳嗽痰稀，鼻塞咽干，苔白，脉弦。现代常用以治疗秋季感冒、流感、慢性气管炎、肺炎等属凉燥袭肺、津伤不堪者。

【使用注意】本方药性偏温，温燥、外感热病或津伤较重者慎用。

（二）滋阴润燥剂

具有滋养阴液、润燥生津的作用，适用于脏腑津液不足之内燥证的方剂，称为滋阴润燥剂。常用有百合固金汤、养阴清肺汤、麦门冬汤、增液汤、玉液汤等。

例：百合固金汤(《医方集解》)

【组成】生地6g，熟地9g，麦冬5g，贝母3g，百合3g，当归3g，芍药3g，甘草3g，玄参3g，桔梗3g。

【用法】水煎服。

【功用】养阴清热，润肺化痰。

【主治】肺肾阴虚证，证见咽喉燥痛，咳嗽少痰，或痰中带血，手足烦热，骨蒸潮热，盗汗，舌红少苔，脉细数。现代常用于治疗肺结核、慢性支气管炎、支气管扩张等属肺肾阴亏、虚火上炎者。

【使用注意】本方用药多甘凉滋腻，若脾虚便溏，或素体湿盛者应慎用。

十一、祛湿剂

凡由祛湿药为主组成，具有化湿、利水、通淋、泄浊的作用，治疗水湿病证的一类方剂，统称为祛湿剂。根据治法及所治病证的不同，祛湿剂分为燥湿和胃、清热祛湿、利水渗湿、温化水湿、祛风胜湿五类。

祛湿剂多由辛香温燥或甘淡渗利之药组成，易于耗伤阴津，故对素体阴虚津亏、病后体弱及孕妇水肿者慎用。

（一）燥湿和胃剂

具有燥湿和胃的作用，适用于湿浊阻滞、脾胃失和所致脘腹痞满、嗳气吞酸、呕吐泄泻、食少体倦等证的方剂，称为燥湿和胃剂。常用有平胃散、藿香正气散等。

例：平胃散(《太平惠民和剂局方》)

【组成】苍术15g，厚朴9g，陈皮9g，甘草3g。

【用法】共为细末，每用6g，以生姜2片、大枣2枚煎汤送下。亦可作汤剂，用量按原方比例酌定，水煎服。

【功用】燥湿健脾，行气和胃。

【主治】湿困脾胃证。证见脘腹胀满，不思饮食，口淡无味，嗳气吞酸，倦怠嗜卧，大便溏薄，舌苔白腻而厚，脉缓。现代常用以治疗慢性胃炎、胃及十二指肠溃疡、胃肠神经官能症等属湿困脾胃者。

【使用注意】本方苦辛温燥，易耗伤阴血，故阴血不足及孕妇不宜使用。

（二）利水渗湿剂

具有渗利水湿的作用，适用于水湿内停所致小便不利、水肿、淋浊、癃闭、泄泻等证的方剂称为利水渗湿剂。常用有五苓散、猪苓汤、五皮散、四苓散等。

例：五苓散(《伤寒论》)

【组成】泽泻15g，猪苓9g，茯苓9g，白术9g，桂枝6g。

【用法】共研细末，每服6g。现多作汤剂，按原方比例酌定用量，水煎服。

【功用】利水渗湿，温阳化气。

【主治】①外有表证，内停水湿。头痛发热，烦渴欲饮，或水入即吐，小便不利，舌苔白腻，脉浮。②水湿内停。水肿、泄泻、小便不利，以及霍乱吐泻等。③痰饮。脐下动悸，吐涎沫而头眩，或短气而咳者。现代常用以治疗急慢性肾炎、肝硬化腹水、脑水肿、耳源性眩晕、青光眼、渗出性胸膜炎等属水湿内停者。

【使用注意】方中药性偏于渗利，只宜暂用，不可久服。

（三）清热祛湿剂

具有清热除湿的作用，适用于湿热之邪内蕴，或湿热下注，或湿热外感所致暑湿、湿温黄疸、热淋痿痹等证的方剂，称为清热祛湿剂。常用有八正散、二妙散、茵陈蒿汤、三仁汤等。

例：八正散(《太平惠民和剂局方》)

【组成】木通、瞿麦、车前子、萹蓄、滑石、甘草梢、山栀子、制大黄各500g。

【用法】共为末，每服6g，灯心煎汤送下。作汤剂用量参照原方酌定，水煎服。

【功用】清热泻火，利水通淋。

【主治】湿热淋证。证见热淋，血淋，石淋，小便浑赤频数涩痛，淋沥不畅，尿道灼热，甚至癃闭不通，小腹急满，口燥咽干，舌红苔黄腻，脉滑数。现代常用以治疗膀胱炎、尿道炎、泌尿系结石、肾结石、急性前列腺炎、急性肾盂肾炎等属于湿热证型者。

【使用注意】本方为苦寒通利之剂，对淋证日久、体质虚弱者，以及孕妇均不宜使用。

（四）温化水湿剂

具有温阳散寒、利水祛湿的作用，适用于湿从寒化、阳不化水所致阴水、痰饮、寒湿脚气等证的方剂称温化水湿剂。常用有实脾饮、真武汤、苓桂术甘汤等。

例：真武汤(《伤寒论》)

【组成】茯苓12g，芍药6g，白术6g，生姜10g，炮附子6g。

【用法】水煎服。

【功用】温阳利水。

【主治】阳虚水泛证。证见肢体浮肿，四肢沉重疼痛，腹痛下利，恶寒不渴，小便不利，或心悸，眩晕，舌淡苔白滑，脉沉或濡等。现代本方常用治慢性肠炎、慢性肾炎、心脏性水肿、肠结核、美尼尔综合征等属于阳气衰微、寒水内停者。

（五）祛风胜湿剂

具有祛除风湿的作用，适用于外感风湿所致的头痛、身痛、腰膝顽麻痹痛，以及脚气足肿等证的方剂，称为祛风胜湿剂。常用有独活寄生汤、鸡鸣散等。

例：独活寄生汤(《备急千金要方》)

【组成】独活9g，桑寄生、秦艽、防风、细辛、当归、芍药、川芎、干地黄、杜仲、牛膝、党参、茯苓、肉桂心、甘草各6g。

【用法】水煎服。

【功用】祛风湿、止痹痛、益肝肾、补气血。

【主治】痹证日久，肝肾两亏，气血不足。证见腰膝冷痛，甚至酸软无力，或麻木不仁，畏寒喜暖，舌淡苔白，脉沉细。现代常用以治疗慢性关节炎、慢性腰腿痛、坐骨神经痛、骨质增生、小儿麻痹等属肝肾两亏、气血不足者。

十二、祛痰剂

凡由祛痰药为主组成，具有排除和消解痰饮作用，以治疗各种痰证的方剂，称为祛痰剂。根据临床病证不同可分为燥湿化痰剂、温化寒痰剂、清热化痰剂、祛风化痰剂、润燥化痰剂五类。

祛痰剂多为消散之品，不宜久用，应中病即止。

（一）燥湿化痰剂

具有燥湿化痰的作用，适用于脾失健运、水湿停留、凝聚为痰的湿痰证，证见痰多色白易咯，胸闷恶心，肢体困倦，或头晕，心悸，苔白滑腻等的方剂，称为燥湿化痰剂。常用有二陈汤、茯苓丸、温胆汤等。

例：二陈汤(《太平惠民和剂局方》)

【组成】橘红 15g，半夏 15g，茯苓 9g，甘草 4.5g。

【用法】加生姜 5 片，乌梅 1 个，水煎服。

【功用】燥湿化痰，理气和中。

【主治】湿痰证。证见咳嗽痰多色白，胸膈胀满，恶心呕吐，头眩心悸，舌苔白润，脉滑。现代常用以治疗支气管炎、肺炎、肺气肿、慢性胃炎、神经性呕吐、美尼尔综合征、小儿流涎等属痰湿者。

（二）温化寒痰剂

具有温化寒痰的作用，适用于寒饮侵肺的寒痰证，证见咳痰清稀，色白，遇寒易发，口气清冷，舌淡苔白滑，脉沉迟等的方剂，称为温化寒痰剂。常用有苓甘五味姜辛汤、三子养亲汤等。

例：苓甘五味姜辛汤(《金匮要略》)

【组成】茯苓 12g，甘草 6g，五味子 6g，干姜 9g，细辛 6g。

【用法】水煎服。

【功用】温肺化饮。

【主治】寒饮内停证。证见咳嗽痰多，清稀色白，喜唾，舌苔白滑，脉弦滑。现代常用以治疗慢性支气管炎、支气管扩张、支气管哮喘、肺气肿等属寒饮内停者。

【使用注意】本方性偏温燥，肺热及肺燥咳嗽者忌用。

（三）清热化痰剂

具有清热泻火、化痰散结的作用，适用于火热内盛、炼液成痰的热痰证，证见咳嗽痰黄，黏稠不利，面赤烦热，惊悸癫狂，舌红苔黄腻，脉滑数的方剂，称为清热化痰剂。常用有清气化痰丸、小陷胸汤等。

例：清气化痰丸(《医方考》)

【组成】瓜蒌仁（去油）、陈皮（去白）、黄芩（酒炒）、杏仁（去皮）、枳实（麸炒）、茯苓各 30g，胆南星、制半夏各 45g。

【用法】共为细末，姜汁为丸，每服 6g，温开水送下。亦作汤剂，用量按原方比例酌定，水煎服。

【功用】清热化痰，理气止咳。

【主治】痰热内结。证见咳嗽痰黄，咯之不爽，胸膈痞满，小便短赤，舌质红，苔黄腻，脉滑数。现代常用以治疗肺炎、慢性支气管炎、肺脓肿等属痰热者。

（四）祛风化痰剂

具有治风化痰的作用，适用于风痰证的方剂，称为祛风化痰剂。常用有半夏白术天麻汤、止嗽散等。

例：半夏白术天麻汤(《医学心悟》)

【组成】半夏 9g，天麻 6g，茯苓 6g，橘红 6g，白术 15g，甘草 4g。

【用法】加生姜 3 片，大枣 3 枚，水煎服。

【功用】健脾燥湿，化痰熄风。

【主治】风痰上扰证。证见眩晕头痛，胸膈胀满，呕恶痰多，舌苔白腻，脉弦滑。现代常用以治疗美尼尔综合征、高血压、偏头痛等属风痰上扰者。

第六节　给药护理

一、中药汤剂煎煮法

汤药是中医临床上最常用的一种剂型，汤药的煎煮方法对药效影响很大，历代医家都颇为重视。《医学源流论》说："煎药之法，最宜深讲，药之效不效，全在乎此。"

（一）容器

煎药用具的合适选择，可确保得到药物的有效成分。通常以带盖的陶瓷砂锅、瓦罐为佳。因为此类容器不易与中药发生化学反应，且导热性能缓和，受热均匀。此外，搪瓷、玻璃类器皿也可用于煎药，其优点是性质稳定，不易与药物成分发生化学反应，不足之处是传热较快，不利于药物有效成分的析出，且散热较快，怕碰击。煎煮中药禁用铁、锡、铜、铝、不锈钢容器等，因为此类容器易与中药发生化学反应，对人体产生副作用，从而影响疗效。

（二）用水

1. 水质　古代一般把煎药用水分为两类。天水类：雾水、雪水、雨水；地水类：河水、江水、井水，并认为天水类的水质优于地水类。现在煎药，除特殊规定外，一般以水质纯净、矿物质少为佳。

2. 水量　煎药的水量一般应根据药物的性质、吸水量的大小、煎煮时间、治疗所需药量等因素决定。一般汤剂经水煎 2 次，药中 70% ~80% 的有效成分即可被煎出，故临床常采用第一煎加水至漫过药面 3 ~4cm；第二煎加水至漫过药面 2cm。约以 30g 药用水 200 ~300ml 为宜。水应一次加足，不要中途加水，更不能把药煎干后重新加水，药煎糊后就不能服用。

（三）泡药

煎药前，宜用凉水泡药，有利于药中有效成分的析出。一般来说，复方汤剂浸泡30～60分钟；以根、茎、果实、种子类为主的，浸泡60分钟；以花、叶、草类为主的，浸泡20～30分钟。

（四）煎药

1. 火候 煎药的火候有武火与文火之分，武火即指大火急煎，文火即指小火慢煎。一般先用大火（武火），待水沸后再改用小火（文火），以防止水分迅速蒸发而影响有效成分的煎出。

2. 时间 煎药的时间一般以药物煮沸后开始计算。煎药时不宜频频揭开锅盖，以免有效成分挥发。各类药物的煎煮时间与火候，应根据药物性能及功用而定，具体如下：

（1）*一般药物*：第一煎先用武火煮沸后，改用文火，煎20～30分钟，第二煎用文火，煎10～15分钟。

（2）*解表药、清热药、芳香药*：武火快煎，以防药性挥发，第一煎10～15分钟，第二煎10分钟。

（3）*滋补调理药*：煮沸后，文火缓煎，第一煎40～60分钟，第二煎30分钟。

（4）*有毒性的药*：文火久煎60～90分钟。

（五）取药

用纱布将药液过滤或绞渣取汁。每剂药各煎的总取汁量为250ml左右，儿童减半。

（六）特殊药物煎法

1. 先煎

（1）*矿物类、介壳类*：药物质地坚硬，药味难出，应打碎后先煎30分钟，再下其他药。如牡蛎、石膏、石决明等。

（2）*毒性较强的药物*：为降低或消除毒性，应先煎60分钟，再下其他药同煎。如附子、乌头等。

（3）*泥沙多的药物、质轻量大的药物*：应先煎取汁澄清，以其药汁代水煎其他药。如玉米须、灶心土等。

2. 后下 气味芳香类药物为防其有效成分挥发，在药物即将煎好前4～5分钟放入与其他药同煎。如薄荷、砂仁、藿香等。

3. 包煎 绒毛类、粉末类药物为防止煎药后药液混浊，对消化道、咽喉产生不良刺激，应先用纱布包好，再加入同煎。如滑石粉、旋覆花等。

4. 另煎 贵重药为了保存其有效成分，尽量减少被同煎药物吸收，可将药切成小片，单味煎煮2～3小时，煎好后，单独服用或兑入汤药中同服。如人参、羚羊角等。

5. 烊化 胶质类或黏性大且易溶的药物为防止同煎粘锅煮糊，或黏附于其他药而影响药效，需单独加温溶化，趁热服下。如阿胶、鹿角胶等。

6. 冲服 某些贵重药、细料药、量少的药和汁液性药物，不需煎煮，用煎好的其他药液或开水冲服即可。如三七粉、牛黄、沉香等。

7. 泡服 某些挥发性强、易出味的药，不宜煎煮，泡服即可。如番泻叶、胖大海等。

二、服药方法与护理

（一）给药时间

一般中药宜在进食前、后2小时服用，一日2~3次。急性病、热性病应随煎随服，使药力持久。病位在下如肝、肾疾病，宜在饭前服；病位在上如眼病、咽喉病，宜在饭后服。健胃药、制酸药宜饭前1小时服用。消导药、对胃肠有刺激作用的药物宜饭后1小时服用。安神药宜睡前半小时服用。滋补药宜空腹服用。驱虫药宜清晨空腹或晚上睡前服用。治疗咽喉疾患的药、清热解暑药宜不拘时间频服。润肠通便药宜空腹或半空腹时服用。涌吐药宜清晨、午前服用。峻下逐水药宜清晨空腹服用。泻下药宜入夜睡前服用，病情严重者，可不拘于此，应酌情给药。止泻药宜及时给予，按时再服，泻止停药。涩精止遗药宜早、晚各服1次。调经药宜行经前数日和经期服用。平喘药宜哮喘发作前2小时服用。治疟药宜发作前3~5小时服用。特殊情况，应遵医嘱给药，如鸡鸣散宜在凌晨4时空腹服用。

（二）服药温度

服药温度一般指中药汤剂的药液温度，有温服、热服、冷服之分。汤药多宜温服。

1. 温服 温服是指将煎好的汤药放温后服用。中成药多用温开水、酒、药引等温热液体送服。一般汤剂均宜温服，因过冷或过热均会对胃肠道产生不良刺激。一些对胃肠有刺激的药物，如乳香、没药等，易引起恶心、呕吐，温服则可减轻上述不良反应。

2. 热服 热服是指将刚煎好的药液趁热服下。寒证宜热药热服，属“寒者热之”。真热假寒证宜寒药热服，属“治热以寒，温而行之”，以减少患者服药格拒。回阳补益药、发汗解表药、活血化瘀药、透疹药等宜热服。

3. 冷服 冷服是将煎好的汤剂放冷后服下。热证宜寒药冷服，属“热者寒之”。真寒假热证宜热药冷服，属“治寒以热，凉血行之”。止血、收敛、清热、解毒、祛暑等汤剂宜冷服。

（三）服药剂量

一般疾病服药，多采用每日1剂，早晚2次或早中晚3次分服，200~250ml。病情急重者，可每隔4小时左右服药1次，昼夜不停，使药力持续，有利于顿挫病势。应用药力较强的发汗药、泻下药等时，服药应中病即止，以得汗、得下为度，不必尽剂，以免汗、下太过，损伤正气。呕吐患者服药宜小量频服。中成药根据剂型不同及要求可给予片、丸、粒、克等单位药量服用，小儿根据要求和年龄酌情减量。

（四）服药护理

服药后应休息一会儿，观察药物反应，特别是峻烈的药物，初服之后更应注意。不同患者和药物，在护理上有不同的要求。

1. 服发汗药后，应多饮热开水、热汤或稀粥，以助药力、助汗。仔细观察患者的出汗情况，只宜周身微汗，不可大汗，否则易耗伤津液，甚则出现虚脱。汗出过多时，应及时用干毛巾或热毛巾擦干，注意避风寒。服药期间，饮食宜清淡、易消化，忌食酸性和生冷、油腻的食物。

2. 服用滋补药一般宜在饭前空腹服用，以利药物吸收，但急症可不受此限。服药期间忌食辛辣、油腻、生冷和纤维素多不易消化的食物以及萝卜、莱菔子、茶叶等。

3. 服泻下药，应中病即止，邪去为度，不宜过剂，凡血虚、阴虚火旺者慎用。饮食宜温通、易消化，以助药力，忌食生冷瓜果之品，以免影响药效的发挥，或损伤胃肠。要注意记录大便次数及颜色、质地等变化，根据大便次数和量的多少来确定药物的用量。

4. 服驱虫药后，要告知患者药后可能出现轻度腹痛，注意观察大便有无寄生虫排出，并记录排虫的时间、数量及种类。如出现头昏眼花等异常情况应及时处理。应用毒性较大的驱虫药，要注意用量、用法，以免中毒或损伤正气；对孕妇、年老体弱者亦应当慎用；腹痛剧烈者，暂时不宜驱虫，待症状缓解后，再用驱虫药。

5. 危重患者服药后，应严密观察其神志、瞳孔、生命体征的变化，四肢寒温及唇面颜色变化。

6. 服排石药后，应嘱患者做跳跃运动，要注意患者大小便中有无结石排出。

7. 服用药酒时，切勿过量，以免引起头昏头痛、呕吐、心悸等不良反应。

8. 服催吐药后，要注意观察呕吐物的颜色、性质、气味，服药后仍不能呕吐者，可用棉签刺激咽喉，以助呕吐。但呕吐不可太过，要“中病即止”。

9. 婴幼儿服药时，可加少量糖类，便于吞服。并注意防止药物吸入气管。

10. 气味芳香、富含挥发油的芳香化湿药，入汤剂时不宜久煎，以免影响药效。饮食宜清淡，可多食用白菜、芹菜、马齿苋等有淡渗利湿利尿作用的食物，忌生冷油腻之物。服药后要注意观察小便次数、尿量变化、水肿消退等情况。臌胀患者服药前后应分别测体重和腹围，并做好详细记录。

11. 闭证患者，可用鼻饲法服药。

12. 服药后出现异常情况，如腹痛、气短、面色苍白、大汗出、脉沉细等，应及时处理。

三、中草药中毒及不良反应的护理

中草药的应用，在我国历史悠久，它具有治疗范围广泛、效果好的优点，但如果使用不当，也会发生中毒或不良反应，所以护理人员要熟悉药物的功效、毒性和用法。如果发生中毒，应立即组织抢救，尽快使患者转危为安。

（一）常见有毒中草药

1. 生物碱类　雷公藤、曼陀罗、藜芦、乌头、天南星、马兜铃、阿片、毒芹。

2. 苷类　万年青、夹竹桃、半夏、商陆、芫花、鸦胆子、乌桑、木薯、八角枫。

3. 毒蛋白类　相思子、苍耳子、巴豆、蓖麻子、大麻仁、望江南。

4. 毒蕈类　红茴香、白果、藤黄、狼毒、细辛。

5. 动物类　蟾酥、斑蝥、鱼胆、蜈蚣。

6. 矿物类　砒霜、辰砂、雄黄、轻粉、白降丹、红升丹、密陀僧、硫黄。

（二）中草药中毒的解救方法与护理

中草药中毒来势急，症状重，变化迅速，如不积极组织解救与护理，可危及生命。

1. 立即终止接触及服用有毒药物　将患者移离有毒现场，安置在空气流通的空间，松解衣扣，注意保暖。

2. 迅速清除毒物　如毒物经胃肠道进入人体，可采用催吐、洗胃和导泻的方法；如从皮肤黏膜进入，应立即脱去被污染的衣物，彻底清洗头发、皮肤。

（1）催吐：适用于口服有毒药物2～3小时以内，清醒、能合作的患者。一般先饮温水300～500ml后，再用压舌板、筷子或手指刺激咽后壁或舌根部，引起反射性呕吐，如此反复进行，直至胃内容物完全吐出为止。

（2）洗胃：应尽早进行，是清除胃中残留毒物最有效的方法。①选择合适的洗胃液：毒物性质未明者选用清水、生理盐水或绿豆汤等。若毒物性质明确，可以根据毒物的性质选用相对应的洗胃液，如毒蕈、马钱子中毒，可选用碳酸氢钠洗胃；罂粟壳中毒，可选用3%过氧化氢溶液洗胃。②采取头低左侧卧位，以免洗胃液误入气管，每次灌入300～500ml，反复冲洗，直至洗出液澄清无味为止。③洗胃后，可适当服用牛奶、蛋清、米汤等保护胃黏膜。适用于催吐无效，服毒物4～6小时以内的患者。但消化道溃疡出血及因服用腐蚀性药物引起食道、胃、肠损伤者，应禁用洗胃法。

（3）导泻：毒物在肠道内未完全吸收前，可口服通下药，使毒物从大便排出。如口服50%硫酸镁40～50ml或芒硝20～30g或大承气汤等。如果中毒时间已超过6小时，或服用通下药2小时未泻者，可用生理盐水或2%肥皂水1000ml做大量不保留灌肠。

3. 促进已吸收的毒物排出

（1）利尿：绝大多数毒物均由肾脏排出，在肾功能正常或损害不严重时，可进行输液以增加肾脏排泄量，也可使用利尿剂如甘露醇、呋塞米等促使毒物快速排出。

（2）透析：透析疗法适用于出现肾衰和呼吸抑制的患者，如采用腹膜透析、血液透析、血浆置换等，使毒物排出体外。

（3）应用解毒剂：针对不同毒物，选用不同药物或食物，按《本草》记载，犀角、川连、黑豆、绿豆、甘草、生姜、芫荽等药物均有较好的解毒作用。如临床常用生姜、甘草、金银花解乌头中毒。

4. 严密观察并详细记录病情变化　由于各种中毒的临床表现不一，病情观察的重点亦有所不同。应严密观察生命体征，特别是神志、瞳孔、面色等变化，注意观察各种排泄物的性质、气味、颜色和量的变化，及时留取标本送检，认真做好监测，详细记录各项指标和情况，防止脱水及电解质紊乱。

5. 对症护理 患者若出现呼吸困难，可给予半卧位，给予氧气吸入；呼吸衰竭的患者，应遵医嘱给予呼吸兴奋剂等；出现烦躁不安、惊厥者，可遵医嘱给予镇静剂，使用安全栏保护。

6. 一般护理 病室应安静、整洁、温湿度适宜、空气流通、光线柔和。马钱子中毒者、昏迷患者，病室内光线宜暗、避风。注意做好口腔护理，保持气道通畅，及时吸出气道分泌物。饮食宜清淡，轻、中度中毒者宜给予流质或半流质，重度中毒患者初期通过静脉供给营养，后期给予流质。中毒症状消失后，适当补充蛋白质，宜少食多餐，忌食辛辣、油炸、粗糙性食物，以利于食道、胃肠功能及受损黏膜的恢复。加强情志护理，稳定患者情绪，避免不良刺激。

7. 加强卫生宣教，预防中草药中毒 应在医师的指导之下用药，不要轻信偏方、验方或自采自制中草药。注意将药物标明名称、药性，放于安全之处，以免不知情者拿错、误服。对于有毒副作用的药，应将用药注意事项与使用方法对患者详细交待清楚，严格掌握用药剂量。严格掌握常用药物的性能和用药指征，避免滥用。纠正中草药不会中毒的错误观念，方中若有缺药，不能随意用有毒副作用的中药代替。

第四篇　中医护理基本技能

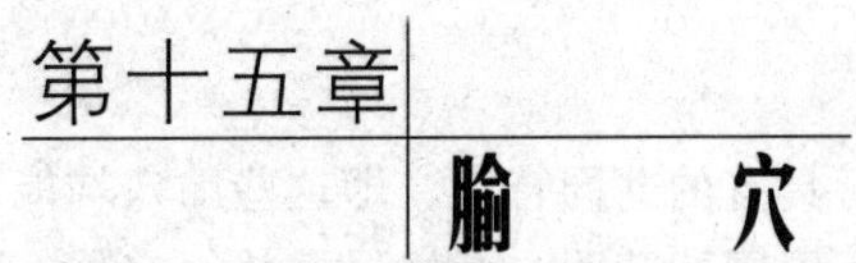

第十五章　腧　穴

腧穴是人体脏腑经络之气输注于体表的特殊部位。《素问·气府论》解释腧穴是“脉气所发”;《灵枢·九针十二原》解释腧穴是“神气之所游行出入也，非皮肉筋骨也”。诸腧穴分别归属于某一条经脉，而每一经脉又各隶属于某一脏腑。在体表的腧穴上施以针或灸的刺激，可以调整经气的运行，治疗所属脏腑和经络循行部位的某些疾病。

第一节　腧穴总论

一、腧穴基本概念

“腧”与“输”意通，有转输、输注的含义，“穴”即孔隙的意思。腧穴在《内经》中又称作“节”、“会”、“气穴”、“气府”、“骨空”等，俗称“穴位”。人体的腧穴既是疾病的反应点，又是针灸的施术部位。腧穴一般分布于经脉上，而经脉又分别隶属于一定的脏腑，故腧穴、经脉与脏腑之间形成了既相互联系，又相互影响的密不可分的关系。

二、腧穴的分类

人体腧穴很多，大体上可归纳为十四经穴、奇穴、阿是穴三类。

（一）十四经穴

简称“经穴”，即分布于十二经脉及任、督二脉上的腧穴。本类腧穴有固定的名称、固定的位置和归经，具有主治本经病证的共同作用，是腧穴的主要组成部分。

（二）奇穴

又称“经外奇穴”，是指既有一定的穴名，又有明确的位置，但尚未列入或不便列入十四经系统的腧穴。这类腧穴对某些病证具有特殊的治疗作用。

（三）阿是穴

又称“压痛点”、“天应穴”、“不定穴”等，这类腧穴既无固定名称，亦无固定位置，而是以压痛点或其他反应点作为针灸施术部位。“阿是”之称，始见于唐代孙思邈的《千金方》中。

三、腧穴的主治作用

（一）近治作用

这是一切腧穴主治作用所具有的共同特点，即这些腧穴均能治疗该穴所在部位及邻近组织、器官的病证。如眼区及其周围的睛明、承泣、攒竹等穴位，可以用于治疗眼病；胃脘部的中脘、建里、梁门等穴位，可以用于治疗胃病；膝关节周围的鹤顶、膝眼、阳陵泉等穴位，可以用于治疗膝关节疾病。

（二）远治作用

这是十四经腧穴主治作用的基本规律，在十四经所属腧穴中，尤其是十二经脉在四肢肘、膝关节以下的腧穴，不仅能治疗局部病证，而且能治本经循行所涉及的远隔部位的组织、器官、脏腑的病证，甚至具有治疗全身疾患的作用。如《针灸大成》载：“三里、内庭穴，肚腹妙中诀；曲池与合谷，头面痛可撤；腰背痛相连，委中、昆仑穴；头面如有痛，后溪并列缺；环跳与阳陵，膝前兼腋胁。”由于经脉的表里络属关系及其分布特点，腧穴在远治作用中除能治疗本经病变以外，还能治疗相表里经脉的疾患。如手太阴肺经的列缺穴，不仅治本经的咳嗽、胸闷，还能治疗与其相表里的手阳明大肠经的头痛、项强等。

（三）特殊作用

特殊作用是指腧穴具有双向性的良性调整作用（简称双向作用）和相对特异性的作用（简称特异作用）。双向作用是指机体在不同状态下，同一腧穴体现出两种相反的治疗作用。腧穴的这一特性，使针灸治疗具有广泛的适应证和一定的安全性。如天枢穴既有止泻之功，又有通便之效。此外，针刺某些腧穴对某些病证具有相对的特异作用。如大椎穴能退热；至阴穴能矫正胎位等。

十四经穴的主治作用，归纳起来是：本经腧穴能治疗本经病，表里经腧穴能治互为表里的经脉、脏腑疾病，经穴还能治局部病证。各经腧穴的主治既有其特殊性，又有共同性。

四、腧穴的定位法

在临床上，治疗效果与取穴是否准确有着密切的关系，为了定准穴位，必须掌握好定位方法。常用的定位方法有以下四种：

（一）体表解剖标志定位法

体表解剖标志定位法，是以人体解剖学的各种体表标志为依据来确定腧穴位置的方法，又称自然标志定位法。可分为固定标志和活动标志两种。

1. 固定标志 指根据各部位骨节和肌肉所形成的突起、凹陷，以及五官轮廓、发际、指（趾）甲、乳头、肚脐等固定不移的标志，用以腧穴定位的方法。如脐旁两寸定天枢，乳头之间取膻中等。

2. 活动标志 指根据各部的关节、肌肉、肌腱、皮肤随活动而出现的空隙、凹陷、皱纹、尖端等标志，用以腧穴定位的方法。如张口耳屏前凹陷处取听宫，握拳掌后纹头处取后溪等。

（二）“骨度”折量定位法

“骨度”折量定位法，是以体表骨节为主要标志，折量全身各部的长度和宽度定出分寸，用于腧穴定位的方法，又称骨度分寸定位法。即以《灵枢·骨度》篇记载的人体各部分寸为基础，结合历代医家经验，将设定的两骨节点之间的长度折量为一定的等分，每一等分为1寸，作为定穴的依据。不论男女、老幼、高矮、胖瘦，均可按这一标准在其自身进行测量（图15－1、表15－1）。

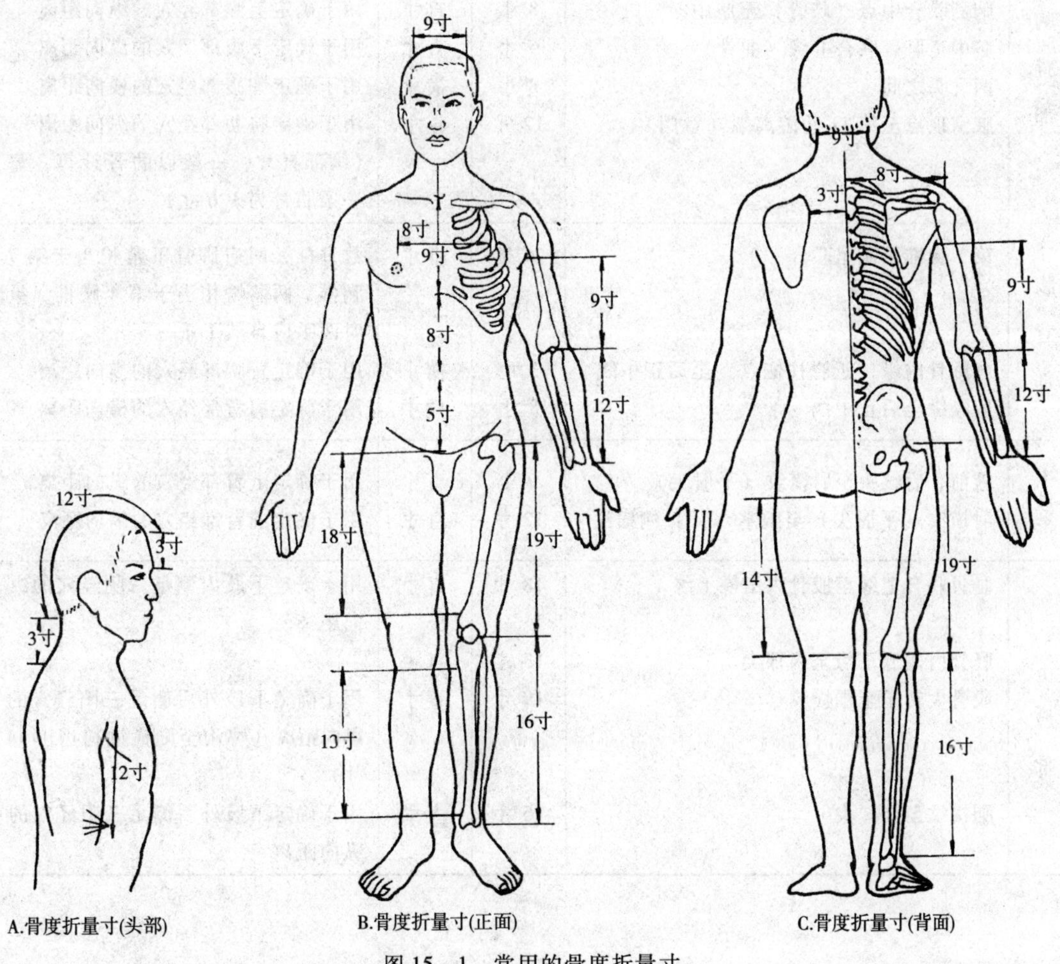

图15－1 常用的骨度折量寸

表 15－1　　　　常用骨度折量寸表

部位	起止点	折量寸	度量法	说　明
头部	前发际正中至后发际正中	12 寸	直寸	用于确定头部经穴的纵向距离
	眉间（印堂）至前发际正中	3 寸	直寸	
	第 7 颈椎棘突下（大椎）至后发际正中	3 寸	直寸	用于确定前或后发际及其头部经穴的纵向距离
	眉间（印堂）至第 7 颈椎棘突下（大椎）	18 寸	直寸	
	前两额发角（头维）之间	9 寸	横寸	用于确定头前部经穴的横向距离
	耳后两乳突（完骨）之间	9 寸	横寸	用于确定头后部经穴的横向距离
胸背部	胸骨上窝（天突）至胸剑联合中点（歧骨）	9 寸	直寸	用于确定胸部任脉经穴的纵向距离
	胸剑联合中点（歧骨）至脐中	8 寸	直寸	用于确定上腹部经穴的纵向距离
	脐中至耻骨联合上缘（曲骨）	5 寸	直寸	用于确定下腹部经穴的纵向距离
	两乳头之间	8 寸	横寸	用于确定胸腹部经穴的横向距离
	腋窝顶点至第 11 肋游离端（章门）	12 寸	直寸	用于确定胁肋部经穴的纵向距离（胸部直寸，一般以肋骨计算，每一条肋骨为 1.6 寸）
腰背部	第 1 胸椎至骶尾联合	21 椎	直寸	数脊椎，两肩胛骨下角相当于第 7 胸椎，两髂嵴相当于第 4 腰椎，量时两手应自然下垂
	肩胛骨内缘（近脊柱侧点）至后正中线	3 寸	横寸	用于确定背腰部经穴的横向距离
	肩峰缘至后正中线	8 寸	横寸	用于确定肩背部经穴的横向距离
上肢部	腋前、后纹头至肘横纹（平肘尖）	9 寸	直寸	用于确定上臂部经穴的纵向距离
	肘横纹（平肘尖）至腕掌（背）侧横纹	12 寸	直寸	用于确定前臂部经穴的纵向距离
下肢部	耻骨联合上缘至股骨内上髁上缘	18 寸	直寸	用于确定下肢内侧足三阴经穴的纵向距离
	胫骨内侧髁下缘至内踝尖	13 寸	直寸	
	股骨大转子至腘横纹	19 寸	直寸	用于确定下肢外后侧足三阳经穴的纵向距离（臀沟至腘横纹相当于 14 寸）
	腘横纹至外踝尖	16 寸	直寸	用于确定下肢外后侧足三阳经穴的纵向距离

（三）指寸定位法

指寸定位法，是指依据患者本人手指所规定的分寸来量取腧穴的定位方法，又称“手指同身寸取穴法”。常用有以下三种（图 15－2）。

1. 中指同身寸　以患者中指中节屈曲时内侧两端纹头之间作为1寸。可用于四肢部位取穴的直寸和背部取穴的横寸。

2. 拇指同身寸　以患者拇指指关节的横度作为 1 寸。适用于四肢部位取穴的直寸。

3. 横指同身寸　又称“一夫法”。令患者食指、中指、无名指和小指并拢，以中指关节横纹为标准，其四指的宽度作为 3 寸。

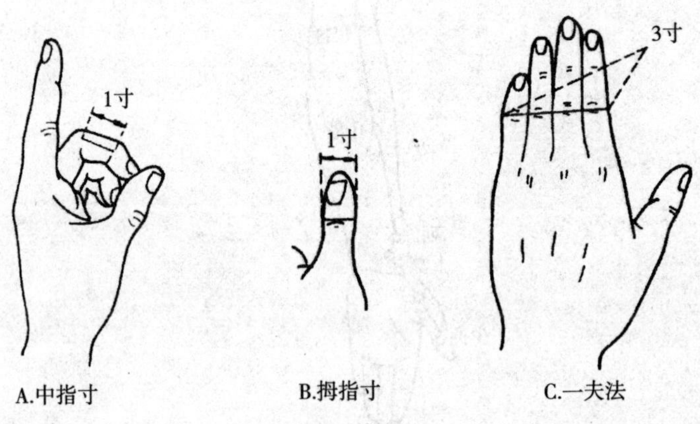

图 15－2　指寸定位法

（四）简便取穴法

简便取穴法是临床中一种简便易行的方法。如立正姿势，垂手中指指端取风市；两手虎口自然平直交叉在食指端到达处取列缺穴等。此法是一种辅助取穴方法，为了取穴的准确，最好结合体表解剖标志或“骨度”折量定位等方法取穴。

第二节　常用腧穴

一、十二经脉常用腧穴

（一）手太阴肺经

本经起于胸前壁外上方的中府穴，循上肢内侧前缘，沿鱼际，止于拇指桡侧端的少商穴，左右各 11 穴（图 15－3）。

1. 主治要点

(1) 脏腑病证：咳嗽、咳血、气喘、短气等。

(2) 经脉病证：胸部胀满、咽喉肿痛、缺盆及手臂内侧前缘痛、肩背寒冷疼痛等。

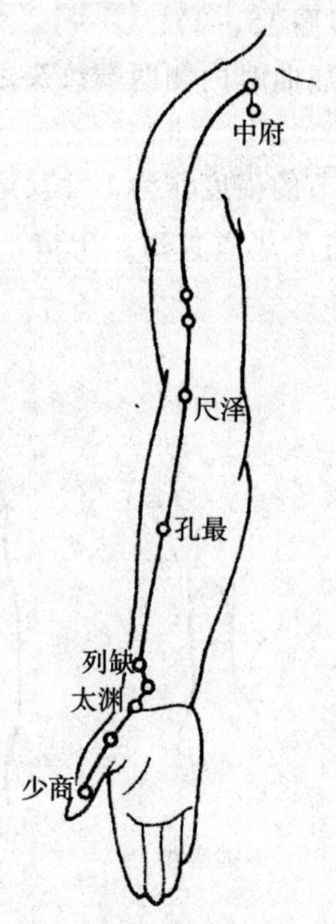

图 15－3　手太阴肺经体表循行示意图及常用腧穴

2. 常用腧穴定位、主治与操作（表 15－2）

表 15－2　手太阴肺经常用腧穴定位、主治与操作

穴名	定　位	主　治	操　作
中府	胸骨正中线旁开 6 寸，平第 1 肋间隙处	咳嗽、气喘、喉痹、胸中胀满或疼痛、肩背痛	向外斜刺 0.5～0.8 寸，可灸。不可向内深刺，以免伤及肺脏
尺泽	在肘横纹中，肱二头肌腱桡侧缘	咳嗽、气喘、咳血、潮热、咽喉肿痛、胸部胀痛、小儿惊风、吐泻、肘臂挛痛	直刺 0.8～1.2 寸，或点刺出血，可灸
孔最	前臂内侧，尺泽与太渊连线上，腕横纹上 7 寸	咳嗽、气喘、咳血、咽喉肿痛、失音、肘臂挛痛	直刺 0.5～1 寸，可灸

续表

穴名	定　位	主　治	操　作
列缺	侧掌，桡骨茎突上方，腕横纹上1.5寸。简便取穴：两虎口交叉，一手食指按在另一手桡骨茎突上，指尖尽处是穴	咳嗽、气喘、咽喉肿痛、牙痛、偏头痛、颈项痛、口眼㖞斜、半身不遂	向上斜刺0.3~0.8寸，可灸
太渊	掌后横纹上，桡动脉桡侧凹陷处	咳嗽、气喘、咳血、咽喉肿痛、胸痹、无脉症、手腕疼痛	避开动脉，直刺0.3~0.5寸
少商	拇指桡侧，指甲角旁0.1寸处	咽喉肿痛、咳嗽、鼻衄、发热、昏迷、癫狂	浅刺0.1寸或点刺出血

（二）手阳明大肠经

本经起于食指桡侧端的商阳穴，沿食指桡侧入手背第1、2掌骨间，循上肢外侧前缘上肩峰，经颈过颊，环口，交人中，止于对侧鼻旁的迎香穴，左右各20穴（图15-4）。

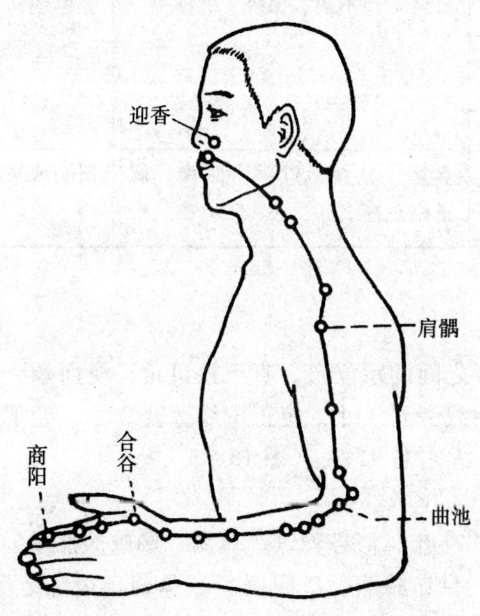

图15-4　手阳明大肠经体表循行示意图及常用腧穴

1. 主治要点

（1）脏腑病证：腹痛、肠鸣、泄泻、便秘、痢疾等。

（2）经脉病证：胸部胀满、咽喉肿痛、齿痛、鼻流清涕或出血及循行肢体部位疼痛、热肿或寒冷等。

2. 常用腧穴定位、主治与操作（表 15－3）

表 15－3　手阳明大肠经常用腧穴定位、主治与操作

穴名	定　位	主　治	操　作
商阳	食指桡侧端，距指甲角 0.1 寸	咽喉肿痛、热病、中风、昏迷、鼻衄、耳鸣、耳聋、齿痛	浅刺 0.1 寸或点刺出血
合谷	手背第 1、2 掌骨之间，约平第 2 掌骨中点处	头痛、目赤肿痛、鼻衄、齿痛、牙关紧闭、口眼㖞斜、耳聋、痄腮、咽喉肿痛、热病、无汗、多汗、腹痛、便秘、闭经、滞产	直刺 0.5～1 寸
曲池	屈肘成直角，当肘横纹外端与肱骨外上髁连线的中点	目赤肿痛、齿痛、咽喉肿痛、热病、瘰疬、瘾疹、腹痛吐泻、上肢瘫痪、高血压、癫狂	直刺 1～1.5 寸
肩髃	肩峰端下缘，三角肌上部中央。肩平举时，肩部出现两个凹陷，前方的凹陷中	肩臂挛痛不遂、瘾疹、瘰疬	直刺或向下斜刺 0.8～1.5 寸
迎香	鼻翼外缘中点，旁开 0.5 寸，当鼻唇沟中	鼻塞、鼻衄、口㖞、面痒、胆道蛔虫症	斜刺或平刺 0.3～0.5 寸

（三）足阳明胃经

本经起于眼球与眶下缘之间的承泣穴，直下挟口角，绕面颊，经耳前至额角头维穴；另一线由面颊下颈，循胸正中线旁开 4 寸，腹正中线旁开 2 寸，经下肢外侧前缘，沿足背，止于第 2 趾外侧端的厉兑穴，左右各 45 穴（图 15－5）。

1. 主治要点

（1）脏腑病证：胃痛、呕吐、消谷善饥、口渴、肠鸣腹胀等。

（2）经脉病证：头痛、目赤肿痛、口眼㖞斜、鼻衄、齿痛、咽喉肿痛及循行肢体部位痿痹等。

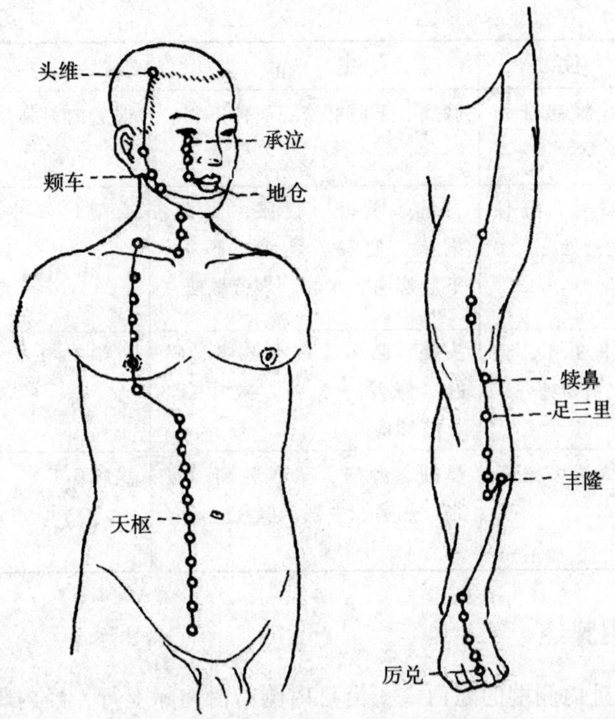

图 15－5　足阳明胃经体表循行示意图及常用腧穴

2. 常用腧穴定位、主治与操作（表 15－4）

表 15－4　　足阳明胃经常用腧穴定位、主治与操作

穴名	定　位	主　治	操　作
承泣	目正视，瞳孔直下，当眼眶与眼球之间	目赤肿痛、流泪、夜盲、口眼㖞斜	左手拇指向上轻推眼球，紧靠眶缘缓慢直刺 0.5～1 寸，不宜提插，以防损伤血管引起血肿
地仓	口角旁 0.4 寸	口㖞、流涎、三叉神经痛	斜刺或平刺 0.5～0.8 寸
颊车	下颌角前上方一横指凹陷中，咀嚼时咬肌隆起的最高点处	口眼㖞斜、齿痛、颊肿、口噤不语	直刺 0.3～0.5 寸，或向地仓方向平刺 0.5～1 寸
头维	在头侧部，当额角发际上 0.5 寸，头正中线旁开 4.5 寸	头痛、目眩、迎风流泪、眼睑瞤动、视物不明、目痛	向后平刺 0.5～1 寸，不宜灸
天枢	脐旁 2 寸	腹胀肠鸣、绕脐痛、便秘、腹泻、痢疾、月经不调	直刺 1～1.5 寸

续表

穴名	定　位	主　治	操　作
犊鼻	髌骨下缘，髌韧带外侧凹陷中	膝痛、下肢麻痹、屈伸不利	向后内斜刺0.5~1寸
足三里	犊鼻穴下3寸，胫骨前嵴外一横指处	胃痛、呕吐、腹胀、泄泻、痢疾、便秘、乳痈、肠痈、下肢痹痛、水肿、虚劳羸瘦	直刺1~2寸
丰隆	外踝高点上8寸，胫骨前嵴外二横指处	头痛、眩晕、痰多咳嗽、呕吐、便秘、水肿、癫痫狂、下肢痿痹	直刺1~1.5寸
厉兑	第2趾外侧指甲角旁0.1寸	鼻衄、齿痛、咽喉肿痛、腹胀、热病、失眠、癫狂	浅刺0.1寸

（四）足太阴脾经

本经起于足大趾内侧端的隐白穴，沿足内侧赤白肉际上行，经内踝前，沿胫骨内侧面后缘上行，至内踝上8寸处交出于足厥阴之前，经膝股内侧前缘至腹，循腹正中线旁开4寸，至胸正中线旁开6寸，止于腋下大包穴，左右各21穴（图15－6）。

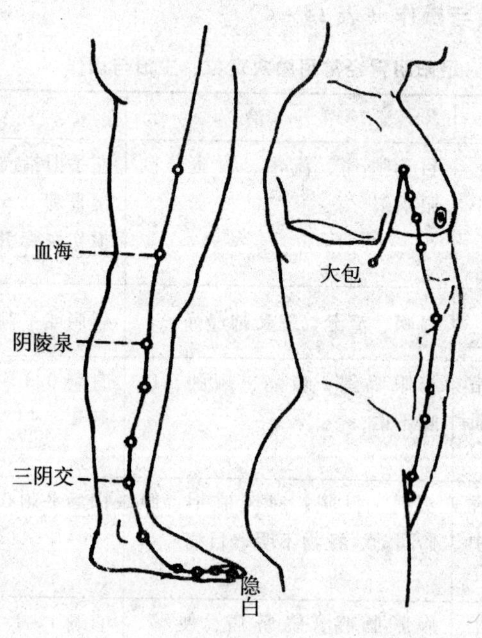

图15－6　足太阴脾经体表循行示意图及常用腧穴

1. 主治要点

(1) 脏腑病证：腹胀、胃脘痛、呕吐、嗳气、泄泻、黄疸、水肿、小便不利、身疲乏力等。

(2) 经脉病证：舌体强硬、疼痛，下肢内侧肿胀、厥冷等。

2. 常用腧穴定位、主治与操作（表 15－5）

表 15－5　　足太阴脾经常用腧穴定位、主治与操作

穴名	定　位	主　治	操　作
隐白	足大趾内侧，趾甲角旁约 0.1 寸	腹胀、便血、尿血、月经过多、崩漏、癫狂、多梦、惊风	浅刺 0.1 寸或点刺出血
三阴交	内踝高点上 3 寸，胫骨内侧面后缘	肠鸣腹胀、泄泻、月经不调、带下、子宫脱垂、不孕、滞产、遗精、遗尿、阳痿、失眠、下肢痿痹、脚气	直刺 1～1.5 寸
阴陵泉	胫骨内侧髁下缘的凹陷中	腹胀、泄泻、水肿、黄疸、小便不利或失禁、膝痛	直刺 1～2 寸
血海	髌骨内上缘上 2 寸。简便取穴法：患者屈膝，医者以左手掌心按于患者右膝髌骨上缘，2～5 指向上伸直，拇指呈45°斜置，拇指指尖下是穴	月经不调、崩漏、经闭、瘾疹、湿疹、膝痛	直刺 1～1.5 寸
大包	腋中线上，第 6 肋间隙中	气喘、胸胁痛、全身疼痛、四肢无力	斜刺或向后平刺 0.5～0.8 寸

（五）手少阴心经

本经起于腋窝部的极泉穴，循上肢内侧后缘，入掌部第 4、5 掌骨间，止于小指桡侧端的少冲穴，左右各 9 穴（图 15－7）。

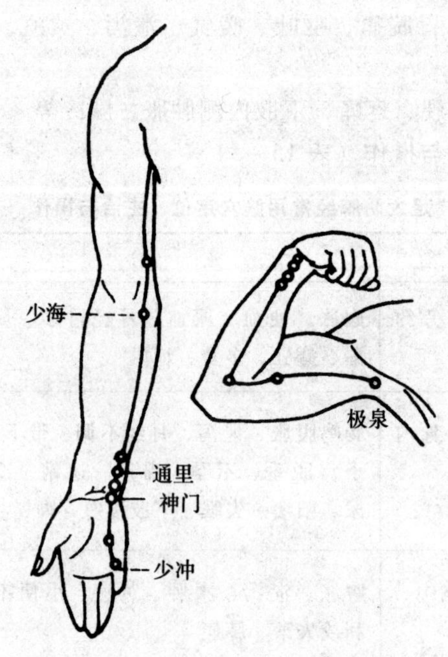

图 15－7　手少阴心经体表循行示意图及常用腧穴

1. 主治要点

（1）脏腑病证：心痛、心悸、心烦、健忘、失眠、癫狂等。

（2）经脉病证：咽干、口渴、目黄、上臂内侧痛、手心发热等。

2. 常用腧穴定位、主治与操作（表 15－6）

表 15－6　手少阴心经常用腧穴定位、主治与操作

穴名	定位	主治	操作
极泉	在腋窝正中，腋动脉内侧	胁痛、心痛、上臂内侧痛	避开动脉，直刺或斜刺 0.3～0.5寸
少海	屈肘，肘横纹内端与肱骨内上髁连线之中点	心痛、肘臂痛、腋胁痛、头项痛、瘰疬	直刺 0.5～1 寸
通里	腕横纹上 1 寸，尺侧腕屈肌腱的桡侧	心悸、怔忡、舌强不语、腕臂痛	直刺 0.3～0.5 寸
神门	腕横纹尺侧端，尺侧腕屈肌腱的桡侧凹陷中	心痛、心烦、惊悸、怔忡、健忘、失眠、癫狂痫、胸胁痛	直刺 0.3～0.5 寸
少冲	小指桡侧指甲角旁约 0.1 寸	心痛、心悸、胸胁痛、癫狂、热病、昏迷	浅刺 0.1 寸或点刺出血

（六）手太阳小肠经

本经起于小指尺侧端的少泽穴，经手背尺侧，沿上肢外侧后缘，至肩关节后方，绕行肩胛部，循颈上颊，抵目外眦，止于耳前听宫穴，左右各19穴（图15－8）。

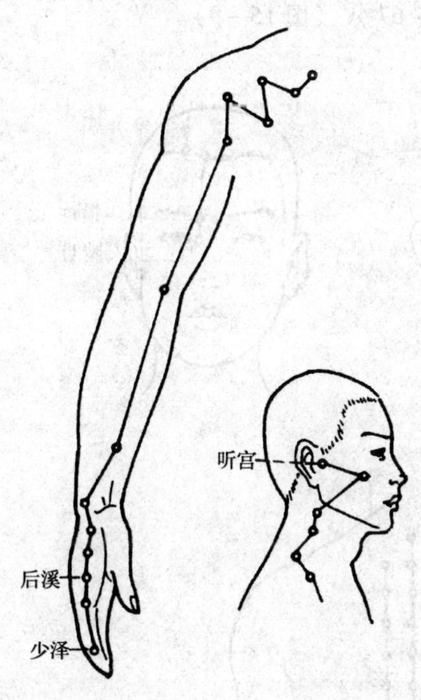

图15－8　手太阳小肠经体表循行示意图及常用腧穴

1. 主治要点

（1）脏腑病证：少腹痛、腰脊痛引睾丸。

（2）经脉病证：头项强痛、耳鸣、耳聋、目黄、颊肿、咽喉肿痛及肩臂肘部位疼痛等。

2. 常用腧穴定位、主治与操作（表15－7）

表15－7　　手太阳小肠经常用腧穴定位、主治与操作

穴名	定　位	主　治	操　作
少泽	小指尺侧指甲角旁约0.1寸	头痛、咽喉肿痛、乳痈、乳汁少、热病、昏迷	浅刺0.1寸或点刺出血
后溪	握拳，第5掌指关节后尺侧，横纹头赤白肉际处	头项强痛、目赤、耳聋、咽喉肿痛、腰背痛、手指及肘臂挛痛、疟疾、癫狂痫	直刺0.5～1寸
听宫	耳屏前，下颌骨髁状突的后缘，张口呈凹陷处	耳鸣、耳聋、齿痛、癫狂痫	张口，直刺1～1.5寸

（七）足太阳膀胱经

本经起于目内眦旁的睛明穴，循额上行，夹头顶正中线，下后颈，循后正中线旁开 1.5 寸、3 寸两线下行至臀，沿大腿后面会于腘窝，经小腿后面，过外踝后，经足背外侧，止于小趾外侧端的至阴穴，左右各 67 穴（图 15 -9）。

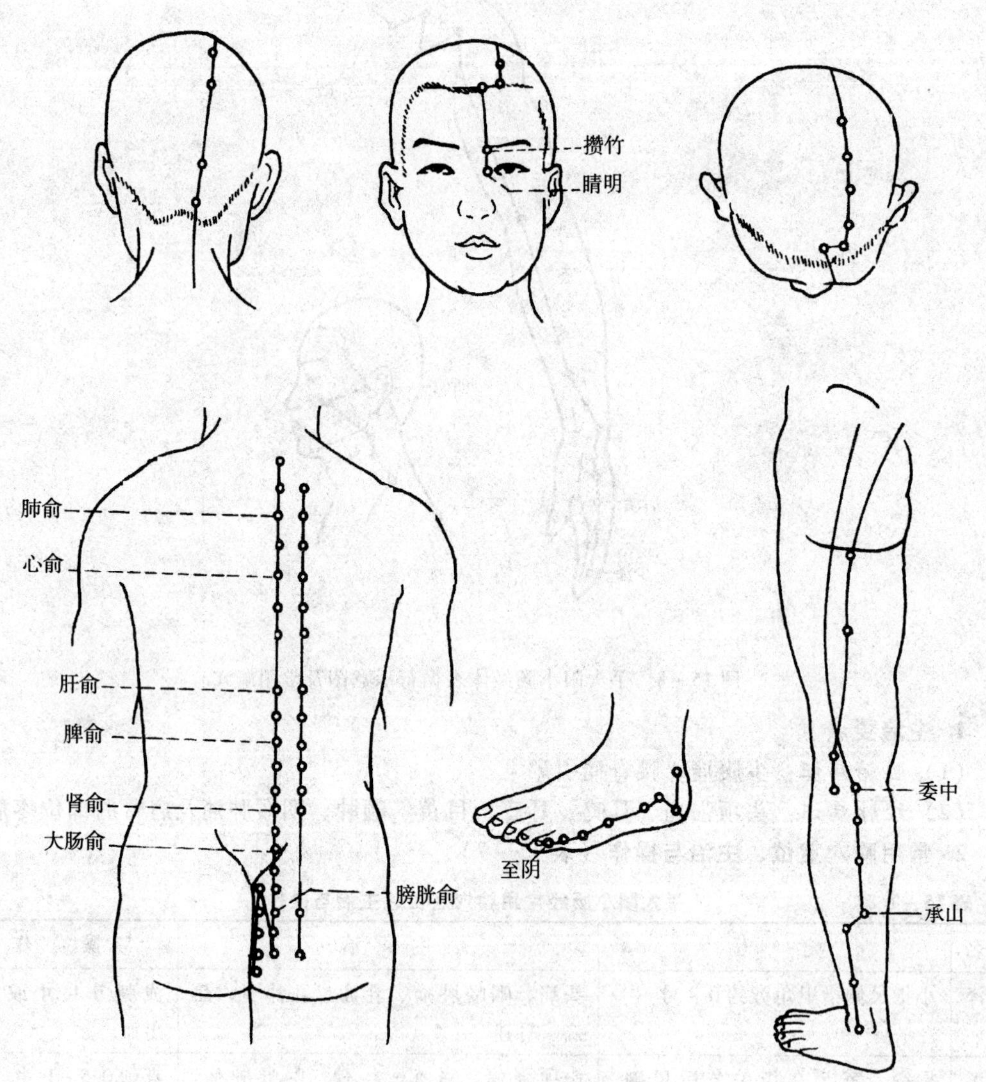

图 15 -9　足太阳膀胱经体表循行示意图及常用腧穴

1. 主治要点

（1）脏腑病证：小便不通、遗尿癫狂等。

（2）经脉病证：头痛、目痛、迎风流泪、鼻塞，以及项、背、腰、臀部和下肢后侧疼痛等。

2. 常用腧穴定位、主治与操作（表 15－8）

表 15－8 足太阳膀胱经常用腧穴定位、主治与操作

穴名	定 位	主 治	操 作
睛明	目内眦旁 0.1 寸	目赤肿痛、流泪、视物不清、目眩、近视、夜盲、色盲	嘱患者闭目，医者左手轻推眼球向外侧固定，右手缓慢进针，紧靠眶缘直刺 0.5～1 寸，不捻转提插。出针后按压针孔片刻，以防出血。本穴禁灸
攒竹	眉毛内侧端，眶上切迹处	前头痛、眉棱骨痛、目赤肿痛、目视不明、眼睑瞤动	向下及向鱼腰穴方向平刺 0.3～0.5 寸。禁灸
肺俞	第 3 胸椎棘突下，督脉旁开 1.5 寸	咳嗽、气喘、潮热盗汗、吐血、胸背疼痛	斜刺 0.5～0.8 寸
心俞	第 5 胸椎棘突下，旁开 1.5 寸	心痛、惊悸、咳嗽、吐血、失眠、健忘、癫痫	斜刺 0.5～0.8 寸
肝俞	第 9 胸椎棘突下，旁开 1.5 寸	胸胁痛、腰背痛、黄疸、吐血、目赤、目眩、夜盲、癫狂痫	斜刺 0.5～0.8 寸
脾俞	第 11 胸椎棘突下，旁开 1.5 寸	腹胀、黄疸、呕吐、泄泻、痢疾、水肿、背痛	斜刺 0.5～0.8 寸
肾俞	第 2 腰椎棘突下，旁开 1.5 寸	遗尿、遗精、阳痿、月经不调、白带、水肿、耳鸣、耳聋	斜刺 0.5～1 寸
大肠俞	第 4 腰椎棘突下，督脉旁开 1.5 寸	腹胀、肠鸣、泄泻、痢疾、腰痛、下肢痹痛、痔疮出血	直刺 1～1.2 寸
膀胱俞	第 2 骶椎棘突下，督脉旁开 1.5 寸，平第 2 骶孔	小便淋涩不通、遗尿、遗精、腰脊强痛、下肢痹痛	直刺 1～1.2 寸
委中	腘窝横纹中央	腰痛、下肢痿痹、腹痛、吐泻、小便不利、遗尿、丹毒	直刺 1～1.5 寸或点刺出血
承山	腓肠肌两肌腹之间凹陷的顶端	腰腿拘急疼痛、痔疾、便秘、脚气	直刺 1～2 寸
至阴	足小趾外侧趾甲角旁约 0.1 寸	头痛、目痛、鼻塞、鼻衄、胎位不正、难产	浅刺 0.1 寸，胎位不正用灸法

（八）足少阴肾经

本经起于足心涌泉穴，斜走舟骨粗隆下，绕内踝后，循下肢内侧后缘，经少腹，循腹正中线旁开 0.5 寸，至胸正中线旁开 2 寸上行，止于锁骨下端的俞府穴，左右各 27 穴（图

15－10）。

1. 主治要点

（1）脏腑病证：月经不调、遗精、阳痿、小便频数或遗尿；腰痛、气喘、水肿、泄泻、便秘；耳鸣、耳聋等。

（2）经脉病证：舌干、咽喉肿痛、下肢内后侧痛、痿弱无力、足心热等。

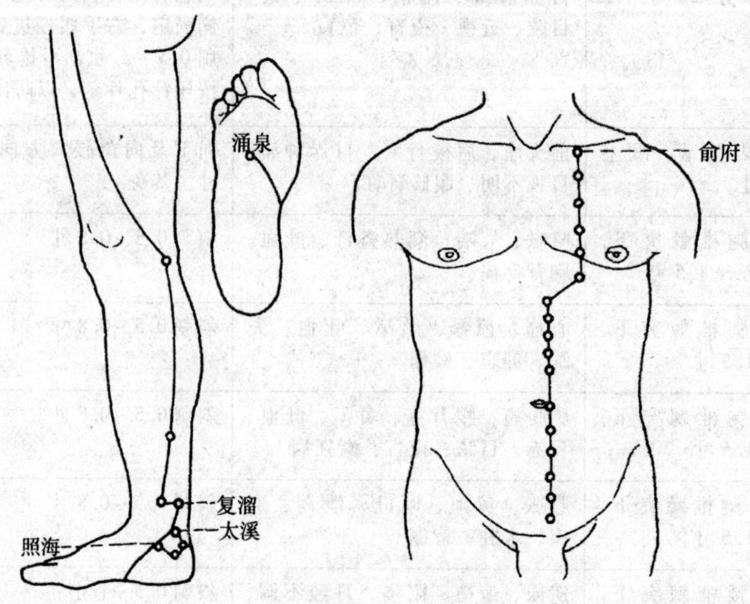

图15－10　足少阴肾经体表循行示意图及常用腧穴

2. 常用腧穴定位、主治与操作（表15－9）

表15－9　足少阴肾经常用腧穴定位、主治与操作

穴名	定　位	主　治	操　作
涌泉	于足底（去趾）前1/3处，足趾跖屈时呈凹陷	头痛、头昏、失眠、目眩、咽喉肿痛、失音、便秘、小便不利、小儿惊风、癫狂、昏厥	直刺0.5～1寸
太溪	内踝高点与跟腱之间凹陷中	咽喉肿痛、耳鸣、耳聋、齿痛、失眠、月经不调、遗精、阳痿、小便频数、腰痛	直刺0.5～1寸
照海	内踝下缘凹陷中	月经不调、带下、小便频数、癃闭、便秘、咽喉干痛、癫痫、失眠	直刺0.3～0.5寸
复溜	太溪穴上2寸	水肿、腹胀、泄泻、盗汗、热病汗不出、下肢痿痹	直刺0.5～1寸
俞府	锁骨下缘，前正中线旁开2寸	咳嗽、气喘、胸痛、呕吐	斜刺或平刺0.5～0.8寸

(九) 手厥阴心包经

本经起于乳头外开1寸的天池穴，上行腋窝，循上肢内侧中间，入掌中第2、3掌骨间，止于中指尖端的中冲穴，左右各9穴（图15-11）。

1. 主治要点

(1) 脏腑病证：心痛、胸闷、心悸、心烦、癫狂等。

(2) 经脉病证：腋肿、肘臂挛急、掌心发热等。

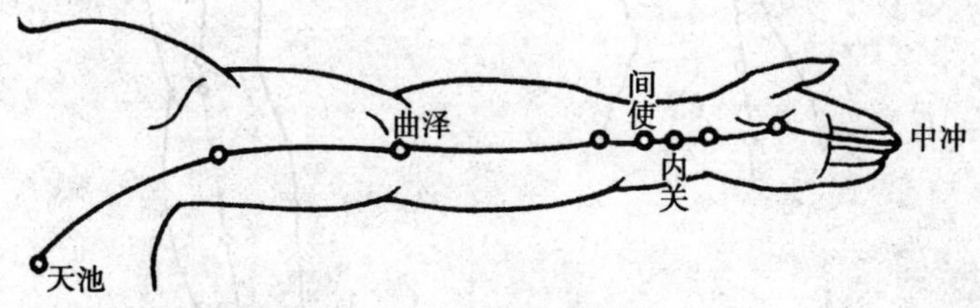

图15-11　手厥阴心包经体表循行示意图及常用腧穴

2. 常用腧穴定位、主治与操作（表15-10）

表15-10　　手厥阴心包经常用腧穴定位、主治与操作

穴名	定　　位	主　　治	操　　作
天池	在乳头外侧1寸，于第4肋间隙	胸闷、胁肋痛、咳嗽、气喘	向外斜刺0.5寸，不可深刺，以免伤及肺脏
曲泽	肘横纹中，肱二头肌腱尺侧缘	心痛、心悸、胃痛、呕吐、泄泻、热病、肘臂挛痛	直刺1~1.5寸，或点刺出血
间使	腕横纹上3寸，掌长肌腱与桡侧腕屈肌腱之间	心痛、心悸、胃痛、呕吐、热病、疟疾、癫狂痫	直刺0.5~1寸
内关	腕横纹上2寸，掌长肌腱与桡侧腕屈肌腱之间	心痛、心悸、胃痛、呕吐、热病、癫痫、偏瘫、失眠、眩晕、偏头痛	直刺0.5~1寸
中冲	中指尖端的中央	昏迷、热病、心痛、中暑、舌强不语、小儿夜啼	浅刺0.1寸或点刺出血

(十) 手少阳三焦经

本经起于无名指尺侧端的关冲穴，沿手背第4、5掌骨间上行，循上肢外侧中间，至肩部上颈，经耳后，止于眉梢处的丝竹空穴，左右各23穴（图15-12）。

1. 主治要点

（1）脏腑病证：腹胀、水肿、遗尿、小便不利等。

（2）经脉病证：头痛、耳聋、耳鸣、目赤肿痛、颊肿及耳后、肩臂、肘部疼痛等。

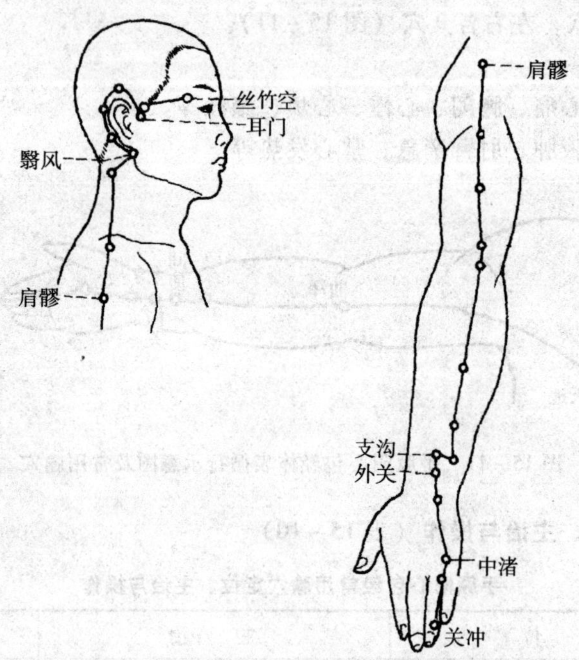

图 15－12　手少阳三焦经体表循行示意图及常用腧穴

2. 常用腧穴定位、主治与操作（表 15－11）

表 15－11　　手少阳三焦经常用腧穴定位、主治与操作

穴名	定　位	主　治	操　作
关冲	无名指尺侧端，距指甲角约0.1寸	发热、头痛、目赤、耳聋、喉痹、昏厥	浅刺0.1寸，或点刺出血
中渚	握拳，第4、5掌骨小头后缘之凹陷	头痛、目赤、耳鸣耳聋、咽喉肿痛、热病、手指不能屈伸	直刺0.3~0.5寸
外关	腕横纹上2寸，桡骨与尺骨之间	头痛、目赤、耳鸣耳聋、咽喉肿痛、热病、瘰疬、胁肋及上肢痹痛	直刺0.5~1寸
支沟	腕背横纹上3寸，两骨之间	耳鸣耳聋、暴喑、胁肋痛、肩背痛、热病、便秘	直刺0.5~1寸
肩髎	肩峰后下方，当上臂外展平举时呈现之凹陷处	肩臂疼痛不举	向肩关节直刺1~1.5寸，可灸

续表

穴名	定　位	主　治	操　作
翳风	乳突前下方，平耳垂后下缘的凹陷中	耳鸣耳聋、口眼㖞斜、齿痛、颊肿、瘰疬	直刺0.8~1.2寸
耳门	耳屏上切迹前，下颌骨髁状突后缘凹陷中	耳鸣耳聋、齿痛、牙关紧闭	张口，直刺0.5~1寸
丝竹空	眉毛外端凹陷中	头痛、面瘫、斜视、目赤肿痛	平刺0.3~0.5寸

（十一）足少阳胆经

本经起于目外眦旁的瞳子髎穴，斜下耳前，上头角，绕耳后，折回前额，向后至风池下颈，经肩上，沿胁肋腰间，下行至臀，循下肢外侧中间，经外踝前过足背，止于第4趾外侧端的足窍阴穴，左右各44穴（图15-13）。

1. 主治要点

（1）脏腑病证：口苦、吞酸、胁痛、黄疸、疟疾等。

（2）经脉病证：头痛、目眩、缺盆肿痛、腋下肿、胸胁及下肢外侧痛、足外侧痛、发热等。

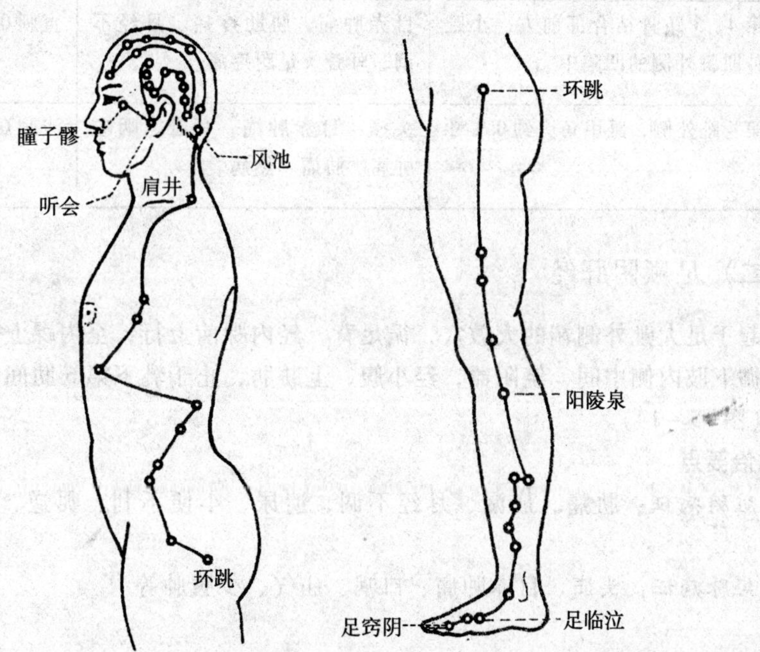

图15-13　足少阳胆经体表循行示意图及常用腧穴

2. **常用腧穴定位、主治与操作**（表 15－12）

表 15－12　　足少阳胆经常用腧穴定位、主治与操作

穴名	定　位	主　治	操　作
瞳子髎	目外眦旁 0.5 寸，眶骨外缘凹陷中	头痛、目赤肿痛、青盲	平刺 0.3～0.5 寸
听会	耳屏切迹前方，下颌骨髁状突后缘，张口有孔处	耳鸣、耳聋、齿痛、口㖞	张口，直刺 0.5～1 寸
风池	胸锁乳突肌与斜方肌之间凹陷中，平风府穴	头痛、眩晕、目赤肿痛、鼻渊、鼻衄、耳鸣、耳聋、热病、中风	针尖微向下，向鼻尖斜刺 0.8～1.2 寸
肩井	在肩上，当大椎与肩峰端连线的中点	项背强痛、肩背疼痛不举、上肢不遂、乳痈、乳汁少	直刺 0.5～0.8 寸，不可深刺，孕妇禁针
环跳	股骨大转子高点与骶管裂孔连线的外 1/3 与内 2/3 交界处	下肢痿痹、腰痛	直刺 2～3 寸
阳陵泉	腓骨小头前下方凹陷中	胁痛、口苦、呕吐、黄疸、下肢痿痹、小儿惊风	直刺 1～1.5 寸
足临泣	第 4、5 跖骨结合部前方，小趾伸肌腱外侧的凹陷中	目赤肿痛、胁肋疼痛、月经不调、耳聋、足跗疼痛	直刺 0.3～0.5 寸
足窍阴	第 4 趾外侧，趾甲角旁约 0.1 寸	头痛、目赤肿痛、耳聋、咽喉肿痛、胁痛、热病	浅刺 0.1 寸或点刺出血

（十二）足厥阴肝经

本经起于足大趾外侧端的大敦穴，循足背，经内踝前上行，至内踝上 8 寸处交出于足太阴之后，循下肢内侧中间，绕阴器，经小腹，上胁肋，止于乳下第 6 肋间隙的期门穴，左右各 14 穴（图 15－14）。

1. 主治要点

（1）脏腑病证：胁痛、崩漏、月经不调、遗尿、小便不利、呃逆、眩晕、小儿惊风、癫痫等。

（2）经脉病证：头痛、目赤肿痛、口㖞、疝气、少腹肿等。

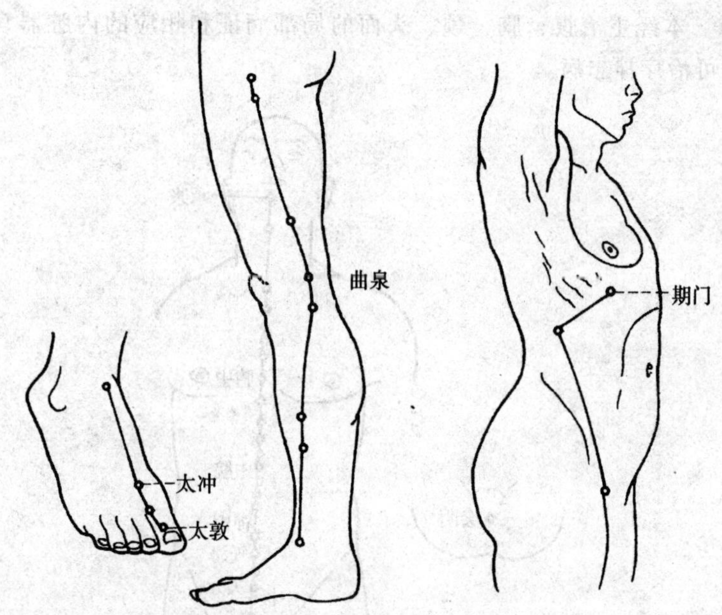

图 15－14　足厥阴肝经体表循行示意图及常用腧穴

2. 常用腧穴定位、主治与操作（表 15－13）

表 15－13　　足厥阴肝经常用腧穴定位、主治与操作

穴名	定　位	主　治	操　作
大敦	足大趾外侧趾甲角旁约 0.1 寸	疝气、遗尿、经闭、崩漏、癫痫	浅刺 0.1 寸或点刺出血
太冲	足背，第 1、2 跖骨结合部之前凹陷中	头痛、眩晕、目赤肿痛、口㖞、胁痛、遗尿、疝气、崩漏、月经不调、癫痫、小儿惊风、下肢痿痹	直刺 0.5 ~ 0.8 寸
曲泉	屈膝，膝内侧横纹头上方凹陷中	腹痛、小便不利、遗精、阴痒、月经不调、痛经、带下、膝痛	直刺 1 ~ 1.5 寸
期门	乳头直下，第 6 肋间隙	胸胁胀痛、腹胀、呕吐、乳痈	斜刺或平刺 0.5 ~ 0.8 寸

二、奇经八脉常用腧穴

（一）任脉

起于前后二阴间的会阴穴，沿腹、胸正中线上行，经颈喉正中，止于颏唇沟的承浆穴，共计 24 穴（图 15－15）。

1. 主治要点 本经主治腹、胸、颈、头面的局部病证和相应的内脏器官疾病，少数腧穴有强壮作用或可治疗神志病。

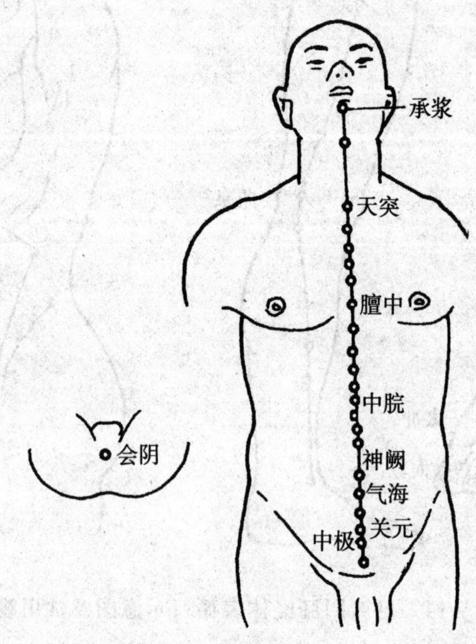

图 15－15 任脉体表循行示意图及常用腧穴

2. 常用腧穴定位、主治与操作（表 15－14）

表 15－14 **任脉常用腧穴定位、主治与操作**

穴名	定 位	主 治	操 作
会阴	在会阴部，男性当阴囊根部与肛门连线的中点，女性当大阴唇后联合与肛门连线的中点	小便不利、阴痛、痔疾、遗精、月经不调、癫狂、昏迷、溺水窒息	直刺 0.5～1 寸，可灸。孕妇慎用
中极	前正中线上，脐下 4 寸	遗尿、小便不利、疝气、遗精、阳痿、月经不调、子宫脱垂	直刺 1～1.5 寸
关元	前正中线上，脐下 3 寸	遗尿、小便频数、尿闭、腹泻、腹痛、疝气、遗精、阳痿、月经不调、子宫脱垂、虚劳羸瘦	直刺 1～2 寸
气海	前正中线上，脐下 1.5 寸	腹泻、腹痛、便秘、遗尿、疝气、遗精、月经不调、闭经、虚脱	直刺 1～2 寸

续表

穴名	定　位	主　治	操　作
神阙	脐窝正中	腹泻、腹痛、脱肛、水肿、虚脱	禁刺，艾条灸或艾炷隔盐灸
中脘	前正中线上，脐上4寸	胃痛、呕吐、吞酸、腹胀、泄泻、黄疸、癫狂	直刺1～1.5寸
膻中	胸骨正中线上，平第4肋间隙	心悸、胸痛、咳嗽气喘、乳汁少	平刺0.3～0.5寸，可灸
天突	胸骨上窝正中	咳嗽、气喘、咽喉肿痛、暴喑、瘿气、梅核气	先直刺0.2寸，然后将针尖朝向下方，沿胸骨柄后缘、气管前缘缓慢进针0.5～1寸，注意不能刺向左右，可灸
承浆	颏唇沟的中点	口㖞、齿龈肿痛、流涎、语言不利、癫狂	斜刺0.3～0.5寸

（二）督脉

起于尾骶部的长强穴，沿脊背正中上行至头顶正中，向前下行于鼻柱，经人中，止于上唇内的龈交穴，共计28穴（图15－16）。

1. 主治要点　本经主治神志病、热病和腰骶、背、头、颈局部病证以及相应的内脏疾病。

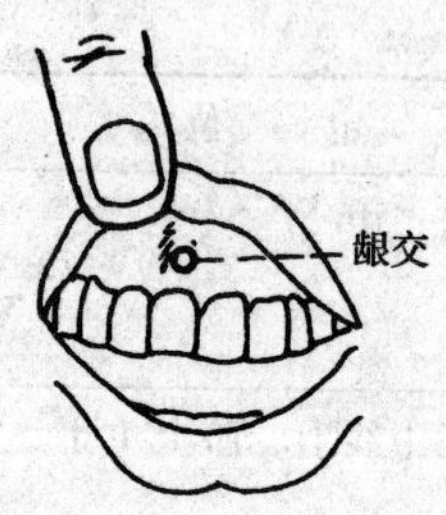

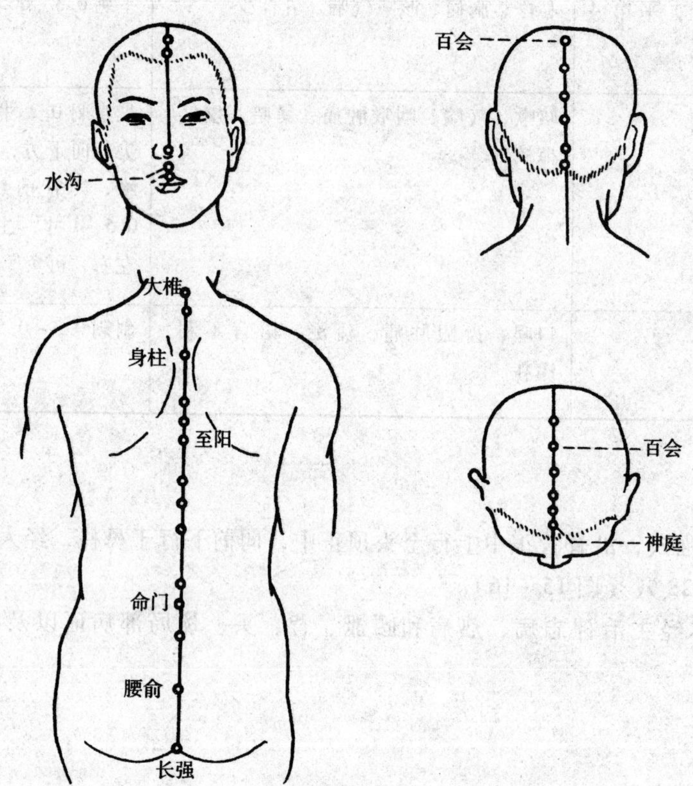

图 15－16 督脉体表循行示意图及常用腧穴

2. 常用腧穴定位、主治与操作（表 15－15）

表 15－15 督脉常用腧穴定位、主治与操作

穴名	定 位	主 治	操 作
长强	尾骨尖下 0.5 寸，约当尾骨尖端与肛门的中点	泄泻、便血、便秘、痔疾、脱肛、癫痫狂	紧靠尾骨前面斜刺 0.8～1 寸
腰俞	当骶骨裂孔处	癫狂、癫痫、痔疮、月经不调、下肢痿痹	稍向上斜刺 0.5～0.8 寸，可灸

续表

穴名	定　　位	主　　治	操　　作
命门	第2腰椎棘突下	阳痿、遗精、带下、月经不调、泄泻、腰脊强痛	向上斜刺0.5~1寸
至阳	第7胸椎棘突下	黄疸、胸胁胀满、咳喘、脊背强痛	向上斜刺0.5~1寸
身柱	第3胸椎棘突下	咳嗽、气喘、癫痫、腰脊强痛	向上微斜刺0.5~1寸，可灸
大椎	第7颈椎棘突下	热病、咳嗽、气喘、骨蒸盗汗、癫痫、头项强痛、风疹	向上斜刺0.5~1寸
百会	后发际正中直上7寸	头痛、眩晕、失眠、中风失语、癫狂、脱肛、子宫脱垂	平刺0.5~0.8寸
神庭	前发际正中上0.5寸	头痛、眩晕、癫狂、失眠、鼻衄、鼻渊	平刺0.5~0.8寸
水沟	在面部，当人中沟上1/3与中1/3交界处	癫狂痫、小儿惊风、昏迷、口眼㖞斜、腰脊强痛	向上斜刺0.3~0.5寸
龈交	上唇系带与齿龈连接处	癫狂、齿龈肿痛、鼻渊	向上斜刺0.2~0.3寸，或点刺出血

三、经外奇穴

（一）头颈部穴

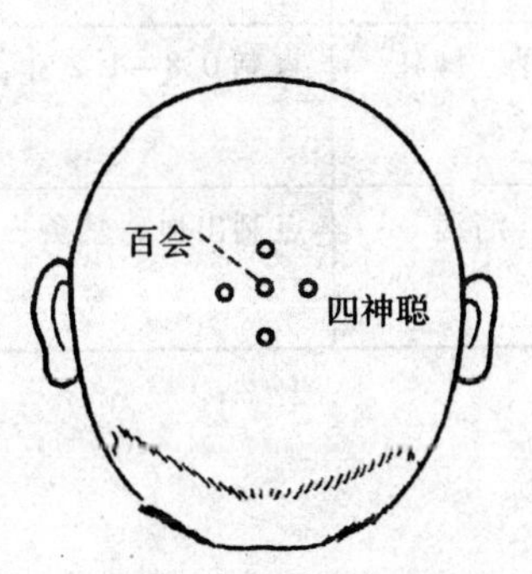

图15-17　常用头颈部经外奇穴（一）

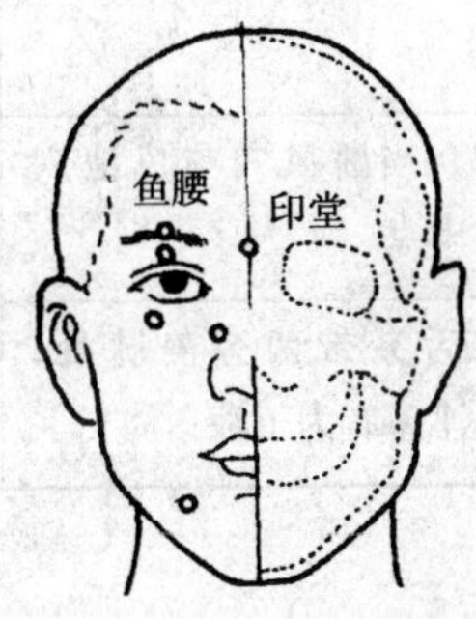

图15-18　常用头颈部经外奇穴（二）

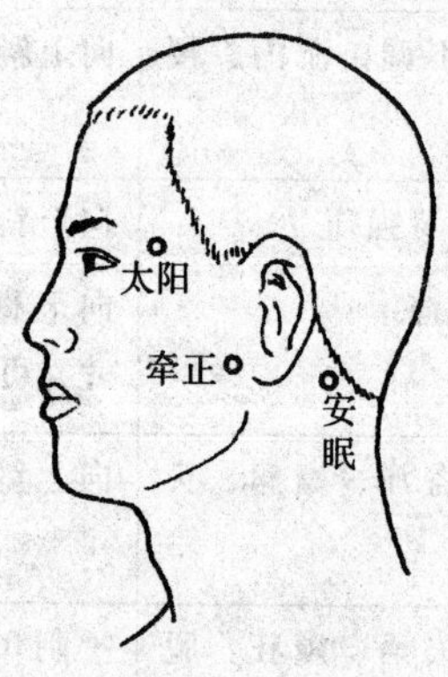

图 15－19 常用头颈部经外奇穴（三）

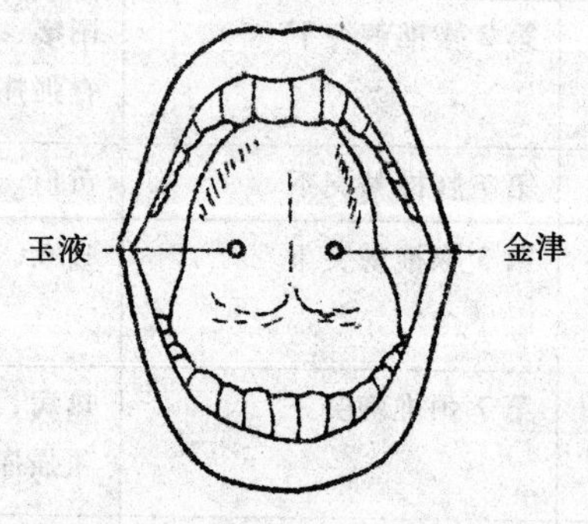

图 15－20 常用头颈部经外奇穴（四）

表 15－16 常用头颈部经外奇穴定位、主治与操作

穴名	定 位	主 治	操 作
四神聪	百会穴前后左右各 1 寸	头痛、眩晕、失眠、健忘、癫痫	平刺 0.5～0.8 寸
印堂	两眉头连线的中点	头痛、眩晕、鼻衄、鼻渊、小儿惊风、失眠	平刺 0.3～0.5 寸
鱼腰	眉毛的中央	眉棱骨痛、眼睑瞤动、眼睑下垂、目赤肿痛	平刺 0.3～0.5 寸
太阳	眉梢与目外眦连线的中点，向后约 1 寸处凹陷中	头痛、目疾	直刺或向后斜刺 0.3～0.5 寸，或点刺出血
牵正	在面颊部，耳垂前 0.5～1 寸处	口眼㖞斜，下牙痛	向前斜刺 0.5～0.8 寸，可灸
安眠	在项部，当翳风穴与风池穴连线的中点	失眠、头痛、眩晕、心悸、癫狂	直刺 0.8～1.2 寸，可灸
金津、玉液	卷舌，舌系带两旁静脉处，左为金津，右为玉液	口舌生疮、舌肿、失语、消渴	点刺出血，禁灸

（二）腹部穴

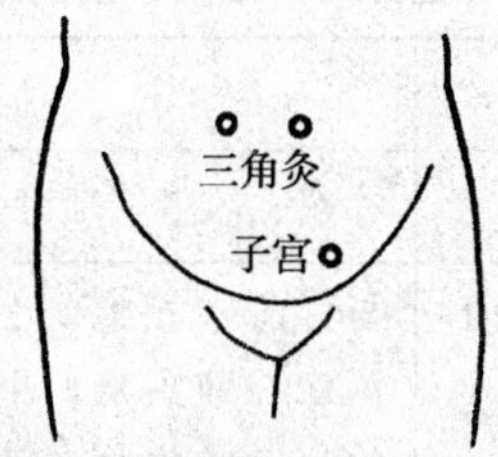

图 15－21　常用腹部经外奇穴

表 15－17　　常用腹部经外奇穴定位、主治与操作

穴名	定　位	主　治	操　作
子宫	中极穴旁开 3 寸	阴挺、月经不调、痛经、崩漏、疝气	直刺 0.8～1.2 寸
三角灸	以患者两口角之间的长度作一边，作等边三角形，将顶角置于患者脐心，底边呈水平线，两底角处取穴	疝气、绕脐疼痛、妇人不孕	灸而不针

（三）背部穴

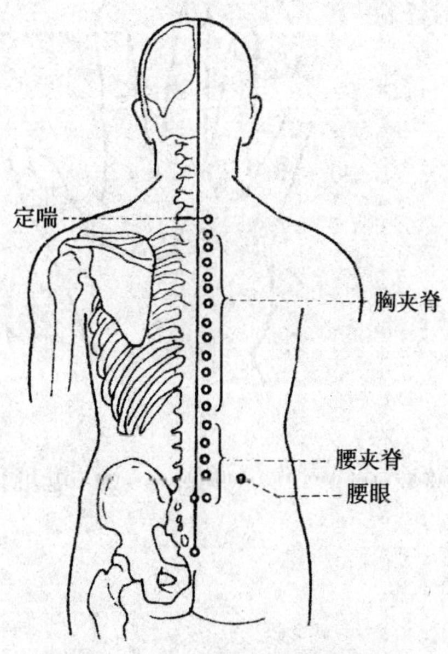

图 15－22　常用背部经外奇穴

表 15－18　常用背部经外奇穴定位、主治与操作

穴名	定　位	主　治	操　作
定喘	大椎穴旁开0.5寸	哮喘、咳嗽、项背强痛	直刺0.5～0.8寸，可灸
华佗夹脊	第1胸椎至第5腰椎，各椎棘突下旁开0.5寸	与背俞穴相似，上背部夹脊治疗心肺疾病；下背部夹脊治疗胃肠疾病；腰部夹脊治疗腰腹及下肢疾病	斜刺0.5～1寸，或梅花针叩刺，可灸
腰眼	第4腰椎棘突下，旁开约3.5寸凹陷处	腰痛、月经不调、带下	直刺1～1.5寸，可灸

（四）上肢穴

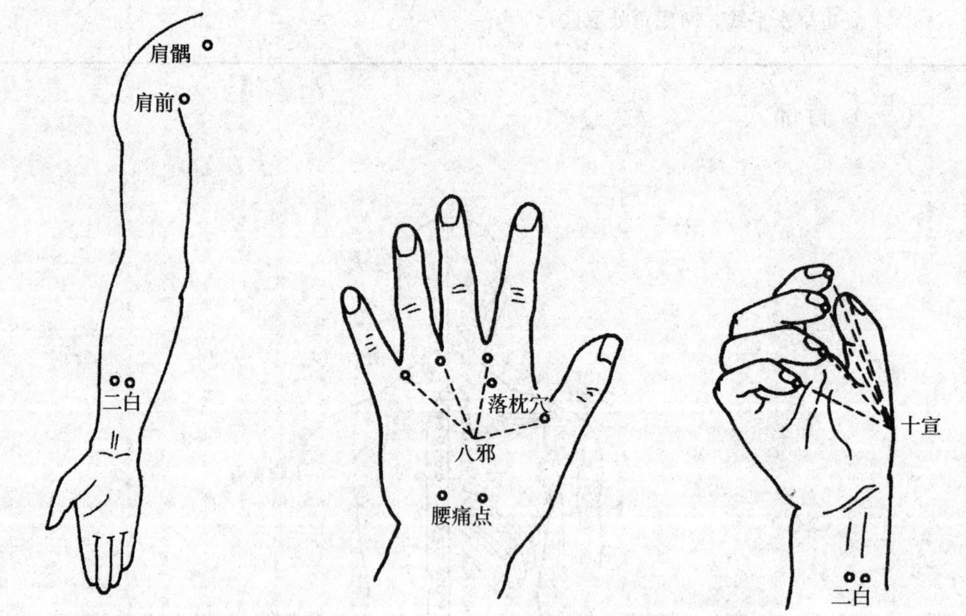

图15－23　常用上肢部经外奇穴（一）　　图15－24　常用上肢部经外奇穴（二）

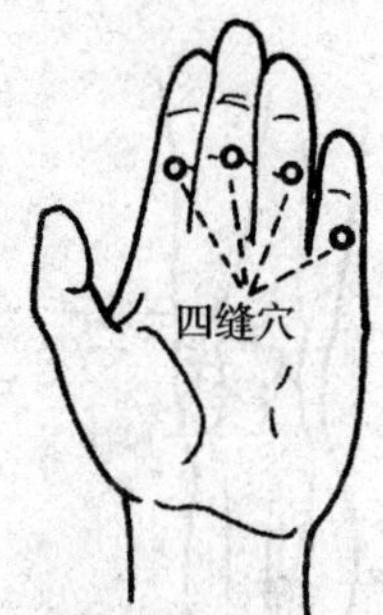

图 15－25　常用上肢部经外奇穴（三）

表 15－19　　常用上肢部经外奇穴定位、主治与操作

穴名	定　　位	主　　治	操　　作
肩前	垂臂，腋前皱襞顶端与肩髃穴连线中点	肩臂疼痛不举	直刺 1～1.5 寸，可灸
二白	伸臂仰掌，腕横纹上 4 寸，桡侧腕屈肌腱两侧，一侧各 1 穴，一臂 2 穴，左右共 4 穴	痔疮，脱肛	直刺 0.5～0.8 寸，可灸
腰痛点	在手背侧，当第 2、3 掌骨及第 4、5 掌骨之间，腕横纹与掌指关节中点处，一侧 2 穴，左右共 4 穴	急性腰扭伤	由两侧向掌中斜刺 0.5～0.8 寸
落枕穴	手背第 2、3 掌骨间，指掌关节后约 0.5 寸	落枕、手臂痛、胃痛	直刺或斜刺 0.5～0.8 寸
八邪	手背各指缝中的赤白肉际，左右共 8 穴	烦热、目痛、毒蛇咬伤、手背肿痛	斜刺 0.5～0.8 寸，或点刺出血
十宣	在手十指尖端，距指甲游离缘 0.1 寸，左右共 10 穴	昏迷、高热、癫痫、咽喉肿痛	浅刺 0.1～0.2 寸，或点刺出血
四缝	第 2～5 指掌面，近端指关节横纹中点	小儿疳积、百日咳	点刺出血或挤出少许黄白色透明黏液

（五）下肢穴

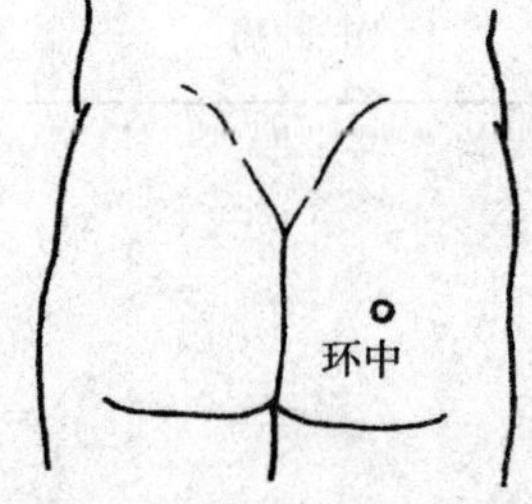

图 15－26　常用下肢部经外奇穴（一）

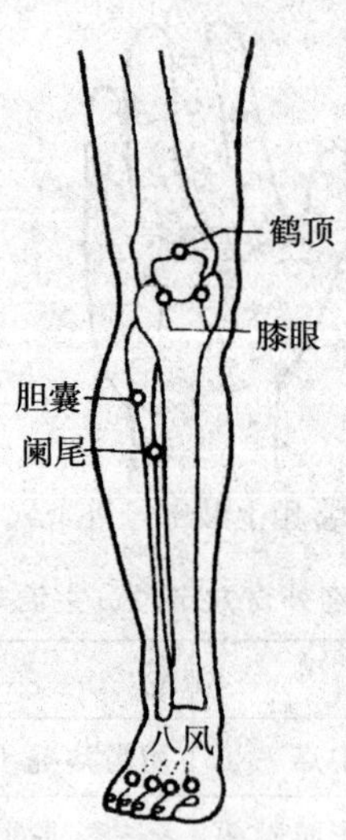

图 15－27　常用下肢部经外奇穴（二）

表 15－20　　常用下肢部经外奇穴定位、主治与操作

穴名	定　位	主　治	操　作
环中	在臀部，环跳穴与腰俞穴连线的中点	坐骨神经痛	直刺 2～3 寸
鹤顶	在膝上部，髌底的中点上方凹陷处	膝痛、足胫无力、瘫痪	直刺 1～1.5 寸，可灸
膝眼	屈膝，髌韧带两侧之凹陷处，共 4 穴	膝关节病变，下肢疼痛	向膝中斜刺 0.5～1 寸，或透刺对侧膝眼，可灸
胆囊	阳陵泉穴直下 1 寸左右的压痛点处	急慢性胆囊炎、胆石症、胆道蛔虫症等	直刺 1～1.5 寸，可灸
阑尾	足三里穴与上巨虚穴之间的压痛点处	急慢性阑尾炎等	直刺 1～1.5 寸，可灸
八风	足背各趾缝端凹陷中，左右共 8 穴	脚气、趾痛、毒蛇咬伤、足跗肿痛	斜刺 0.5～0.8 寸，或点刺出血

第十六章 常用中医护理操作技术

第一节　针 刺 法

针刺法是用金属制成的针，刺激人体一定的穴位，以起到疏通经络、行气活血、调整阴阳的作用，从而达到扶正祛邪、防治疾病的目的。种类有毫针刺法、皮肤针法、皮内针法、耳针法、水针法、三棱针法等。

一、毫针刺法

（一）适应范围

适用于各种急、慢性病证。

（二）毫针的结构、规格、检修

1. 毫针的结构　大多由不锈钢丝制成，也有用金、银或合金制成的。分为五个部分：针尖、针身、针根、针柄、针尾。

2. 毫针的规格　主要以针身的直径和长度加以区别。临床上以粗细为0.30~0.38mm，长短为40~100mm（1.5~4寸）者最常用。

3. 毫针的检修　针尖不可有钩曲或卷毛，应圆而不钝，尖而不锐，形如松针；针身不可有锈蚀弯曲，应光滑挺直，坚韧而富有弹性。针根与针柄应连接牢固，不能有松动或剥蚀现象。针柄以金属丝缠绕紧密均匀为佳，不可过长或过短。

（三）针刺方法

1. 进针法　右手称刺手，左手称押手。

（1）单手进针法：只用刺手将针刺入穴位。以右手拇指、食指夹持针柄，中指指端靠近穴位，指腹抵住针尖和针身下端，当拇、食指向下用力时，中指随之屈曲，针尖迅速刺透皮肤。或采用夹持针柄进针法、夹持针身进针法。

（2）双手进针法

①指切进针法：以左手拇指指甲端切按在穴位旁，右手持针，紧靠左手指甲，将针刺入皮肤。适用于短针的进针，临床最常用。

②夹持进针法：以左手拇、食二指夹持消毒干棉球，夹住针身下端，将针尖对准所刺穴

位，右手捻动针柄，三指同时用力，将针刺入。适用于长针的进针。

③提捏进针法：以左手拇、食二指将针刺部位的皮肤捏起，右手持针从捏起部的上端将针刺入。适用于皮肉浅薄部位的进针。

④舒张进针法：以左手拇、食二指将针刺部位的皮肤向两侧撑开绷紧，右手将针从左手拇、食二指的中间刺入。适用于皮肤松弛或有皱纹部位（如腹部）的进针。

2. 针刺的角度、方向和深度

（1）针刺的角度：是指进针时针身与所刺部位皮肤表面形成的夹角，主要依腧穴所在部位的解剖特点和治疗要求而定。分为：

①直刺：针身与皮肤成90°角，垂直刺入，适用于人体大部分腧穴，可深刺或浅刺，尤其是肌肉丰厚的腰、臀、腹、四肢部位的腧穴。

②斜刺：针身与皮肤成45°角，倾斜刺入，适用于骨骼边缘的腧穴，或内有重要脏器不宜深刺部位的腧穴。

③横刺：又称平刺或沿皮刺。针身与皮肤成15°角，横向刺入，适用于皮肤特别浅薄的腧穴。

（2）针刺的方向：是指进针时和进针后针尖所朝的方向，简称针向。一般根据经脉循行方向、腧穴部位特点和治疗的需要而定。有时为使针感到达病所，可将针尖方向对准病痛部位。顺经而刺为补，逆经而刺为泻。

（3）针刺的深度：是指针身刺入腧穴部位的深浅程度。一般以既有针感又不伤及重要脏器为原则。

3. 行针与得气

（1）行针：又名运针，是指进针后为了使患者产生针刺感应而施行的各种针刺手法。基本手法有两种：

①提插法：就是提针与插针的结合应用，即针尖刺入腧穴一定深度后，施行上下进退的操作方法。

②捻转法：是将针刺入腧穴一定深度后，用拇指与食指、中指夹持针柄作一前一后、左右交替旋转捻动的动作。

（2）针感：又称“得气”，是指针刺入腧穴后，针刺部位产生的酸、胀、重、麻等感觉，并从局部向一定方向传导，以及操作者针下的沉紧感。

4. 补泻手法 补法泛指能鼓舞人体正气，使低下的功能恢复旺盛的方法。泻法泛指能疏泄病邪，使亢进的功能恢复正常的方法。补泻效果的产生主要取决于机体的功能状态、腧穴的特性、针刺的手法。针刺手法是产生补泻作用的主要手段，一般轻刺激量为补，重刺激量为泻，中等刺激量为平补平泻。

（1）补法：进针慢而浅，提插、捻转幅度小，频率慢，用力轻，留针后不捻转，出针后多揉按针孔。多用于虚证。

（2）泻法：进针快而深，提插、捻转幅度大，频率快，用力重，留针时间长，并反复捻转，出针后不揉按针孔。多用于实证。

（3）平补平泻：进针深浅适中，采用均匀的提插、捻转，幅度、频率中等，进针、出针用力均匀。适用于一般患者。

5. 留针与出针

（1）留针：使针留置穴内一定时间称留针。目的是加强针刺持续作用和便于继续行针。一般留针时间为10~20分钟。对一些顽固性、疼痛性、痉挛性疾病，须增加留针时间，可延长至1小时到数小时，并间歇予以行针，保持一定刺激量，以增强疗效。

（2）出针：用左手持无菌干棉球按住针孔周围皮肤，右手持针柄轻微捻针，缓缓退至皮下，然后迅速拔出。出针后清点针数防止遗漏，患者稍休息后再活动。

（四）针刺意外的护理与预防

1. 晕针　在针刺过程中患者出现头晕目眩，面色苍白，胸闷心慌，恶心，甚至四肢厥冷，出冷汗，脉搏微弱或神志昏迷，血压下降，大便失禁等晕厥现象，称为晕针。

（1）原因：多见于初次接受治疗的患者，可因精神紧张、体质虚弱、过度劳累、饥饿，或大汗、大泻、大失血后，或体位不适，或操作者手法过重、刺激量过大而引起。

（2）护理：立即停止针刺，将针迅速取出。患者平卧，头部放低，松开衣带，注意保暖。清醒者给饮温开水或糖水，即可恢复。如已发生晕厥，用指掐或针刺急救穴，如人中、内关、素髎、足三里，灸百会、关元、气海等穴。若症状仍不缓解，可配合其他急救措施。

（3）预防：对初次接受针治者，要做好解释工作，解除恐惧、紧张心理；正确选取舒适持久的体位，尽量采用卧位，选穴宜少，手法要轻；对劳累、饥饿、大渴的患者，应嘱其休息、进食、饮水后再予针治；针刺过程中，应随时注意观察患者的神色，询问其感觉，有头晕心慌时应停止操作或起针，让患者卧床休息。此外，应注意室内空气流通，消除过冷、过热等因素。

2. 滞针　在针刺入腧穴后，操作者感觉针下涩滞，捻转、提插、出针均感困难，而患者则感觉疼痛的现象。

（1）原因：患者精神紧张，针刺后局部肌肉强烈挛缩，或因行针时捻转角度过大过快和持续单向捻转等，而致肌纤维缠绕针身所致。

（2）护理：嘱患者消除紧张，使局部肌肉放松，操作者揉按穴位四周，或弹动针柄，如仍不能放松时，可在附近再刺一针，以宣散气血、缓解痉挛，将针起出。若因单向捻针而致者，需反向将针捻回。

（3）预防：对精神紧张及初诊者，应先做好解释工作，消除顾虑。进针时应避开肌腱，行针手法宜轻巧，捻转角度不宜过大过快，避免连续单向捻转。

3. 弯针　是指进针时或将针刺入腧穴后，针身在体内发生弯曲的现象。

（1）原因：进针手法不熟练，用力过猛过快；或针下碰到坚硬组织；或因患者在留针过程中改变了体位；或因针柄受外力碰撞；或因滞针处理不当。

（2）护理：发生弯针后，切忌不可用力捻转、提插。应顺着针弯曲的方向将针慢慢退出，若患者体位改变，则应嘱患者恢复原来的体位，使局部肌肉放松，再行退针。

（3）预防：操作者手法要熟练，指力要轻巧，避免进针过猛、过速。患者的体位要舒适，留针期间不得随意变动体位。针刺部位和针柄不得受外物碰压。

4. 断针 又称折针，是指针体折断在人体内。

（1）原因：多由于针具质量差，或针身、针根有剥蚀损伤，术前疏于检查；或针刺时将针身全部刺入，行针时强力提插、捻转；或留针时患者体位改变；或遇弯针、滞针未及时正确处理，并强力抽拔；或因外物碰压。

（2）护理：嘱患者不要惊慌，保持原有体位，以免残端向深层陷入。若断针尚有部分露于皮肤之外，可用镊子或血管钳拔出。若断端与皮肤相平，可轻轻下压周围组织，使针体显露，再拔。若折断部分全部深入皮下，须在X线下定位，手术取出。

（3）预防：针前仔细检查针具，不符合要求者剔除不用；针身不可全部刺入；避免过猛过强的捻转、提插；针刺和留针时患者不能随意更换体位；发生弯针、滞针时应及时处理，不可强行硬拔。

5. 血肿 是指针刺部位出现皮下出血而引起肿痛的现象。表现为出针后皮肤青紫或肿起，局部疼痛。

（1）原因：针尖弯曲带钩，使皮肉受损，或刺伤血管所致。

（2）护理：若微量皮下出血而出现小块青紫时，一般不必处理，可自行消退。若局部肿胀疼痛较剧，青紫面积大而且影响活动功能时，可先作冷敷止血后，再做热敷，促使瘀血消散吸收。

（3）预防：仔细检查针具，熟悉人体解剖部位，针刺时避开血管；针刺手法不宜过重，切忌强力捣针，并嘱患者不可随便移动体位。出针时立即用消毒干棉球揉按压迫针孔。容易出血的穴位如太阳、百会、合谷、面部穴位等。

6. 气胸

（1）原因：凡胸背部或锁骨上窝针刺过深或角度不当，均可能造成创伤性气胸。症状表现为胸闷、胸痛、咳嗽，重则呼吸困难、面色苍白、发绀、晕厥等，处理不当可造成死亡。

（2）护理：发现气胸后应立即报告医生，让患者卧床或半坐卧位休息，配合医生进行对症处理，如吸氧、输液、观察生命体征，必要时行胸腔穿刺抽气。

（3）预防：凡是胸背部或锁骨上窝腧穴均应浅刺或斜刺，切忌刺入过深。

7. 大出血

（1）原因：由于腧穴定位不正确，刺入较大动脉，如颈、腹腔、股动脉均可造成大出血。

（2）护理：立即用消毒纱布压迫出血部位，同时报告医生进行抢救，观察患者生命体征，必要时输液、输血。

（3）预防：进针时避开大血管处。

（五）针刺注意事项

1. 患者在饥饿、疲劳、精神高度紧张时不宜立即进行针刺，体弱者（身体瘦弱、气血亏虚）不宜用强刺激。孕妇、妇女行经期尽量不采用针刺法。

2. 针刺时尽量取卧位，进针后立即盖好衣被，以防感冒。

3. 针刺时严格按无菌技术进行操作，一个穴位使用一枚针，防止交叉感染。

4. 针刺时应避开皮肤瘢痕、感染、溃疡、肿瘤部位，有自发出血倾向者不宜针刺。

5. 对胸、胁、腰、背脏腑所居之处的腧穴，以及眼区、项部、脊椎部的腧穴应严格掌握进针的深度、角度，以防止事故的发生。

6. 针刺过程中应随时观察患者全身状态有无不良反应。

二、皮肤针法

皮肤针又称“梅花针”、“七星针”，是用多支短针组成的、用来叩刺人体一定部位或穴位的一种针具。皮肤针由针盘和针柄组成，针盘下面散嵌着不锈钢短针。根据所嵌不锈钢短针的数目不同，可分别称为梅花针（五支针排成梅花形状）、七星针（七支针排成七星状）、罗汉针（十八支针）。

（一）适应范围

临床应用于痛证（头痛、胁痛、腰痛、背痛、肋间神经痛、痛经）、近视、视神经萎缩、失眠、高血压、感冒、咳嗽、急性扁桃体炎、慢性胃肠病、斑秃、顽癣等。

（二）用物准备

治疗盘、无菌皮肤针、2%碘酒、75%酒精、消毒干棉签、污物筒。

（三）操作方法

1. 持针方法　皮肤针消毒后，以右手拇指、中指、无名指握住针柄，食指伸直按住针柄中段。

2. 叩刺方法　将皮肤消毒后，针头对准叩刺部位，利用腕关节的弹力，使针尖叩刺皮肤后，立即弹起，如此反复进行数十次。注意针尖与皮肤必须垂直，弹刺要准确，强度均匀。根据患者病情的不同，选择不同的刺激部位和刺激强度。

3. 叩刺强度　根据患者的体质、年龄、病情及叩刺的部位，采用轻、中、重三种强度。

（1）轻度刺激：用力较小，皮肤仅现潮红、充血，无疼痛感。适用于老弱妇儿、头面部，以及虚证、久病者。

（2）中度刺激：叩打部位皮肤潮红，出现丘疹，患者稍觉疼痛。适用于一般患者和一般部位。

（3）重度刺激：叩打部位皮肤明显潮红，并微出血为度，患者有疼痛感。适用于青壮年、腰背肩臀大腿等肌肉丰厚部位、实证和新病患者。

（四）注意事项

1. 皮肤针应严格消毒或使用一次性皮肤针，局部皮肤在叩刺前后都应用75%酒精消毒。

2. 皮肤针必须平齐、无钩毛。

3. 叩刺时动作轻捷，针尖垂直向下，以免造成患者疼痛。

4. 局部有溃疡、破损、瘢痕者不宜使用本法，急性传染性疾病和急腹症不使用本法。

5. 叩刺局部如有出血用75%酒精消毒，并用无菌纱布包扎止血，防止感染。

三、皮内针法

皮内针法是用特制的小型针具固定于腧穴部位的皮内作较长时间留针的一种方法，又称“埋针法”。因为它能给皮肤以弱而长时间的刺激，可调整经络脏腑功能，达到防治疾病的目的。

针具有两种，麦粒型（又称颗粒型）和图钉型（揿钉型，针柄呈环形）。

针刺部位多以不妨碍正常的活动处腧穴为主，如背俞穴、四肢穴和耳穴等。

（一）适应范围

适用于某些需要久留针的经常发作的疼痛性疾病和久治不愈的顽固性疾病。如痛证（神经性头痛、牙痛、三叉神经痛、胃痛、胆绞痛、痛经）、神经衰弱、高血压、哮喘、痹证、高血压等。

（二）用物准备

治疗盘、无菌皮内针、2%碘酒、75%酒精、消毒干棉签、污物筒、胶布、剪刀。

（三）操作方法

皮内针、镊子消毒，皮肤用碘酒、酒精常规消毒。

1. 麦粒型 用镊子夹住针柄，对准腧穴，沿经络走行横向刺入0.5～0.8cm，用胶布顺着针身进入的方向将留在皮外的针柄固定。

2. 图钉型 用镊子夹住针圈，针尖对准腧穴直接揿入，然后将留在皮肤上的环形针柄用胶布固定。也可将针圈贴在小块胶布上，手执胶布直压揿入所刺穴位。

根据病情决定留针时间的长短，一般3～5天，最长可达7天。夏天为防止感染，以1～2天为好。留针期间，可每隔4小时左右用手按压埋针处1～2分钟，以加强刺激，提高疗效。

（四）注意事项

1. 埋针部位适宜。关节附近不可埋针，因活动时会疼痛。胸腹部因呼吸时会活动，亦不宜埋针。

2. 埋针后，如患者感觉疼痛或妨碍肢体活动时，应将针取出，改选穴位重埋。

3. 严格无菌技术，埋针后针处不可浸水，夏季埋针时间不应过长，以防感染。

四、水针法

水针法也称穴位注射或穴位封闭，是将水剂药物注入穴位，用以防治疾病的一种疗法。它是将针刺对经络、腧穴的反应和药物对人体的作用结合在一起发挥综合作用。

（一）适应范围

凡是针灸治疗的适应证大部分均可采用本法，如痹证、腰腿痛、慢性鼻炎、斑秃等。

（二）用物准备

治疗盘、2%碘酒、75%酒精、消毒干棉签、污物筒、药物、注射器。

常用药物：肌注药物均可供水针用。中药常用有当归、红花、复方当归、柴胡、鱼腥草、复方丹参、川芎；西药有维生素 B_1、B_{12}、C、K_3，25%硫酸镁、0.25%～2%盐酸普鲁卡因、阿托品、利血平、安络血、麻黄素、风湿宁、骨宁等。

（三）操作方法

1. 患者取舒适体位，选择适宜的注射器和针头，抽取适量的药液。

2. 根据病情选择合适的穴位，局部消毒后，右手持注射器，对准穴位，快速刺入皮下，然后缓慢进针，提插“得气”后回抽无回血即可将药物注入。急性病、体强者可用较强刺激，推液可快；慢性病、体弱者，宜用较轻刺激，推液可慢。药液多时，可由深至浅，边推药液边退针，或将注射针向几个方向注射药液。

3. 注射剂量根据药物说明书规定的剂量。作小剂量注射时，可用原药物剂量的1/5～1/2。一般依穴位部位来定，耳穴可注射0.1ml，头面部可注射0.3～0.5ml，四肢部可注射1～2ml，胸背部可注射0.5～1ml，腰臀部可注射2～5ml。

4. 急症患者每日1～2次，慢性病一般每日或隔日1次，6～10次为1疗程。每个疗程间可休息3～5日。

（四）注意事项

1. 严格无菌操作，防止感染；防止晕针、弯针、滞针情况的发生。

2. 治疗时应对患者说明治疗特点和注射后的正常反应。如注射后局部可能有酸胀感，48小时内局部有轻度不适，有时持续时间较长，但一般不超过1日。

3. 注意药物的性能、药理作用、副作用、剂量、有效期、配伍禁忌、过敏反应等。需做过敏试验的药物必须先做皮试后再行穴位注射。副作用大或刺激性强的药物不宜做穴位注射。

4. 药液不可注入血管、关节腔、脊髓腔、胸腔内，以免造成不良后果。

5. 孕妇的下腹部、腰骶部和合谷、三阴交穴等禁用，以免造成流产。年老体弱者选穴宜少，药液剂量酌减。

五、耳针法

耳针是用针刺或其他方法刺激耳郭穴位或反应点，以防治疾病的方法。

（一）耳郭与耳穴

1. 耳郭 “耳为宗脉之海”，耳郭与人体各部分存在一定的生理关系。当人体某一脏腑或部位发生病变时，可以在耳郭的相应部位出现异常反应，表现为皮肤色泽、形态、压痛敏感及电特性等改变。因此，不仅可以用来辅助诊断疾病，还可以通过刺激这些反应点来防治疾病。耳郭表面解剖名称见图 16－1。

2. 耳穴的分布 耳穴的分布是有一定规律的，一般来说，与身体各部相对应的耳穴在耳郭的分布像一个倒置的胎儿，头部朝下，臀部朝上。其分布规律是：与头部相应的穴位在耳垂或耳垂邻近；与上肢相应的耳穴在耳舟；与躯干和下肢相应的穴位在对耳轮和对耳轮上、下脚；与内脏相应的穴位多集中在耳甲艇和耳甲腔；消化道在耳轮脚周围排列。

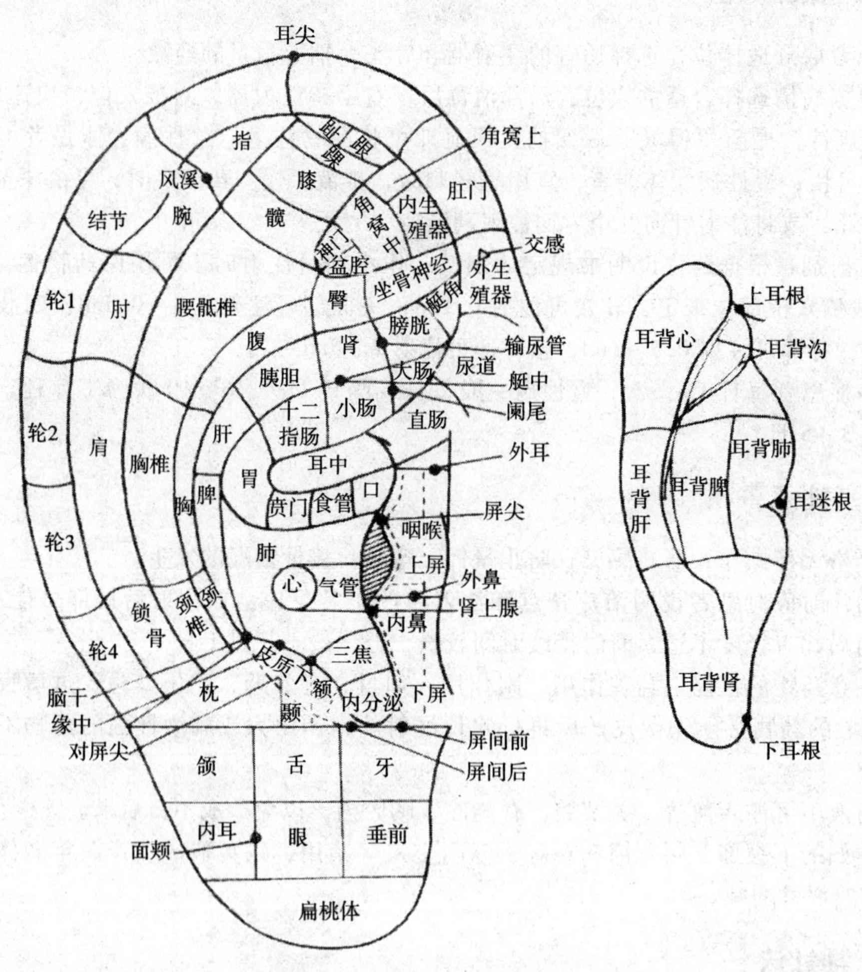

图 16－1　耳郭表面解剖名称

3. 常用耳穴的定位与主治（表16－1）

表16－1　　常用耳穴的定位与主治

解剖部位	穴名	定位	主治
耳舟部	腕	平耳轮结节突起处的耳舟部	腕部扭伤、肿痛
	肘	在腕与肩穴之间	肘痹
	肩	与屏上切迹同水平的耳舟部	肩痹
对耳轮上脚部	踝	在对耳轮上脚的内上角	踝关节炎、踝部扭挫伤
	膝	在对耳轮上脚的起始部	膝关节炎
对耳轮下脚部	臀	在对耳轮下脚外1/2处	坐骨神经痛
	坐骨	在对耳轮下脚内1/2处	坐骨神经痛
三角窝	神门	在三角窝的外1/3处，对耳轮上、下脚交叉之前	失眠、多梦、健忘、眩晕、荨麻疹、各种痛证
耳屏部	屏尖	在耳屏上部隆起的尖端	发热、牙痛
	肾上腺	在耳屏下部隆起的尖端	低血压、风湿、眩晕、腮腺炎、哮喘
对耳屏部	皮质下	在对耳屏的内侧面	失眠、多梦、痛证、哮喘、眩晕、耳鸣
屏间切迹部	目1	在屏间切迹前下方	青光眼、近视眼
	目2	在屏间切迹后下方	屈光不正、外眼炎症
	屏间（内分泌）	在屏间切迹内耳甲腔底部	生殖器功能失调、更年期综合征、皮肤病
耳轮脚周围部	胃	在耳轮脚消失处	胃痛、呃逆、呕吐、消化不良、胃溃疡、失眠
	十二指肠	在耳轮脚上方外1/3处	胆道疾病、十二指肠溃疡
	小肠	在耳轮脚上方中1/3处	消化不良、心悸
耳甲艇部	肾	在对耳轮下脚的下缘，小肠穴直上方	泌尿、生殖、妇科疾病、腰痛，耳鸣，失眠
	肝	胃、十二指肠穴的后方	肝气郁滞、眼病、胁痛、月经不调、痛经
耳甲腔部	脾	在肝穴下方，耳甲腔的外上方	消化不良、腹胀、慢性腹泻、胃痛、口腔炎、崩漏、血液病
	心	在耳甲腔中心最凹陷处	心血管系统疾病、中暑、急惊风
	肺	心穴的上、下、外三面	呼吸系统疾病、皮肤病、感冒
耳轮部	耳尖	将耳轮向耳屏对折时，耳郭上尖端处	发热、高血压、目赤肿痛、麦粒肿

续表

解剖部位	穴 名	定 位	主 治
耳垂部	升压点	在屏间切迹下方	低血压、虚脱
	牙痛点1	在耳垂1区的外下角	拔牙、牙痛
	牙痛点2	在耳垂4区的中央	拔牙、牙痛
	眼	在耳垂5区中央	急性结膜炎、电光性眼炎、近视
耳郭背面部	降压沟	在耳郭背面，由内上方斜向外下方行走的凹沟里	高血压

（二）适应范围

耳针适用于临床各种急慢性疾病的辅助治疗。常用于疼痛性疾病、炎性疾病及传染病、功能紊乱和变态反应性疾病、内分泌代谢紊乱性疾病等。

（三）物品准备

治疗盘、针盒（短毫针）或莱子、碘酒、酒精、棉球、棉签、镊子、探棒、胶布、弯盘等。

（四）操作方法

1. 耳穴探查 可分为观察法、按压法、电阻测定法三种。一是可以通过肉眼直接观察耳部的形态、色泽等方面的病理性改变，如硬结、丘疹、凹陷、水疱、充血、脱屑等阳性反应点。二是可以用探针、火柴棒、毫针柄等在与疾病相应的耳区周围进行按压寻找压痛点。三是可以用耳穴探测仪或经络探测仪在耳郭探查导电性能良好的良导点。

2. 消毒 先用2%碘酒，然后用75%酒精脱碘。

3. 针刺 根据需要选用短毫针、皮内针、穴位注射等。毫针进针时用左手固定耳郭，右手进针，深度以穿入软骨但不透过对侧皮肤为度。穴位注射，药液每穴0.1～0.3ml，注射在皮肤与软骨之间，使皮肤呈一个小皮丘。皮内针的具体操作见皮内针疗法。其他还有用磁珠、莱子、王不留行子等作压迫刺激的。耳穴刺激时，患者可有局部疼痛或胀痛，或有热、酸、麻等感觉。

4. 留针 毫针一般留针10～30分钟，痛证可留针1～2个小时或更长。皮内针用胶布固定后，春天可留针2～3天，冬天可留针7～10天。留埋期间每天用手指按压2～3次，每次1～3分钟，以加强刺激，提高疗效。

5. 出针 出针后用消毒干棉球压迫针孔，防止出血。必要时涂以碘酒或酒精，以防感染。

（五）注意事项及护理

1. 严格消毒，防止感染。如见针孔发红，患者又觉耳郭胀痛，有轻度感染时，应及时用2%碘酒涂擦或口服消炎药，以防引起耳郭化脓性软骨膜炎。耳郭冻伤或有炎症的部位禁针。

2. 有习惯性流产史的孕妇禁用耳针。年老体弱、严重贫血、过度疲劳的患者，耳针应慎用或暂不用。

3. 耳针亦可发生晕针，应注意预防和及时处理。

4. 对肢体活动障碍或扭伤的患者，在留针期间，应配合适当的肢体活动和功能锻炼，或在局部按摩、加灸，有助于提高疗效。

六、三棱针法

三棱针古称“锋针”，是一种常用的放血工具，用来刺破人体的一定部位，放出少量血液，达到治疗疾病的目的，古人称之为“刺血络”或“刺络”，今有人称之为“放血疗法”。

（一）适应范围

临床常用于昏厥、高热、中暑、头痛、中风闭证、急性咽喉肿痛、目赤红肿、顽癣、疖肿、丹毒等。

（二）用物准备

治疗盘，消毒针盒内装三棱针或小尖刀，2%碘酒，75%酒精棉球，消毒干棉球。

（三）操作方法

1. 点刺法 针刺前，在预定针刺部位上下用左手拇指向针刺处推按，使血液积聚于针刺部位，继而用2%碘酒棉球消毒，再用75%酒精棉球脱碘，针刺时左手拇、食、中三指夹紧被刺部位，右手持针，用拇、食两指捏住针柄。中指指腹紧靠针身下端，针尖露出3~5mm，对准已消毒的部位，刺入3~5mm深，随即将针迅速退出。轻轻挤压针孔周围，使出血少许，然后用消毒棉球按压针孔。此法多用于四肢末端放血，如十宣、十二井穴和耳尖等穴。

2. 散刺法 又叫豹纹刺，是对病变局部周围进行点刺的一种方法。根据病变部位大小的不同，可刺10~20针，由病变外缘环形向中心点刺，以促使瘀血或水肿的排除，达到祛瘀生新、通经活络的目的。此法多用于局部瘀血、血肿或水肿、顽癣等。

3. 刺络法 先用止血带结扎在针刺部位上端（近心端），然后消毒。针刺时，左手拇指压在被针刺部位下端，右手持三棱针对准针刺部位的静脉，刺入脉中立即将针退出，使其流出少量血液，出血停止后，再用消毒棉球按压针孔。在其出血时，也可轻轻按压静脉上端，以助瘀血外出，毒邪得泻。此法多用于曲泽、委中等穴，治疗急性吐泻、中暑发热等。

（四）注意事项

1. 对患者要做必要的解释工作，以消除其思想上的顾虑。

2. 操作时手法宜轻、宜稳、宜准、宜快，不可用力过猛，防止刺入过深，创伤过大，损害其他组织，更不可伤及动脉。

3. 注意严格消毒，防止感染。

4. 对体弱、贫血、低血压、妇女怀孕和产后等，均要慎重使用。凡有出血倾向和血管瘤的患者，不宜使用本法。

5. 三棱针刺激较强，治疗过程中须注意患者体位要舒适，谨防晕针。

6. 每日或隔日治疗1次，1~3次为1疗程，出血量多者，每周1~2次。一般每次出血量以数滴至3~5ml为宜。

七、针刺治疗

针刺治疗，是以中医学基本理论为指导，通过针刺对腧穴的刺激，以疏通经气，恢复、调节人体脏腑气血的正常功能，使阴阳归于相对平衡，从而达到防治各种病证的目的。

（一）配穴处方原则

1. 近部取穴 是指选取病痛（包括“阿是穴”）所在部位或邻近部位的腧穴。这是因为腧穴普遍具有近治作用，应用广泛，适用于各种急慢性疾病。如鼻病取迎香穴等。

2. 远部取穴 是指选取距离病痛较远处部位的腧穴，特别是在十二经肘膝以下的部位。这是因为腧穴具有远治作用，应用亦非常广泛，具体有循经取穴、表里经取穴或其他相关经取穴等。如面部疾患取合谷，胃脘痛可选足阳明胃经的足三里（本经腧穴），同时可选足太阴脾经的公孙（表里经腧穴），必要时还可选取内关（其他相关经腧穴）等。

3. 随证取穴 亦名“对证取穴”或“辨证取穴”，是指针对全身症状或疾病的病因病机而选取腧穴。如高热取大椎；治虚脱取气海、关元；治昏迷取水沟等。

上述取穴原则在临床上除可单独应用外，还常相互配合应用。例如，治疗哮喘实证，可选取膻中、中府、尺泽、列缺，其中取中府为近部取穴，取尺泽、列缺为远部取穴，取膻中为随证取穴。

（二）常见病证治疗（表16-2）

表16-2 **常见病针刺治疗**

病　证	选穴与治法	备　注
牙痛	合谷、下关、颊车，实热加内庭，虚热加太溪	太溪用补法
咽痛	少商、尺泽、合谷、内庭、关冲	少商、关冲点刺出血
鼻衄	上星、印堂、合谷，肺热加少商，胃热加内庭	
耳鸣、耳聋	翳风、听会、中渚、侠溪，肝胆火盛加太冲，外邪侵袭加合谷，肾虚加肾俞、关元、太溪	
落枕	大椎、天柱、肩外俞、后溪、悬钟	针后加灸

续表

病 证	选穴与治法	备 注
胃下垂	气海、关元、中脘、足三里、脾俞	加灸
胁痛	期门、支沟、内关、行间，实证加太冲，虚证加肝俞	
乳痈	肩井、膻中、期门、少泽、足三里、太冲	
乳少	腋中、合谷、外关、少泽，肝郁加行间，体虚加足三里	
崩漏	关元、气海、脾俞、三阴交、足三里、隐白	针用补法
带下	气海、三阴交，湿热者加行间、阴陵泉，寒湿者加关元、足三里	湿热用泻法，寒湿用补法
阳痿	关元、命门、肾俞、太溪、中极、三阴交、阴陵泉、次髎	
疳积	四缝、足三里	
风疹	曲池、合谷、血海、委中、膈俞、风门	针用泻法
遗尿	中极、关元、三阴交、肾俞	
便秘	大肠俞、天枢，热结配合谷、曲池，气滞配气海，气血虚配气海、足三里、阴陵泉，寒秘加灸胃俞、神阙	
高热	大椎、曲池、合谷、少商，神昏取人中、十宣，烦躁取印堂、神门	少商穴可点刺出血
晕厥	人中、合谷、足三里、中冲、百会、气海	针用补法，百会用灸法

第二节 推拿法

一、概述

推拿，又称按摩，属中医外治法之一。中医推拿是在中医基础理论指导下，根据病情，运用各种手法作用于人体体表特定部位或穴位上，以调节机体生理、病理状态，从而达到防治疾病目的的一种方法。推拿疗法具有疏通经络、滑利关节、舒筋整复、活血祛瘀、调整脏腑气血功能、增强人体抗病能力等作用。

（一）适应范围

推拿疗法适应范围相当广泛，可应用于骨伤科、外科、内科、妇科、儿科等各科疾病。如伤科中的腰椎间盘突出症、颈椎病、软组织急性扭挫伤、慢性劳损、骨质增生、骨折及关节脱位的恢复期等；外科手术后的粘连；内科中的感冒、哮喘、胃痛、腹泻、便秘、失眠、瘫痪等；妇科中的痛经等；儿科中的消化不良、小儿麻痹后遗症、泄泻、遗尿等。

（二）用物准备

治疗盘、治疗巾、大浴巾。

（三）常用推拿手法

用手或肢体其他部分，按各种特定的规范化动作，在体表操作的方法，称为推拿手法。手法是推拿治病的主要手段，其基本要求是：持久、有力、均匀、柔和。根据手法的动作形态，推拿手法分为以下几类：

1. 一指禅推法 用拇指指腹或指端着力于推拿部位，腕部放松，沉肩、垂肘、悬腕，肘关节略低于手腕，以肘部为支点，前臂做主动摆动，带动腕部摆动和拇指关节做屈伸活动。手法频率每分钟120～160次，压力、频率、摆动幅度要均匀，动作要灵活，操作时要求达到患者有透热感。本法接触面积较小，但深透度大，常用于头面、胸腹及四肢等处。

2. 㨰法 是以小指掌指关节背侧附着在一定部位，以肘部为支点，前臂做主动摆动，带动腕部做伸屈和前臂旋转的复合运动。注意压力、频率、摆动幅度要均匀，动作要协调而有节律。本法压力大，接触面也较大，适用于肩背、腰臀及四肢等肌肉较丰厚的部位。

3. 揉法 用手掌大鱼际或掌根或手指指腹吸定于一定部位或穴位上，腕部放松，以肘部为支点，前臂做主动摆动，带动腕部和手指做轻柔缓和的摆动。操作时压力要轻柔，动作要协调而有节律，一般速度每分钟120～160次。本法刺激量小，适用于全身各部位。

4. 摩法 用手掌掌面或食、中、无名指指腹附着于一定部位或穴位，以腕关节为中心，连同前臂或掌、指做节律性的环旋运动。操作时肘关节自然弯曲，腕部放松，指掌自然伸直，动作要缓和而协调，频率每分钟120次左右。本法刺激轻柔缓和，常用于胸腹、胁肋部位。

5. 擦法 又称平推法，是用手掌大鱼际、掌根或小鱼际附着在一定部位，进行直线来回摩擦。操作时腕关节伸直，手指自然伸开，整个指掌要贴在患者体表的治疗部位，以肩关节为支点，上臂主动带动手掌做前后或上下往返移动，向掌下的压力不宜太大，但推动的幅度要大。动作要均匀连续，呼吸自然，不可屏气，频率每分钟100～120次。本法适用于胸腹、肩背、腰臀及四肢。

6. 推法 用指、掌或肘部着力于一定部位上，进行单方向的直线摩擦。用指称指推法；用掌称掌推法；用肘称肘推法。操作时指、掌、肘要紧贴体表，用力要稳，速度缓慢而均匀，以能使肌肤深层透热而不擦伤皮肤为度。此法可在人体各部位使用。

7. 搓法 用双手掌面夹住一定部位，相对用力做快速搓揉，同时做上下往返移动。操作时双手用力要对称，搓动要快，移动要慢。手法由轻到重，再由重到轻，由慢到快，再由快到慢。适用于腰背、胁肋及四肢部位，以上肢部最为常用，一般作为推拿治疗的结束手法。

8. 抹法 用单手或双手拇指指腹紧贴皮肤，做上下或左右往返移动。操作时用力要轻而不浮，重而不滞。本法适用于头面及颈项部。

9. 抖法　用双手握住患者的上肢或下肢远端，用力做连续的小幅度的上下颤动。操作时颤动幅度要小，频率要快。本法可用于四肢部，以上肢为常用。临床上常与搓法配合，作为治疗的结束手法。

10. 振法　用手指或手掌着力于体表，前臂和手部的肌肉强力地静止性用力，产生振颤动作。用手指着力称指振法，用手掌着力称掌振法。操作时力量要集中在指端或手掌上，振动的频率越高，着力越重。此法多用单手操作，也可双手同时进行。适用于全身各部位和穴位。

11. 按法　用拇指端或指腹按压体表，称指按法。用单掌或双掌，也可用双掌重叠按压体表，称掌按法。操作时着力部位要紧贴体表，不可移动，用力要由轻而重，不可用暴力猛然按压。按法在临床上常与揉法结合应用，组成“按揉”复合手法。指按法适用于全身各部穴位；掌按法适用于腰背及腹部。

12. 点法　有拇指点和屈指点两种。拇指点是用拇指端点压体表。屈指点有屈拇指，用拇指指间关节桡侧点压体表，或屈食指，用食指近侧指间关节点压体表。本法作用面积小、刺激量大，常用在肌肉较薄的骨缝处。

13. 捏法　用拇指与食、中两指或拇指与其余四指将患处皮肤、肌肉、肌腱捏起，相对用力挤压。操作时要循序而下，均匀而有节律。此法适用于头部、颈项部、肩背及四肢。

14. 拿法　捏而提起谓之拿，即用拇指与食、中两指或拇指与其余四指相对用力，在一定部位或穴位上进行节律性地提捏。操作时用劲要由轻而重，不可突然用力，动作要和缓而有连贯性。临床常配合其他手法使用于颈项、肩部和四肢等部位。

15. 拍法　用虚掌拍打体表，称拍法。操作时手指自然并拢，掌指关节微屈，平稳而有节奏地拍打患部。拍法适用于肩背、腰臀及下肢部。

16. 弹法　用一手指指腹紧压住另一手指指甲，受压手指端用力弹出，连续弹击治疗部位。操作时弹击力要均匀，频率为每分钟 120～160 次。此法可用于全身各部，尤以头面、颈项部最为常用。

（四）注意事项

1. 根据患者的年龄、性别、病情、病位选取相应的部位，采用合适的体位和手法。
2. 操作前应修剪指甲，将手洗净，避免损伤患者皮肤。
3. 为减少阻力或提高疗效，操作者手上可蘸水、滑石粉、液状石蜡、姜汁、酒等。
4. 在腰腹部施术前，应先嘱患者排尿。
5. 治疗中要注意保暖，防止受凉。
6. 手法应柔和、有力、持久、均匀，运力能达组织深部。一般每次做 15～20 分钟。

二、推拿疗法在护理中的应用

（一）头痛

1. 取穴 印堂、头维、太阳、鱼腰、百会、风池、风府、天柱等穴。

2. 手法 一指禅推法、揉法、按法、拿法。

3. 操作 患者坐位，用一指禅推法从印堂向上沿前额发际至头维、太阳，往返3～4遍，并配合按揉印堂、鱼腰、太阳、百会等穴；再用拿法从头顶至风池，往返4～5遍；最后用弹法从前发际至后发际及头两侧，往返2～3遍。时间约为5分钟。

（二）牙痛

1. 取穴 合谷、颊车、内庭、下关。

2. 手法 一指禅推法、掐法、揉法。

3. 操作 患者坐位，在颊车、下关穴处用一指禅推法治疗3～4分钟；再结合掐、揉合谷、内庭，治疗3～4分钟。

（三）胃痛

1. 取穴 中脘、气海、天枢、足三里、肝俞、脾俞、胃俞、肩井、手三里、内关、合谷及两胁部穴位。

2. 手法 摩法、按法、揉法、一指禅推法、拿法、搓法。

3. 操作

（1）患者仰卧位，术者坐于患者右侧，先用一指禅推法、摩法在胃脘部治疗，使热量渗透于胃腑；然后按、揉中脘、气海、天枢等穴，同时配合按、揉足三里，治疗约10分钟。

（2）患者俯卧位，用一指禅推法，从背部脊柱两旁沿膀胱经顺序而下至三焦俞，往返4～5遍；然后按、揉肝俞、脾俞、胃俞、三焦俞，治疗约5分钟。

（3）患者坐位，拿肩井，循臂肘而下3～4遍，在手三里、内关、合谷等穴做强刺激；然后再搓肩臂及两胁部，由上而下往返4～5遍，治疗5分钟。

（四）腹胀

1. 取穴 中脘、天枢、脾俞、胃俞、大肠俞等穴。

2. 手法 摩法、推法、按法、揉法。

3. 操作

（1）患者仰卧位，术者用摩法在腹部沿升结肠、横结肠、降结肠顺序推摩3分钟，并在腹部做环形摩法3分钟；按中脘、天枢及双侧足三里约3分钟。

（2）患者俯卧位，按两侧脾俞、胃俞、大肠俞，用掌推法沿腰际两侧轻轻操作2分钟。

（五）便秘

1. 取穴　中脘、天枢、大横、关元、肝俞、脾俞、胃俞、肾俞、大肠俞、长强穴等。

2. 手法　一指禅推法、摩法、按法、揉法。

3. 操作

（1）患者仰卧位，术者用一指禅推法在中脘、天枢、大横穴位处治疗，每穴约1分钟；然后按顺时针方向摩腹10分钟。

（2）患者俯卧位，用一指禅推法沿脊柱两侧从肝俞由上而下进行往返治疗3~4遍；再用按、揉、摩法在肾俞、大肠俞、八髎、长强等穴处治疗，往返2~3遍，治疗约5分钟。

（六）失眠

1. 取穴　睛明、印堂、攒竹、鱼腰、太阳、迎香、风池、百会、神门、足三里。

2. 手法　按法、推法、摩法、揉法、一指禅推法。

3. 操作

（1）患者仰卧位，术者坐于患者头部前方，用按法和揉法在睛明穴治疗5~6遍，再用一指禅推法从印堂向两侧沿眉弓至太阳穴往返5~6遍，并点按印堂、攒竹、鱼腰、太阳等穴位。术者用指推法从印堂向下沿鼻两侧至迎香，再沿颧骨至耳前听宫穴，往返2~3遍。术者用指推法从印堂沿眉弓向两侧推至太阳穴，往返3~4遍；再搓推脑后及颈部两侧，并点按两侧风池穴，往返2~3遍；最后点按百会、双侧神门及足三里穴。治疗约10分钟。

（2）患者仰卧位，术者按顺时针方向摩腹，并点按中脘、气海、关元穴，治疗约6分钟。

第三节　灸　　法

灸法是借灸火的热力，给人体以温热性刺激，通过经络腧穴的作用，以达到治病、防病目的的一种方法。

施灸的材料很多，但以艾叶制成的艾绒为主。艾绒气味芳香，易燃，热力温和，用作灸料，具有温经通络、行气活血、祛湿逐寒、消肿散结、回阳救逆及防病保健的作用。

一、适应范围

灸法主要适用于虚证、寒证。如中焦虚寒性呕吐、腹痛、腹泻，脾肾阳虚、元气暴脱所致久泄、遗尿、遗精、阳痿、虚脱、休克，气虚下陷所致的脏器下垂，风寒湿痹而致的腰腿痛。

二、用物准备

治疗盘、艾条或艾炷、火柴、凡士林、棉签、镊子、弯盘、浴巾、屏风，间接灸时备用姜片、蒜片、食盐、附子饼等。

三、操作方法

1. 艾炷灸 将艾绒用手搓成圆锥形的艾炷，大小可根据病情而定。燃烧一个艾炷，叫一壮。

（1）直接灸：是将大小适宜的艾炷直接放在皮肤上施灸的一种方法。根据施灸程度的不同，可分为瘢痕灸和无瘢痕灸。施灸时，每壮必须燃尽，然后除去灰烬，继续易炷再灸，一般灸7~9壮。此法灸后局部起泡化脓，愈后留有瘢痕，称为瘢痕灸。此法疗程依情况而定，可隔日灸1次，亦可10日或30日灸1次，1个月或2个月为1疗程。

每壮不必燃尽，当燃剩2/5左右，患者有灼痛感时，即易炷再灸，连灸3~7壮，以局部皮肤充血、红润为度。此法灸后不化脓，不留瘢痕，称为无瘢痕灸。一般隔日1次，10日为1疗程。

（2）间接灸：又称隔物灸，即在艾炷与皮肤之间隔上某种药物而施灸的方法。根据不同的病证选用不同的隔物，如隔姜灸、隔蒜灸、隔盐灸、隔附子饼灸。

2. 艾条灸 将艾条一头点燃，距施灸皮肤2~3cm进行熏灸；或与施灸部不固定距离，而是一上一下活动地施灸，使患者局部有温热感而无灼痛感。一般灸3~5分钟。

3. 温针灸 温针灸是针刺与艾灸相结合的一种方法。将针刺入腧穴得气后，将纯净细软的艾绒捏在针尾上，或用一段长2cm左右的艾条插在针尾上，点燃施灸。待艾绒或艾条烧完后除去灰烬，将针取出。

四、注意事项

1. 灸时应防止艾火脱落，以免烧伤皮肤和点燃衣服被褥。

2. 施灸的顺序一般为先上部，后下部；先腰背部，后胸腹部；先头身，后四肢。

3. 实热证、阴虚发热者，一般不适宜灸法；孕妇的腹部和腰骶部也不宜施灸；黏膜附近、颜面、五官和大血管的部位不宜采用瘢痕灸。

4. 灸后局部出现微红灼热属正常现象，无需处理。如局部出现水泡，小者可任其自然吸收；大者可用消毒针挑破，放出水液，涂以甲紫，并以消毒纱布包敷。有温经通络、行气活血、祛湿逐寒、消肿散结、回阳救逆及防病保健的作用。

第四节 拔罐法

拔罐法是以罐为工具，利用罐内燃烧或热蒸、抽吸等方法，排除罐内空气，使之造成负压，将罐吸附于施术部位，使施术局部产生瘀血和药物透入，致使瘀滞、凝结之气血，负而吸达，动而通畅，改善局部及全身脏腑经络之营养，调整阴阳，输通气血，从而达到疗病愈疮之功效。采用的罐有竹罐、玻璃罐、负压吸引罐等。

一、适应范围

拔罐法有温经通络、行气活血、逐寒祛湿、止痛消肿、促进机体新陈代谢、改善人体微循环、提高人体免疫功能等功效，临床上可用于治疗风寒湿痹、外感风寒、咳嗽、喘逆、跌打损伤、胃肠功能失调及神经、血液、妇科等疾病。如肩胛上背痛、腰痛、腿痛、头痛、感冒、发烧、腹泻、腹胀、消化不良、小儿疳积、腹痛、咳嗽、哮喘、脐部疾病、毒蛇咬伤、痛经、月经不调等。

二、用物准备

治疗盘、玻璃罐或竹罐或负压吸引罐、95%酒精棉球、火柴、弯血管钳、弯盘、小口瓶。

三、操作方法

施罐前必须查明病情，明确诊断，令患者取合适的体位，选准穴位或部位。仔细检查罐口有无残缺和破损、是否光滑。

操作者一手拿火罐，另一手持止血钳夹95%酒精棉球点燃，伸入罐内中下端，绕1~2周后迅速抽出，立即将罐口按扣在选定穴位或部位上不动，待吸牢后撒手。一般留罐10~15分钟，留罐过程中，随时检查罐口吸附情况，局部皮肤以红紫为度。同时，询问患者感觉，如患者感觉疼痛、过紧，应及时起罐。留罐时间到，操作者一手持罐体，另一手拇指按压罐口周围皮肤，使空气进入罐内，即可顺利起罐。火罐疗法可隔日或每日1次，如每日1次，必须更换穴位与部位。有时用于急性病，如腹泻、重证风湿等，每日行2次也是可以的。但一日多次置罐，留罐时间不应过长。火罐疗法一般10次为1个疗程，慢性病可连续2~3个疗程。人体置罐数，应根据病变部位定，腰背部如病情需要，可同时置4~8罐，一般部位可置1~2罐。

四、注意事项

1. 拔罐时患者体位应舒适持久。
2. 选择肌肉丰满的部位进行拔罐。骨骼凹凸不平和毛发较多处不宜拔罐。
3. 选择大小适宜的罐，罐口应平滑、无裂纹。
4. 避免烧伤或烫伤皮肤。忌罐内酒精过多。

第五节 刮痧法

刮痧法是用边缘钝滑的器具在人体一定部位的皮肤上反复刮动，使局部出现痧斑或痧痕，以达到治疗疾病目的的一种方法。它具有改善人体气血流通状态，疏通腠理，排泄瘀毒，扶正祛邪，退热解凉，开窍益神，提高人体免疫能力之功效。

一、适应范围

主要适用于急性热性病引起的神志模糊、头昏脑涨，急性胃肠炎、食物中毒所引起的恶心、呕吐、腹痛、腹泻、四肢厥冷、四肢挛紧等，亦可用于中暑、日射病和各种中毒性疾病等。

二、用物准备

治疗盘、内盛清水或植物油的治疗碗、弯盘、纱布、刮具，必要时备浴巾、屏风。

三、操作方法

操作时先选好部位，患者取侧卧位或俯卧位或伏坐于椅背之上，充分显露。术者右手持拿刮痧工具，蘸油或清水，在被确定之部位从上到下、由里向外，轻轻在体表皮肤上刮动，并采用均匀腕力，逐渐加重刮力。一般刮痧 15～20 分钟，以皮肤出现紫红色斑点或斑块为度。

在脊柱两旁沿肋间隙由内向外呈弧线状抓刮。

四、注意事项

1. 室内空气流通，忌对流风，以防复感风寒。
2. 操作中用力适中、均匀，以患者能耐受为宜，方向单一。
3. 刮痧时密切观察病情变化。
4. 刮痧后嘱患者保持情绪稳定，忌生冷油腻辛辣刺激食物。

第六节　热 熨 法

热熨法是利用吸热的物体，或拌上某些药物，加热后熨在局部或特定穴位上，并适当移动位置，以达到行气活血、散寒止痛、祛瘀消肿的一种治疗方法。常用的方法有药熨法、坎离砂法、葱熨法、盐熨法、大豆熨法及热砖熨法。本节重点介绍坎离砂法和药熨法。

一、适应范围

适用于痹证、腰腿痛、脘腹痛、泄泻及跌打损伤所致的瘀血、肿痛等。

二、用物准备

治疗盘、治疗碗、大毛巾、双层纱布袋 2 个、凡士林、棉签，常用的药物如生姜、小茴香、吴茱萸、坎离砂等，另备白酒或食醋、炒具、捣臼，必要时备屏风。

三、操作方法

将坎离砂放在治疗碗内，加陈醋适量拌匀，装入布袋，待温度升至45℃～50℃时，在局部皮肤涂上凡士林，将坎离砂袋放在患处皮肤上，来回推熨，以患者能耐受为宜；或将药物加醋、盐、麸皮、晚蚕砂等炒至60℃～70℃，装入布袋熨敷患处。每次15～30分钟。

四、注意事项及护理

1. 掌握好热熨温度，一般不超过70℃，年老者和婴幼儿不超过50℃。

2. 随时观察皮肤有无潮红、水泡，如有烫伤，应立即停止热熨，局部涂以治疗烫伤药物。

第七节　中药湿敷法

中药湿敷法是将无菌纱布用药液浸透，敷于局部的一种治疗方法。具有通调腠理、清热解毒、消肿散结的作用。

一、适应范围

肢体关节扭挫伤、筋骨劳损、疮疡、肿毒、红肿疼痛等证。

二、用物准备

治疗盘、药液、容器、卵圆钳2把、弯盘、用4～5层纱布制成的消毒敷布、纱布、凡士林、棉签、一次性中单。

三、操作方法

根据患部取合理体位，暴露湿敷部位，下垫一次性中单，局部涂以凡士林。将药液倒入容器内，置敷布于药液中浸透，用镊子拧干、抖开、折叠后敷于患处（温度以不烫手为度）。每隔5～10分钟以无菌镊子夹纱布浸药后，淋药液于敷布上，保持湿度，每次湿敷30～60分钟。湿敷完毕后，擦干局部药液，取下弯盘、中单，协助患者穿好衣服。

四、注意事项及护理

1. 冬季注意保暖，防止受凉。

2. 药液温度不宜过热，以免烫伤。

3. 严格无菌操作，避免交叉感染。

4. 敷布应大于患部。

5. 治疗过程中应密切观察局部皮肤反应，如出现苍白、红斑、水泡、痒痛或破溃等症状时，应立即停止治疗，并作相应处理。

第八节　熏 洗 法

熏洗法是将药物煎汤开沸后，利用药液所蒸发的药气熏洗患部，待药液稍温后，再洗涤患部的一种外治方法。由于药与热力共同作用于人体患部，可使人体经脉流畅，腠理疏通，营卫御强，从而达到活血化瘀、去腐生新、消除血肿水肿、祛除病邪之目的。

一、适应范围

熏洗法主要用于治疗体表急性炎症及风湿肿痛等病证。

二、用物准备

熏洗盆、药液、治疗盘、浴巾、水温计、弯盘、镊子、纱布，眼部熏洗时另备治疗碗、有孔巾、药液。

三、操作方法

根据熏洗部位，确定中药配方，经煎煮后倒入器皿中，令患部置于器皿之上，外罩布单，令患部与器皿遮盖严密，进行熏蒸。待药液不烫时，以纱布蘸药液洗涤患部，边熏边洗，熏洗特殊部位如眼、口、鼻等，应使用较小器皿，所用洗涤物应使用消毒纱布或消毒棉花为宜。

四、注意事项

1. 熏洗疗法要注意身体与盛药液器皿保持一定距离，洗涤时药液温度以不烫手为适宜，严防烫伤。
2. 妇女月经期及妊娠期会阴部不应用熏洗疗法。
3. 熏洗药禁止内服。

第九节　中药保留灌肠

中药保留灌肠是将中药药液从肛门灌入肠道的方法。具有导便通腑、清热解毒的作用。

一、适应范围

肠道疾患、大便秘结等。

二、用物准备

注射盘、治疗盘、灌肠用的中药汤剂、消毒玻璃瓶、输液器、网袋、弯盘、14～16号的肛管、石蜡油、纱布、一次性手套、水温计、一次性中单、卫生纸、小枕、输液架，必要时备屏风。

三、操作方法

患者取侧卧屈膝位，暴露臀部，臀下垫橡皮布、治疗巾、小枕。将适量中药液加温至40°左右，倒入灌肠器或输液瓶内，连接导管，导管前端涂上石蜡油，排出空气。嘱患者张口哈气，将导管插入肛门10～15cm，徐徐灌入药液。灌完后轻轻拔出导管，用棉球拭净肛门，稍作按摩，嘱患者忍耐20～30分钟，再解大便。

四、注意事项及护理

1. 灌肠前嘱患者排尽小便，并向患者说明灌肠的目的及操作方法，防止精神紧张。

2. 导管插入肛门时不可用力过猛，以免损伤肠道。

3. 导后需观察大便次数、颜色、质量，如有特殊臭气或夹有脓液、血液等，应留取标本。

4. 儿童及肛门松弛者，操作时应将便盆置于臀下，以免沾污衣服。

第十节　发泡法

发泡法又称天灸，是用中药敷于一定的穴位或患部，利用其较强的刺激作用，敷贴后促使发泡，以达到治疗目的的一种外治疗法。

一、适应范围

关节痹痛、口眼㖞斜、哮喘、水肿、黄疸、深部脓肿。

二、用物准备

药物（新鲜铁脚威灵仙或毛茛、白芥子研面、干品斑蝥浸入95%酒精泡3天，吸水纸浸药备用）、治疗盘、乳钵、塑料纸、胶布、绷带、碘伏、无菌纱布、棉签、5ml注射器、刀、案板等。

三、操作方法

如用鲜药，洗净，切碎，用乳钵捣烂，捏成饼状敷于患处；如用白芥子面，用水调成糊状，敷于患处；如用斑蝥液，3天前配制药液，吸水纸浸湿，敷于患处。盖上小方纱布及塑料薄膜，胶布固定，待局部有蚁走感、剧痒或皮肤红、灼、热、痛时，即将药饼或斑蝥液纸取下。最长敷药时间不可超过2小时。施术后6～8小时，皮肤逐渐起泡，待水泡胀满后，常规消毒，用注射器在水泡下方抽取泡液，再用酒精消毒后覆盖上无菌纱布，用胶布或绷带固定。

四、注意事项

1. 操作前要向患者解释发泡法的目的、操作方法及可能出现的反应，以便消除患者的顾虑，配合治疗。

2. 药饼湿度、大小适宜，所敷范围不可过大（$0.5cm^2$）。

3. 术中要注意无菌操作，定期更换敷料。

4. 治疗后减少活动，注意休息。

5. 体弱者慎用，皮肤损害及颜面部禁用。

第十一节　中药离子导入法

中药离子导入法是利用直流电场的作用，将药物离子放在极性与该离子电性相同的直流电电极下，根据电荷同性相斥、异性相吸的原理，通电时离子产生定向运动，使中药离子经皮肤、黏膜导入组织间隙，直接作用于病变部位，达到治疗目的的一种外治法。

一、适应范围

风寒湿痹、关节肿痛、骨质增生、神经痛、神经炎、盆腔炎。

二、用物准备

治疗盘、离子导入治疗机一台、衬垫、纱布、沙包、塑料薄膜、镊子。常用药物有川乌、草乌、丹参、蜂毒、淫羊藿、洋金花碱、黄酮苷。

三、操作方法

1. 药液调制：根据病情选好中药，用水煎、蒸馏水或酒精浸泡溶解，配制药液，浓度一般在2% ~5% 为宜。并测定药物离子的极性，从阳极导入的药物，pH 值不小于 6；从阴极导入的药物，pH 值不大于 8。

2. 根据病证选择一定部位，将敷电极的部位进行消毒。

3. 将衬垫浸湿药液拧至不滴水，紧贴患处皮肤，根据药物选择电极，将电极放在药物衬垫上，连接好导线以后，把塑料薄膜盖在电极板上，用沙包或绷带固定。

4. 将直流感应电疗机电位器输出端调节到“0”位，接通电源，缓慢增至预定的电流强度。一般局部电流小于 40mA，全身电流小于 60mA，小部位、指关节电流小于 10mA，面部电流小于 5mA。治疗结束时，先调至“0”位，再关闭电源，以免患者受到突然断电的电击感而感到不适。

5. 治疗时间一般每次 15 ~ 20 分钟，儿童不超过 15 分钟，每日 1 次，10 ~ 15 次为 1 疗程。

四、注意事项

1. 做好解释工作，告知患者在治疗过程中可能出现的感觉，嘱咐患者治疗过程中不要移动体位，以免出现意外。

2. 检查治疗部位皮肤感觉有无异常、破损，如有破损，可加盖小块塑料薄膜。

3. 治疗过程中注意观察患者的反应和机器运行情况，及时调节电流，以免灼伤。

4. 每个衬垫只供一种药物使用，衬垫消毒要按离子分开，有条件时使用一次性衬垫。

5. 多次治疗后，局部皮肤可出现瘙痒、脱屑、皮疹等反应，可用青黛膏或皮炎平膏外涂，禁止搔抓。

6. 高热、出血性疾病、活动性结核、妊娠、严重心功能不全或带有心脏起搏器的患者禁用此法。

第十二节 割治法

割治法又称割脂法，是在患者体表上的一定穴位或其他部位，经切开皮肤及皮下组织，直接以器械刺激有关穴位或摘除少量皮下脂肪组织，达到疏通经络、调整气血和脏腑功能的作用。

一、适应范围

老年慢性支气管炎、支气管哮喘、慢性胃肠病、小儿疳积、瘰疬等。

二、用物准备

无菌治疗盘或小手术包内有：手术刀，止血钳，手术剪、镊子各1把，孔巾，弯盘，纱布。另备2%碘酒、75%酒精、胶布、绷带、2ml注射器、2%普鲁卡因注射液。

三、操作方法

1. 在无菌治疗室或手术室中进行操作。患者仰卧在治疗床或手术台上。

2. 皮肤常规消毒后铺孔巾，在割治部位用2%普鲁卡因局麻（应先做普鲁卡因过敏试验，阴性后才可使用）。

3. 割治部位：老年性支气管哮喘、慢性支气管炎和小儿疳积割治膻中穴；慢性胃肠病割治上脘、中脘穴；瘰疬割治鸠尾穴：慢性支气管哮喘久病难愈者在手掌侧食、中、无名、小指间根部上0.5cm处交替割治效果极佳。

4. 用手术刀纵行切开皮肤，切口长0.5～1cm，深0.5～1cm，用止血钳尖深入切口轻轻钳夹皮下组织向左右方向刺激神经末梢，使患者有麻、胀感觉。或将切口内黄白脂状物剪去黄豆粒大小，覆盖消毒纱布，包扎固定。

5. 一般每周1次，4～6次为1个疗程。割治穴位应交替选用。

四、注意事项

1. 操作前应先做好解释工作，取得合作。若患者体质过于衰弱，有出血性疾患，皮肤有感染、过敏，患有心脏病及水肿者，或疲劳、饥饿时，或孕妇都应禁用割治法。

2. 严格无菌操作，割治处为开放性伤口，1周后才能愈合，因此在1周内伤口勿沾水及污物，以防感染。

3. 割治中刺激不可过强，当患者有酸、麻、胀感觉则停止刺激。注意防止损伤深部神经、韧带和血管。膻中穴位于胸骨上，切口不可过深，以免伤及胸骨骨膜。

4. 割治过程中患者若出现头晕、心慌、恶心、面色苍白时，应立即停止操作，覆盖好伤口，报告医生采取相应的处理。

第十三节　截 根 法

截根法是常用的中医治疗技术，又称为挑治法。它是用三棱针或圆利针在患者体表的一定穴位或反应点进行挑治或深刺的一种方法，具有通经活络、调理气血和脏腑功能的作用。

一、适应范围

临床常用于瘰疬、肛门疾患、哮喘、发际疮、麦粒肿等。

二、用物准备

治疗盘、2%碘酒、75%酒精、棉签、三棱针或粗圆利针、干棉球、纱布、胶布、2%普鲁卡因注射液、2ml注射器。

三、操作方法

（一）三棱针法

选取背部的肺俞、膈俞、肝俞、胆俞、胃俞等俞穴，常规皮肤消毒，用2%普鲁卡因注射液行局部麻醉，然后以三棱针直刺入穴位皮肤达肌层之肌膜，再上下活动数次，若患者感到麻木疼痛即起针。取出三棱针后局部覆盖消毒纱布，用胶布固定。两侧穴位按同法进行，每次选1～2对俞穴，轮换进行，每日或隔日1次。1个疗程为10～15天或者根据病情决定。

（三）挑治法

挑治法多在肩背部或腰骶部相应穴位或体表反应点进行挑刺。

1. 寻找反应点　反应点在皮肤表面类似丘疹，大小如粟米或针尖，微高出表皮，呈褐色或灰白、棕褐、粉红色等，压之不褪色，应注意与痣、毛囊炎、色素斑相区别。反应点如果不易找到，可用干毛巾或拇指掌面在局部皮肤上来回推动 2 ~ 3 下，即可显示。

常见反应点部位：肛门部疾患可在腰骶部或“八髎穴”寻找到反应点；患眼病如麦粒肿时在耳尖、大椎穴、肩部有反应点；瘰疬在两肩胛内脊柱两侧可寻找到反应点。如果反应点难以找到也可以根据病情辨证取穴，或根据疾病部位进行区域挑治，如肛门、会阴部疾病，可在第三腰椎至第二骶椎之间旁开 3 ~ 5cm 的纵行线上，任选一点进行挑治。

2. 操作步骤

（1）体位：背部挑治患者取反骑坐椅位，双手扶在坐椅背上，暴露背部。也可视所取穴位选择适宜体位。

（2）做好解释工作，因为此项操作刺激较强，应取得患者配合。

（3）选准挑治反应点或相应穴位，常规皮肤消毒。

（4）操作者洗手并用酒精消毒双手，左手固定挑治点皮肤，可捏起或按压固定，右手持粗圆利针，将挑治点（或穴位）上的表皮刺破 0.2 ~ 0.3cm，然后深入表皮下，针身倾斜挑断白色纤维状物质，每点可挑断十数条或更多，然后局部用 2% 碘酒和 75% 酒精消毒，覆盖纱布，胶布固定。

四、注意事项

1. 严格无菌操作，术后 3 ~ 5 天内局部勿沾水或洗澡，以防感染。

2. 挑治手法一般以强刺激效果较好，但是刺激强度要以患者能忍受为适宜，防止患者发生晕厥。

3. 冬季注意保暖，防止受凉而感受风寒之邪。

4. 凡体弱、孕妇、心脏病、水肿、局部有皮肤病或有出血性疾患者应慎用或禁用此法。

第五篇　临床病证辨证施护

第十七章　辨证施护概述

在长期的医疗及护理实践中，中医护理学形成了一套比较完整的辨证理论及辨证施护的体系，如八纲辨证、脏腑辨证、气血津液辨证等。这些辨证方法各有其特点，是相互独立又相互联系的。辨证施护是中医学理论在临床护理工作中的具体体现。

第一节　辨证施护概念

辨证施护即从整体观出发，运用中医理论，将四诊所收集的有关资料进行综合分析，判断疾病的病因、病变部位、性质、邪正盛衰等情况，以及各种病变间的关系，从而制订相应的施护原则与方法。因此辨证与施护在护理疾病过程中是相互联系、不可分割的，辨证是施护的前提和依据。

第二节　辨证施护程序

一、运用四诊方法收集辨证资料

中医学对疾病的观察有着独特之处，这一独特的方法称为“四诊”，即望、闻、问、切四种诊察疾病的方法。运用四诊可以收集到有关患者健康和疾病的资料，观察和了解病情，从而为提出护理问题、制订护理措施和进行辨证施护提供依据。如运用望诊可以观察患者全身和局部的情况，了解疾病的本质；运用闻诊可通过听患者的声音和闻其气味的变化，辨别疾病的虚实；运用问诊可以了解疾病的发生和发展经过、目前的症状及其他与疾病有关的情况，从而全面了解病情；运用切诊为患者切脉和接触肌肤、脘腹、四肢，可以探明疾病的性质。总之，护理人员应正确运用望、闻、问、切的方法，收集可靠的资料，四诊合参进行辨证分析，以便采取适当的护理措施。

二、运用辨证方法分析判断病情

收集资料的内容主要包括患者的病史、症状、体征、辅助检查等，另外，还应包括患者的生活习惯、饮食起居、情志状态、家庭情况，以及社会环境、季节气候等对患者的影响和患者对疾病的认识等。临床上患者的病情复杂多变，因人而异，表现形式有阴、阳、表、里、寒、热、虚、实等证之分。护理人员应根据四诊所得到的健康资料，运用八纲辨证、脏腑辨证等方法，分析辨清患者的病因、病位、病性，判断患者现存的和潜在的健康问题，为临床提出相应的护理诊断打下基础。

三、运用整体观与辨证观提出护理问题

整体观念是中医整体护理的核心，辨证分析则是桥梁。目前，中医护理问题的类型、组成形式以及陈述方式主要是参照西医护理问题的模式。在现代护理观和整体观的指导下，运用辨证分析的结果，按照先后、主次顺序归纳出需要通过护理手段来解决或部分解决的患者身心存在的和潜在的健康问题，即是形成中医护理诊断的过程。应优先解决生理需要，随着病情的变化随时提出新的护理问题。护理问题的提出可按 PES 公式在括号内说明诊断的依据、原因等，其原因最好用中医理论说明，如咳痰困难（与肺热壅盛、痰黄黏稠有关）。

四、根据三因制宜原则与方法制订施护措施

作出护理诊断后，要根据患者现存的或潜在的健康问题，制订出要达到的预期目标和解决健康问题的护理措施。护理措施的制订应遵循辨证施护的原则，患者病情多因时、因地、因人而异，故在护理时要根据患者的具体情况决定，不可千篇一律，并以辨证的结果分别对待。中医护理有同病异护、异病同护、顺者逆护、逆者正护等，用这些特点指导我们选择护理措施，与中医同病异治、异病同治的理论是相通的。所制订的护理措施既要具体、切实可行，真正落实到患者身上，又要体现出“急则护标，缓则护本，标本同护”以及“因人、因地、因时制宜”的护理原则。

五、运用中西医护理理论及时评价记录

护理人员在按照护理计划制订的预期目标和护理措施对患者进行系统化整体护理的同时，应不断观察患者病情与情志的发展、变化，通过各种反馈信息对施护效果进行评价。评价的目的是了解实施一系列有计划的护理措施后，患者健康问题是否得到真正的解决，现存的护理问题是什么，下一步应如何进行。护理记录是患者在住院期间，护理人员对患者实施护理措施、进行整体护理全过程的记录，具有真实性、动态性，亦是评价患者的健康问题是否解决的记录，因此，记录要及时、准确。虽然各医院的记录格式不同，但都包含护理问题、护理措施、评价结果。在临床上要根据具体情况修订或终止护理计划，以提高护理效果。

六、运用中医养生康复知识进行健康教育

健康教育是整体护理中的一项重要内容，通过健康教育可以使患者掌握自我调养、自我保健的方法。健康教育时必须遵循中医三因制宜的原则，针对每个患者的具体情况，从生活起居、情志调节、饮食调理、用药指导、特殊指导等五个方面提出，以便患者在日常生活中使用。将中医独特的康复护理方法与患者的自我康复训练结合，能促进患者机体恢复正常。

综上所述，中医辨证施护总的特点是同病异治异护和异病同治同护，主要表现在运用中医学理论指导和观察患者疾病的动态变化，在辨证的基础上提出施护的原则。

第三节　辨证施护的原则

辨证施护的原则是中医治疗学中“治则”在护理学的延伸，用以指导临床，制订出具体的护理措施。其内容包括护病求本、标本缓急、扶正祛邪、异病同护、同病异护，以及因时、因地、因人制宜等。

一、护病求本

疾病在发展过程中有许多症状表现出来，但症状只是疾病的现象而非本质，只有充分收集各方面的材料，在中医理论指导下综合分析，才能透过现象看本质，找出疾病的根本原因，从而确立相应的治疗护理。护病求本是指治疗与护理都必须抓住疾病的本质，并针对疾病的本质进行。这是辨证施护的根本原则。

（一）正治与正护法

正治与正护法又称逆治与逆护法，是指在疾病的本质和现象相一致情况下，逆其证候性质而治疗护理的一种常用法则。如寒者热之，热者寒之，虚则补之，实则泻之，均为正护法。如寒证患者在护理上应采用保暖，室温宜高，最好住向阳病室，使患者感到温暖舒适有生机；中药应温热服，饮食可给予性温的牛、羊之品，切忌生冷性凉食品等。而热证患者则应采取与上述护法相反的原则。对虚证患者应根据阴虚、阳虚之别，分别给以清补或温补的护法。

（二）反治与反护法

反治与反护法又称从治与从护法，是指疾病的现象与本质不相一致情况下的治法护法，即顺从疾病的现象而治护的方法。

1. 热因热用　热因热用即用热性药物、温热护理法治疗护理具有假热症状的病证，也就是用于真寒假热证。如内脏虚寒、阴邪太盛者出现阳气上浮、反见面红的假热症状，这时应用温热护理法护其假热证。

2. 寒因寒用　寒因寒用即用寒性药物、寒凉护理法治疗护理具有假寒症状的病证。适

用于真热假寒的病证。

3. 塞因塞用 塞因塞用即用补益药物和护理方法治疗护理因虚而闭塞不通的真虚假实证。如脾胃虚弱、中气不足、脾阳不运引起腹胀便秘时，用药物补中益气，温运脾阳，以补开塞的方法护理，使脾气健运，即为塞因塞用。

4. 通因通用 通因通用即用通利的药物和护理方法治疗护理具有实热通泄症状的真实假虚证。如热痢腹痛、里急后重、泻下不畅病证，治疗护理采用消导泻下法，这就是以通治通的通因通用。

反治法是顺着疾病的假象来做的，就其本质而言，实际上还是正治法。但在护理上要注意，如用寒药治疗真热假寒证，虽然它的假象是寒，本质是热，但在服药时要注意给予温热药，以减少患者服药格拒。

二、标本缓急

标和本是相对的概念，它主要说明病变过程中矛盾的主次关系。标是指现象，本是指本质，本是事物的主要矛盾，标是事物的次要矛盾。如从疾病本身分，病因是本，症状是标，掌握疾病的标本就能分清主次。治疗的原则一般是先治本，后治标，即所谓“治病必求其本”；但在病情发生变化，标病转为矛盾的主要方面时就有急则护治其标、缓则护治其本、标本同护治的不同。

（一）急则护治其标法

当标病甚急，成为疾病的主要矛盾，如不及时解决就要危及生命，或影响本病的治疗时，必须采取紧急措施先治其标。如大出血患者，无论何种出血，均应采取紧急措施先止血，补充血容量，对症处理，待血止后再治其本。急则治标是在应急情况下的权宜之计，为治本创造有利条件，最终是为了更好地治本。

（二）缓则护治其本法

在病情缓和的情况下，从本质上着手治疗护理。因标产生于本，本一旦解决，标亦就自然随之而愈。

（三）标本同护治法

当标本同时俱急时，则标本兼顾，采用标本同护治法。如肾炎患者又复感风寒，标本俱急，则应标本同护治，采取解表与温阳化水同时并举的护治方法。

疾病的标本关系不是绝对一成不变的，在一定条件下可以互相转化，因此临证时还须注意掌握标本转化规律，根据病情变化灵活应用，以便进行正确有效的护理。

三、扶正祛邪

疾病的发生发展过程在于正气与邪气双方斗争的胜负，邪胜于正则病进，正胜于邪则病愈。因此，对疾病的一系列护理措施都离不开扶正与祛邪两大治疗原则。

（一）扶正

扶正就是使用扶助正气的药物或其他疗法以增强体质，提高机体抗病能力，达到战胜疾病、恢复健康的目的。这种“扶正以祛邪”的原则适用于正虚为主的病证，临床上可根据患者正虚的具体内容，运用具有益气、养血、滋阴、助阳等效用的护理措施。

（二）祛邪

祛邪就是使用攻泻、驱邪的药物或其他疗法以祛除病邪，达到邪去正复的目的。这种“祛邪以安正”的原则适用于邪实为主的病证，临床上可根据患者邪实的具体内容，运用具有发汗、攻下、清热、温寒、消导等作用的护理方法。

（三）扶正与祛邪的关系

扶正与祛邪的方法虽然不同，但两者相互为用，相辅相成。扶正可使正气加强，有助于机体抗御和祛除病邪；祛邪能够排除病邪的侵害和干扰，使邪去正安，有利于正气的保存和恢复。

四、同病异护与异病同护

同病异护，就是同一种疾病，由于发病时间、地区以及患者机体的反应性不同，或处于不同的发展阶段，所表现的证不一样，通过辨证，需采用不同的护理方法。如暑季感冒，由于感受暑湿邪气，在护治原则的选用上，则需采用芳香化浊药物，以祛暑湿，这与其他季节感冒的护治法则就不一样。

异病同护，就是不同的疾病在发展过程中出现同一性质的证候，往往采用相同的护理方法。如久痢脱肛、子宫下垂等是不同的疾病，但如果均表现为中气下陷的证候，就都可以用升提中气的护治法则。

五、因时、因地、因人制宜

疾病的发生、发展与转归受多方面因素的影响，如时令气候、地理环境、情志、饮食等条件都对病变有一定的影响，特别是人的体质因素对疾病的影响更大。因此，在治疗和护理疾病时，必须把这些方面的因素考虑进去，对具体情况作具体分析，做到因时、因地、因人制宜，辨证施护。

（一）因时制宜

四时气候的变化对人体的生理功能、病理变化均产生一定的影响，根据不同季节的气候特点来选用不同的治疗用药和护理方法，即为因时制宜。如春夏季节，气候由温渐热，阳气升发，人体腠理疏松开泄，即使患外感风寒，也不宜过用辛温发散药物，以免开泄太过，耗伤气阴；而秋冬季节，气候由凉变寒，阴盛阳衰，人体腠理致密，阳气内敛，此时若非大热之证，当慎用寒凉药物，以防伤阳。

（二）因地制宜

因地制宜即根据地理环境的特点制订相适宜的护理措施。不同地区，由于地势高低、气候条件及生活习惯各异，人的生理活动和病变特点也不尽相同，治疗用药和护理应根据当地环境及生活习惯而有所变化。如南方夏季时间较长，天气炎热，小儿易患暑热证，护理时应注意室内通风，保持凉爽，宜多给西瓜、甘蔗、荸荠、绿豆汤、酸梅汤、各种果汁等清凉饮料；而北方冬季较长，天气寒冷干燥，小儿易患肺炎喘嗽，故衣着要注意寒温适宜，并保持室内空气新鲜、温暖、湿润，避免汗出当风等。

（三）因人制宜

因人制宜即根据患者的个体差异，如年龄、性别、体质、生活习惯、精神状态、家庭经济状况、文化程度的不同，采取不同的方法进行护理。如不同年龄的生理状况和气血盈亏不同，治疗用药和护理也应有所区别。老年人生机减退，气血亏虚，属残阳，患病多虚。小儿生机旺盛，但气血未充，脏腑娇嫩，属稚阳，易寒易热，易虚易实，病情变化较快，故治小儿病忌投峻攻，少用补益，用药量宜轻。男女性别不同，各有其生理特点，妇女又有经、带、胎、产等情况，治疗用药应加以考虑。人的体质有强弱与寒热之偏，故阳盛或阴虚之体慎用温热之剂，阳虚或阴盛之体慎用寒凉伤阳之药。

因时、因地和因人制宜三者是密切相关而不可分割的，充分体现了中医学整体观念和辨证施护在实践运用中的灵活性和原则性，只有全面地分析，才能有效地实施护理。

第十八章 内科常见病证辨证施护

中医内科护理学是运用中医学理论和中医临床思维方法研究并阐明内科疾病的病因、病机、辨证施护等问题的一门临床护理学。它是临床诸学科的基础，在中医临床护理学体系中，占有极其重要的地位。

第一节　感　　冒

凡感受风邪或时行疫毒，导致肺卫功能失调，以鼻塞、流涕、喷嚏、头痛、恶寒、发热、全身不适等为主要临床表现的外感疾病，称为感冒。其病情轻者亦称“伤风”或“冒风”、“冒寒”；病情重者称为重伤风。在一个时期广泛流行、证候多相类似者，称为时行感冒。此病全年均发，尤以冬春季节为多。

本病不仅与咳嗽的发生、发展及慢性咳喘的急性发作关系密切，而且与心悸、胸痹心痛、水肿、痹病等多种疾病的病情发展与恶化有关。因四季气候的变化和病邪之殊或体质强弱之异，在证候上有风寒、风热、暑湿及体虚感冒之别。

西医学中的上呼吸道感染、感冒、流行性感冒可参考本节辨证施护。

【病因病机】

正气内虚，外感六淫和时行疫毒之邪乘虚而入肺卫，邪正相争而发病。

1. 外邪侵袭　四时不正之气太盛或时行疫毒侵袭人体。前者主要是感受了以风邪为主的外邪，在不同季节时令，风邪往往与其他当令之时气相合而伤人，因此，感冒在临床上又有风寒、风热、夹暑、夹湿之不同证型；后者主要是指具有传染性的时行疫邪病毒多由四时不正之气、天时疫疠之气流行而造成。

2. 正气虚弱，肺卫功能失常　若生活起居不慎，寒暖不调或过度疲劳，皆使肌腠不密，肺卫调节功能失常，卫外不固，遇外邪侵袭而发病。

感冒的病位主要在肺卫。外邪经口鼻、皮毛而入，首先犯肺卫，因卫表不和、邪正相搏而见恶寒、发热、头身痛；外邪犯肺，气道不畅，肺失宣降而见鼻塞、流涕、咳嗽、咽痒、咽痛。若感受时行疫毒则病情较重，且有变生他证的可能。

【辨证施护】

本病邪在肺卫，故辨证属表实证。临床上必须根据恶寒发热的孰轻孰重，渴与不渴，咽喉红肿疼痛与否，以及脉象的数与不数，舌苔的黄白等来辨别风寒与风热两大类，夹暑夹湿者，多发于炎夏与梅雨季节。

一般感冒多实证，治疗以解表达邪为原则。风寒治以辛温解表；风热治以辛凉解表；暑湿合感当清暑祛湿；时行感冒多属风热重证，除辛凉解表之外，还当佐以清热解毒之品；虚人感冒，应识气、血、阴、阳虚之别，即益气解表，养血解表，滋阴解表，温阳解表，扶正祛邪兼顾。

1. 风寒感冒

证候表现　恶寒，不发热或发热不甚，头身酸痛，鼻塞声重，喷嚏频作，咽痒咳嗽，鼻流清涕，痰多稀薄，口不渴，或喜热饮，无汗，舌苔薄白，脉浮紧。

护治法则　辛温解表，宣肺散寒（代表方：荆防败毒散）。

施护要点

①观察患者体温的波动情况，高热者每 4 小时测量体温一次，若高热不退，要注意全身情况，如神志、皮肤等。可遵医嘱使用针刺退热，取大椎、曲池、风池、合谷等穴，用泻法。鼻塞加迎香穴，头痛加百会、太阳等穴。

②汗多者及时用温湿毛巾擦干，勿使当风受凉而复感。高热无汗者不可冷敷或酒精擦浴，以防毛窍闭塞而邪无出路。

③注意休息和个人卫生，提供整洁、舒适的环境，减少不良刺激。室温宜偏暖，可多加衣被，避免直接吹风，以防加重病情。注意隔离患者，减少探视，以防交叉感染，患者咳嗽或打喷嚏时切勿对着他人，患者使用的器具，如餐具、痰盂等应每天消毒。

④饮食宜清淡、高热量、含丰富维生素、易消化食物，可用胡椒粉、姜末葱等辛味发散的调味品，以散寒；鼓励患者多饮水，补充机体每日需要量外，还须根据体温、痰液黏稠度，估计每日水分补充量，使痰液稀释，易于排出。忌生冷、油腻食品。

⑤中药汤剂应趁热服，稍加衣被，取微汗。但勿使大汗淋漓而伤阴亡阳。轻证可自服生姜、葱白、芫荽煎汤，以发汗散寒。遵医嘱对发热、头痛者选用解热镇痛药，也可根据相应的症状选用抗生素、止咳、祛痰药物口服或静脉滴注，对咳嗽严重者可指导患者正确使用超声雾化或蒸汽吸入。

⑥患者因有恶寒发热、头身疼痛等身体不适，情绪易于波动，除做好各种护理外，还应多关心安慰患者，使其能配合治疗。

⑦健康教育：指导患者和家属了解引起疾病的诱发因素，避免受凉、过度疲劳，保持室内空气新鲜，注意保暖；注意劳逸结合，加强体育活动，提高机体抵抗力。药物治疗后症状不缓解或出现耳鸣、耳痛、外耳道流脓等中耳炎症状，或在恢复期出现胸闷、眼睑浮肿、心悸、关节疼痛或腰酸时，应及时就诊。

2. 风热感冒

证候表现　发热，微恶风寒，或有汗出，头痛鼻塞，鼻流浊涕，口干而渴，或喜冷饮，咽喉肿痛，咳嗽痰稠不易咳出，舌苔薄黄，脉浮数。

护治法则　辛凉解表，宣肺清热（代表方：银翘散）。

施护要点

①对于高热患者应每4小时测体温、脉搏、呼吸一次，并及时记录。高热者可以用温水擦浴，必要时遵医嘱给予退热药，药后需观察汗出的情况，勿使大汗淋漓。发热口渴者可予温开水或清凉饮料，补充津液，也可食用多汁水果，如西瓜、葡萄、荔枝等。

②室内宜通风凉爽，但避免直接吹风，发热身痛者应卧床休息。

③饮食宜清淡半流质，多补充水分，多吃蔬菜和水果。忌辛辣、油煎肥厚食品，戒酒戒烟；保持大便通畅，使邪有出路。

④中药汤剂宜温凉服，药后观察出汗、体温、伴随症状的变化。若汗出热退身凉脉静则为正卫胜邪，可不必尽剂。轻证可自服银翘解毒丸（片）或桑菊感冒片。

3. 暑湿感冒

证候表现 发热，汗出热不解，鼻塞流浊涕，头胀如裹，肢体酸重，心烦口渴，胸闷欲呕，舌苔腻，脉濡数。

护治法则 清暑解表，芳香化湿（代表方：新加香薷饮）。

施护要点

①病室宜通风凉爽，保持空气新鲜。

②饮食宜清淡易消化，如西瓜、苡仁粥、绿豆汤等，以清热解暑。忌食冷、甜、黏、油炸之食品。

③头身困重者，可配合刮痧治疗，取两侧夹脊、背部胸肋处、上肢肘窝、下肢腘窝等处。

4. 体虚感冒

(1) 气虚感冒

证候表现 恶寒发热，头痛鼻塞，倦怠无力，气短懒言，反复发作，稍有不慎则发病，舌质淡，苔薄白，脉浮无力。

护治法则 益气解表（代表方：参苏饮）。

施护要点

①室内温度以偏暖为宜，患者个人亦应有适当的防寒保暖措施，生活起居有规律，劳逸适宜，适当参加体育锻炼。

②饮食宜选用温补而又易消化吸收食物，如山药粥、黄芪粥、红枣、牛奶等。

(2) 阴虚感冒

证候表现 头痛身热，微恶风，无汗或微汗，头晕心悸，口干不欲饮，手足心热，干咳少痰，或痰中带血丝，心烦，失眠等，舌质红，苔剥脱或无苔，脉细数。

护治法则 滋阴解表（代表方：加减葳蕤汤）。

施护要点

①病室内温湿度适宜，空气新鲜，避免直接吹风。

②饮食应忌温补之品，忌烟酒辛辣，多食用清补食品如甲鱼、银耳、海参等。

③服药后观察汗出情况，一般微汗即可，汗多则耗伤阴液。

④平时或患病期间，应节制房事，清心寡欲，以免相火妄动，损耗真阴。

第二节 咳 嗽

咳嗽是指由于六淫外邪侵袭，或其他脏腑功能失调影响于肺，导致肺失宣降，肺气上逆，发出咳声，或咳吐痰液的一种病证。咳嗽是肺系疾病的一个主要症状，又是具有独立性的一种疾患。历代将有声无痰称为咳，有痰无声称为嗽，有痰有声称为咳嗽，临床上多声痰并见，很难截然分开，故以咳嗽并称。

西医学中的上呼吸道感染、急慢性支气管炎、支气管扩张、肺炎等疾病所见的咳嗽，均可参考本节辨证施护。

【病因病机】

咳嗽分外感咳嗽和内伤咳嗽两大类。外感咳嗽为六淫外邪犯肺；内伤咳嗽为脏腑功能失调，内邪干肺。不论邪从外入，或邪自内生，均影响及肺，致使肺失宣肃，肺气上逆发为咳嗽。

1. 外邪侵袭 外感六淫之邪侵袭肺系，使肺系被束，肺失宣降，肺气上逆，冲出喉间作声，发为咳嗽。外感咳嗽以风为先导，其他外邪多随风邪侵袭人体，常夹寒、热、燥，尤以风邪夹寒者居多。

2. 内邪干肺 脏腑功能失于调节，影响及肺。可分为肺脏自病和他脏病变涉及于肺两端。

（1）肺脏虚弱：常由肺系疾病迁延不愈，肺脏虚弱，或其他脏腑有病，累及肺脏，阴伤气耗，肺主气功能失常，肃降无权而致咳嗽。肺阴不足易致阴虚火炎，灼津为痰，肺失濡润，气逆作咳；或肺气亏虚，肃降无权，气不化津，津聚成痰，气逆于上，引起咳嗽。

（2）痰湿蕴肺：由饮食生冷，嗜酒过度，损伤脾胃，或过食肥厚辛辣，伤及脾胃，脾失健运，不能输布水谷精微，酿湿生痰，壅遏肺气，肺气不利而发为本病。此即“脾为生痰之源，肺为贮痰之器”的道理。如痰湿蕴肺，久蕴化热，痰热郁肺，则可表现为痰热咳嗽。

（3）肝火犯肺：情志抑郁，肝失条达，肝气郁滞，气郁化火，火气循经上逆犯肺，肺失肃降，则致咳嗽，称为“木火刑金”。

（4）肾脏亏虚：肾主纳气，为气化之源。若肾气衰弱，气失摄纳而上逆，或肾阳不振，气化不利，水饮内停，上逆犯肺而咳。肾阴亏虚，虚火上炎，损伤肺阴，灼津成痰，肺失滋润，肃降无权，而发咳嗽。

总之，咳嗽的主要病位在肺，与肝、脾、肾关系最为密切。外感咳嗽为外邪壅塞肺气，以邪实为主；内伤咳嗽多属邪实与正虚并见，其病理因素主要为“痰”与“火”。

【辨证施护】

1. 外感咳嗽

(1) 风寒袭肺

证候表现　咳嗽声重，痰白稀薄，伴有头痛，鼻塞流清涕，恶寒发热，无汗，肢体酸痛，喉痒或咳时胸痛，舌苔薄白，脉浮紧。

护治法则　疏风散寒，宣肺止咳（代表方：三拗汤合止嗽散）。

施护要点

①观察患者神志、表情、生命体征及咳嗽、咳痰情况，详细记录患者痰液的色、量、质，为防止病菌传播，应提倡咳嗽时轻捂嘴，将痰吐在痰杯或纸上，要送检时，应教会患者正确留取痰标本并及时送检。年老患者若突然出现烦躁不安、神志不清、面色苍白或发绀、出冷汗、呼吸急促、咽喉部明显的痰鸣音，应考虑发生窒息的可能，及时采用机械吸痰，做好抢救准备，积极配合抢救工作。

②为促进有效排痰，可教会患者深呼吸和有效咳嗽的方法；说明湿化或雾化的目的、方法、注意事项；有大量痰液排出不畅，没有体位引流禁忌证时可利用体位引流排痰；若无力咳出黏稠痰，或意识不清排痰困难者，可经患者的口、鼻腔、气管插管或气管切开等进行负压吸痰。

③保持室内空气新鲜、洁净，维持合适的温湿度（室温 18℃～20℃，湿度 50%～60%），此证型室温宜偏暖，注意防寒保暖，避免直接吹风，以免受凉。

④对于慢性咳嗽者，应给予高蛋白、高维生素、足够热量的饮食。保持口腔清洁，忌食生冷瓜果、辛辣、腌菜及肥甘厚腻之品。鼓励患者多饮水，一般每天在 1500ml 以上，以利于痰液的稀释和排出。

⑤中药汤剂不宜久煎，宜热服，药后略加衣被或同时进热饮料，以助药力，注意观察汗出的情况。咳嗽较重时，可遵医嘱使用抗生素、咳嗽合剂，或复方甘草合剂，或通宣理肺丸，观察药物的疗效和副作用。不滥用药物，有排痰困难者勿擅自服用强镇咳药。

⑥久咳反复不愈患者，易产生苦闷、忧虑情绪，应做好开导劝解工作，解除患者的思想顾虑，认真倾听患者的述说，提供心身两方面的护理。指导患者家属理解和满足患者的需求，给予患者最大的精神、心理支持，指导患者认识焦虑的危害性，掌握有效的应对技巧，如参加一定的娱乐活动，分散注意力。

⑦健康教育：指导患者慎起居，适寒暖，防外感，尤其是对易咳嗽、咳痰的患者，寒冷季节或气候骤变外出时，应注意保暖，可使用口罩及防寒用具；吸烟者应劝其戒烟，并告知吸烟可引起支气管上皮纤毛功能减退、分泌物增加、支气管痉挛、增加通气阻力、痰不易排出等知识，改善环境卫生，消除烟尘及有害气体的污染，指导并鼓励患者有效地咳痰；教育患者咳嗽时以手帕或纸轻捂嘴，尽量使痰飞沫勿向周围乱喷；不随地吐痰，将痰吐在纸上或痰杯内，灭菌后弃去，防止病菌污染空气而传染给他人；加强饮食调养，忌食生冷、肥厚、辛辣、过咸食物，避免接触刺激性气体；让患者了解咳嗽、咳痰常用药物的名称、剂量、用法及常见不良反应，使疾病在早期得到及时处理。

(2) 风热犯肺

证候表现　咳嗽气粗，痰稠而黄，咳痰不爽，口渴咽痛，伴发热恶风，头痛鼻流黄涕，汗出，舌苔薄黄，脉浮数。

护治法则　疏风清热，宣肺化痰（代表方：桑菊饮）。

施护要点

①痰黏难出，可采用翻身拍背排痰或雾化等，以稀释痰液，便于排出。

②室温不宜过高，室内空气新鲜流通，避免直接吹风。

③饮食宜清淡，忌辛辣、烟、酒等刺激之品，鼓励多饮水，并注意保持大便通畅。

④中药汤剂宜温凉服。

(3) 燥热伤肺

证候表现　咳嗽痰少或干咳无痰，痰黏难咯，咳甚则胸痛，鼻燥咽干，或痰中带血丝，初期可伴微寒身热、鼻塞头痛等表证，舌红少津，苔薄黄，脉浮数。

护治法则　疏散外邪，润肺止咳（代表方：桑杏汤）。

施护要点

①室内空气宜清新、潮润，扫地时须洒水。

②饮食宜多用清凉润肺之品，如梨、荸荠等。忌辛辣温燥之品，平时可食用川贝炖梨、百合银耳羹。

③中药汤剂宜武火轻煎，少量多次服用。鼻干咽痒干咳，可服用止咳枇杷露、养阴清肺膏，亦可用梨膏糖加川贝粉调服。干咳痰中带血时，注意观察出血量，出血多时报告医生。

2. 内伤咳嗽

(1) 痰湿蕴肺

证候表现　咳嗽反复发作，咳声重浊，痰多色白，痰黏腻或稠厚成块，晨起为甚，进甘甜油腻食物加重，胸闷脘痞，呕恶，食少体倦，便溏，舌苔白腻，脉濡滑。

护治法则　健脾燥湿，化痰止咳（代表方：二陈汤合三子养亲汤）。

施护要点

①痰多不易咯出者，要及时帮助排痰。

②病室温度不宜太高，室内空气新鲜，干燥通风，注意保暖，防止受凉。

③饮食宜清淡、易消化，多用健脾利湿化痰之品，如苡仁粥、山药粥、白扁豆等，忌生冷、油腻及甜食、糯米等滞脾碍胃之品。

④中药汤剂宜温服。

(2) 痰热壅肺

证候表现　咳嗽气粗，痰多，质黏厚或稠黄，咯吐不爽，或咯吐血痰，或有热腥味，胸胁胀满，烦渴欲饮，或有身热，舌红，苔黄腻，脉滑数。

护治法则　清热肃肺，化痰止咳（代表方：清金化痰汤）。

施护要点

①痰多者应注意及时排痰，可采用有效咳嗽、湿化、雾化等帮助排痰。

②室温宜略低，空气新鲜通风，衣服不宜过暖，汗多者应及时更换衣物。

③饮食宜清淡，忌辛辣香燥助热动火之品。可配食枇杷叶粥、鲜芦根粥等，以助清热化痰。

④中药汤剂宜凉服。

(3) 肝火犯肺

证候表现 咳逆阵作，咳时面赤，胸胁引痛，口苦咽干，常感痰滞咽喉，咯之难出，量少质黏，症状随情绪波动增减，咽干，舌红，苔薄黄少津，脉弦数。

护治法则 清肺平肝，顺气降火（代表方：加减泻白散合黛蛤散）。

施护要点

①加强精神护理，避免不良刺激，多安慰患者，使患者保持良好的精神状态，防止忧郁伤肺。

②室温宜略低，湿度相对偏高些。

③饮食宜清淡，可服天冬炖梨汁以泻肝火滋肺阴，减轻咳嗽。

④中药汤剂宜凉服。

(4) 肺阴亏耗

证候表现 干咳无痰，或痰少而黏，或痰中带血丝，咽痒声哑，手足心热，或午后潮热，口干颧红，舌红少津，脉细数。

护治法则 滋阴清热，润肺止咳（代表方：百合固金汤）。

施护要点

①干咳痰难咯出时，可予雾化吸入稀化痰液，湿润咽喉。

②室温略低，空气新鲜。

③饮食宜清淡，有营养，如黑芝麻、桑椹、银耳等，忌辛辣、酒醇之类。可配食补养肺阴之食品，如玉竹粥、沙参粥、糯米阿胶粥等。

④中药汤剂宜温服。

第三节 哮 病

哮病是由于宿痰伏肺，遇诱因或感邪引触，导致痰阻气道，气道挛急，肺失肃降，肺气上逆所致的发作性痰鸣气喘疾患。以发时喉中哮鸣有声，呼吸气促困难，甚则喘息不能平卧为主要表现。

本病在古代文献中有“喘鸣”、“喘息”、“哮吼”等病名。朱丹溪首创“哮喘”之名。明代虞抟进一步将哮与喘作了明确区别。但由于哮必兼喘，故一般通称为哮喘，而简称为哮病。

西医学中的支气管哮喘、喘息性支气管炎或其他肺部过敏性疾患所致的哮喘均可参考本节辨证施护。

【病因病机】

哮病的发生，乃宿痰内伏于肺，复因外感、饮食、情志、劳倦等诱因引触，以致痰阻气道，肺失宣肃，气道挛急而成。

1. 外邪侵袭 外感风寒或风热之邪，邪气内蕴于肺，壅遏肺气，气不布津，聚液生痰而成哮病。其他如吸入花粉、烟尘、异味气体等，也能影响肺气之宣降，致津液凝聚，痰浊内蕴，发生哮病。

2. 饮食不当 贪食生冷，脾阳受困，寒饮内停，或嗜食酸咸肥甘，积痰蒸热，或因进食海膻鱼虾蟹等发物，致脾失健运，饮食不归正化，水湿不运，痰浊内生，上干于肺，壅阻肺气而发哮病。由于体质差异，对不同食物的敏感性有异，故古有“食哮”、“鱼腥哮”、“卤哮”、“糖哮”、“醋哮”等病名。

3. 情志失调 情志不遂，肝气郁结，木不疏土，或郁怒伤肝，肝气横逆，木旺乘土均可致脾失健运，失于转输，水湿蕴成痰浊，气上干于肺，阻遏肺气，发生哮病。

4. 体虚病后 素体禀赋薄弱，体质不强，或病后体弱（如幼年患麻疹、顿咳，或反复感冒、咳嗽日久等）导致肺、脾、肾虚损，痰浊内生，成为哮病之因。若肺气耗损，气不化津，痰饮内生，或阴虚火盛，热蒸液聚，痰热胶固，脾虚水湿不运，肾虚水湿不能蒸化，痰浊内生，均为哮病之因。

综上可见，哮病的病理因素以痰为根本，痰的产生责之于肺不能布散津液，脾不能转输精微，肾不能蒸化水液，以致津液凝聚成痰，伏藏于肺，成为哮病发生的“夙根”；此后每遇气候突变、饮食不当、情志失调、劳累过度等各种诱因而发作。

【辨证施护】

1. 寒哮

证候表现 呼吸急促，喉中哮鸣有声，胸膈满闷如塞，咳不甚，痰少咯吐不爽，或清稀呈泡沫状，口不渴，或渴喜热饮，面色晦暗带青，形寒怕冷，或小便清，天冷或受寒易发，舌质淡，苔白滑，脉弦紧或浮紧。

护治法则 温肺散寒，化痰平喘（代表方：射干麻黄汤）。

施护要点

①观察患者神志、面容及出汗、发绀、呼吸困难程度等，监测呼吸音、哮鸣音变化，了解病情和治疗效果。加强对急性发作病人的监护，尤其是夜间和凌晨易发作，及时发现危重症状或并发症。发作剧烈时可遵医嘱针刺肺俞、大椎、风门等穴，以缓解症状。痰液黏稠者可定时雾化吸入，指导患者进行有效咳嗽，协助翻身拍背或体位引流，有利于分泌物的排出。无效者可用负压吸引器吸痰。

②保持室内空气新鲜，温湿度适宜，避免烟尘异味刺激，避免接触诱发哮喘的刺激物，如尘螨、花粉及某些致敏食物。室内禁止吸烟，患者必须戒烟，并保持情绪稳定，根据患者病情采取舒适体位。此证型室温宜偏暖，注意防寒保暖。

③提供清淡、易消化、足够热量的饮食，避免进食硬、冷、油煎食物，不宜食用鱼、

虾、蟹、蛋类、牛奶等易过敏食物。饮食宜偏温热，可进食一些温热宣通性食物，如生姜、胡椒等。

④中药汤剂宜温热服，若发作有规律者，可在发作前1~2小时服药，有利于控制病情。若使用$β_2$受体激动剂、茶碱类、糖皮质激素等药物者，应及时观察药物疗效和副作用。

⑤患者急性发作时常出现紧张、烦躁不安、焦虑、恐惧等心理反应，可加重或诱发呼吸困难，医护人员应向患者解释避免不良情绪的重要性，陪伴患者身边，通过语言和非语言沟通、安慰患者，使患者避免紧张，保持情绪稳定。

⑥健康教育：指导患者及家属认识长期防治哮喘的重要性，解释通过长期、适当、充分的治疗，完全可以有效地控制哮喘发作，使病人建立战胜疾病的信心。避免诱发哮喘的各种因素，如不食用易引发过敏的食物，室内不种花草、不养宠物；打扫和喷洒杀虫剂时，保证病人离开现场；经常打扫房间，清洗床上用品等，尽可能控制、消除症状和避免复发；指导患者学会在急性发作时能简单、及时地处理，掌握正确的药物吸入技术，如MDI、干粉吸入等；鼓励患者积极参加体育锻炼，尽可能改善肺功能，最大程度恢复劳动能力，并预防疾病发为不可逆性气道阻塞，预防发生猝死。

2. 热哮

证候表现　气粗息涌，喉中哮鸣如吼，胸高胁胀，咳呛阵作，咳痰色黄或白，黏浊稠厚，咯吐不利，烦闷不安，不恶寒，汗出，面赤，口苦，口渴喜饮，舌质红，苔黄腻，脉滑数或弦滑。

护治法则　清热宣肺，化痰定喘（代表方：定喘汤）。

施护要点

①有发热者，应注意观察体温的变化。保持呼吸道通畅，凡见咯痰不爽，神志恍惚，烦躁，嗜睡者，皆为痰热闭阻、心窍被蒙之兆，应立即吸痰，给予氧气吸入，积极救治。

②病室应通风，空气新鲜，衣被适中。

③饮食宜清淡，忌烟酒及辛辣厚味，痰稠厚难咯者应鼓励多饮水，多食用新鲜水果。

④中药汤剂宜偏凉服。

第四节　肺　　胀

肺胀是各种肺系疾病反复发作迁延不愈，肺脾肾三脏虚损，导致肺管不利，气道不畅，胸膺胀满不能敛降的一种病证。临床表现为胸部膨满，胀闷如塞，喘息气促，咳嗽咯痰，或伴心慌、烦躁，甚则颜面四肢浮肿，唇舌青紫，面色晦暗，或发生喘脱、昏迷的危候。其病程缠绵，时轻时重。

西医学中的慢性阻塞性肺部疾病，多见于慢性支气管炎、支气管扩张、支气管哮喘、矽肺、重度陈旧性肺结核合并肺气肿、肺心病等，当这些疾病主要表现为肺胀的临床表现时，可参考本节辨证施护。

【病因病机】

1. 久病肺虚 因慢性肺系疾患如久咳、久哮、久喘等迁延失治，导致痰浊潴留，伏着于肺，肺气壅滞不畅，久则肺气胀满不能敛降，而成肺胀。

2. 感受外邪 素体肺虚导致卫外不固，外感六淫之邪反复乘袭，诱导本病发作，致使病情日益加重。

3. 痰夹血瘀 病久肺脏受损，内有郁结之痰，加之外邪的侵袭，导致肺气郁闭，血行无力，积而成瘀，致使痰瘀相结于肺，滞留于心，而成肺胀。

【辨证施护】

1. 痰浊壅肺

证候表现 咳喘痰多，痰色白黏或呈泡沫状，兼短气喘息稍劳即著，时易汗出，形寒怕风，脘痞纳少，倦怠乏力，舌质淡，苔薄腻，脉滑。

护治法则 化痰降气，健脾益肺（代表方：苏子降气汤合三子养亲汤合六君子汤）。

施护要点

①观察患者咳嗽、咳痰、呼吸困难进行性加重的程度，生命体征、全身症状和并发症的情况，监测动脉血气和水、电解质、酸碱平衡状况；注意观察痰的色、质、量、味及痰液的实验室检查结果，并及时做好记录；按医嘱及实验室检查要求正确留取痰液检查标本；发现痰液出现特殊气味或痰液量、色及黏稠度等发生变化，应及时与医生联系，以便调整治疗方案。

②协助和指导患者取半卧位或取坐位，趴伏在床头桌上，借此增加辅助吸气肌的效能，促进肺膨胀。指导、教会病情稳定的患者缩唇呼吸，通过腹式呼吸时膈肌的运动和缩唇呼吸促使气体均匀而缓慢地呼出，以减少肺内残气量，增加肺的有效通气量，改善通气功能。

③保持呼吸道通畅，以免痰阻气道，可指导患者进行有效咳嗽；或给予雾化吸入；必要时予以吸痰；若喘憋症状明显者，给予持续低流量吸氧，并观察氧疗的效果。

④病室内温湿度适宜，空气流通，避免患者直接吹风，复受外邪。患者取舒适体位，一般咳喘者可适当下床活动，如户外散步、做呼吸操，晚期患者常采取身体前倾位，使辅助呼吸肌共同参与呼吸。

⑤向患者说明饮食治疗的重要性，饮食宜清淡，忌肥甘辛辣及烟酒，可常服用梨、橘、蜂蜜等清润化痰降气之品。

⑥中药汤剂宜温服，遵医嘱应用抗炎、止咳、祛痰和平喘等药物，观察疗效和副作用。

⑦肺胀患者常对病情和预后有顾虑，表现为心情忧郁、对治疗丧失信心，此时应多了解和关心患者的心理状况，特别是对建立人工气道和使用机械通气的患者，应加强巡视，让患者说出或写出引起或加剧焦虑的因素，教会患者自我放松等各种减轻焦虑的办法，以缓解呼吸困难，改善通气。

⑧健康教育：用通俗易懂的语言向患者及家属讲解疾病的发病机制、发展和转归，对一些文化程度低的患者或老年人可借助简易图形进行讲解，使患者理解康复保健的意义与目

的；鼓励患者进行呼吸运动锻炼，教会患者进行有效咳嗽、咳痰技术，如缩唇呼吸、腹式呼吸、体位引流、拍背等方法，提高患者的自我护理能力，加速康复，延缓肺功能恶化；遵医嘱正确用药，如熟悉药物的用法、剂量和注意事项等，指导并教会低氧血症的患者及家属学会合理的家庭氧疗方法以及注意事项；增强体质，避免各种引起呼吸衰竭的诱因。

2. 痰热郁肺

证候表现　咳逆喘息气粗，痰黄或白，黏稠难咯，胸满烦躁，或身热微恶寒，有汗或无汗，尿黄便干，口渴，舌红，苔黄或黄腻，脉滑数。

护治法则　清肺化痰，降气平喘（代表方：越婢加半夏汤合桑白皮汤）。

施护要点

①注意观察体温、脉搏、呼吸，及时记录，并注意热型和热势。体温高者（如超过39℃），可给予物理降温或遵医嘱给予针刺降温，取大椎、曲池、风池等穴，降温后及时测量体温，做好记录。保持口腔清洁，保护口腔黏膜，防止发生破损、炎症、溃疡等。

②保持病室清洁，空气流通，避免患者直接吹风，要求患者尽量卧床休息，出汗后及时擦干，注意保暖。

③饮食宜给予清淡、易消化的流质或半流质饮食，如米粥、豆浆、藕粉等。

④中药汤剂宜温凉服。

3. 痰蒙神窍

证候表现　咳逆喘促，神志恍惚，谵语，烦躁不安，撮空理线，表情淡漠，嗜睡，昏迷，或肢体瞤动，抽搐，咳痰不爽，舌质暗红或淡紫，苔白腻或淡黄腻，脉细滑数。

护治法则　涤痰，开窍，熄风（代表方：涤痰汤，另服安宫牛黄丸或至宝丹）。

施护要点

①严密观察病情，保持呼吸道通畅，病重、年老者要防止痰阻窒息，一旦发生，应立即用吸痰器清除气道内痰液，必要时行气管切开。

②卧床休息，协助患者取舒适体位，并给予持续低流量吸氧，定期检查鼻导管及鼻腔是否通畅，以保证有效的供氧。

③在保证呼吸道通畅的同时，可服用至宝丹或安宫牛黄丸，以豁痰开窍醒神。对于此证患者应慎用镇静剂，如安定、巴比妥等；禁用吗啡等呼吸抑制剂。

4. 肺肾气虚

证候表现　呼吸浅短难续，动则喘促更甚，兼喘甚则张口抬肩，倚息不得平卧，声低气怯，咳嗽，痰白如沫，咯吐不利，胸闷，心慌，形寒汗出，舌淡或紫暗，脉沉细数无力，或有结代。

护治法则　补肺纳肾，降气平喘（代表方：平喘固本汤合补肺汤）。

施护要点

①协助患者取舒适的体位卧床休息，病室温湿度适宜，避免直接吹风。给予持续低流量吸氧，定期检查鼻导管及鼻腔是否通畅，以保证有效的供氧。观察给氧后患者缺氧症状改善情况，如口唇、指（趾）甲的颜色。

②多食用补肾益肺的食品，如沙参百合粥、黄芪党参粥等。

③中药汤剂宜温热服用。

5. 阳虚水泛

证候表现　喘咳上气，面目、下肢肿，甚则一身悉肿，咳痰清稀，脘痞纳少，尿少，怕冷，心悸，腹部胀满或有水，面唇青紫，舌胖质暗，苔白滑，脉沉细。

护治法则　温肾健脾，化饮利水（代表方：真武汤合五苓散）。

施护要点

①病室温度适宜，患者应避免过度活动，尽量卧床休息。加强生活护理和病情观察，防止压疮、喘脱的发生。

②饮食宜忌盐，多食补肾纳气食物，如人参、蛤蚧、紫河车粉等，忌虾蟹等发物。

③中药汤剂宜温服。

第五节　心　　悸

心悸多由禀赋不足，久病体虚，失血过多，情志刺激而使心失所养或邪扰心神所致，是以自觉心跳异常，惊慌不安，甚至不能自主为主要表现的一种病证。心悸包括惊悸和怔忡，因惊而悸者谓之惊悸，时作时止，病情较轻；无所触动而悸者谓之怔忡，病情较重，全身情况差。

西医学中的风湿性心脏病、肺源性心脏病、贫血、甲状腺功能亢进、神经官能症等各种原因引起的心律失常，以心悸为主要症状时，可参考本节辨证施护。

【病因病机】

心悸多由体质虚弱、饮食劳倦、情志失调、感受外邪或药物中毒等引起。

1. 体质虚弱　先天禀赋不足，素体虚弱，或脾胃虚弱，气血化源不足，或久病失养，房劳过度，致气血阴阳亏虚，心失所养，而发心悸。

2. 饮食劳倦　嗜食肥甘厚腻，煎炸炙煿，蕴热化火生痰，或损伤脾胃，运化失职，水液输布失常，痰浊内生，痰火扰心而发心悸。

3. 情志失调　平素心虚胆怯，如突遇惊恐，或悲伤过极，触犯心神，心神动摇，不能自主而心悸。思虑太过，劳伤心脾，影响脾胃功能，导致化源不足，气血两虚，心失所养，而生心悸。

4. 感受外邪或药物中毒　心气素虚，风寒湿杂至，合而为痹，痹证日久，内舍于心，闭阻血脉，心血运行不畅，而发心悸。用药过量或毒性较大，损及于心，引起心悸，如乌头、附子，或西药洋地黄、阿托品、奎尼丁等。

【辨证施护】

1. 心虚胆怯

证候表现　心悸每因惊恐而发，坐卧不安，少寐多梦易醒，苔薄白，脉虚弦。

护治法则　镇惊定志，养心安神（代表方：安神定志丸）。

施护要点

①根据患者活动受限的原因、活动方式与活动量，与患者和家属共同制订活动计划，严密监测活动时心率、心律、血压等的变化，若活动后出现胸闷、心悸、呼吸困难、心律失常等症状时，应停止活动，并以此作为限制最大活动量的指征。对无器质性心脏病患者，鼓励其正常地生活和工作，建立健康的生活方式，避免过度劳累。

②保持病室安静，避免噪音，避免恐怖、危险的内容和情景，做好患者亲属的工作，避免负面信息的刺激，心悸发作时应卧床休息，当有胸闷、心悸、头晕等不适时应采取高枕卧位、半卧位或其他体位，尽量避免左侧卧位。保证患者充分的休息和睡眠。伴有呼吸困难、发绀等缺氧表现时，给予氧气吸入。

③饮食宜选用含钾高的食物，如苦瓜、油菜、蘑菇、香蕉等。入寐困难者，入睡前给予安神定志的药物，忌咖啡、浓茶等饮料。

④中药汤剂宜久煎温服或热服，也可遵医嘱使用各种抗心律失常药，口服药要按时按量服用，静脉注射药物时速度应缓慢，静滴速度严格按医嘱执行，注意用药过程中及用药后的心率、心律、血压、脉搏、意识、呼吸等，判断疗效及有无不良反应。

⑤指导患者避免心情郁闷，消除各种思想顾虑，调畅情志，配合治疗。

⑥健康教育：向患者及家属讲解引起心悸的常见原因、诱因及有关的防治知识，积极治疗各种原发疾病，如各种心脏病、甲亢、贫血等。嘱患者注意劳逸结合、生活规律，保证充足的休息和睡眠；饮食宜多摄入纤维素丰富的食物，保持大便通畅，避免摄入刺激性的食物如咖啡、浓茶等，避免饱餐；保持乐观、稳定的情绪，避免劳累、情绪激动、感染等。指导患者正确服药，教会患者观察药物疗效和不良反应，有异常时及时就诊；教会患者自测脉搏以自我监测病情。

2. 心血不足

证候表现　心悸，头晕乏力，面色白，舌质淡，脉细弱。

护治法则　补血养心，益气安神（代表方：归脾汤）。

施护要点

①注意卧床休息，病情严重者（严重贫血）不宜沐浴，可行床上擦浴。

②饮食宜进补益气血之品，如红枣、蛋类、鱼类、奶类等，或是含铁丰富的食物，如动物肝脏、猪血及绿色蔬菜等，亦可配合药膳如桂园红枣粥、红枣黑木耳汤等，忌生冷。

③中药汤剂饭后温服。

3. 心阳不振

证候表现　心悸不安，动则更甚，头晕，面色苍白，胸闷气短，形寒肢冷，舌淡苔白，脉虚弱或结代。

护治法则　温补心阳，安神定悸（代表方：桂枝甘草龙骨牡蛎汤）。

施护要点

①绝对卧床休息，若发现喘促、口唇青紫、汗出肢冷、脉微欲绝等症状，应立即报告医生，并给予吸氧，建立静脉通路，做好抢救配合工作。畏寒肢冷患者应注意防寒保暖。

②饮食宜温热，宜选用补心气、温心阳之品，如羊肉、鸡肉等，有水肿患者应限制饮水量及钠盐摄入量。

③中药汤剂宜温热服。

④可遵医嘱针刺神门、内关、足三里、三阴交等穴，以安神定志，温通心阳。

4. 阴虚火旺

证候表现　心悸不宁，头晕目眩，少寐多梦，心烦，耳鸣，腰膝酸软，手足心热，舌红，少苔或无苔，脉细数。

护治法则　养心安神，滋阴清火（代表方：天王补心丹或朱砂安神丸）。

施护要点

①劳逸结合，慎房事。

②饮食宜莲子、银耳等清补之品，忌辛辣、刺激性食物及烟、酒等。

③避免情志刺激，及时宽慰、开导患者。

5. 水饮凌心

证候表现　心悸怔忡不已，脘腹痞满，形寒肢冷，咳吐痰涎，眩晕伴面浮肢肿，渴不欲饮，小便短少，舌苔白腻或白滑，脉弦滑。

护治法则　振奋心阳，化气利水（代表方：苓桂术甘汤）。

施护要点

①呼吸困难喘促时给予吸氧，并教会患者采取合适体位，有效减轻或缓解心悸喘促。

②宜低盐或无盐饮食，酌情控制饮水量，必要时记录24小时出入量、测体重等。

③中药汤剂宜少量多次温服。

6. 心血瘀阻

证候表现　心悸不安，胸闷或胸痛时作，或唇甲紫暗，舌紫暗或有瘀斑，脉细涩或结代。

护治法则　活血化瘀，理气通络（代表方：桃仁红花煎）。

施护要点

①饮食宜清淡，勿过饱，忌辛辣、肥甘厚腻食物。

②心悸怔忡胸痛者，应绝对卧床休息，环境安静，谢绝探视，避免情绪激动，保持心情愉快，以畅血行。

③中药汤剂宜温服，出现胸闷心痛者，给予速效救心丸或复方丹参滴丸。

第六节　胸　　痹

胸痹是由于正气亏虚，痰浊、瘀血、气滞、寒凝而引起心脉闭阻不畅，以膻中或左胸部发作性憋闷、疼痛为主要临床表现的一种病证。轻者仅感胸闷如窒，呼吸欠畅，重者则有胸痛，严重者胸痛彻背，背痛彻心，手足青冷。

西医学中的冠心病心绞痛，其他疾病表现为左胸部及膻中发作性憋闷疼痛时，可参考本节辨证施护。

【病因病机】

本病的发生与心、肝、脾、肾诸脏的盛衰有关。在心的气、血、阴、阳不足或肝、脾、肾失调的基础上，兼有痰浊、血瘀、气滞、寒凝等病理产物阻于心脉，在寒冷刺激、饱餐之后、情绪激动、劳累过度等诱因的作用下，使胸阳闭阻，气机不畅，心脉挛急或闭塞而发。

1. 年迈体虚

年老、体弱、久病而致脾肾阳气亏虚，不能振奋心阳，心阳衰微，无力鼓动血脉，脉弱则血不行，血不行则脉不通，不通而痛。

2. 饮食失常 恣食肥甘酒酪，饮食无度损伤脾胃，以致精微不运，水湿不化，痰浊内生，闭阻脉络而发生胸痹。饮食劳倦伤脾，脾阳不振，气血生化乏源，以致心血亏虚，血不足，脉不通而发胸痹。

3. 情志所伤 情志所伤，肝失条达，气滞血瘀，脉络瘀阻不通，则发为胸痹心痛。

4. 寒邪内侵 素体心肺气弱，胸阳不振，寒邪乘虚而入，寒凝血涩，闭阻脉络发为胸痹。

综上所述，胸痹心痛的主要病机为心脉闭阻，病位以心为主，然其发病与肝、脾、肾三脏功能失调有关。

【辨证施护】

1. 心血瘀阻

证候表现 胸部刺痛，痛有定处，入夜加重，甚则心痛彻背，背痛彻心，或痛引肩背，伴有胸闷心悸，时作时止，日久不愈，舌质紫暗，或有瘀斑，苔薄白，脉弦涩或结代。

护治法则 活血化瘀，通脉止痛（代表方：血府逐瘀汤）。

施护要点

①严密观察患者胸闷心痛发作的时间、性质、程度、部位，注意监测心率、心律，发现异常及时报告医生。若痛剧、心慌、气短、唇紫、手足冷，可能为真心痛之征，要立即给予氧气吸入（较高流量2~3L/min）并及时报告医生，做好抢救准备，密切观察血压、脉象、面色、肢温变化，配合抢救，做好记录。本病常于夜间发作，要加强病房巡视，以及时发现病情变化。

②嘱患者保持大便通畅，切勿努责，以免诱发心痛。病人便秘时应及时给予通便治疗和护理。如外用甘油栓、开塞露，或口服麻仁润肠丸，或每日饮蜂蜜水，或用肥皂水灌肠等方法协助排便。

③患者心痛发作时立即停止活动，卧床休息，协助病人采取舒适的体位，解开衣领。对严重心痛患者，需绝对卧床休息；一般患者要注意休息，适度活动。心痛发作不重者，则应鼓励其适当活动，以行气活血而化瘀。

④饮食宜少食多餐，不应过饱以免增加心脏负担。宜多食用禽类、鱼类、核桃、花生、葵花子、水果、蔬菜等食品，忌食肥甘厚味与辛辣之品。

⑤心痛发作时可遵医嘱服用活血化瘀药，如心痛丸、三七粉等，也可舌下含服硝酸甘油片。对于心痛发作频繁或含服硝酸甘油效果差的病人，遵医嘱静滴硝酸甘油，监测血压及心率的变化，注意滴速的调节，并嘱患者及家属切不可擅自调节滴速，以免造成低血压。有些患者用药后可出现面部潮红、头部胀痛、头昏、心动过速、心悸等不适，应告知患者是由于药物造成的，以解除其顾虑。第一次用药时，病人宜平卧片刻。青光眼、低血压时忌用。

⑥安慰患者，解除其紧张不安情绪，当患者胸痛剧烈时应尽量安排护士陪伴患者，避免因抢救而忽略患者的感受，允许患者表达内心的感觉，接受患者的行为反应如呻吟、易激怒等，并解释不良情绪会增加心脏负荷和心肌耗氧量，不利于病情的控制。医护人员应以一种紧张而有条不紊的方式进行工作，不要表现出慌张和忙乱，以免患者产生不信任感和不安全感，更不要在患者面前讨论其病情。

⑦健康教育：指导患者应摄入低热量、低脂、低胆固醇、低盐、高纤维素饮食，保持大便通畅，戒烟酒，肥胖者控制体重；调整日常生活与工作量，适当参加体力劳动和身体锻炼；指导患者避免诱发心绞痛的因素及发作时应采取的方法；指导患者按医嘱服药，自我监测药物副作用，定期进行心电图、血糖、血脂检查，积极治疗高血压、糖尿病、高脂血症。

2. 痰浊闭阻

证候表现　胸闷痛如窒，痛引肩背，痰多气短，遇阴雨天易作或加重，肢倦体乏沉重，纳呆便溏，恶心，口黏，舌质淡，苔厚腻，脉滑。

护治法则　通阳泄浊，豁痰开结（代表方：瓜蒌薤白半夏汤）。

施护要点

①咳嗽痰多者，应定时翻身拍背，有利于排痰。

②饮食宜清淡、低盐、易消化、富于营养，以素食为主，如各种水果蔬菜，富含纤维素食物。忌肥甘厚味之品，戒烟酒，以免助湿生痰。

③胸痛发作时可用宽胸气雾剂，或速效救心丹。

④中药汤剂宜饭后温服。

3. 寒凝心脉

证候表现　卒然心痛如绞，遇寒而作，形寒肢冷，甚则手足不温，胸闷心悸，多因气候骤冷遇风寒而发病或加重病情，舌质淡，苔白滑，脉沉紧或促。

护治法则　辛温通阳，开痹散寒（代表方：当归四逆汤）。

施护要点

①注意保暖，防止受凉，居室应朝阳，有取暖设备，随气候变化调整衣被厚薄。

②饮食宜温热，忌生冷和寒凉食物。可饮少量糯米甜酒，或低度葡萄酒，以通阳散寒活络。

③中药汤剂宜温热服；胸痛时可喷吸宽胸气雾剂，或口服冠心苏合丸，或予沉香，肉桂粉调服。

④针刺止痛时要用温针法或灸法。

4. 气阴两虚

证候表现　心胸隐痛，反复发作，胸闷气短，动则喘息，心悸易汗，倦怠懒言，面色皖白，舌淡暗或有齿痕，苔薄白，脉弱或结代。

护治法则　益气养阴，活血通络（代表方：生脉散合人参养荣汤）。

施护要点

①嘱患者保持大便通畅，切勿努责，以免诱发心痛。病人便秘时应及时给予通便治疗和护理。如外用甘油栓、开塞露，或口服麻仁润肠丸，或每日饮蜂蜜水1杯，或用肥皂水灌肠等方法协助排便。

②以休息为主，体力允许适当活动，活动量以不引起心痛发作为度。

③饮食宜进补益气阴之品，如红枣、桂圆、赤豆、牛奶、蛋类、鱼类、动物血等。

④心痛发作时可喷吸宽胸气雾剂或口含速效救心丹。

5. 心肾阴虚

证候表现　心胸隐痛，久发不愈，心悸盗汗，心烦少寐，腰膝酸软，耳鸣头晕，气短乏力，舌红，苔少，脉细数。

护治法则　滋阴益肾，养心安神（代表方：左归饮）。

施护要点

①饮食宜清淡、滋润之品。如木耳、香菇、芹菜等。

②中药汤剂宜饭后稍凉服用。

③本病病程较长，又易反复发作，心情宜愉快，使气机条达，不可抑郁忧伤，或情绪波动太大，也应避免过于劳累紧张。

6. 心肾阳虚

证候表现　胸闷气短，遇寒则痛，心痛彻背，形寒肢冷，动则气喘，心悸汗出，不能平卧，腰酸乏力，面浮足肿，舌淡胖，苔白，脉沉细或脉微欲绝。

护治法则　益气壮阳，温络止痛（代表方：参附汤合右归饮）。

施护要点

①阳气虚衰，病情较重，应注意休息，防寒保暖。

②汤剂宜浓煎温服，若用人参应另煎兑服。

③本型病情严重，应严密观察胸痛时的血压、脉搏、呼吸、体温的变化。

第七节　眩　　晕

眩晕是由风阳上扰、痰瘀内阻等导致脑窍失养，脑髓不充，以头晕目眩、视物旋转为主要临床表现的病证。轻者闭目即止，重者如乘舟车，旋转不定，不能站立，或伴有恶心、呕吐、汗出，甚则昏倒等症状。

西医学中的内耳性眩晕、颈椎病、椎－基底动脉系统血管疾病及高血压、脑动脉硬化、贫血等以眩晕为主要临床表现时，可参考本节辨证施护。

【病因病机】

1. 肝阳上亢 肝主疏泄，主升主动。素体阳盛之人，肝阳偏亢，亢极化火生风，风升火动，上扰清窍，则发为眩晕；若长期忧郁恼怒，肝气郁结，郁久化火，使肝阴暗耗而阴虚阳亢，风阳升动，上扰清窍，亦可致眩晕。

2. 气血亏虚 久病不愈，耗伤气血，或失血之后，虚而不复，或思虑劳倦，使脾胃虚弱而气血生化乏源，以致气血两虚，气虚则清阳不展，血虚则脑失所养，皆能导致眩晕。

3. 肾精不足 肾为先天之本，藏精生髓，聚髓为脑。若先天不足，禀赋虚弱而后天又失于调摄，肾精不充；或老年肾亏，精虚髓减；或久病伤肾，肾精虚少；或纵欲过度，肾失封藏，以致肾精亏耗，不能生髓充脑，脑失所养，则发为眩晕。

4. 痰湿中阻 脾主运化，又是生痰之源。若嗜酒肥甘，饥饱无常，或思虑劳倦，伤及于脾，使脾失健运，水谷不能化为精微，聚湿生痰，痰浊中阻，清阳不升，浊阴不降，蒙闭清窍，则发为眩晕。

5. 瘀血阻窍 跌仆坠损，头颅外伤，或气滞血瘀，或气虚血瘀，或痰瘀交阻，导致脑络闭阻，气血不能上荣头目，脑失所养，故眩晕时作。

【辨证施护】

1. 风阳上扰

证候表现 眩晕耳鸣，头痛且胀，易怒，失眠多梦，或面红目赤，口苦，舌红，苔黄，脉弦滑。

护治法则 平肝潜阳，滋养肝肾（代表方：天麻钩藤饮）。

施护要点

①密切观察病情变化，定时测量血压。如发现患者出现肢体麻木、口眼㖞斜、指物不定等现象，应立即让患者绝对卧床休息，并报告医生，做好抢救准备。患者有头晕、眼花、耳鸣等症状时也应卧床休息，上厕所或外出时有人陪伴。若头晕严重，应协助患者在床上大小便。伴恶心、呕吐的患者，应将痰盂放在患者伸手可及处，呼叫器也应放在患者手边，防止取物时摔倒。

②保持病室安静，光线柔和，尽量减少探视，保证充足的睡眠。护理人员操作亦应相对集中，动作轻巧，防止过多干扰患者。嘱患者头痛时卧床休息，抬高床头，改变体位时动作要慢。消除易致患者情绪激动的不良因素，如劳累、恼怒、精神紧张等。

③饮食宜有节，以清淡低盐为佳，食用新鲜芹菜汁、清蒸鱼等食物，可常饮菊花茶、决明子茶以平肝降火。戒烟酒，忌食动物内脏等高胆固醇食品，勿恣食生冷油腻，尤其在夏秋之季，饮食更应清淡。

④配合医生合理使用各种药物，中药汤剂宜在饭后温热服下。

⑤注重情志护理，对易激动的患者态度要和蔼可亲，反复讲解情绪波动对疾病的不良影响，并采取情志疏导。同时指导患者多进行户外活动，或是听轻音乐，观看美术展览，或是与能够进行心理辅导的人员进行交谈，以缓解各种心理压力。

⑥健康教育：因本病每遇疲劳、郁怒等诱因而反复发作，故应使患者注意劳逸结合，动静结合，节制房事，戒烟酒，养成起居规律的良好习惯，病愈后仍需注意饮食调养，以清淡可口为宜，禁忌酗酒和恣食辛辣厚味；眩晕恢复后，仍不宜从事高空作业，避免游泳、观水、乘船及作各种旋转度大的动作和游戏，必要时可先服乘晕宁、清眩丸等药物或用胶布、麝香虎骨膏贴脐，预防眩晕发作；坚持体育锻炼，选择适当运动方法，如静功、放松功、太极拳等，以达到调节周身气血，逐渐恢复受损脏腑功能，减轻症状的目的；定期检查血压情况，发现异常变化应及早治疗。

2. 痰浊上蒙

证候表现 头重如裹，视物旋转，胸闷作恶，呕吐痰涎，苔白腻，脉弦滑。

护治法则 燥湿祛痰，健脾和胃（代表方：半夏白术天麻汤）。

施护要点

①病室宜宽敞明亮，通风良好，室内宜干燥。

②饮食宜清淡、健脾利湿、化痰之品，如冬瓜、薏苡仁、萝卜、橘子、柚子等。忌食油腻、生冷、过甜食品以免助湿生痰。高血压、肥胖者应控制饮食。

③呕吐较甚者，中药汤剂宜温服，可少量多次，或加入适量生姜汁以降逆止呕，并配合针刺或按摩内关，以减轻呕吐。

④参加适当的体育活动，如散步、打太极拳、做保健操等。

3. 气血亏虚

证候表现 头晕目眩，面色淡白，神倦乏力，心悸少寐，舌淡，苔薄白，脉弱。

护治法则 补养气血，健运脾胃（代表方：归脾汤）。

施护要点

①病室宜向阳，室内温暖，避免对流风，由于气血亏虚的患者正气不足，抵御外邪的能力较差，因此要注意做好患者的保暖工作，预防感冒。保证患者充足的休息，避免劳累。如有呕吐应及时清理，保持口腔清洁。

②饮食宜富有营养并易于消化吸收，如瘦肉、猪肝、猪血、鱼类、豆类、大枣、桂圆、山药等以补益气血，培补脾胃，增加抵抗力。可常食黄芪粥、莲子红枣粥、花生山药粥、黑米核桃粥等，平时可用党参煎汤代茶饮，或西洋参泡水饮用。忌食生冷、黏腻、油炸、硬固之品。

③所服中药为补益剂，需长期服用方可达到预期疗效，宜饭前或睡前空腹温服，以充分发挥药效。服药期间，切忌恼怒生气、过度思虑，以免耗伤脾气，或肝郁犯脾而加重病情。服药后可视情况稍加活动，有助于脾胃运化和药力吸收。

4. 肝肾阴虚

证候表现 眩晕久发不已，视力减退，少寐健忘，心烦口干，耳鸣，神倦乏力，腰膝酸软，舌红，苔薄，脉弦细。

护治法则 滋补肝肾，养阴填精（代表方：左归丸）。

施护要点

①眩晕严重者，应闭眼静卧，减少下床及活动次数，以免摔倒，必要时要有医护人员协

助。注意要节制房事，病愈后也需预防感冒，服药后注意休息、保暖。

②饮食以补益肾精为主，如猪肾、甲鱼、母鸡、黑芝麻、核桃、黑豆、桂圆等，平时多食核桃粥、栗子粥、枸杞粥等，以达到填补肾精的作用。还可常饮薄荷茶以清利头目，枸杞茶以补益肝肾，莲子心茶以清心定神。忌食海鲜、羊肉、辛辣之品。

③所服中药汤剂、丸剂宜空腹温服，均需长期服用方达渐滋慢补之效。当机体感受外邪时，应暂停服用药物，以防恋邪或引邪入里而加重病情。

第八节 中 风

中风是由于气血逆乱，导致脑脉闭阻或血溢于脑的病证。临床以猝然昏仆、半身不遂、肢体麻木、舌强语蹇或不经昏仆而仅以祸僻不遂等为主要临床表现。其起病急骤，见证多端，变化迅疾，与自然界风性善行数变的特征相似，故类比名中风，亦称“卒中”。根据脑髓神机受损程度的不同，有中经络和中脏腑之分，临床上表现为不同的证候。本病以中老年人多见，一年四季均可发病，尤以冬春两季最为多见。

西医学中的急性脑血管病如脑出血、脑血栓形成、脑栓塞、蛛网膜下腔出血、脑血管痉挛等，可参考本节辨证施护。

【病因病机】

中风起病虽突然，但其病理是积渐而成的，主要是患者素体气血亏虚，心脑、肝肾等阴阳失调，加之七情、饮食、劳倦不调等诱因所致。

1. 积损正衰 年老体弱，肝肾阴虚，肝阳偏胜；或思虑劳心太过，气血亏虚，精气耗散，致使阴亏于下，肝阳亢于上，阳化风动，气血并逆，上蒙元神，突发本病。

2. 饮食不节 嗜酒肥甘，或劳倦伤脾，或形盛气弱，中气不足，脾失健运，聚湿生痰，痰郁化火，阻滞经络，蒙蔽清窍；或肝阳素旺，横逆犯脾，痰湿内生；或肝火内炽，炼液成痰，以致肝风夹痰火，横窜经络，蒙蔽清宫，突然昏仆，半身不遂。

3. 情志失调 五志过极，心火暴亢；或素体阴虚，水不涵木，复因忧思恼怒所伤，肝阳暴亢，引动心火、风火相煽，气血逆乱，心神昏冒，猝倒无知。

4. 气虚邪中 年老体衰，或饮食不节，或劳役过度，或禀赋不足，或久病体虚，皆可致正气衰弱，气血不足，营卫失调，腠理空疏，风邪乘虚而入，使气血闭阻，肌肤筋脉失濡，而见偏枯不用。亦有形盛气衰，痰湿内盛，外风引动痰湿流窜经络，以致出现口眼㖞斜，半身不遂。

【辨证施护】

中风有中经络、中脏腑之分，而神志障碍的有无是其划分的标准，无昏仆而仅见半身不遂、口舌㖞斜、言语不利者为中经络；突然昏仆，不省人事，或神志恍惚，迷蒙而伴见半身不遂、口舌㖞斜者为中脏腑。中经络者病位浅，病情相对较轻；中脏腑者病位深，病情较重。

1. 中经络

(1) 肝阳暴亢

证候表现　半身不遂，口舌㖞斜，舌强语蹇，眩晕头痛，面红目赤，心烦易怒，口苦咽干，便秘尿黄，舌红或绛，苔黄或燥，脉弦有力。

护治法则　平肝熄风潜阳（代表方：天麻钩藤饮）。

施护要点

①严密观察病情变化，定时测量体温、脉搏、呼吸、血压、神志、瞳孔并做好详细的记录；使用脱水降颅压药物时注意监测尿量与水、电解质的变化。若发现患者头痛剧烈、躁动不安、喷射性呕吐、血压升高、呼吸不规则、脉搏减慢、一侧瞳孔散大等，应立即报告医生，做好抢救准备，并积极配合抢救。

②烦躁不安、入睡困难者，遵医嘱服用镇静安眠药。口眼㖞斜时，可遵医嘱针刺风池、太阳、下关、颊车、地仓、阳白、鱼腰等穴位。

③病室宜安静、整洁，空气新鲜凉爽。严格限制探视，避免噪音、强光等一切不良刺激。缓解患者因突然发病而产生的恐惧、急躁、忧虑等情绪，使患者情绪稳定，尤其不要让患者生气愤怒。

④如患者口角流涎不严重，可给予一般饮食，饮食宜清淡甘寒，以米、面、玉米为主，可选食荷叶汤、绿豆汤、莲子汤等，少食或禁食助火之品，如煎炸类、烧烤类食物。鼓励多食新鲜的瓜果蔬菜，多饮水。

⑤中药汤剂宜偏凉服用，便秘便干者，可用大黄粉通腑泄热。

⑥中经络者，神志尚清醒，或仅发生短时间轻度昏迷，但患者仍有紧张、恐惧心理，担心病情进一步发展，故应劝慰患者安心治疗，并且避免一切精神因素的刺激。眩晕症状严重者，应令患者闭眼静卧，减少下床及活动次数，以免摔倒而使病情向中脏腑发展。

(2) 风痰阻络

证候表现　半身不遂，肢体拘急，口舌㖞斜，言语不利，肢体麻木，头晕目眩，舌质暗红，苔白腻，脉弦滑。

护治法则　化痰熄风通络（代表方：化痰通络汤）。

施护要点

①眩晕重者，要减少下床活动次数，嘱患者安静卧床休息，防止摔倒。保证充足的休息和睡眠，注意保暖，尤其是偏瘫侧的肢体，以防风邪侵袭。

②饮食应温热，少食多餐，忌食海虾、海蟹及糯米甜食、过咸等生湿酿痰之品，少食生冷瓜果。

③若患者病情稳定，应按时给予患侧肢体按摩和早期被动运动，如手足屈伸、关节屈伸及旋转、外展、内收等，以促进患肢的血液循环，刺激神经营养功能，放松肌肉，降低其肌张力而利于肢体功能的恢复。

(3) 痰热腑实

证候表现　半身不遂，肢体强痉，言语不利，口舌㖞斜，腹胀便秘，头晕目眩，口黏痰多，午后面红烦热，舌质红，苔黄腻或黄燥，脉弦滑大。

护治法则　通腑泄热化痰（代表方：星蒌承气汤）。

施护要点

①室温不宜过高，衣被不可太厚，但要避免冷风直吹。

②饮食宜多食用萝卜、冬瓜、丝瓜、赤豆等化痰利水之品，忌食油腻肥甘、辛辣等食品，以免助热生痰；痰多者，可多饮温开水及果汁等，并定时翻身拍背，以促进痰液的排出。

③本证治以通腑化痰为先，常用星蒌承气汤煎服，服药后3~5小时泻下2~3次稀便即可，说明腑气已通，不需再服，若服完上药后，未见大便，可报告医生，继续服药，以泻为度。

④如果出现嗜睡、朦胧，说明病情加重，向中脏腑转化，即汇报医生。

(4) 气虚血瘀

证候表现　半身不遂，肢体瘫软，言语不利，口舌㖞斜，面色㿠白，气短乏力，偏身麻木，心悸自汗，舌质暗淡，或有瘀斑，苔薄白或白腻，脉细缓或细涩。

护治法则　益气活血通络（代表方：补阳还五汤）。

施护要点

①病室宜温暖避风，汗多者随时协助擦汗，更换衣被。

②饮食宜益气、健脾通络之品，如山药苡仁粥、莲子粥、黄芪粥、白菜、冬瓜、丝瓜、木耳、赤小豆等。

③气虚血瘀，手足肿胀或肤色紫暗，可用复元通络液（红花、川乌、当归、川芎、桑枝）或温水浸泡以消肿化瘀，然后自动或被动地做屈伸运动，以疏通经络，消除肿胀。

(5) 阴虚风动

证候表现　半身不遂，口舌㖞斜，言语不利，手足心热，肢体麻木，五心烦热，失眠，眩晕耳鸣，舌质红或暗红，苔少或光剥无苔，脉弦细或弦细数。

护治法则　滋阴潜阳，镇肝熄风（代表方：镇肝熄风汤）。

施护要点

①患者阴虚火旺，五心烦热，甚则潮热盗汗，用五倍子粉水调外敷神阙穴，或郁金粉外敷乳头。病室宜通风凉爽，但避免冷风直吹。

②饮食以养阴清热为主，如百合莲子苡仁粥、甲鱼汤、淡菜汤、面汤、银耳汤、黄瓜、芹菜、鹿角菜等。

③本证应避免情志刺激，勿惊恐郁怒，防止复中。

2. 中脏腑

(1) 风火闭窍

证候表现　突然昏仆，不省人事，半身不遂，肢体强痉，口舌㖞斜，两目斜视或直视，面红目赤，口噤、项强，两手握固拘急，甚则抽搐，舌质红或绛，苔黄燥或焦黑，脉弦数。

护治法则　清热熄风，醒神开窍（代表方：天麻钩藤饮合紫雪丹或安宫牛黄丸鼻饲）。

施护要点

①因病情变化迅速，且多种因素均可引起发病，临床表现比较复杂，需密切观察病情，注意其变化趋势，掌握病情变化的关键，为医疗提供可靠的依据，不失时机地进行抢救和治疗。

②中脏腑者，多有不同程度的昏迷，昏迷的深度及持续时间与病情轻重密切相关，一般持续昏迷者，多预后不良。注意患者瞳孔的改变和其他精神症状，如果患侧瞳孔由大变小，或两侧瞳孔不等大，或患者出现项背强直、抽搐、面赤、鼻鼾、烦躁不安等症状，说明病情加重；如果患者表现为静卧不语、昏迷加深、手足逆冷，应警惕由闭证转为脱证。观察呼吸情况，患者常因痰涎壅盛而引起呼吸道阻塞，或出现呼吸不畅，呼吸时有间歇，喉中痰鸣辘辘等症状，应及时清除呼吸道异物，防止发生意外，出现呼吸衰竭，危及生命。

③若患者肢体强痉拘挛，躁动不安，应将指甲剪短，双手握固软物，并加床栏，以免自伤或跌伤。强痉的肢体可轻轻按摩，或用加味止痉散以止痉通络，疏松缓解肌肉筋脉的拘急。保持功能位置，切忌强劲拉伸，以防损伤肌肉或骨折。

④应保持病室安静，空气流通，温湿度适宜，避免噪音、强光等不良刺激，做好病室的消毒工作。

⑤饮食宜予白菜汤、绿豆汤、萝卜汤、芹菜汤、小米粥、面汤、西瓜汁、油菜汤、鲜木瓜汤鼻饲。忌食油腻、肥甘厚味等生湿助火之品。

⑥清醒患者可用吸管进药，中药宜少量多次频服，或浓煎后滴入，防止呛咳，必要时用鼻饲法给药，服药后尽量少搬动患者，并密切注意有无异常反应。

⑦患者中风后神志尚清或昏迷初醒时，常有急躁、焦虑情绪，要注意做好本人与家属的思想工作，使他们了解大怒、大喜、大悲、大恐都有引起再中风的可能。劝慰患者应注意克制情绪激动，尤其要特别强调“制怒”，从而使气血通畅，减少复发因素。

⑧健康教育：大病初愈，即使无后遗症，身体也很虚弱，不宜过劳，应慎起居，避风寒，节制房事，养成良好的生活习惯和饮食习惯，注意保持大便通畅，逐渐增加活动量。保持稳定的情绪，最好有一安静的环境，休养一段时间，不受外界因素的干扰，保持心气平和，有利于人体正气的康复。对留有后遗症行走不便的患者，要有家属陪同。嘱患者勿猛蹲猛起，防止摔伤，再度发病或引起骨折，并应经常用温水浸泡患肢，以促进气血运行。本证在发作前常有先兆，尤其是中年人或恢复期患者，如经常出现头痛、头晕、肢体麻木、震颤，以及一时性语言不利等症状时，应注意血压的变化，及早到医院诊治。坚持体育锻炼，增强机体对外邪的抵御能力。根据自身情况选择相宜的方法锻炼，将会有利于预防本病的发生和反复。

(2) 痰火闭窍

证候表现　突然昏仆，不省人事，半身不遂，肢体强痉拘急，口舌㖞斜，鼻鼾痰鸣，面红目赤，或见抽搐，两目直视，项背身热，躁扰不宁，大便秘结，舌质红或红绛，苔黄腻或黄厚干，脉滑数有力。

护治法则　清热涤痰，醒神开窍（代表方：羚羊角汤配合至宝丹或安宫牛黄丸鼻饲）。

施护要点

①病情凶险，应密切观察面红、身热、燥热不宁、肢冷舌绛、苔黄褐等症状的变化。若出现频繁呃逆、抽搐、呕血等，应及时报告，积极抢救。

②神昏高热时除用宣通擦剂（由麻黄、细辛、苏叶、川乌制成）擦浴外，还可用物理降温，头部冷敷。或用针刺人中、百会，以泄热开窍。口噤不开者，可加牙垫，以免咬伤舌头，同时做好口腔护理。

②喉间痰鸣辘辘者，可尽早吸痰，或鼻饲竹沥水、猴枣散以豁痰镇惊开窍，呼吸困难者给予氧气。

(3) 痰湿蒙窍

证候表现　突然昏仆，不省人事，半身不遂，肢体松懈，口舌㖞斜，痰涎涌盛，面白唇暗，四肢不温，甚则逆冷，舌质暗淡，苔白腻，脉沉滑或缓。

护治法则　燥湿化痰，醒神开窍（代表方：涤痰汤配合苏合香丸鼻饲）。

施护要点

①因肢体瘫痪，故要保持功能位置，防止足下垂和肩关节脱臼，四肢不温应注意保暖。

②定时清洁口腔，并随时进行皮肤护理，防止压疮的发生。

③饮食宜偏温性，如萝卜、小油菜、菠菜、南瓜、糯米粥等，忌食生冷以防助湿生痰。

(4) 元气衰败

证候表现　突然昏仆，不省人事，汗出如珠，目合口张，肢体瘫软，手撒肢厥，气息微弱，面色苍白，瞳神散大，二便失禁，舌质淡紫，或舌体卷缩，苔白腻，脉微欲绝。

护治法则　益气回阳，扶正固脱（代表方：参附汤）。

施护要点

①元阳败脱，危重阶段，应积极进行中西医综合措施抢救，中药人参、附子煎汤鼻饲或参附注射液、生脉注射液静脉滴注，以回阳固脱。

②以石菖蒲浸湿纱布覆盖口部，既有开窍宁心安神之功，又能湿润空气和清洁口腔。

③四肢厥冷，应保暖，提高室温，或增加衣被。也可遵医嘱使用艾灸神阙、气海、关元等穴，每次20分钟，有助于回阳固脱。

④有二便失禁者，应勤换衣被，注意皮肤护理，防止压疮的发生。

3. 后遗症

(1) 半身不遂

证候表现　偏身瘫软不用，伴肢体麻木，甚则感觉完全丧失，口舌㖞斜，少气懒言，纳差，自汗，面色萎黄，或偏侧肢体强痉而屈伸不利，或见患侧肢体瘫软无力，舌质淡紫或有紫斑，苔薄白，脉细涩或细弱。

护治法则　益气活血，化瘀通络（代表方：补阳还五汤）。

施护要点

①中风急性期过后，常有偏瘫、偏盲、语言蹇涩、二便失禁等后遗症状，经适当治疗，可以有一定程度的恢复，一般病后3个月内恢复较快，如超过6个月则较难恢复，此时应根据肢体功能损伤的程度采取不同的方法来加强肢体功能锻炼，总的原则是循序渐进，逐渐增

加活动量。无自主活动能力的卧床患者，应由陪护人员帮助患者做肢体被动活动或循经按摩，推拿肩、肘、膝、手、足等部位，从远端到近端，幅度由小到大，每日2~3次，每次20~30分钟，活动前可先用温热水擦洗肢体，既能放松紧张的肌肉和僵直的关节，又有利于肢体气血的流通，达到增加疗效的目的。功能锻炼时，上肢应多做前臂、腕、指的伸指动作；下肢应多做伸屈外展动作。出现自主运动后，以自主运动为主、被动运动为辅，由健肢带动患肢，可根据自身情况选做脚踩木棍、手指爬杆、手搓核桃等活动。

②休息与锻炼时间要有规律，不宜过于劳倦，应保持精神愉快，起居要慎风寒，以防加重病情。患者病后多虚，极易复罹外感，对风邪尤为敏感，所以在生活中要特别注意保暖，在护理操作中尽量减少掀开衣被和裸露肢体的时间，并随天气变化为患者增减衣被和调节室内温度。

③长期卧床生活不能自理的患者，应按时进行口腔护理及皮肤护理，保持病床单位的整洁，定时为患者翻身拍背、擦浴更衣、清理粪便、整理床铺等，预防发生压疮。注意保持患侧的功能位置，防止患侧肢体受压、畸形、垂足等情况发生。对已偏废的上肢应用三角巾吊起，防止脱臼。

④饮食宜清淡、营养丰富、容易消化的食物，忌肥甘厚味。

（2）言语不利

证候表现　言语蹇涩或失语，舌强，口舌㖞斜，口角流涎，偏身麻木，半身不遂，舌质暗，苔腻，脉滑。

护治法则　祛风化痰，宣窍通络（代表方：解语丹）。

施护要点

①语言功能锻炼：语言训练越早越好，应经常与患者讲话，并鼓励患者讲话，语速宜缓慢，语句宜简短，逐渐过渡到复杂语句。还可以给患者示以实物或图画，鼓励他说出或指出所要的东西名称。在此过程中，尽量减少纠正，更不应责难，以增强患者的信心。对遗忘性患者应有意识地反复进行，以强化记忆。

②可遵医嘱采取针刺治疗，常取内关、通里、廉泉、三阴交、哑门、风府、金津、玉液等穴位，以祛风豁痰，通窍活络。

③稳定患者情绪，避免七情刺激。

第九节　胃　　痛

胃痛，又称胃脘痛，是由外邪、饮食、情志、脏腑功能失调等导致气机郁滞、胃失所养，以上腹胃脘部近心窝处疼痛为主要表现的病证。

该病在脾胃肠病证中最为常见，人群中发病率较高，古代文献中常称本病为“心痛”、“心下痞痛”，如《伤寒论》：“心下痞，按之濡，或心下痞，按之痛”，实指胃痛而言。后世医家根据各自的实践经验，指出了胃痛与心痛的不同。本病证以胃脘部疼痛为主证，兼见胃脘部痞满、嗳气、吐酸、纳呆、大便不调等症，并易反复发作。

西医学中的急、慢性胃炎，消化性溃疡病，胃痉挛，胃癌，胃下垂，胃神经官能症等疾病，当以上腹部疼痛为主要表现时，可参考本节辨证施护。

【病因病机】

1. 寒邪客胃 外感寒邪，脘腹受凉，或嗜食生冷，寒邪内客于胃，致使寒凝气滞，胃失通降而痛。

2. 饮食不节 饮食不节，暴饮暴食，伐伤胃气，致使气机升降失调而作胃痛。或恣食辛辣肥甘，致中焦湿热蕴生，耗损胃阴，胃失濡养而疼痛。

3. 情志失调 忧思恼怒，肝郁气滞，肝失疏泄，横犯脾胃，致肝胃不和或肝脾不和，胃失和降而成胃痛。若肝气久郁，血行瘀滞，或久痛入络，胃络受阻，均可导致瘀血内结，使胃痛加重，缠绵难愈。

4. 脾胃虚弱 素体脾胃虚弱，或劳倦太过，或久病损伤脾胃，均可致脾阳不足，中焦虚寒，使胃失濡养而疼痛；或久病伤阴，致胃失濡养，胃气不和而引发疼痛。

【辨证施护】

1. 寒邪客胃

证候表现 胃痛暴作，恶寒喜暖，脘腹得温则痛减，遇寒则痛增，口不渴，或渴喜热饮，苔薄白，脉弦紧。

护治法则 温胃散寒，理气止痛（代表方：良附丸）。

施护要点

①密切注意观察患者胃痛的部位、性质、开始时间、程度、伴随症状、规律性诱发因素（如寒冷、饮食、劳累等）以及疼痛的发展过程，并观察患者对疼痛的反应。

②疼痛发作时，在局部用热水袋温熨，以散寒通脉，或饮生姜红糖汤，散寒止痛。另外也可辅助温热疗法，如拔火罐、药熨、熏蒸、灸疗等。

③此型多属邪实，因患者发热恶寒，为寒邪偏重。病室宜温暖向阳，安静舒适，空气新鲜。避风寒，多加衣被，防止外感，注意休息，不妄过劳。

④注意饮食规律，以清淡、温热、易消化为原则，宜用姜、葱、芥末、胡椒、大蒜等温热的食物作调料。忌食生冷和油腻之品。

⑤中药汤剂宜热服，以驱寒止痛。

⑥消除患者紧张情绪，鼓励患者改变生活方式，减轻身体或精神压力，教会患者使用放松技巧、锻炼方法等。

⑦健康教育：胃为“后天之本”，胃主受纳，脾主运化，输布水谷精微，升清降浊，为生化之源，故应善加保护。急性患者出院后，仍需注意饮食，不可过食生冷和饥饱无度，以免因饮食不节而致再发，同时，避免外感寒邪。慢性患者病程迁延反复，饮食调护尤为重要，必须养成饮食有节、起居有常的良好习惯，还应注意劳逸适度，情绪平和，勿使七情内伤而加重病情。胃痛发作时应立即到医院诊治，不可拖延时间和随意服药，以免贻误病情。适当进行文体活动，有利于疾病的康复。

2. 食滞肠胃

证候表现　胃痛，脘腹胀满，嗳腐吞酸，或吐不消化食物，吐食或矢气后痛减，或大便不爽，苔厚腻，脉滑或实。

护治法则　消食导滞，和胃止痛（代表方：保和丸）。

施护要点

①控制饮食，痛剧时暂予禁食，待病情缓解后，再进素流质或半流质饮食。食物以宽中和胃消食之品为宜，如萝卜、山楂、柑橘等。禁忌肥甘厚味及辛辣食物，忌酒。病愈后要做到饮食节制，不暴饮暴食。

②胃脘胀满疼痛欲吐者，可用盐汤探吐以涌吐宿食，缓解胃痛。

③保持大便通畅，给宿食以出路，有利于胃痛的缓解，便秘者用番泻叶泡水代茶饮，或大黄粉 3 ~5g 冲服。

④针刺止痛，取中脘、内关、足三里、公孙、梁门等穴，强刺激不留针，1 日 2 次，以疏调胃气，导滞止痛。

3. 肝胃气滞

证候表现　胃脘胀闷，攻撑作痛，脘痛连胁，嗳气频繁，大便不畅，每因情志因素而痛作，苔多薄白，脉沉弦。

护治法则　疏肝理气，和胃止痛（代表方：柴胡疏肝散）。

施护要点

①抑郁恼怒是导致肝胃气滞疼痛发作的重要原因，应调摄精神，疏导情绪，保持心情舒畅，胸怀宽广，主动参加社会及文娱活动，多听轻音乐，读报、散步、登山等，怡情放怀，以使气机通畅。

②饮食宜清淡、易消化，多食理气和胃解郁之品，如萝卜、柑橘等。悲伤郁怒时暂时不进食。忌食南瓜、山芋、土豆等壅阻气机的食物，以免加重病情。

③汤药宜温服，疼痛持续不解，可服沉香粉 1g，延胡粉 1g，以理气止痛。

④可辅助针刺治疗，取内关、合谷、中脘、足三里、太冲等穴，以达理气止痛之效。

4. 胃热炽盛

证候表现　胃痛，痛势急迫或痞满胀痛，泛酸嘈杂，心烦，口苦或黏，舌红，苔黄或腻，脉数。

护治法则　疏肝理气，泄热和胃（代表方：丹栀逍遥丸）。

施护要点

①痛甚可针刺中脘、合谷、内关穴止痛，或用延胡粉 3g，黄连粉 1g 温水送服，以达清热止痛目的，禁用温热疗法止痛，以免加重病情。注意口腔卫生，有口舌生疮者，用淡盐水漱口。

②病室通风，舒适凉爽。适当参加活动如做内养功、放松功等。

③饮食上应多予泄热之品，如菊花晶、绿豆汤、荷叶粥。建议多食蔬菜和水果，如冬瓜、苦瓜、西瓜等以达到清胃降火的目的。疼痛发作时，宜少食多餐。忌辛辣烟酒、烤熏甜腻之品，以免滋生胃热而引发胃痛。

④各种情志刺激能够郁而化火，故应使患者心胸开阔，心情舒畅，避免五志化火造成胃热炽盛，而引起胃痛。

5. 瘀阻胃络

证候表现　胃脘疼痛较剧，痛有定处而拒按，或痛有针刺感，食后痛甚，或见吐血黑便，舌质紫暗，脉涩。

护治法则　活血化瘀，和胃止痛（代表方：失笑散合丹参饮）。

施护要点

①严密观察出血征兆。出血时，应观察出血量、血色及胃痛的性质，如面色苍白，血压下降，脉细弱等，应及时通知医生抢救治疗。同时急用独参汤或参附汤频服，益气敛阴，回阳固脱。

②痛如针刺者，临时服三七粉或延胡粉，有出血者加服白及粉，温开水或藕汁调服，以达到止血的目的。

③病室安静舒适，避免噪音。卧床休养，勿令过劳。

④饮食予行气活血之品，如山楂、果茶等。忌食煎炸、粗糙、硬固之品，戒烟酒以免损伤胃络。

⑤患者常因疼痛或出血，造成精神紧张恐惧或悲观，故应做好情志护理，安慰患者，疏导情志，使其树立信心，安心养病。

⑥针刺中脘、内关、合谷、足三里等穴，以理气和胃止痛。

6. 胃阴亏虚

证候表现　胃痛隐隐，灼热不适，口燥咽干，食少，大便干结，舌红少津，脉细数。

护治法则　滋阴益胃，和中止痛（代表方：一贯煎合芍药甘草汤）。

施护要点

①病室宜湿润凉爽，空气新鲜，适当休息，尽量减少活动。

②饮食宜清淡，可多食益胃生津之品，如西瓜、梨、甘蔗、莲藕等，以及时补充津液。忌辛香温燥及浓茶、咖啡等食品，以免过多耗伤津液。

③胃酸缺乏者，可饭后吃山楂、话梅、乌梅汤等酸甘助阴之品。

④大便干结者，可每晚或清晨服用蜂蜜或白木耳，以养胃润肠通便。

7. 脾胃虚寒

证候表现　胃脘隐隐作痛，空腹痛甚，得食痛减，喜温喜按，泛吐清水，纳差，神疲乏力，甚则手足不温，大便溏薄，舌淡苔白，脉虚弱或迟缓。

护治法则　温中健脾，和胃止痛（代表方：黄芪建中汤）。

施护要点

①脾胃虚寒者属于中焦阳气不足之虚证，故室温宜略高，嘱患者慎避风寒，及时添加衣被，以防止感受风寒邪气。多休息，少劳累，劳逸适度，以免过度劳动而耗伤人体正气。

②饭前胃痛，可在饥饿时稍进糕点、饼干，以缓中止痛。形体消瘦者，餐后应卧床休息片刻，不宜疲劳和活动过多。

③饮食宜温热，易消化，营养丰富，少量多餐。可多食温中健脾之品，如山药、茯苓、

薏苡仁等。忌生冷、寒凉及肥甘厚腻、煎炸之品。

④汤药宜热服，服药后宜进热粥、热饮，以助药力。疼痛时饮生姜红糖汤，以温胃止痛。

⑤疼痛发作时可在胃脘部热敷、药熨。或艾灸中脘、足三里、神阙等穴，或服肉桂粉1g，延胡粉2g，以温中止痛。

第十节　呕　吐

呕吐是指由于胃失和降，胃气上逆以致胃内容物上逆经口而出的一种病证。临床上称“声物皆出谓之呕”，“物出而无声谓之吐”，“声出而无物谓之干呕”。但呕与吐多同时发生，临床上很难截然分开，故一般以呕吐并称。

西医学中的急性胃炎、神经性呕吐、贲门痉挛、幽门痉挛或梗阻、肠梗阻、胰腺炎、胆囊炎等疾病，当以呕吐为主要表现时，可参考本节辨证施护。

【病因病机】

1. 外邪犯胃　感受风寒暑湿燥火六淫之邪，或秽浊之气，邪犯胃腑，导致气机不利，胃失和降，水谷上逆而出，发生呕吐。临床以寒邪致病居多。

2. 饮食不节　暴饮暴食，温凉失宜，过食肥甘、醇酒辛辣，误食不洁之物，食滞内停，胃失和降，胃气上逆，发生呕吐。在小儿则可由于喂养不当，乳食过多，或暴饮暴食等损伤脾胃，导致胃纳失常，脾失运化，胃降失司，胃气上逆而发生呕吐。

3. 情志失调　郁怒伤肝，肝失条达，横逆犯胃，胃失和降；或忧思伤脾，饮食停滞难以消化，以致胃失和降而作呕。另外，脾胃素弱，水谷易于停留，偶因恼怒致肝气上逆，食随气逆而出，发生呕吐。小儿往往因环境不适，或所欲未遂，或遭受打骂等导致肝气不舒，气机不畅，横逆犯胃，气逆而上，发生呕吐。

4. 久病劳伤　脾胃素虚，病后体虚，劳倦过度，耗伤中气，胃虚不能盛受水谷，停积胃中，上逆为呕。若脾阳不振，不能腐熟水谷，则寒浊内生，气逆而呕；或热病伤阴，或久呕不愈，以致胃阴不足，胃失濡养，不得润降，而成呕吐。

呕吐的病因包括六淫外侵，饮食内伤，情志失调，脏腑虚损，各种致病之因常相互影响，兼杂致病。病机为胃失和降，胃气上逆；病位在胃，病变脏腑除胃外，还与肝、脾密切相关。临床呕吐常分为虚实两大类，实证多由于外邪、食滞、痰饮和肝气等邪气犯胃，胃失和降，上逆作呕；虚证多由于脾胃虚弱，运化失常，升降失调，不能和降而呕。病证早期多为实证，但是若呕吐日久，损伤脾胃，病证就可由实转虚，虚证中又应注意有阴虚与阳虚之不同，应当详辨。

【辨证施护】

1. 寒邪犯胃

证候表现　突然呕吐，可伴有发热恶寒，头身痛，胸脘满闷，舌苔白腻，脉濡缓。

护治法则　解表疏邪，和胃降逆（代表方：藿香正气散）。

施护要点

①注意观察体温、脉搏、舌象、脘腹部及呕吐物的变化，若有体温持续升高，呕吐呈喷射状，剧烈头痛、两侧瞳孔不等大，烦躁不安、嗜睡、呼吸深快等现象，是邪毒内陷于脑之征，应立即报告医生进行抢救。

②此型多属邪实，因患者发热恶寒，为寒邪偏重。病室宜温暖向阳，安静舒适，空气新鲜。兼有风寒表证者应注意防寒保暖，服药后可添加衣被，以助药力，协助发汗以驱散表邪。

③呕吐剧烈者暂予禁食。病情好转后可选用具有散寒、温中、降逆作用的食品，如生姜、苏叶、萝卜等。忌食生冷油腻的食物，以免再次感受寒邪，损伤脾胃功能。若呕吐量多时，应注意补充水分，遵医嘱输液，防止损伤津液。

④中药汤剂宜热服，呕吐频作可用鲜生姜煎汤加红糖适量热服，以温中止呕。

⑤本型多见暴病，呕吐频繁，患者心情急躁，焦虑不安，应做好解释工作，消除紧张情绪，使其静卧，尽量减少搬动勿打扰患者休息。

⑥健康教育：养成良好的饮食习惯，注意饮食卫生，病愈后仍需注意饮食调摄，避免饥饱无度，生冷不忌，恣食厚味。掌握常诱发呕吐的原因和发病规律，尽量避免一切致病原因。

2. 饮食停滞

证候表现　呕吐酸腐食物，吐出为快，大便秘结或秽臭不爽，嗳气厌食，脘痞腹胀，苔厚腻或垢，脉滑或沉实。

护治法则　消食化滞，和胃降逆（代表方：保和丸）。

施护要点

①注意观察呕吐物的性质、颜色、气味、数量及呕吐的频率。如患者呕吐咖啡色液体或伴有鲜红色血液，是胃肠积热，损伤脉络，应引起警惕，及时通知医生予以处理。

②注意观察二便是否通畅。若暮食朝吐，朝食暮吐，或呕吐见粪臭样物，并伴腹痛拒按，无大便、无矢气者，为腑气不通，应留取呕吐物送化验室检查，并立即采取措施。大便秘结，宜通腑降浊，也可用萝卜煎汤服用，调顺胃气以止呕吐。

③呕吐时不宜止吐，应鼓励病人尽量将胃中积滞之食吐出。探吐后不宜立即进食，待胃中感觉舒适，可让其先进流质，食后不吐，再逐渐改进半流质、软食。忌硬固不易消化之食物。即使病人食欲好也应限制食量，食物以偏温热为好。可给消食化滞之品，如山楂、萝卜等，以达到消食化滞的目的。

④可遵医嘱针刺内关、合谷、中脘、脾俞、足三里等，也可运用推拿疗法顺时针方向按摩腹部，以达到消食导滞的作用。

3. 痰饮内阻

证候表现　呕吐清水痰涎，脘闷痞满，口干不欲饮，饮水则吐，或头眩心悸，苔白滑或腻，脉弦滑。

护治法则　温化痰饮，和胃降逆（代表方：小半夏汤合苓桂术甘汤）。

施护要点

①痰饮为阴邪，得温则化，除明显夹热证者，皆以温热护理方法为好，室温宜偏热，阳光充足，干燥而不潮湿。

②饮食宜细软温热，以素食为主。忌生冷、肥甘生痰之品，不宜多饮水以免痰饮内停而加重呕吐的发生。生姜有止吐化痰之效，可煎汤服或鲜姜片含服。

③无明显热证时，中药汤剂宜热服；痰饮证兼热者，则宜温服。

④呕吐剧烈，或伴有眩晕症状时，可选取风池、丰隆等腧穴针灸，以达到祛风化痰止眩晕的效果。

4. 肝气犯胃

证候表现　呕吐泛酸，口苦嗳气，脘胁烦闷不适，嘈杂，舌边红，苔薄腻或微黄，脉弦。

护治法则　疏肝理气，和胃止呕（代表方：四逆散合半夏厚朴汤）。

施护要点

①肝气亢盛多偏于热，治宜寒凉。室温可偏凉，光线要柔和。

②饮食宜清淡疏利，多用蔬菜，少给油腻，忌辛辣、酒类、黏滞助火之品。金橘行气解郁，柑橘健脾和胃，可以进食，以助疏肝理气，和胃止呕。

③如果患者情绪急躁、恼怒会增重病情，做好情志护理，了解郁闷恼怒的原因，予以疏导，尽力让病人保持情绪稳定。

5. 脾胃虚寒

证候表现　呕吐反复，迁延日久，劳累过度或饮食不慎即发。神疲倦怠，胃脘隐痛，喜暖喜按，畏寒肢冷，面色㿠白，舌质淡或胖，苔薄白，脉弱。

护治法则　益气健脾，和胃降逆（代表方：香砂六君子汤）。

施护要点

①虚寒多为阳虚内生，患者多喜暖，室温应偏高，阳光充足，空气新鲜。避免感受风寒，加重病情。虚证患者宜多休息以培养正气，适当活动以不感疲劳为度。

②饮食宜细软，清淡偏热性，给半流食或软饭，多进健脾益胃之品，如山药、莲子等。每次食量宜少，两餐之间可加些糕点之类，以补不足，也可给生姜、红糖或口含姜糖片，以帮助祛寒止呕。

③可艾灸中脘、足三里等穴，或热敷胃脘部，以达到温中散寒止呕的目的。

6. 胃阴亏虚

证候表现　时时干呕，呕吐少量食物黏液，反复发作，胃脘嘈杂，饥不欲食，口燥咽干，大便干结，舌红少津，脉细数。

护治法则　滋养胃阴，降逆止呕（代表方：麦门冬汤）。

施护要点

①阴虚生内热，患者多喜凉恶热，病室宜凉爽背阴，光线应柔和。

②饮食宜细软多汁，少食多餐。可多进滋养胃阴之品，如牛奶、豆浆、鸡蛋、白菜、瘦肉、西瓜、藕等。患者口燥咽干，可多饮果汁、汤料，如绿豆汤、梨汁、藕汁等。忌辛辣燥热之品，以免助热生火，更伤阴津。

③大便秘结者，宜多进蔬菜以通便。不宜给泻剂，以防阴津更伤。

④中药汤剂宜温服。

第十一节 泄 泻

泄泻系因感受外邪，或饮食内伤，致脾失健运，传导失司，临床以大便次数增多、质稀溏或如水样为主要表现的病证。泄者，泄漏之意，大便稀溏，时作时止，病势较缓；泻者，倾泻之意，大便如水倾注而直下，病势较急。故前人以大便溏薄势缓者为泄，大便清稀如水而直下者为泻。但临床所见，难于截然分开，一般合而论之。本病证是一种常见的脾胃肠病证，一年四季均可发生，但以夏秋两季为多见。

西医学中的急性肠炎、慢性肠炎、胃肠功能紊乱、肠结核等消化系统疾病，以腹泻为主要表现者，均可参考本节辨证施护。

【病因病机】

1. 感受外邪 六淫之邪侵袭人体，导致肠胃功能失调，皆能使人发生泄泻，但其中以湿为主，常夹寒、热、暑等病邪。脾脏喜燥恶湿，外来之湿邪最易困遏脾阳，影响脾的运化，水谷相杂而下，引起泄泻。

2. 内伤饮食 凡饱食过量，宿滞内停；或过食肥甘，呆胃滞脾，湿热内蕴；或恣食生冷，寒食交阻；或误食馊腐不洁之物，伤及肠胃，均可致脾胃运化失健，传导失职，而发生泄泻。

3. 情志失调 郁怒伤肝，肝失疏泄，木横乘土，脾胃受制，运化失常；或忧思气结，脾运失常；或素体脾虚湿盛，复因情志刺激、精神紧张或于怒时进食，导致肝脾失调，气机升降失常，形成泄泻。

4. 脾胃虚弱 长期饮食失调，劳倦内伤，久病缠绵，导致脾胃虚弱，中阳不健，运化无权，受纳水谷和运化精微受限，清气下陷，水谷糟粕混夹而下，遂成泄泻。

5. 肾阳虚衰 久病之后，肾阳损伤；或年老体衰，阳气不足，命门火衰；或禀赋虚弱，先天肾阳不足，不能助脾腐熟水谷，水谷不化，而为泄泻。

泄泻的病因是多方面的，包括外感六淫，内伤饮食情志及脏腑虚损，功能失调。外邪之中湿邪最为重要，内伤中脾虚最为关键；脾病湿盛是导致泄泻发生的关键病机；泄泻的病位在肠，病变主脏腑在脾胃，病理因素主要是湿。临床泄泻常分为急性暴泻和慢性久泻，急性暴泻以湿盛为主，多因湿盛伤脾，或食滞生湿，壅滞中焦，脾不能运，脾胃不和，水谷清浊不分所致，病属实证；慢性久泻以脾虚为主，多由脾虚健运无权，水谷不化精微，湿浊内生，混杂而下，发生泄泻。而湿盛与脾虚又往往互相影响，互为因果，暴泻迁延日久，往往从实转虚；久泻复因外感、饮食所伤，亦可引起急性发作，表现虚中夹实的证候。

【辨证施护】

1. 寒湿困脾

证候表现　泻下清稀，甚至如水样，腹痛肠鸣，脘闷食少，兼有外感时可见恶寒发热，鼻塞头痛，肢体酸痛，苔薄白或白腻，脉濡缓。

护治法则　芳香化湿，解表散寒（代表方：藿香正气散）。

施护要点

①监测患者生命体征、神志、尿量的变化，询问患者有无口渴、口唇干燥、皮肤弹性下降、神志淡漠等脱水表现，以动态观察液体平衡状态，必要时应及时遵医嘱给予液体、电解质、营养物质，以满足患者的生理需要，补充丢失量。

②腹痛明显，患者喜热恶寒，可选用温热疗法，如腹部热敷，艾灸神阙、关元、足三里及葱熨、盐熨等疗法，有止痛消胀缓泻的作用。排便频繁时，因粪便的刺激，可使肛周皮肤损伤，引起糜烂及感染，排便后应用温水清洗肛周，保持清洁干燥，必要时涂无菌凡士林或抗生素软膏以保护皮肤，促进损伤处愈合。

③急性起病、全身症状明显的患者，应卧床休息，注意腹部保暖。慢性轻证患者可适当活动。恶寒明显时，应卧床休息，适当增添衣服，多饮热开水或生姜红糖水。注意观察体温变化，因患者恶寒发热，可能兼有外感，应按时测量体温。

④饮食以少渣、易消化食物为主，避免生冷、多纤维、味道浓烈的刺激性食物，本型宜温热、易消化、清淡食物，可予生姜粥等温热性质的食品，以温热化湿。

⑤中药汤剂宜温热服用，以助散寒。本证不宜使用固涩止泻药物。

⑥慢性泄泻治疗效果不明显时，患者往往对预后感到担忧，某些泄泻与人的精神因素关系密切，故应注意患者心理状况的评估和护理，通过解释、鼓励来提高患者对配合检查和治疗的认识，稳定患者的情绪。

⑦健康教育：向患者及家属介绍引起泄泻的原因和诱因，指导患者生活起居有常，不露宿湿地，根据气候变化及时增减衣被，注意腹部保暖，注意休息，切勿过劳。指导患者进行饮食疗法，并说明饮食对预防和治疗腹泻的重要性，注意饮食调护，饮食有节、饮食卫生。指导患者保持肛周清洁，便后用柔软纸擦拭，用温水清洗或用马齿苋 60g 煎水坐浴，外扑松花粉，肛门下坠或脱肛者及时复位。

2. 肠道湿热

证候表现　腹痛即泻，泻下急迫，粪色黄褐而臭，肛门灼热，可伴有烦热口渴，小便短赤，舌质红，苔黄腻，脉濡数或滑数。

护治法则　清热利湿（代表方：葛根芩连汤）。

施护要点

①注意观察病情变化，若出现口干舌燥，眼窝凹陷，皮肤弹性降低等津亏先兆症状，应

及时补充液体。高热者每4小时测量体温、脉搏、呼吸一次，做好记录。高热时给予物理降温或遵医嘱给予退热药，高热无汗者，不宜冷敷。腹痛剧烈者，应及时报告医生处理。

②饮食以无渣、少渣、半流质为宜，可多食西瓜、苹果、薏米粥等防暑防湿之品，忌辛辣刺激及烤炙之品。可给六一散泡水饮，或用芦根、竹叶煎水代茶饮。

③可遵医嘱针刺止泻，取中脘、上巨虚、阴陵泉等穴。

3. 食滞肠胃

证候表现　腹痛肠鸣，泻下粪便臭如败卵，泻后痛减，夹有不消化之物，腹胀满，嗳腐酸臭，不思饮食，舌苔垢浊或厚腻，脉滑。

护治法则　消食导滞（代表方：保和丸）。

施护要点

①保持病室空气新鲜，被污染的衣被及时更换清洗。注意腹部保暖，切忌外感风寒，以免加重泄泻。

②呕吐者，不宜急于止吐，应让宿食全部吐出。控制饮食或禁食数小时至1日，待病情好转后进清淡流质或半流质饮食。

③伴有腹痛者，可针刺脾俞、中脘、足三里、天枢等穴。泻下不畅者，可给予大黄粉吞服，目的是消食化滞。

4. 肝气郁滞

证候表现　腹痛肠鸣即泻，每因情志不畅而诱发，泻后痛缓，平素多有胸胁胀闷，嗳气食少，矢气频作，舌苔薄白或薄腻，脉弦。

护治法则　抑肝扶脾（代表方：痛泻要方）。

施护要点

①耐心讲解情志变化与病证发生、发展的因果关系，使患者能自觉控制情绪，安心治疗。

②饮食宜清淡，易消化，忌食红薯、土豆等壅滞阻气食物，平时可常服金橘，或用陈皮泡茶饮用，以利于疏肝理气，调理气机。

③胸腹胀闷者，可采用针刺疗法，取中脘、期门、足三里等穴。

5. 脾胃虚弱

证候表现　大便时溏时泻，反复发作，稍有饮食不慎，大便次数即增多，夹见水谷不化，伴有饮食减少，脘腹胀闷不舒，面色少华，肢倦乏力，舌质淡，苔白，脉细弱。

护治法则　健脾益气（代表方：参苓白术散）。

施护要点

①病室宜温暖，做好腹部保暖，慎避风寒。

②饮食宜温热软烂，少油脂而易于消化，可常服用山药粥、薏苡仁、红枣、莲子等，目的是健脾祛湿，益气补血。

③可遵医嘱针刺足三里、天枢、中脘、脾俞等穴，以健脾止泻。

6. 肾阳虚衰

证候表现　晨起泄泻，大便夹有不消化食物，脐腹作痛，形寒肢冷，腹部喜暖，舌质淡，苔白，脉沉细。

护治法则　温补脾肾，固涩止泻（代表方：四神丸）。

施护要点

①病室宜温暖，做好腹部保暖工作。

②饮食宜清淡、补益、易消化，如鸡、鸽子、鲫鱼等食品，具有温中、补阳、散寒等功效，勿过食肥甘、生冷等难以消化的食物。

③可配合针刺治疗，取肾俞、命门、关元等穴。

④注意观察患者久泻后有无脱水症，肛门下坠或脱肛者及时复位。

第十二节　腹　痛

腹痛是指胃脘以下、耻骨毛际以上部位发生疼痛的症状而言。凡感受寒热之邪，情志失调及食滞虫积所伤，皆可导致脏腑失和，气血阻滞，或气血亏虚，经脉失养而出现腹痛。本节主要讨论内科腹痛。

西医学中的急慢性胰腺炎、胃肠痉挛、结核性腹膜炎、消化不良性腹痛、肠道激惹综合征等，当以腹痛为主要表现，并能排除外科、妇科疾病时，可参考本节辨证施护。

【病因病机】

1. 外感时邪　寒湿暑热之邪侵入腹中，脾胃运化功能失调，邪滞于中，气机阻滞，故不通则痛。

2. 饮食不节　暴饮暴食，伤胃损脾，食滞内停；恣食肥厚辛辣之品，酿生湿热，湿遏热结，蓄积肠胃；或过食生冷，遏阻脾阳，或误食馊腐，饮食不洁，均可影响脾胃健运，使气机失于调畅，腑气不通而致腹痛。

3. 情志失调　情志抑郁，或恼怒伤肝，木失条达；或忧思伤脾，脾失健运，气机阻滞；或肝气横逆，乘胃犯脾，以致肝脾不和，气血郁滞而发生腹痛。

4. 脾胃虚寒　素体阳虚，脾阳不振，运化无权；或寒邪停滞，损伤脾阳，中阳衰惫，脾虚失运则气血不足，不能温养脏腑经脉，血行迟滞，遂致腹痛。

5. 其他因素　腹部手术或跌仆损伤之后，导致气滞血瘀；或蛔虫扰动，乱肠窜胆，气机逆乱等皆可引起腹痛。

总之，腹痛的成因，不外寒、热、虚、实四端，其病机不离“不通则痛”，各病因之间常相互联系，或相兼为病。

【辨证施护】

1. 寒邪内阻

证候表现　腹痛急暴，得温则减，遇冷更甚，多有受寒病史，口不渴或喜热饮，尿清便溏，或大便不通，手足厥冷，苔薄白，脉沉紧或弦紧。

护治法则　温中散寒，行气止痛（代表方：良附丸合正气天香散）。

施护要点

①观察并记录患者腹痛的部位、时间、性质、程度、发作规律、伴随症状及诱发因素。疼痛发作时，可按医嘱进行热敷或热熨胃脘部，或艾灸中脘、足三里等穴，以温中止痛。

②腹痛明显时，患者应卧床休息，因剧痛而辗转不安者应防止坠床，周围不要有危险物，以保证安全。腹痛遇寒而发，故病室应温暖向阳，多加衣被。尤需注意腹部保暖，可用腹带、护腹保健品或在腹部放置热水袋，以防止外邪侵袭。

③腹痛明显者暂禁食，有明显腹胀者需行胃肠减压。本型饮食以温热为宜，忌食生冷与烈性酒浆，可适当选用姜、葱、芥末、胡椒、大蒜、韭菜等作调料。指导患者注意饮食调养，多选用温中益气之品，如羊肉、牛肉、南瓜、扁豆、山药、莲子、胡桃、龙眼、大枣、栗子、豆制品、乳类、蛋类等。

④中药汤剂宜热服。必要时给予解痉止痛药，注意观察用药后症状的缓解情况及有无不良反应，如心动过速。指导并协助患者采用非药物止痛方法，如松弛疗法、皮肤刺激疗法等。

⑤帮助患者认识压力与疼痛的关系，指导患者学会放松技术。

⑥健康教育：平时注意寒温适宜，避免外邪侵袭，特别要注意腹部保暖。调节情志，善于处理生活中不愉快问题，勿使七情过激，避免一切不良刺激。注意饮食卫生，防止饥饱无度，不食不洁之物。腹痛初愈，不宜饮食生冷，并应节制饮食，做到定时定量，食后不作剧烈活动。

2. 肠胃积热

证候表现　腹痛拒按，胀满不舒，大便秘结或黏滞不爽，烦渴引饮，自汗，小便短赤，大便秘结，苔黄腻，脉洪数或弦数。

护治法则　泄热通腑（代表方：大承气汤）。

施护要点

①观察病情，若出现腹胀硬满疼痛，伴面色苍白、冷汗淋漓、发热或寒战，为急腹症的表现，应立即通知医生，并配合抢救。腹部疼痛时，禁忌用热水袋热敷等温热疗法。

②病室温度宜偏低，通风良好，空气新鲜。

③腹痛重者可暂禁食，好转后或症轻者可进流质或半流质饮食。饮食宜清淡，忌食膏粱厚味及辛辣之品，戒烟酒。

④中药汤剂宜温热服。

⑤可遵医嘱针刺止痛，取中脘、天枢、足三里等穴，用泻法为主。

3. 中虚脏寒

证候表现　腹痛绵绵，时作时止，喜热恶冷，痛时喜按，饥饿及劳累后更甚，神疲气短，怯寒，便溏，舌淡苔白，脉沉细或虚弱。

护治法则　甘温补养，益气散寒（代表方：小建中汤）。

施护要点

①病室温度应偏高，避免风寒。

②饮食宜温热、易消化、营养丰富，应少量多餐。多食温中健脾之品，如牛奶、鸡蛋、龙眼、大枣等。忌生冷、寒凉及肥腻之品。

③中药汤剂宜温热服，药后宜进热粥或热饮，以助药力。

④遵医嘱艾灸中脘、足三里、神阙等穴。

4. 气机郁滞

证候表现　脘腹胀闷或痛，攻窜不定，痛引少腹，嗳气后减轻，遇恼怒加重，与情绪波动有关，伴胸闷，纳呆，善太息，矢气后痛减，苔薄白，脉弦。

护治法则　疏肝解郁，理气止痛（代表方：柴胡疏肝散）。

施护要点

①调摄情志，避免精神刺激，减少抑郁烦恼，配合治疗和护理。

②饮食宜清淡、易消化，少食或忌食壅阻气机的食物，如红薯、土豆、南瓜等，多食用萝卜、橙子等，以理气消胀。

③中药汤剂宜温服。

5. 瘀血阻滞

证候表现　腹痛经久不愈，痛势较剧，痛如针刺，固定不移，拒按，腹部胀满，面色晦暗或青灰，唇暗，舌质青紫，脉弦或涩。

护治法则　活血化瘀（代表方：少腹逐瘀汤）。

施护要点

①注意观察疼痛的部位、性质、程度及有无出血等。若出现急腹症的临床表现，应立即联系医生，积极救护。并随时注意体温、呼吸、脉搏、血压等的变化，做好详细的记录。

②疼痛严重时应卧床休息，予以腹部热敷，以疏通气血，减轻疼痛。

③遵医嘱针刺阳陵泉、足三里、中脘、内关等穴，以泻法为主。

6. 饮食停滞

证候表现　脘腹胀满疼痛，拒按，恶食，嗳腐吞酸。痛而欲泻，泻后痛减，臭秽难闻，或大便秘结，有伤食病史。苔腻，脉滑实。

护治法则　消食导滞（代表方：轻证用保和丸，重证用枳实导滞丸）。

施护要点

①控制饮食，腹痛剧烈时暂禁食，病情好转后再进流质或半流质饮食。饮食以宽中和胃消食之品为宜，如陈皮、佛手、柑橘、萝卜等，忌肥甘厚腻及辛辣食物。

②保持大便通畅，可遵医嘱用番泻叶泡水代茶饮，或大黄粉吞服。

③可遵医嘱针刺止痛，取中脘、足三里、内关等穴。

第十三节　痢　疾

痢疾是由于气血邪毒凝滞于肠腑脂膜，气血壅滞，传导失司，以腹痛、里急后重、下利赤白脓血为主要临床表现的病证，是夏秋季常见的肠道传染病。

该病在《内经》中谓"肠澼"，其发病与饮食不节及湿热下注有关。汉代张仲景将泄泻与痢疾统称为"下利"。

西医学中的急慢性细菌性痢疾、阿米巴痢疾，及溃疡性结肠炎、过敏性结肠炎、细菌性食物中毒等出现类似痢疾表现时，可参照本节辨证施护。

【病因病机】

痢疾的病因有外感时邪疫毒和饮食不节两方面，病机主要是邪蕴肠腑，气血壅滞，传导失司，脂络受伤而成。素体阳盛者，易感受湿热，或感受湿邪后，湿从热化；素体阳虚者，易感受寒湿，或感受湿邪后，湿从寒化。

1. 外感时邪疫毒 夏秋季节，暑湿秽浊、疫毒易于滋生，人处湿热熏蒸之中。若起居不慎，劳作不休，暑湿、疫毒之邪客于胃肠，湿热蕴蒸，气血与暑湿毒邪搏结于肠之脂膜，化为脓血，而成为湿热痢或疫毒痢。一般认为，湿热伤于气分，则为白痢；伤于血分，则为赤痢；气血俱伤则为赤白痢。

2. 内伤饮食 饮食不节，过食肥甘厚味，或误食馊腐不洁之物，酿生湿热，积于肠胃，腑气壅阻，气血凝滞，化为脓血，则成湿热痢。若湿热内郁不清，伤及阴血，而成阴虚痢。若贪食生冷瓜果，胃肠受损，湿浊内停，中阳受困，湿从寒化，寒湿内蕴，如再饮食不慎，致寒湿食积壅塞肠中，气机受阻，气滞血瘀，与肠中腐浊之气相搏结，化为脓血而成寒湿痢。若脾胃素弱之人，复感寒湿之邪，或湿热痢过服寒凉之品，克伐中阳，每成虚寒痢。

【辨证施护】

1. 湿热痢

证候表现 腹痛，里急后重，下利赤白脓血，赤多白少，或纯下赤冻，肛门灼热，小便短赤，或发热恶寒，头痛身楚，口渴发热，舌质红，苔黄腻，脉滑数。

护治法则 清热解毒，调气行血（代表方：芍药汤）。

施护要点

①密切观察排便次数、量、性状、伴随症状、生命体征、脱水体征、饮食情况、出入量、体重和治疗效果。如发现面色苍白、四肢湿冷、血压下降、脉细速、尿少、烦躁等休克征象，应及时通知医生，配合抢救。

②病室凉爽通风，空气新鲜，每次便后开窗换气；急性期宜卧床休息，症状缓解后可适当活动，严格执行消化道隔离，尤其粪便、呕吐物必须严格消毒后再处理。

③病情严重者暂禁食，静脉补充营养。能进食者，宜进食高热量、高蛋白、高维生素、少渣、少纤维素、易消化清淡流质或半流质饮食。本证饮食以清淡可口、易于消化的流质或半流质为宜，可用荸荠粉或藕粉做羹食，或用鲜马齿苋洗烫后做菜食，有止痢的作用。忌食油腻、辛辣之品。多饮开水或频饮浓绿茶、淡盐水以补充体液。

④中药汤剂宜温服，恶心呕吐者宜少量多次频服。遵医嘱使用有效抗菌药物，注意观察胃肠道反应、过敏等副作用。

⑤向患者讲明疾病演变、预后的情况，说明通过治疗，能够恢复健康，消除患者焦虑的

情绪，配合治疗。

⑥健康教育：开展有关痢疾预防的知识宣传，做好饮水、食品、粪便的卫生管理及防蝇灭蝇工作，养成良好的个人卫生习惯，餐前便后洗手，不饮生水，不吃不洁食物及腐败食物。

2. 疫毒痢

证候表现　发病急骤，壮热，痢下鲜紫脓血，腹痛剧烈，里急后重明显，口渴，头痛，烦躁，或神昏谵语，或痉厥抽搐，或面色苍白，汗冷肢厥，舌质红绛，苔黄燥，脉滑数，或脉微欲绝。

护治法则　清热凉血解毒（代表方：白头翁汤合芍药汤）。

施护要点

①本证发病急骤，病势凶险，须提高警惕，严防他变。密切观察神志、面色、体温、脉搏、呼吸、血压、舌苔、脉象变化。若出现厥脱之证，应急服参附汤，不能口服时，可以鼻饲给药，配合针刺人中、十宣放血。本证多见于儿童，若昏迷痉厥等症状出现在腹痛、下痢之前，则病情危重，须中西医结合进行抢救。

②做好消化道隔离，防止交叉感染，每天留送大便标本，大便培养连续3次为阴性，方可解除隔离。新病人入院无大便时，可用肛拭取便检查。

③病重期间，卧床静养，减少活动。

④暂禁饮食，但要多饮水，每天以2500～3000ml为宜，必要时静脉补液，防止电解质紊乱。饮淡盐汤或含钾饮料，如鲜橘汁，或鲜茅根饮（鲜茅根100g，加水2500ml煎汤代饮），有清热凉血解毒功效。病情好转后，予高热量流质和清淡无渣半流质食物，并逐渐恢复正常饮食，以清淡、易消化为原则。忌肥甘、煎炸食品。

3. 寒湿痢

证候表现　腹痛，里急后重，痢下赤白黏冻，白多赤少，或纯为白冻，胸脘痞闷，头身困重，口黏不渴，舌质淡，苔白腻，脉濡缓。

护治法则　温化寒湿（代表方：胃苓汤）。

施护要点

①病室温暖、干燥、通风向阳，患者应卧床休息，防寒保暖，特别注意腹部保暖，可热敷腹部；或用阳和膏一张加肉桂、丁香粉少许贴脐部。

②饮食以温热、清淡、易消化为宜，可适当吃生姜、生大蒜头等。

③中药汤剂宜热服、饭前服。

4. 阴虚痢

证候表现　痢下赤白黏冻，或下鲜血黏稠，日久不愈，脐腹灼痛或脐下急痛，虚坐努责，食少，心烦口干，疲倦乏力，舌质红绛少苔，或舌光红乏津，脉细数。

护治法则　养阴清肠（代表方：驻车丸）。

施护要点

①室温略低，凉爽宜人，卧床静养。

②饮食富于营养、清淡、易消化、多饮水或橘汁、淡盐水、茶水等。忌食辛辣、煎炸伤

阴动火之品。

5. 虚寒痢

证候表现　痢久不已，下利稀薄，夹有白冻，甚则滑脱不禁，腹部隐痛，食少神疲，四肢不温，腰酸怕冷，舌淡苔薄白，脉沉细而弱。

护治法则　温补脾肾，收涩固脱（代表方：桃花汤或真人养脏汤）。

施护要点

①病室向阳、温暖，注意腹部保暖，保证充分休息。

②忌食油腻、粗糙纤维及生冷、硬固食品。

③中药汤剂宜热服，饭前空腹服。

6. 休息痢

证候表现　下利时发时止，日久难愈，发则下利脓血，腹痛，里急后重，饮食减少，倦怠怯冷，舌质淡，苔腻，脉濡软或虚数。

护治法则　温中清肠，调气化滞（代表方：连理汤）。

施护要点

①发作期间，宜多卧床，少劳累，恢复期适当活动，如散步等，以增强体质。

②保持皮肤清洁，防止肛周感染。

③本证以反复发作为特点，故饮食忌口十分重要，平时以清淡、易消化、富于营养为宜，少食多餐，并注意饮食调养及顺应气候变化，防止复发。

④中药汤剂宜温服。

此外，下利不能进食，或呕不能食者，称为“噤口痢”。其证当分虚实，实证多由湿热疫毒蕴结肠中，上攻于胃，胃失和降所致，证见下利，胸闷，呕逆，口秽纳呆，舌苔黄腻。护治宜苦辛通降，泄热和胃，方用开噤散加减，多次徐徐咽下，或鼻饲给药以解毒降逆。倘汤剂不受，可先给予少量玉枢丹磨汁服用，再予前方。虚证多由素体脾胃虚弱或久痢致虚，胃气上逆所致，证见呕恶不食，或食入即吐，口淡不渴，舌淡脉弱。护治宜健脾和胃为主，方用六君子汤加减，以醒脾开胃。若下利无度，饮食不进，肢冷，脉微，为病势危重，急用独参汤或参附汤，以益气回阳救逆。

第十四节　胁　　痛

胁痛是以一侧或两侧胁肋部位疼痛为主要表现的病证。胁痛是肝胆疾病中常见的症状，临床有许多病证都是依据胁痛来判断其为肝病或是与肝胆有关的疾病。

西医学中的急慢性肝炎、胆囊炎、胆石症、胰腺炎、神经官能症、肋间神经痛、软组织挫扭伤及部分胸膜炎等病证以胁痛为主要症状时，可参考本节辨证施护。

【病因病机】

1. 肝气郁结　肝的疏泄功能主要是调节机体的情志活动，肝失疏泄可导致肝脉不畅，气机失和而产生胁痛。

2. 瘀血阻络　肝气郁滞累及于血，血行不畅而瘀血停留，阻塞肝络，气机不行，不通则痛。

3. 湿热蕴结　外感湿邪或湿自内生，湿郁化热，湿热互结侵犯肝胆而使肝胆失于疏泄导致胁痛。

4. 肝阴不足　久病耗伤，或劳欲过度，或由于各种原因引起精血亏损，水不养木，肝阴不足，络脉失养，导致“不荣则痛”。

【辨证施护】

1. 肝气郁结

证候表现　胁肋胀痛，走窜不定，甚则引及胸背肩臂，疼痛每因情志变化而增减，胸闷腹胀，嗳气，纳减，口苦，舌苔薄白，脉弦。

护治法则　疏肝理气（代表方：柴胡疏肝散）。

施护要点

①观察患者疼痛的部位、性质、程度、发作时间及与气候、饮食、情志、劳倦等的关系，以及时发现病情。

②保证充足的睡眠和休息，必要时给予安眠剂。

③饮食可常吃丝瓜、菠菜、茄子等，以疏肝解郁、行气止痛。

④中药汤剂宜温服，服药后注意观察疗效。

⑤稳定患者情绪，多安慰患者，避免抑郁、忿怒等不良情绪的刺激，积极配合治疗。

⑥健康教育：指导患者保持乐观情绪，勿忧思或抑郁；让患者了解发生疼痛的原因、机理等，使其积极配合治疗。

2. 湿热蕴结

证候表现　胁肋胀痛或灼热疼痛，口苦口黏，胸闷纳呆，恶心呕吐，小便黄赤，或身目发黄，身热恶寒，舌红，苔黄腻，脉弦滑数。

护治法则　清热利湿（代表方：龙胆泻肝汤）。

施护要点

①注意观察病情变化，有胆石症者，若出现疼痛加剧、辗转不宁，及时报告医生处理；伴有黄疸者，若有皮肤瘙痒，可给予洗浴、止痒剂等。

②室温不宜过高，有高热者宜卧床休息。

③饮食宜多用清热利湿之品，如西瓜汁、绿豆汤、冬瓜汤等，忌油腻、海腥、辛辣等物。

3. 瘀血阻络

证候表现　胁肋刺痛，痛有定处，痛处拒按，入夜痛甚，胁下或见癥块，舌质紫暗，脉沉涩。

护治法则　祛瘀通络（代表方：血府逐瘀汤或复元活血汤）。

施护要点

①注意观察病情的变化，若出现齿衄，及时止血并给予清润之品。

②注意休息，避免过劳而加重病情。

③饮食不宜过冷、过硬或过热之品，以防络破血出，可多饮藕汁、梨汁等。

4. 肝阴不足

证候表现　胁肋隐痛，悠悠不休，遇劳加重，口干咽燥，心中烦热，头晕目眩，舌红少苔，脉细弦数。

护治法则　养阴柔肝（代表方：一贯煎）。

施护要点

①注意休息，勿疲劳过度；保持情绪稳定，避免不良刺激。

②饮食宜常用补养气血之品，如瘦肉、大枣、鳖甲、紫河车等。

③中药汤剂宜温服。

第十五节　黄　疸

黄疸是指因肝失疏泄，脾失健运，致使胆汁外溢，临床以目黄、身黄、小便黄为主要表现的病证，其中目睛黄染是本病的重要特征。黄疸有阴黄、阳黄之分，急黄乃阳黄之重证，应及时抢救。

西医学中的肝细胞性黄疸、阻塞性黄疸和溶血性黄疸，如病毒性肝炎、肝硬化、胆囊炎、胆结石、钩端螺旋体病、蚕豆黄、某些消化系统肿瘤及妊娠胆汁淤积综合征等出现黄疸时，可参考本节辨证施护。

【病因病机】

黄疸的病因有外感和内伤两端。外感源于疫毒侵袭或饮食不节，内伤则由脾胃虚弱或宿疾引发；外因重在湿、毒，而内因偏于虚、瘀。

1. 时邪疫毒，熏蒸肝胆　疫毒之邪由表入里，熏蒸肝胆，肝胆失于疏泄，胆汁外溢于肌肤，上注于肝窍，下流于膀胱，故身目小便俱黄。若疫毒重者，其病势暴急凶险，而见热毒炽盛伤及营血之象，名曰急黄。

2. 酒食伤脾，化生湿热　嗜食膏粱，酗酒过度，皆能损伤脾胃，脾失健运，湿浊内阻，积久成热。湿热交阻，蕴结中焦，熏蒸肝胆，胆汁不循常道而泛溢，熏染身目肌肤而发黄；亦有嗜食寒凉，或服苦寒之药，损伤脾胃，或脾阳素虚，湿从寒化，胆汁为湿所阻，浸渍于肌肤而发黄。

3. 积聚内阻，胆汁失泄　积聚日久不消，瘀血或砂石阻滞胆道，胆汁失于常道而外溢，致肌肤身目发黄。

4. 化源不充，血不荣色　素体脾胃虚弱或肾精不充，以致气血化源不足，肾精难以化生阴血，血败而不能华色，从而引发黄疸。

黄疸形成的关键是湿邪为患，可以外感湿热疫毒，湿从外受；亦可饮食劳倦或病后瘀阻，湿自内生。病位在脾胃肝胆，脾胃运化失健，肝胆疏泄失常，胆汁不循常道，外溢肌肤；下流膀胱而目、小便俱黄。

【辨证施护】

黄疸的辨证，以阴阳为纲，可从黄疸的色泽、病因、病史、症状四方面区别阴黄和阳黄。因于寒湿阻滞谓之阴黄，因于湿热蕴结者谓之阳黄，因于热毒内伏者谓之急黄。阴黄其色晦暗如烟熏，起病缓，病程长，多属寒证、虚证，伴脘腹痞闷、畏寒神疲、气短乏力，舌淡白，苔白腻；阳黄其色鲜明如橘皮，起病急，病程短，多属热证、实证，伴发热、小便短赤、大便燥结，舌红，苔黄腻；急黄其色强烈如金，起病急骤，变化迅速，属热毒炽盛；后期气阴耗伤，也会出现虚实夹杂证。

黄疸护治的基本原则是化湿邪，利小便。阴黄者温中化湿，酌配培补气血、疏肝活血等法；阳黄者清热利湿退黄，临证酌配通腑泄湿之法，使湿热由大便泄；急黄热毒炽盛，邪入心营者又当以清热解营开窍治之。

1. 阳黄

(1) 热重于湿

证候表现　身目俱黄，其色鲜明，发热口渴，心烦欲呕，脘腹胀满，小便短赤，大便秘结，口干而苦，舌红，苔黄腻，脉弦数或滑数。

护治法则　清热利湿，解毒散结（代表方：茵陈蒿汤）。

施护要点

①观察二便、巩膜及全身的颜色和伴随症状以判定黄疸的顺与逆。黄疸渐退，症状缓解为顺，反之为逆。

②病室保持整洁、空气新鲜，床单位干燥平整，及时更换被汗水染湿的衣被。患者应多卧床休息，重证者绝对卧床，直至黄疸基本消退，方可逐步起床活动。热重于湿者喜凉恶热，故居室宜偏凉，空气新鲜，通风良好。阳黄多具传染性，应根据诊断加以隔离，按时消毒餐具、衣物和居室，并限制患者活动范围。

③阳黄患者，黄疸易消退，食欲随之恢复，但脾胃功能仍较虚弱，故应适当控制，逐渐增加食量，切勿恣食，并注意随着病情的好转增加营养，如瘦肉、禽、蛋类和西瓜、冬瓜、白菜、芹菜、莴苣、番茄、雪梨、柑橘、藕等水果蔬菜。食欲差者，给予山楂、菠萝、萝卜等食品开胃、助消化。本型饮食宜偏凉、清淡、易消化之品。忌海腥、辛辣、醇酒等食物。让患者多饮水，也可用鲜芦根或麦冬煎水代茶饮。

④中药汤剂宜凉服。

⑤向患者讲解疾病的发生、发展及预后等，解除患者对疾病的忧虑和悲观，增强信心，更好地配合治疗。

⑥健康教育：如系传染性疾病引起的黄疸，在未完全治愈前，仍需注意与家人隔离，以免传染他人；如系慢性疾病引起的黄疸，要积极治疗原发病。指导患者注意生活规律，饮食卫生和饮食调理，不可劳累过度，仍需保证休息；保持心情舒畅，勿气恼忧思。

（2）湿重于热

证候表现　身目俱黄，其色不及热重于湿者鲜明，头重身困，胸脘痞满，食欲减退，恶心呕吐，便溏，舌质红，苔厚腻微黄，脉濡缓或弦滑。

护治法则　利湿化浊，清热退黄（代表方：茵陈五苓散）。

施护要点

①居室宜温热，阳光充足，整洁舒适，避免对流风。

②饮食性味偏温为佳，食物在温热时饮用，少食多餐，切勿过饱，少食甘甜厚味。

③湿邪困脾，患者恶心欲吐较为明显，可用陈皮、生姜泡水代茶，大便稀溏者，可用苹果皮水煎取汁饮。

④中药汤剂宜温凉服。

2. 急黄

证候表现　黄疸急起，迅速加深，其色如金，高热烦渴，脘腹胀满，神昏谵语，烦躁抽搐，大便秘结，或见衄血、便血，或肌肤瘀斑，舌质红绛，苔黄而燥，脉弦滑数或弦细数。

护治法则　清热解毒，凉血开窍（代表方：犀角散，方中犀角以水牛角代）。

施护要点

①密切观察病情，如黄疸色泽的深浅、体温变化、呼吸情况及精神神经等方面的特征，发现异常，及时通知医生，并做好病情记录与抢救前的准备工作。若黄疸加深，或皮肤出现瘀斑，应考虑热毒扰动营血，属病情恶化之兆；若脉微欲绝或散乱，神志恍惚，烦躁不安等，可能为欲脱之象，应及时抢救。

②注意隔离与特护。对患者使用的生活用具、注射器、手术器械、呕吐物、粪便等都做消毒处理。空气消毒用紫外线照射、食醋熏蒸等法。危重患者专人特护，密切注视病情变化，烦躁者加防护栏。高热患者可进行温水擦浴，神昏谵语者应及时通知医生。

③绝对卧床休息，保持病室安静，减少探视。因本证病情凶险多变，随时都可能进行抢救，故应住单人房间，保持病室内外安静，病室阳光柔和。

④患者可有恶心呕吐或不思饮食等症状，补充营养以静脉输入葡萄糖为主，可给予流质，强迫患者进食，待病情好转后再逐渐增加进食量，但增加速度宜缓慢慎重，防复发。呕吐频作者可暂禁食，给予补液或鼻饲饮食。禁辛辣、肥腻、油炸之品，以防助热伤络，鼓励患者多饮水。

⑤中药汤剂宜浓煎，小量频服。

3. 阴黄

（1）寒湿阻遏

证候表现　身目俱黄，其色晦暗，脘闷腹胀，食欲减退，大便溏薄，神疲畏寒，舌淡胖，苔白腻，脉濡缓。

护治法则　健脾和胃，温化寒湿（代表方：茵陈术附汤）。

施护要点

①防寒保暖，随季节变化而增减衣被，病室清洁、向阳。

②饮食以温热为好，忌生冷、甜腻碍胃之品，可食香蕉、西瓜、冬瓜等物以利湿退黄，

汤汁不宜多，以免水湿停聚。

③中药汤剂宜温热服。

(2) 脾虚血亏

证候表现　面目及肌肤发黄，其色浅淡，心悸气短，肢软乏力，纳呆便溏，或夜间小便如浓茶，舌质淡，苔薄白，脉濡细。

护治法则　健脾温中，补养气血（代表方：黄芪建中汤）。

施护要点

①黄疸经久不退，注意观察有无胁下积块，触痛；腹部有无胀大，甚至青筋暴露；面颈胸臂有无红缕、蜘蛛痣等，及时记录，报告医生。

②便溏者注意肛周清洁，常用温水清洗，涂石蜡油、滑石粉等。久卧病床者，应做好皮肤护理，预防压疮的发生。

③居室宜偏温，环境幽雅，安静，避免噪音等不良刺激。

④饮食予补养之品，需温热、熟、软，营养丰富，容易消化。多食鱼、肉、禽、蛋等血肉有情之物，养护正气，得以驱邪外出。忌油炸、坚硬、生冷之品。可予甘草或人参水煎服。

⑤配合灸法退黄，取足三里、三阴交、关元、气海等穴。如病情允许，应适当参加体育锻炼，如散步、打太极拳等。

第十六节　水　　肿

水肿是由外感、内伤多种原因造成肺脾肾三脏对水液宣化输布功能失调，致使体内水液潴留，泛滥肌肤，以眼睑、头面、四肢、腹背甚至全身浮肿为临床特征的病证。水肿有阴水、阳水之分，阳水易治，阴证难除，久则反复发作，不易速愈，甚至危及生命，因此有效的治疗和合理的调摄对本病十分重要。

西医学中的急慢性肾小球肾炎、肾病综合征、内分泌性失调、充血性心力衰竭，以及营养障碍等疾病所出现的水肿，可参考本节辨证施护。

【病因病机】

1. 风邪外袭　风邪外袭，肺气失宣，不能通调水道，下输膀胱，以致风遏水阻，风水相搏，流溢肌肤，发为水肿。

2. 疮毒内侵　肌肤因患痈疡疮痍，搔抓破溃或治之不当，未能清解消透，风热湿毒不得外泄而内归脾肺，致使水液代谢失常，溢于肌肤而成水肿。

3. 水湿浸渍　冒雨涉水或久居湿地，以致水湿渗注经络，壅塞三焦，浸淫脏腑，脾为湿困，失其健运之职，不能制水输布，浸淫肌肤而肿。若又感风邪，风水相搏，发病尤速。

4. 饮食劳倦　饮食不节，过食肥甘，饮酒无度，久则酿生湿热，或湿郁化热，中焦脾胃失其生清降浊之能，三焦为之壅滞，水道不通，而成水肿。或饮食失于调摄，营养不足，脾气虚弱；或劳倦太过，脾气亏虚以致脾运不健，水湿停聚，横溢肌肤亦可为水肿。

5. 劳欲体虚 疲劳过度，纵欲无节或生育过多，肾精亏耗，肾气内伐，不能化气行水，使膀胱气化失常，开阖不利，水聚内停，泛溢肌肤而为水肿。

综上所述，水肿病位在肺、脾、肾，与心、肝、膀胱有关。病性多属本虚标实证，以肺、脾、肾虚损为本，以风、寒、湿热、热毒、瘀、气滞为标；阳水以标实为主，阴水以本虚为主。病情反复，可出现阴阳寒热虚实错杂证。

【辨证施护】

水肿辨证当以阴阳为纲，阴水病程长，病势缓，浮肿以下肢为甚，皮肤萎黄无泽，呈凹陷性水肿，按之难复；阳水病程短，起病急，浮肿多在头面，皮肤光亮而薄，亦呈凹陷性水肿，按之易复。凡饮食劳倦，房劳过度所致，证见里、寒、虚证者，多从阴水论治；凡受风邪、水气、湿毒、湿热诸邪，证见表、热、实证者，多从阳水论治。阳水病久，由实转虚，可成阴水；若阴水复感外邪，水肿加剧，此属本虚标实，急祛其标，当从阳水论治。

1. 阳水

(1) 风水泛滥

证候表现 先见眼睑及颜面浮肿，继则四肢、全身皆肿，来势迅速，兼见恶风，发热，小便不利，苔薄，脉浮。偏于风寒者，兼恶寒，咳喘，脉浮紧；偏于风热者，兼咽喉红肿疼痛，舌红，脉浮滑数。

护治法则 疏风解表，宣肺利水（代表方：越婢加术汤）。

施护要点

①观察水肿消长情况，有无胸腔、腹腔、心包积液的表现；有无急性左心衰竭的表现；有无剧烈头痛、恶心、呕吐、视物模糊，甚至神志不清、抽搐等高血压脑病的表现。出现上述异常应通知医生及时处理。记录24小时液体出入量。监测尿量的变化，如经治疗尿量没有恢复正常，反而进一步减少，甚至出现无尿，提示严重的肾实质损害。同时密切监测尿常规、肾小球滤过率、血尿素氮、血肌酐、血浆蛋白、血清电解质等变化。

②水肿较严重的患者应避免穿紧身衣服，卧床休息时宜抬高下肢，增加静脉回流，以减轻水肿。嘱患者经常变换体位，对年老体弱者可协助翻身，用软垫支撑受压部位，并适当予以按摩。对阴囊水肿者，可用吊带托起。协助患者做好全身皮肤黏膜的清洁，嘱患者注意保护好水肿的皮肤，如清洗时勿过分用力，避免损伤皮肤，避免撞伤、跌伤等。严重水肿者应避免肌内注射，可采用静脉途径保证药物准确及时的输入。

③病室宜偏温，保暖防寒，预防外邪侵袭而加重水肿。急性期卧床休息，对咳嗽气粗不能平卧者予以半卧位。发热的患者不可用物理降温，以免寒性收引，闭塞毛孔，使外邪不能从腠理而出。

④有明显水肿、高血压或少尿的患者，应严格限制水、钠的摄入。本证患者饮食宜清淡，外感症状明显者给予半流质。

⑤中药汤剂不宜久煎，宜热服，药后可给热饮料，或盖被安卧，以助汗出解表。长期使用利尿剂可出现电解质紊乱，如低钾、低氯血症，应密切观察患者的情况。

⑥注意观察患者的心理反应，倾听其对疾病的态度，向患者解释疾病发生的原因、转归、预后等情况，使其对自己的疾病有正确的认识，积极配合治疗。

⑦健康教育：告知患者及家属出现水肿的原因，如何观察水肿的变化，以及如何保护水肿部位的皮肤等，解释限制水钠对水肿消退的重要性，与患者一起讨论制订符合患者治疗要求而又能为患者所接受的饮食计划。

（2）湿毒浸淫

证候表现　眼睑头面浮肿，延及全身，身患疮痍，甚至溃烂，尿少色赤，伴恶风，发热，舌红，苔薄黄，脉浮数或滑数。

护治法则　宣肺解毒，利湿消肿（代表方：麻黄连翘赤小豆汤合五味消毒饮）。

施护要点

①加强皮肤护理，保持皮肤清洁干燥，勤洗澡，勤换衣，勤理发，预防肌肤疮痍。已发病而未溃破者，可外敷拔毒膏，或新鲜蒲公英、马齿苋、野菊花各等量，洗净捣烂外敷。脓肿自溃者，注意引流排脓，按照外科护理常规换药。

②饮食清淡，营养丰富，忌膏粱厚味、辛辣咸食、醇酒等物，应选食豆类、瓜类、菠菜、菠萝、香蕉等。高热者予以素流质或半流质。

（3）水湿浸渍

证候表现　四肢或全身浮肿，下肢为甚，按之没指，小便短少，身重体倦，胸闷，纳呆，泛恶，腹胀，苔白腻，脉沉缓或濡，起病缓，病程长。

护治法则　健脾化湿，通阳利水（代表方：五皮饮合胃苓汤）。

施护要点

①水肿甚者应加强皮肤护理，每日以温水擦洗，定时翻身、拍背、按摩受压处，防止发生压疮，同时做好口腔护理，防止感染。

②病室向阳，阳光充足，清新整洁，勿潮湿阴冷，避免噪音等不良刺激。全身浮肿者绝对卧床休息，常取半卧位，适当抬高下肢，以使气血通畅，减轻浮肿。本证为寒湿困脾，脾阳不振，土不治水，故宜温燥、忌寒凉是本证护治的关键。

③饮食宜健脾利水、渗湿舒筋之品。本证水湿壅盛，应适当限制水的摄入量。恶心、呃逆重者可少量食用生姜以止恶降逆利尿。

（4）湿热壅结

证候表现　遍体浮肿，肿势多剧，皮肤绷紧光亮，胸脘痞闷，烦热口渴，小便短赤，大便干结，舌红，苔黄腻，脉沉数。

护治法则　清热利湿，疏理气机（代表方：疏凿饮子）。

施护要点

①密切观察血压、尿量、水肿的变化，以免发生危重变证。

②重者卧床休息，按医嘱定时测量腹围和体重，用攻下逐水药后注意观察，记录大便次数。加强皮肤护理，保持皮肤清洁，勿搔抓破损。

③室温宜稍低，通风凉爽，保持安静。

④饮食清淡，营养丰富，忌食鱼虾等海鲜发物。尿少尿黄时多饮清凉饮料，如绿豆汤、

西瓜汁等清热解毒，利水消肿。

⑤汤药宜饭前温服，大便干结者予以豆类、玉米、芹菜、瓜子等，必要时番泻叶代茶饮以通便泄热利水。

2. 阴水

(1) 脾阳不振

证候表现　身肿，腰以下为甚，按之凹陷难复，脘闷纳减，尿清便溏，畏寒肢冷，面色萎黄，神倦乏力，苔白腻或白滑，脉沉缓或沉迟。

护治法则　温阳健脾，利水祛湿（代表方：实脾饮）。

施护要点

①密切观察患者生命体征变化，观察水肿部位、程度及尿量的变化，若出现表情淡漠，少语懒言，气短喘促，面部苍白，唇甲发绀，汗出肢冷，尿少（24 小时尿量少于 500ml），为危重证候，立即处理，进行抢救。

②卧床休息，可取卧位或半卧位，注意保暖，严防感冒，病室定期予紫外线消毒。

③饮食富营养，予健脾渗湿利尿之品，汤药饭前温服。忌生冷、烈酒。淡酒有助温阳通气，可少少饮之。少食产气食物，如牛奶、豆类、红薯等。

(2) 肾虚水泛

证候表现　面浮身肿，腰以下为甚，按之凹陷不起，甚至心悸喘促，腰冷酸痛，尿少或反增多，怯寒肢冷，神疲倦怠，面色灰暗，舌淡胖，苔白，脉沉细弱。

护治法则　温肾助阳，化气行水（代表方：真武汤）。

施护要点

①注意病情变化，如有心悸、喘促、呕恶、尿闭、神志恍惚等尿毒症早期症状，及时报告医生。浮肿明显者宜卧床静养，待好转后再适当活动。

②居室温暖，避免潮湿阴冷，禁忌房事。

③饮食富营养，予补肾利水之品，如多食动物肾脏、紫河车、乳类、蛋类、黑芝麻、核桃等。

第十七节　郁　　证

郁证是因情志不舒、气机郁滞所致的一种病证，临床表现以抑郁善忧，情绪不宁，或易怒善哭为主要表现。

郁证为中医临床的常见病证。明代以后医籍中记载的郁证，多单指情志之郁而言，其致病原因是七情内伤，然发病与否，除与精神情志刺激的强度和持续时间有关之外，也与机体本身“脏气弱”有极其密切的关系。一般易发于精神脆弱、情绪易激动，或性格内向、抑郁寡欢之人，尤多见于青中年女性。中医药治疗郁证的疗效良好，尤其是结合精神情志护理，更能收到显著的疗效。

西医学中的神经衰弱、癔病、抑郁症以及更年期综合征等疾病，以郁证为主要临床表现者，可参考本节辨证施护。

【病因病机】

1. 郁怒伤肝　嫉妒怨恨、愤懑恼怒等精神因素，均可使肝失疏泄，气机不畅，以致肝气郁结而成气郁，这是郁证的基本病机。若气郁日久，可使血液运行不畅而成血郁；气郁化火而成火郁；津液运行不畅，停聚于脏腑、经络，凝聚成痰而成痰郁。诸郁日久，耗伤阴血，则可由实转虚。

2. 忧思伤脾　忧愁紧张、思虑过度，使脾气郁结，或肝郁乘脾，均可导致脾失健运。若脾不运化水谷，以致食积不消而成食郁；若脾不运化水湿，使水液内停可形成湿郁；水湿停聚，凝为痰浊则形成痰郁。久郁伤脾，饮食减少，气血生化乏源，则可导致心脾两虚。

3. 情志伤心　所愿不遂、焦虑、恐惧，或忧愁悲哀过度，均可损伤心气，耗伤阴血，使心失所养，神失所藏而致心主不安，还可进一步导致其他脏腑功能紊乱。

综上所述，郁证的发生是因郁怒、忧愁、思虑、悲哀等七情内伤，使肝失疏泄，脾失健运，心失所养，脏腑阴阳气血失调而成。其基本病机是气机郁滞，病变脏腑在心、肝、脾，累及于肾。郁病初起以气滞为主，常兼血瘀、火盛、食滞、痰结等，形成气郁、血郁、火郁、食郁、湿郁、痰郁之“六郁证”，属实证。病久则由实转虚，随其影响的脏腑及损耗气血阴阳的不同，而形成心、脾、肝、肾亏虚的不同病变。

【辨证施护】

1. 肝气郁结

证候表现　精神抑郁，胸胁作胀，或脘痞，嗳气频作，善太息，月经不调，舌苔薄白，脉弦。

护治法则　疏肝解郁，理气畅中（代表方：柴胡疏肝散）。

施护要点

①注意观察胸胁胀满疼痛的程度、持续时间、加重或减轻的原因，胀痛明显时，可予按摩，疏通气血，必要时可遵医嘱服用元胡止痛片以理气活血止痛。

②保持室内安静，禁止喧哗，病室光线宜暗，避免强烈光线刺激。经常劝导患者多活动、少忧愁，以分散不良情绪。对患者要诚恳，同情关怀，耐心细微使之树立信心配合治疗。也可配合胸透、肝功能、B 超等检查，排除肺部及肝脏病变，解除病人的思想顾虑。

③饮食以蔬菜和营养丰富的鱼、瘦肉、乳类、豆制品为宜，忌食辛辣、烟酒，少食肥甘厚味，常吃柑橘，或以佛手、陈皮等泡水代茶饮用可疏肝理气解郁。

④服柴胡疏肝散时，要避免与碳酸钙、硫酸镁、氢氧化铝等西药合用，以免降低药效。

⑤若患者自觉咽中如有异物梗阻，咯之不出、吞之不下，为痰气互结于咽喉所致之“梅核气”，当做食道钡餐等检查，以消除疑虑。

⑥健康教育：提高患者的心理素质，增强自我防卫能力，指导患者改变孤僻、敏感多疑等个性，培养勇敢和自信的心理素质；生活有节，起居有常，保证充足的休息和睡眠，适当参加文体活动，增强体质。注意劳逸结合，避免用脑不当或过度疲劳、精神过度紧张；合理

调配饮食，注意膳食结构，以清淡、易消化、营养丰富为原则，忌食辛辣香燥、肥甘厚味，禁烟酒；鼓励患者积极参加各种社会活动，提高社交能力，增加对社会环境的适应性；家属要多关心患者，帮助患者坚定战胜疾病的信心。郁证患者的康复需要医院、家庭和社会的共同努力。

2. 气郁化火

证候表现　急躁易怒，胸闷胁胀，头痛目赤，口苦，嘈杂泛酸，便结尿黄，舌红苔黄，脉弦数。

护治法则　疏肝解郁，清肝泻火（代表方：丹栀逍遥散）。

施护要点

①病室温度不宜过高，最好安排在阴凉舒适的房间，并保持室内通风、凉爽，避免强光刺激，消除各种干扰。

②饮食宜清淡，多食蔬菜和凉性水果，如白菜、冬瓜、黄瓜、豆腐和梨、西瓜、荸荠等，但要避免过食生冷。

③中药汤剂宜稍凉服用。

④加强情志护理，尽可能为患者分忧解愁，患者动怒时要冷静处理，绝不能火上浇油。与患者交流时语言要通俗易懂，态度要和蔼亲切，耐心回答患者的问题，有误解时绝不能与患者争执。

3. 忧郁伤神

证候表现　神志恍惚不安，心胸烦闷，多梦易醒，悲忧善哭，舌尖红，苔薄白，脉弦细。

护治法则　甘润缓急，养心安神（代表方：甘麦大枣汤）。

施护要点

①病室要绝对安静，避免噪音和光线刺激。

②稳定患者情绪，避免惊吓或过于兴奋、激动等不良情志刺激。密切观察患者的精神、语言、行动，防止发生意外。

③保证充足的睡眠，精神恍惚、失眠多梦的患者，可遵医嘱服柏子养心丸，或配合耳穴按压。睡前禁饮浓茶、咖啡，禁看恐怖、武打影片或书籍。

④加强饮食调养，常食莲子、桂圆、大枣、蜂蜜，以补养气血，安神定志。

⑤中药汤剂宜温服。

4. 心脾两虚

证候表现　善思多虑不解，胸闷心悸，失眠健忘，面色萎黄，头晕，神疲倦怠，易汗，纳谷不馨，舌淡，苔薄白，脉弦细或细数。

护治法则　补益气血，健脾养心（代表方：归脾汤）。

施护要点

①病室要绝对安静，避免噪音和光线刺激。体虚之人易感风寒，应注意气候变化，适时增减衣被，避免忧思劳神，注意休息，按时睡眠，保证睡眠时间，提高睡眠质量。

②饮食宜营养丰富又易于消化，可常食蛋、奶、鱼等，忌肥甘厚味、煎炸炙煿。可食用

党参、山药、莲子、桂圆、大枣等平补心脾之品。

③中药汤剂宜饭前1小时温服。

④病情稳定时，劝导患者适当进行体力劳动或体育锻炼，做到动静结合，以不感到疲劳为度，逐渐增加活动量。督促患者做心电图等心脏检查，及早发现器质性病变。

5. 阴虚火旺

证候表现　病久虚烦少寐，烦躁易怒，头晕心悸，颧红，手足心热，口干咽燥，或见盗汗，舌红，苔薄，脉弦细或细数。

护治法则　滋阴养血，补心安神（代表方：天王补心丹）。

施护要点

①病室温度不宜过高，湿度可略高，适宜湿式清扫。睡眠时光线宜暗，最好拉上窗帘，并且保持绝对安静，以保证睡眠充足。

②饮食宜清淡养阴又富于营养，以蔬菜、水果、豆类为宜，如番茄、冬瓜、山药、银耳、百合、莲藕、豆芽、梨、西瓜、香蕉等，补充鸭蛋、猪肝、海蜇等。

③中药汤剂宜饭后1小时偏凉服，服药后避免情绪激动。

④做好情志护理，要求患者克服心烦、急躁情绪，保持宁静的心态。注意摄生，节制房事，以护肾气。

第十八节　血　证

血证是指由于人体的阴阳平衡失调，导致血不循经，自九窍（口、鼻、眼、耳、前后二阴）排出体外，或渗溢于肌肤的一类出血性病证。在内科范围内常见的有咳（咯）血、吐血、衄血（鼻衄、齿衄）、便血、尿血及紫斑等。各种出血虽部位不同，但有其共性，故把血证作为独立的病证，专篇论述。

西医学中多种急、慢性疾病所引起的出血，如血液系统疾病中的再生障碍性贫血、血小板减少性紫癜、过敏性紫癜、血友病、白血病等，其他系统（呼吸、消化、泌尿等）疾病中的支气管扩张、消化性溃疡、肝硬化、肾炎、肾结核，以及维生素缺乏症、肿瘤等以出血为主要临床表现者，均可参考本节辨证施护。

【病因病机】

1. 感受外邪　由于感受外邪，损伤脉络而引起出血。风热燥等外邪犯肺，迫血上溢引起衄血、咳血；湿热之邪侵犯肠道，络伤血溢，从下而泻则可引起便血；热邪留滞，侵及下焦，损伤尿道，络脉受损，导致尿血。

2. 饮食失调　饮酒过多或嗜食辛辣厚味，一则滋生湿热，损伤胃肠，熏灼血络，化火动血，引起衄血、吐血、便血等；二则损伤脾胃，脾虚失摄，统血无权，致使血溢脉外而出血。

3. 情志过极　七情所伤，五志化火，火热内燔，气逆于上，血随气逆，溢于脉外而致出血。如郁怒伤肝，肝火偏亢，横逆犯胃，胃络受损则吐血，肝火犯肺可致咳血、衄血等。

4. 劳倦过度 心主神明，神劳伤心；脾主肌肉，身劳伤脾；肾主藏精，房劳伤肾。劳心、劳力或房劳过度，可使心、脾、肾三脏受损，气虚则不能摄血，阴虚则虚火妄动，脉络受伤，而表现为多种出血证。

5. 久病或热病之后 久病、热病之后，一则可耗伤阴津，阴虚火旺，火迫血行而致出血；二则由于正气虚损，气虚失摄，血溢脉外而致出血；三则久病入络，瘀血阻滞，血难归经，因而出血。

综上所述，外感、情志、饮食等多种原因均可导致出血，其共同的病机可归结为火热熏灼、迫血妄行，气虚不摄、血溢脉外及瘀血阻络、血不循经三个方面，亦可用“火、气、瘀”予以概括。然火热之中，又有实火及虚火之分，外感风热燥火、湿热内蕴、肝郁化火等，均属实火；而阴虚火旺之火，则属虚火。血证的范围极广，病变脏腑涉及五脏六腑，因于不同的病机，同一脏腑的病变可表现为不同部位的出血，而不同脏腑的病变又可导致同一部位出血，使病情甚为复杂。

在疾病发展变化过程中，又常发生实证与虚证之间的转化。如初起为火盛气逆、迫血妄行的实热证，但反复出血后，可致阴血亏损，虚火内生；或因出血过多，血去气伤，以致气虚阳衰不能摄血，而成虚证或虚实夹杂证。在出血之后，离经之血未排出而留积体内，可蓄结为瘀血，又会妨碍新血的生长及阻滞气血的运行，常使血虚难复或出血反复不止。

【辨证施护】

1. 鼻衄

(1) 邪热犯肺

证候表现 鼻燥衄血，血色鲜红，身热不适，口干咽燥，咳嗽痰黄，舌质红，苔薄黄或黄燥，脉数或浮数。

护治法则 清泄肺热，凉血止血（代表方：桑菊饮）。

施护要点

①观察患者出血的质、量、色等，出血量多者，应观察神志、面色、肢温及伴随症状等，及时发现血脱危候，并紧急处理。

②患者取平卧低枕位或坐位头部向后仰。用凉水浸湿毛巾敷于前额，亦可用拇指和食指捏紧两侧鼻翼根上，达到初步止血。病室空气不宜干燥，冬天屋内有暖气可在地面晒一些水，湿润空气，可防止因鼻燥而衄血。

③饮食宜偏凉，忌食肥甘厚味之品，患者可多食新鲜蔬菜水果，如芹菜、菠菜、空心菜、雪梨、枇杷、绿豆粥、鲜藕汁等。痰多不易咳出时，嘱患者多饮水。

④中药汤剂宜温服、顿服。

⑤此证鼻衄量比较少，劝患者不要惊慌，可采取一些简单易行的止血办法，如用湿棉球蘸黑山栀粉塞出血鼻孔，或用止血粉（炒蒲黄、黄芩、血余炭各等量共研细末）填塞鼻腔压迫止血。

⑥健康教育：要经常注意卫生，禁止挖鼻孔。要保持鼻腔湿润，防止干燥，常涂薄荷

油。避免情志激动，以防升火，衄血复发。要积极治疗鼻腔内病灶。

(2) 胃热炽盛

证候表现　鼻衄，血色鲜红，胃痛口臭，鼻燥口渴，烦躁便秘，舌红，苔黄，脉数。

护治法则　清胃泻火，凉血止血（代表方：玉女煎）。

施护要点

①注意口腔清洁，可用银连含漱液漱口，以消除口臭。

②饮食宜偏凉，如可常食荠菜、乌兰、莲藕、苦瓜、菠菜、梨、百合等新鲜蔬菜和水果。

③注意保持大便通畅，便秘者可以大黄 5～10g 泡服，以通便泄热。

④反复出血者，可以黄芩 15g，浸水 50ml，用此液磨白及涂山根（鼻梁处）。

(3) 肝火上炎

证候表现　鼻衄目赤，烦躁易怒，头痛眩晕，口苦耳鸣，舌红，苔黄而干，脉弦数。

护治法则　清肝泻火，凉血止血（代表方：龙胆泻肝汤）。

施护要点

①出血不止者，额部冷敷或用针刺少商出血；或用大蒜捣烂成茸，敷于涌泉穴，以引血下血。

②饮食宜解郁理气之品，如佛手、萝卜等。患者处于郁怒状态时不宜进食，以免气食交阻。

③避免各种情志刺激，使患者心情舒畅，配合治疗。

(4) 气血亏虚

证候表现　鼻衄，或兼齿衄、肌衄，血色淡红，神疲乏力，面色苍白，头晕，耳鸣，心悸，夜寐不宁，舌质淡，苔白，脉细弱。

护治法则　补气摄血（代表方：归脾汤）。

施护要点

①出血不止者，可用别直参 6g，加童便一盅冲服，以益气摄血。经常出血者，可以茜草根、艾叶各 30g，研末蜜丸，以乌梅煎水送服。

②患者应注意休息，不宜过多活动，避免经常抠鼻、拧鼻。

③可常以参、芪、桂圆等煎汤或加粳米煮粥食用，以补益脾气，忌食生冷、肥腻食物。

2. 齿衄

(1) 胃火炽盛

证候表现　齿衄血色鲜红，齿龈红肿疼痛，口渴欲饮，头痛不适，口臭便秘，舌红，苔黄，脉洪数。

护治法则　清胃泻火，凉血止血（代表方：加味清胃散合泻心汤）。

施护要点

①注意口腔卫生，出血及饭后用淡盐水漱口。

②合理调节饮食，宜给清淡而富有营养之食物，如藕粉、瘦肉、鱼、牛奶、鸡蛋、蔬菜等，禁止过食辛辣动火之物，戒烟酒。保持大便通畅，减少胃肠积滞。

③中药汤剂宜凉服，多饮清凉饮料，或小蓟及白茅根煎水服，以凉血止血。

④患者情绪焦虑，应耐心细致地进行解释，消除紧张心理，防止因情绪激动而衄血再发。

⑤健康教育：避免情志激动，以防升火，衄血复发。饮食宜清淡，不能过食膏粱厚味、炙煿辛辣之品，戒烟酒。不能过度劳累，要节制房事。

(2) 阴虚火旺

证候表现　齿衄，血色淡红，常因受热及劳累而诱发，齿摇不坚，舌红苔少，脉细数。

护治法则　滋阴降火，凉血止血（代表方：滋水清肝饮合茜根散）。

施护要点

①室温宜偏低，清静凉爽，注意休息，戒妄想，远房帏。

②饮食宜清淡。可配合食用生地黄粥（生地黄汁 20ml，以水煮白粥，临熟时加入地黄汁搅匀，空腹食之）。

③西洋参切片含口内，对气阴皆虚、虚火上浮者有效。

④中药汤剂宜凉服，服药期间不宜过劳。

3. 咳血

(1) 燥热伤肺

证候表现　喉痒咳嗽，痰中带血，口干鼻燥，或有身热，舌红，少津，脉数。

护治法则　清热润肺，宁络止血（代表方：桑杏汤）。

施护要点

①保持室内空气新鲜，温度适宜，防止复感外邪，使咳血加重。咳血量多者，安排单人病室，以利及时治疗和休息，保持环境安静，避免各种噪音的刺激。患者卧床时可取侧卧或平卧头侧向一边，以利于血痰咳出，并随时观察警惕窒息的发生。

②饮食宜富于营养，易消化，中药和饮食都不宜过热，应稍偏凉，并忌食辛辣、烟酒及煎炒等生热动火之食品。可多食梨、柑橘、荸荠、藕、百合等。

③可遵医嘱针刺三阴交、肺俞、鱼际，或列缺、尺泽等穴。兼头痛发热者可针刺合谷、印堂、鱼际、内关、外关等穴止痛止血。

④中药汤剂宜偏凉服用，慎用发汗、解热的药物。

⑤患者在出血时，情绪恐惧，紧张不安，若反复咳血，则更为忧虑急躁，故要做好情志护理，多安慰，关怀体贴，消除其紧张心理，积极配合治疗。

⑥健康教育：注意生活起居有常，避免过于劳倦，注意保暖，防止外邪侵入，咳血反复。保持心情舒畅，克服急躁易怒的脾气，安心调养。加强饮食调理，忌食辛辣、烟酒等刺激之品，多吃花生、大枣、山药、莲子等补气养血食物。积极治疗原发病，平时加强锻炼，增强体质。

(2) 肝火犯肺

证候表现　咳嗽阵作，痰中带血或纯血鲜红，胸胁胀痛，烦躁易怒，口苦，舌质红，苔薄黄，脉弦数。

护治法则　清肝泻肺，凉血止血（代表方：泻白散合黛蛤散）。

施护要点

①注意患者病情变化，大咯血者要防止血块阻塞气道发生窒息。若患者突然出现呼吸窘迫、发绀，甚至神志障碍，应及时将患者平卧，采取头低足高位；神志清楚者，应鼓励患者咳嗽，以使血块咳出。必要时应用吸痰器或支气管纤维镜清除气道血块。

②出血量多、双足不温者，可先用温水泡双足，然后以大蒜泥或附子捣碎敷于双涌泉穴，以引血下行。

③病室安静，空气新鲜。患者不可大声谈笑，不可采用屏气止咳的止血方法。

④患者应情绪稳定，避免各种不良的精神刺激，安心静养，卧床休息。

(3) 阴虚肺热

证候表现　咳嗽痰少，痰中带血或反复咳血，血色鲜红，口干咽燥，颧红，潮热盗汗，舌质红，脉弦数。

护治法则　滋阴润肺，宁络止血（代表方：百合固金汤）。

施护要点

①室温偏低，清静凉爽。盗汗者应及时擦汗更衣，避免吹风。患者可适当活动，但血出较多者应卧床休息。

②饮食应清淡而营养丰富，可多食新鲜蔬菜及水果，恢复期可食用甲鱼、蜂蜜、牛奶等，忌辛辣刺激食物。

③中药汤剂宜偏凉服。

4. 吐血

(1) 胃热壅盛

证候表现　脘腹胀满疼痛，吐血色红或紫暗，常夹有食物残渣，口臭，便秘或大便色黑，舌红苔黄腻，脉滑数。

护治法则　清胃泻火，化瘀止血（代表方：泻心汤）。

施护要点

①严密观察病情。出血期间，改变体位时要防止发生昏厥。若大量出血伴有面色苍白、冷汗、四肢厥冷、脉细微者为气随血脱之象，应立即报告医生，同时采取各种抢救措施以配合治疗，如选取适合体位，建立静脉通道，送检化验等。

②绝对卧床休息，病室应安静，空气清新。患者吐血量多时取头低脚高位，头偏向一侧，防止血液流入呼吸道引起窒息。对患者要关心照顾，吐血后及时给予淡盐水漱口，并保持口腔清洁。

③患者出血量多可暂时禁食及禁热水。血止后给予流质和半流质饮食，少食多餐为宜，饮食不宜过热，以免血热妄行更致吐血不止。

④中药汤剂宜凉服，中西药合用时，服药时间最好错开1小时左右。

⑤吐血时安慰患者稳定情绪，卧床休息，消除其恐惧忧虑心理，护理人员配合医生及时抢救。

⑥健康教育：注意生活起居有常，不能过度劳累。饮食有节，不能暴饮暴食或过饥过饱，忌辛辣之品和过量饮酒。加强锻炼，增强体质，防止外邪侵袭人体，尤其在寒热交替季

节，防止受凉诱发。对素有胃脘疼痛旧疾者，既要注意不能劳倦过度，又要避免七情刺激，以免复发。

(2) 肝火犯胃

证候表现　吐血色红或紫暗，口苦胁痛，心烦易怒，寐少梦多，舌质红绛，脉弦数。

护治法则　泻肝清胃，凉血止血（代表方：龙胆泻肝汤）。

施护要点

①患者应安心静养，避免各种精神刺激，消除恐惧心理。

②出血量多者，参照上型护理。

③多食具有清肝降火、凉血止血作用的食品，如绿豆、百合、三七粉等。

(3) 气虚血溢

证候表现　吐血绵绵不止，时轻时重，血色暗淡，神疲乏力，心悸气短，面色苍白，舌质淡，脉细弱。

护治法则　健脾益气摄血（代表方：归脾汤）。

施护要点

①病室温暖，湿度适宜，患者卧床休息，注意防寒保暖，防止复感外邪。

②血出多者禁食，量少者予清淡、易消化、具有补气养血作用的流质或半流质饮食，如米汤、牛奶、红枣等，忌生冷及硬食。

③出血量多，或见脱象者，即服独参汤。

④中药汤剂宜偏凉服。

5. 便血

(1) 肠道湿热

证候表现　便色鲜红，大便不畅或稀溏，或有腹痛，口苦，舌质红，苔黄腻，脉濡数。

护治法则　清化湿热，凉血止血（代表方：地榆散或槐角丸）。

施护要点

①血色鲜红者，来自直肠或肛周，为近血；便血紫暗，或如柏油者，多来自于胃，为远血。注意观察便血的时间、量、色、质，如继续排出柏油样便，血压下降，脉细而数，呼吸急促，表示出血未止，注意加强观察。若患者出现心慌、汗出、面色苍白、四肢湿冷，有血脱的可能，应立即采取措施，做好抢救准备工作。

②出血量多者，应卧床休息，防止发生变证。反复出血不止者，及时与医生联系，以进一步进行相关检查。

③便血量多时暂禁食，平时饮食以半流质为主，少量多餐，忌辛辣厚味及过冷、过热和刺激性食物。便血是痔的主要症状，而痔出血与大便干燥关系密切，如大肠热结可服清热凉血通便药，平时常食用清热祛火的蔬菜，减少便秘的发生。

④中药汤剂宜温凉服，药后观察大便的颜色和量。

⑤患者便血后会有紧张、恐惧等不良情绪，护理人员应尽快去除血污，安慰关心患者，以免因精神紧张而加重出血。

⑥健康教育：指导患者积极参加体育锻炼，增强体质，防止过度疲劳。在寒热交替季

节，易感凉诱发，应注意寒温调节。平素少食辛辣、煎炸之品，以免辛热蕴结于胃，湿热下注大肠，酿作痼疾。指导患者平时多吃新鲜蔬菜和水果，如香蕉、蜂蜜、橘子、芹菜、菠菜等保持大便通畅，勿久蹲厕所或用力过猛，防止旧病复发。

(2) 脾胃虚寒

证候表现　便血紫暗或黑如柏油，脘腹隐隐作痛，喜温喜按，喜热饮，面色无华，神倦懒言，便溏，舌质淡，脉细。

护治法则　健脾温中，养血止血（代表方：黄土汤）。

施护要点

①患者应卧床休息，注意防寒保暖。

②宜进半流质饮食，如牛奶、豆浆或山药粥、黄芪粥。血多者应暂禁食，忌生冷食物。

③中药汤剂宜温热服。

6. 尿血

(1) 下焦热盛

证候表现　小便黄赤灼热，尿血鲜红，心烦口渴，面赤口疮，夜寐不安，舌红，脉数。

护治法则　清热泻火，凉血止血（代表方：小蓟饮子）。

施护要点

①密切观察病情变化，详细记录小便的次数，血尿的浓淡，有无血块，并详察全身状况，如见面色苍白，汗出肢冷，气短息微，脉细微弱为气血亏虚、气随血脱之证候，应立即采取有效的抢救措施。

②患者需卧床休息，减少活动。要关心、体贴患者的痛苦，给予安慰，消除其紧张恐惧心理。

③饮食宜多食新鲜水果、蔬菜和多饮开水，忌食炙煿、肥腻、海腥、虾、蟹、羊肉等物，以免尿血加重。

④中药汤剂宜凉服。

⑤耐心讲解病情，对患者进行安慰，通过多次接触，建立良好的护患关系，使其能积极地配合治疗。

⑥健康教育：避免情志内伤，生活要有规律；不过食辛辣、肥甘厚味之品；避免不必要的导尿及泌尿道器械操作，以减少本病发生的机会；积极治疗原发病灶，才能较好地治愈尿血。

(2) 阴虚火旺

证候表现　小便短赤带血，头晕耳鸣，神疲，颧红潮热，腰膝酸软，舌质红，脉细数。

护治法则　滋阴降火，凉血止血（代表方：知柏地黄丸）。

施护要点

①注意休息，禁止房事。避免情志刺激。

②可常食用甲鱼、泥鳅、鲜藕等。也可用鸡蛋一枚，敲一小孔，放入大黄粉 1g，蒸熟食用，可滋阴清热泻火。

③如为结核患者，需及时检查其他器官有无结核，并做好隔离防护和抗痨治疗。

(3) 脾肾亏虚

证候表现　小便频数，尿血淡红，饮食减少，精神困倦，面色萎黄，腰脊酸痛，头晕耳鸣，舌质淡，脉虚弱。

护治法则　健脾补肾，摄血归经（代表方：无比山药丸）。

施护要点

①避免过度操劳，节制房事。

②饮食宜温热清淡，忌生冷肥腻。

③中药汤剂宜浓煎取汁，每日2~3次空服。

④可遵医嘱针刺隐白、关元、足三里、脾俞、肾俞、三阴交等穴，以健脾补肾。

7. 紫斑

(1) 血热妄行

证候表现　皮肤出现瘀点或紫斑，或伴有鼻衄、齿衄、便血、尿血，或发热，口渴，便秘，舌红，苔黄，脉弦数。

护治法则　清热解毒，凉血止血（代表方：犀角地黄汤合十灰散）。

施护要点

①注意观察紫斑数量、大小及伴随症状，若出血量大，或见血脱者，应及时报告医师进行紧急抢救。护理时应动作轻柔，尽量减少针刺操作，必要的穿刺后应压迫局部或加压包扎止血。

②室温可稍低，患者注意休息，少活动，避免碰撞，防止外伤而加重出血。

③饮食宜清淡，忌辛辣香燥及鱼、虾、蟹等，可多用荠菜、鲜藕、梨等，发斑与某些食物有关者，应绝对忌口。

④中药汤剂宜凉服。

(2) 阴虚火旺

证候表现　皮肤青紫斑点或斑块时发时止，常伴随其他症状，如鼻衄，齿衄或月经过多，颧红，心烦，口渴，手足心热，或有潮热盗汗，舌质红，苔少，脉细数。

护治法则　滋阴降火，宁络止血（代表方：茜根散）。

施护要点

①患者应适当休息，环境安静，保持情绪安定。

②饮食应清淡而富营养，多食新鲜蔬菜。

③中药汤剂宜温凉服。

(3) 气不摄血

证候表现　紫斑色紫暗淡，时发时止，时轻时重，反复发作，遇劳则加重，伴神疲乏力，头晕目眩，面色苍白，纳差，舌质淡，脉细弱。

护治法则　健脾益气摄血（代表方：归脾汤）。

施护要点

①观察患者血象变化，定期查血常规。

②注意休息，避免过劳，避免碰撞。

③饮食宜营养丰富，少量多餐，温热服用。多食用红枣、牛奶、豆浆等，以健脾益气，忌食生冷瓜果。

第十九节 消 渴

消渴是以多饮、多食、多尿、形体消瘦，或尿有甜味为特征的病证。根据本证“三多”症状的主次，消渴又可分为上消、中消、下消。一般而言，口渴多饮为上消，属肺；多食善饥为中消，属胃；多尿而浊为下消，属肾。

消渴是一种发病率高，严重危害人类健康的病证，其发病率有逐年上升的趋势。本病患者男性多于女性，多发于中年以后，若在青少年时期即罹患本病，一般病情较重。其发病与禀赋不足、嗜食肥甘厚味有较为密切的关系，生活富裕者较贫困者为多。患者初起多形体肥丰，日久渐至肌肉消瘦，疲乏无力，并可出现胸痹、中风、水肿、痈疽等多种并发症。中医药在改善症状、防治并发症等方面有较好的疗效。

西医学中的糖尿病以及尿崩症等可参考本节进行辨证施护。

【病因病机】

1. 禀赋不足 中医学早在春秋战国时期就已经认识到，先天禀赋不足是引起消渴的重要内在因素，其中以阴虚体质最易发病。

2. 饮食不节 长期过食肥甘厚味、醇酒辛辣，或长期服用温燥壮阳的药物，致脾胃运化失职，积热内蕴，化燥伤津，消谷耗液，发为消渴。

3. 情志失调 长期过度的精神刺激，如郁怒伤肝，气郁化火，或劳心竭虑，心火内燔，不仅消灼肺胃阴津，还可耗伤心肝肾之阴而发为消渴。

4. 劳欲过度 房事不节，劳欲过度伤肾，损耗阴精，虚火内生，上蒸肺胃，终至肾虚肺燥胃热俱现，发为消渴。

综上所述，消渴多为禀赋不足，素体阴虚，复加饮食不节、情志失调、劳欲过度，使人体阴津亏损，燥热偏胜，而以阴虚为本，燥热为标，且两者互相影响，阴愈虚则燥热愈甚，燥热愈甚则阴愈虚。病变的脏腑主要在肺、胃（脾）、肾，尤以肾为关键，与心、肝亦有关系。

消渴迁延不愈，常可累及多个脏腑而并发诸证。如肺失滋润，日久可并发肺痨、肺痿；肾阴亏损，肝失涵养，肝肾精血不能上承耳目，可并发雀目、白内障、耳聋；水不涵木，燥热炼液成痰以及血脉瘀滞，肝风夹痰瘀阻脉络，蒙蔽心窍，可发为中风；燥热亢盛，伤阴耗气，气阴两伤，心脉瘀阻，发为胸痹；燥热内结，营阴被灼，脉络瘀阻，蕴毒成脓，发为疮疖痈疽；若阴损及阳，脾肾虚衰，水湿潴留，泛滥肌肤而成水肿；若真阴耗损，虚阳浮越，可见面红唇干、目眶内陷、头痛烦躁、恶心呕吐、息深而长等重证，甚至出现昏迷、四肢厥冷、脉微欲绝等阴竭阳亡的危候。

【辨证施护】

1. 燥热伤肺

证候表现　烦渴多饮，口干咽燥，多食易饥，小便量多，大便干结，舌质红，苔薄黄，脉数。

护治法则　清热润肺，生津止渴（代表方：消渴方）。

施护要点

①注意体重和尿量的变化，每周测一次体重，多饮多尿患者需记录24小时出入量。每餐前测血糖，根据检测结果决定使用胰岛素的剂量，长期注射者要经常更换部位，以免形成皮下硬结。严密观察患者有无头晕、心慌、汗出等低血糖症状，一旦出现立即给予糖水一杯口服，如不能控制遵医嘱静推葡萄糖液。

②皮肤干燥、瘙痒，应避免搔抓、烫洗，可用润肤类油膏涂擦。外阴瘙痒可用苦参、蛇床子煎水或洁尔阴清洗。

③病室宜安静，光线柔和，空气新鲜，素体阴虚燥热者，室温宜偏低。可适当活动，以不感疲劳为度。

④严格控制饮食，按病情定时、定量，以蔬菜、瘦肉、蛋类、豆制品为主食，少食煎炸，多食猪胰、山药、茭白、洋葱、西红柿、菠菜根等食物。禁用糖类、烟酒、辛辣甘肥、炙煿之品。若患者口干舌燥，可给鲜芦根或天花粉煎水代茶饮，以生津止渴。

⑤中药汤剂温服。指导患者严格掌握降糖药的使用原则和方法，密切观察治疗效果和不良反应。

⑥向患者宣传有关本病的知识，使患者了解控制好血糖可减少各种并发症的发生，关心理解患者，组织患者之间互相交流，提高治疗信心。

⑦健康教育：指导患者合理安排生活，做到起居有常，劳逸结合，寒温适时；适当参加文体娱乐，不宜食后则卧，终日久坐，坚持打太极拳锻炼；节制饮食，忌肥甘厚味、辛辣醇酒之品，常吃黑芝麻、葱、胡萝卜，有助改善乏力症状。

2. 胃燥津伤

证候表现　消谷善饥，大便秘结，口干欲饮，形体消瘦，舌红苔黄，脉滑有力。

护治法则　清胃泻火，养阴增液（代表方：玉女煎）。

施护要点

①患者皮肤易生疮疡，应避免抓抠，保持局部清洁，可外用如意金黄散。大便干燥、难下者，可食用芦荟或服用复方芦荟胶囊以泄热通便，亦可肛门外用开塞露。

②节制饮食，主食应控制在每日300～400g，多食粗杂粮如燕麦片、荞麦面、玉米面，适量食用瘦肉、蛋类、鱼类、乳类食物以补充营养。饥饿时可予黄豆、生花生米嚼食；或予新鲜叶类蔬菜充饥。患者多喜冷恶热，但不可过食生冷之品，以防再伤脾胃。

③患者若烦躁、焦虑、易怒，应及时予以开通、疏导，做好情志护理。

3. 肾阴亏虚

证候表现　尿频量多，混如脂膏，头晕目眩，耳鸣，视物模糊，口干唇燥，失眠心烦，舌红无苔，脉细弦数。

护治法则 滋阴补肾，润燥止渴（代表方：六味地黄丸）。

施护要点

①注意观察患者视力、听力及全身情况，尽早发现白内障、耳聋、眩晕等，以进行及时诊治。若见舌强语謇、半身麻木不遂、口眼㖞斜等中风表现，必须迅速报告医生救治。

②根据体力进行适当活动，不可过劳，要节制房事。

③选用地黄粥、枸杞粥、桑椹汁或用枸杞子15g煎水代茶饮以滋阴补肾。

4. 阴阳两虚

证候表现 尿数，饮一溲一，色混如膏，面色黧黑，耳轮枯焦，腰膝酸软，消瘦显著，阳痿或月经不调，畏寒面浮，舌淡，苔白，脉沉细无力。

护治法则 滋阴温阳，补肾固摄（代表方：金匮肾气丸）。

施护要点

①密切注意观察患者面色、神志、呼吸、脉象变化，若见烦渴面红，头痛恶心，口有异味，呼吸深快，或神昏迷蒙，四肢厥冷，脉微数疾等阴虚阳浮或阴阳离决危象，必须立即通知医生，做好抢救准备。另外观察眼睑、下肢、足趾，尽早发现水肿、脱疽。

②减少活动，病重者应卧床休息，禁房事。

③可选用猪胰、猪肾、黑豆、黑芝麻等补肾助阳，如猪肾1对，杜仲或核桃30g，炖熟服用。

④中药汤剂宜文火久煎，阿胶、鹿角胶宜烊化，如用鹿茸，应先研细末，再用开水或煎剂冲服。药液应温服，病重可随煎随服。

第二十节 头 痛

头痛即指由于外感与内伤，致使脉络绌急或失养，清窍不利所引起的以病人自觉头部疼痛为特征的一种常见病证，也是一个常见症状，可以发生在多种急慢性疾病中，有时亦是某些相关疾病加重或恶化的先兆。

西医学中的感染性发热性疾病、高血压、颅内疾患、神经官能性头痛、偏头痛等多种疾病，均可参见本节辨证施护。

【病因病机】

1. 外感头痛 多因起居不慎，坐卧当风，感受风、寒、湿、热等外邪所致，主要以风邪为主。外邪自肌表侵袭经络，上犯巅顶，使清阳受阻，气血凝滞，阻遏络道，而致头痛。且风为百病之长，多夹时气而发病，若风夹寒邪，寒凝血滞，阻遏脉络，血郁于内而生头痛；若风夹热邪，火热上炎，侵扰清空，气血逆乱而发头痛；若风夹湿邪，蒙蔽清窍，清阳不升，亦可致头痛。

2. 内伤头痛 “脑为髓海”，主要依赖肝肾精血濡养及脾胃运化水谷精微，输布气血上注于脑，故内伤头痛的病因与肝、脾、肾三脏有关。如情志恼怒，肝气郁结，气郁化火，肝火上冲，或素体阴虚，肝阳上扰头目而致头痛；或久病体虚，失血之后，血虚不能上荣脑髓，而致头痛；也可由于饮食不节，恣食肥甘，或思虑过度，致使脾运失司，痰湿内生，痰浊上干，阻遏清阳，引起头痛。此外，因跌仆损伤，脑髓受震，气血运行失畅，或日久不已，久痛入络，络道不通，瘀血停滞，均可引起头痛。

【辨证施护】

1. 外感头痛

（1）风寒头痛

证候表现　头痛时作，痛及项背，恶风畏寒，遇风尤甚，常喜裹头，口不渴，舌苔薄白，脉浮紧。

护治法则　疏风散寒（代表方：川芎茶调散）。

施护要点

①注意观察头痛的性质，一般发病较急，痛势较剧。疼痛的性质随病因之不同而异，风邪偏胜多表现为掣痛；风热多为胀痛；湿热偏胜则为重痛。疼痛可随外感之解除而消失。

②外感头痛常兼有恶寒发热，应定时测量体温，观察体温与头痛的关系。一般患者经治疗后体温逐渐下降，头痛也随之缓解；如果身热已退，表证已除，而头痛不见减轻，或身热持续不退，头痛如裂，甚至神识不清，应视为危重症。

③病室设施应安静、整洁、空气新鲜、避免对流风，风寒头痛者，病室应温暖，恶风严重者可用屏风遮挡。

④饮食以清淡、疏散、化湿、易消化为原则，食勿过饱。忌食肥腻、黏滑及烟酒刺激等物。此外，酸性食品收敛，不利于驱邪，亦应禁食。风寒头痛者可选用辛味温热食品，如豆豉、胡椒、红糖生姜水、白米粥等，可助驱邪外出。

⑤中药汤剂不宜久煎，汤剂宜热服，服药之后饮热粥或热饮料，以助药力。

⑥头痛患者易恼怒忧伤，情志改变又会加重病情，应耐心开导患者，消除患者紧张情绪，安心静养，配合治疗。

⑦健康教育：指导患者注意保持心情舒畅，使气血流通，减少疾病的发生；注意饮食调理，克服偏食习惯，经常锻炼身体，促进气血运行，使脑髓得以濡养；注意安全，避免发生头部外伤，减少因外伤引起的头痛；头痛未愈者应坚持治疗，如突然头痛发作，应及时诊治。

（2）风热头痛

证候表现　头痛而胀，甚则如裂，面红目赤，伴有发热恶风，鼻塞涕浊，口渴喜饮，咽喉肿痛，小便黄，大便秘结，舌微红，苔薄黄，脉浮数。

护治法则　疏风清热（代表方：芎芷石膏汤）。

施护要点

①发热者宜卧床休息，病室空气流通，避免直接吹风。

②饮食宜清淡、易消化，多食新鲜蔬菜和水果，多饮菊花水、鲜芦根水、绿豆汤、藕粉

等，忌食辛辣油腻荤腥食品。

③中药汤剂不宜久煎，煎后凉服。

④发热重时可针刺大椎、曲池或点刺放血以散热。

(3) 风湿头痛

证候表现　头痛如裹，肢体困重，胸闷脘痞，呕恶欲吐，大便溏，小便不利，苔白腻，脉濡。

护治法则　祛风胜湿（代表方：羌活胜湿汤）。

施护要点

①病室空气流通、干燥。

②饮食宜清淡、易消化，忌食油腻、甘甜及生冷物品。

③中药汤剂不宜久煎，煎后温服。

④可配合针刺治疗，取行间、合谷、头维、后顶、天柱、百会、阿是穴等穴位。

2. 内伤头痛

(1) 肝阳头痛

证候表现　头痛而眩，两侧为主，伴心烦易怒，胁痛，夜眠不安，面赤口苦，舌质红，苔薄黄，脉弦有力。

护治法则　平肝潜阳（代表方：天麻钩藤饮）。

施护要点

①病室应安静，光线偏暗，凉爽通风。

②饮食宜清淡、易消化，忌肥甘厚腻、辛辣刺激食品，忌烟酒。

③中药汤剂宜文火久煎，煎后温服。

④关心、安慰患者，消除患者精神负担，避免不良精神刺激。

⑤可针刺风池、行间、百会等穴。

(2) 血虚头痛

证候表现　头痛隐隐，兼有眩晕，面色白，心悸，遇劳加剧，舌淡苔薄白，脉细弱。

护治法则　滋阴养血（代表方：加味四物汤）。

施护要点

①卧床休息，缓解期进行适当的轻微活动。

②饮食宜多用血肉有情之品，如甲鱼、牛肉、鸡蛋、豆类等，忌辛辣、发散之品，禁生冷。

③中药汤剂宜文火久煎，煎后温服。

④疼痛剧烈时可配合针灸或推拿。

(3) 痰浊头痛

证候表现　头痛昏蒙，胸脘痞满，肢重体倦，泛恶，呕吐痰涎，纳少，苔白腻，脉弦滑或滑。

护治法则　健脾化痰，降逆止痛（代表方：半夏白术天麻汤）。

施护要点

①病室保持干燥，避免潮湿。

②加强饮食调护，多食清淡、易消化食品，可选用山药、莲子、木耳、乳类、瘦肉等补脾益胃食品，忌食生冷、油腻、肥甘、辛辣食物，禁烟酒。

③中药汤剂宜温服。

④可配合针刺，取中脘、内关、丰隆、百会等穴。

(4) 瘀血头痛

证候表现　头痛经久不愈，痛如针刺，部位固定，入夜加重，或有头部外伤史，舌质紫暗或有瘀点，苔薄白，脉沉细或细涩。

护治法则　活血化瘀（代表方：通窍活血汤）。

施护要点

①注意观察病情，定时测量生命体征，注意神志和瞳孔变化。

②注意头部保暖，用布或毛巾裹扎。

③饮食宜清淡疏利之品，如川芎花茶、川芎酒等。

④中药汤剂宜久煎温服。

(5) 肾虚头痛

证候表现　头痛且空，兼有眩晕，耳鸣少寐，腰酸乏力，遗精带下，舌红少苔，脉沉细无力。

护治法则　滋阴补肾（代表方：大补元煎）。

施护要点

①中药汤剂宜文火久煎，煎后温服。

②加强食疗，多食营养丰富、补肾填精药膳食品，如核桃、黑芝麻、甲鱼、紫河车、海狗肾等，忌辛辣、酒类。

③注意避免劳累，尤应节制或禁房事。

④可配合针刺、推拿疗法，取肾俞、关元、百会等穴。

第二十一节　痹　　证

痹证是由于人体正气不足，卫外不固，感受风、寒、湿、热等外邪，致使经络闭阻，气血运行不畅，引起以肌肉、筋骨、关节发生疼痛、酸楚、麻木、重着、灼热、屈伸不利，甚或关节肿大变形为主要临床表现的病证。

西医学中的风湿热、类风湿性关节炎、强直性脊柱炎、骨性关节炎等疾病表现以痹证临床特征为主者，可参照本节辨证施护。

【病因病机】

痹证的发生是因正气不足，腠理不密，卫外不固，外感风、寒、湿、热之邪，致使肌肉、筋骨、关节、经络闭阻，气血运行不畅，不通则痛。

1. 风寒湿热，侵袭人体　由于居处潮湿、涉水冒雨、气候剧变、冷热交替等原因，风寒湿邪乘虚侵袭人体，流注经络，留滞关节，使气血闭阻而成痹证。由于感邪偏盛之异，临床表现亦多有不同，其风气胜者，因风性善行而数变，故痹痛游走不定而成行痹；寒气胜者，因寒气凝涩，致气血凝滞不通，故疼痛剧烈，而成痛痹；湿气胜者，因湿性黏滞重着，使肌肤、关节麻木、重着，痛有定处而成着痹；若感受风湿热邪，或风寒湿邪郁而化热，流注关节，致局部红肿灼热而成热痹。

2. 痰瘀交结，闭阻经络　痹证治疗不当，久服祛风燥湿，或温散寒湿，或清热燥湿等药物，耗气伤血，损阴劫津，致使气滞血瘀，痰浊阻络，痰瘀交结，经络闭阻，出现关节肿大，甚至强直畸形、屈伸不利等症状，形成正虚邪恋、迁延难愈的痹证顽疾。

【辨证施护】

1. 行痹

证候表现　肢体关节疼痛，游走不定，发病初期肢节亦红亦肿，屈伸不利，或恶风，或恶寒，舌质红，苔白微厚，脉浮缓或浮紧。

护治法则　祛风通络，散寒除湿（代表方：防风汤）。

施护要点

①观察患者肢体关节肿痛的情况，有无畸形和关节活动是否受限。

②护理应注意养血、活血，可采用针灸、热敷、药敷、熏洗，也可用中药离子导入等方法，保持血液的通畅。

③患者宜居住在温暖、向阳、通风的房间。

④注意饮食调护，可常食用豆豉、丝瓜、荆芥粥等。

⑤中药汤剂宜温服，可用黄酒为引，以助药力。

⑥此病病程长且容易反复发作，应鼓励患者，增强患者战胜疾病的信心。

⑦健康教育：改善患者生活及工作环境，避免久处湿地；平时加强体育锻炼，调护正气，减少感邪机会；平时应采取有效的保暖、防寒、防湿措施，随气温变化增减衣被，避免一切诱因。

2. 痛痹

证候表现　肢体关节紧痛不移，遇寒痛增，得热痛减，关节屈伸不利，局部皮色不红，触之不热，舌质淡红，苔白而薄腻，脉弦紧，或沉迟而弦。

护治法则　温经散寒，祛风除湿（代表方：乌头汤）。

施护要点

①注意防寒保暖。疼痛剧烈者，须卧床休息；恢复期须下床活动，加强肢体锻炼。

②饮食宜温热性食物，如羊肉、乌头粥，或加用茴香、桂枝、花椒等调料，忌生冷。

③乌头要先煎 30 ~60 分钟后再下其他药物合煎，以防中毒。服药后要注意加强巡视，观察有无毒性反应，如患者出现唇舌发麻、头晕、心悸、脉迟、呼吸困难、血压下降等症状，为乌头中毒反应，应立即停药，并报告医生及时进行抢救。

④局部关节疼痛时可给予艾灸、隔姜灸或拔火罐，或野木瓜注射液局部封闭，以祛寒止痛和络；局部疼痛，可用坎离砂醋调热敷患处，或用当归酒按摩，还可贴狗皮膏或伤湿止痛膏。

3. 着痹

证候表现　肢体关节重着、酸痛、肿胀，痛有定处，手足沉重，活动不便，肌肤麻木不仁，舌质红，苔白厚而腻，脉濡缓。

护治法则　除湿通络，祛风散寒（代表方：薏苡仁汤）。

施护要点

①室内应通风干燥，保持一定的温度，避免阴暗潮湿。注意保暖，严防外感风寒加重病情。

②饮食宜常用薏苡仁、扁豆、茯苓粥、车前饮等健脾祛湿之品。

③可配合针灸治疗，或用食盐炒热后热熨，以减轻疼痛。

4. 热痹

证候表现　肢体关节红肿灼热剧痛，关节痛不可触，得冷稍舒，多伴有发热、恶风、口渴、尿黄、烦闷不安等全身症状，舌质红，苔黄腻，脉滑数。

护治法则　清热通络，祛风除湿（代表方：白虎桂枝汤）。

施护要点

①注意观察体温、关节、咽喉及胸闷、心悸等病情变化，注意是否出现“心痹”重证。

②饮食宜多用蔬菜、瓜果和果汁等清凉饮料。忌辛辣、煎炒、油腻和烟酒等食品。

③发热者，可针刺曲池、大椎、合谷等穴，也可用松节油、牛膝、黄芩煎水，稍冷后冲洗患处。

第二十二节　痿　　证

痿证是指肢体筋脉迟缓，手足痿软无力，甚至不能随意运动，或肌肉萎缩的一种病证。临床以下肢痿弱较为多见。根据其发病原因、部位及临床表现不同，又有“五痿”（皮痿、肌痿、筋痿、肉痿、骨痿）之分。多见于湿热病后期，或因体虚久病，肝肾亏虚，精血不足，不能濡养筋骨，或瘀阻脉络等而成。

西医学中的多发性神经炎、急性脊髓炎、进行性肌萎缩、重症肌无力、周期性麻痹、肌营养不良症、癔病性瘫痪和表现为软瘫的中枢神经系统感染后遗症等，均可参照本节辨证施护。

【病因病机】

引起痿证的病因，有外感，有内伤。温热毒邪与久居湿地致病者，属于外感。脾胃虚弱和肝肾亏虚所致者，属于内伤。但外感致病，日久不已，也必然影响内脏的功能，所以两者尚有一定的联系。

1. 热邪燔灼，肺胃津伤　由于正虚邪实，高热不退，或病后余邪未尽，低热不解，肺受热灼，津液损伤，筋脉失于濡润，手足痿弱不用，而成痿证。

2. 湿热浸淫，气血阻滞　久处湿地，或冒雨涉水，感受外来之湿邪，郁久化热；或饮食不节，过食肥甘，或嗜酒，或多食辛辣，损伤脾胃，湿从内生，蕴湿积热，以致湿热浸淫筋脉，影响气血运行，使筋脉肌肉弛纵不收，因而成痿。

3. 肝肾亏虚，筋骨失养　体虚久病，精血耗伤，或梦遗滑泄，精血俱损，阴虚内热，灼液伤津，筋骨失养致成痿证。

4. 脾胃亏虚，精微不输　素体脾胃虚弱，或久病中气亏损，使脾胃受纳、运化、输布功能失常，气血津液之源不足，五脏失于濡养，气血运行及筋骨荣养失常，而出现关节不利、肌肉瘦削、肢体痿弱不用等症状。

【辨证施护】

1. 肺胃津伤

证候表现　双足突然痿软，甚至腰脊手足痿软不用，口渴心烦，小便短赤，舌红苔黄，脉细数。

护治法则　清热生津，润肺益胃（代表方：清燥救肺汤）。

施护要点

①本证病情变化急骤，需仔细观察，以辨明虚实，为临床治疗提供可靠的依据。若起病急，发展快，初起时有发热、拘急、疼痛、麻木等，多属实证；如起病缓慢，病程长，肢体弛缓不痛，肌肉萎缩，多为虚证。

②观察患者肢体自主运动的能力是否减退或丧失；肢体活动度和肌张力有无减退以及肌肉是否出现萎缩和萎缩的程度如何；皮肤感觉、浅反射有无减弱或消失等，从而判断病情轻重和转归趋向。如临床表现下肢痿软明显加重，上延至腹部、胸部肌肉，甚至出现呼吸困难、呼吸肌麻痹等情况，说明病情危急，应进行抢救。

③患者多急性发病，病情迅速发展，甚至呼吸肌麻痹，危及生命，故应安排住单人房间，以便于抢救，待病情稳定后再移至普通病房。病室宜凉爽、湿润、舒适。

④急性期病情继续发展加重时，应卧床休息至病情稳定。若生活不能自理者，应做好安全保护工作，防止跌伤，进入恢复期尚可自主活动，应注意养成良好的起居习惯。

⑤饮食以清淡、易消化为原则，急性期或发热患者给流食或半流食，热退后改为软食，多给予有滋养肺胃阴津作用的食品，如雪梨、鲜藕、西瓜、番茄等，忌食辛辣及肥甘厚味。

⑥中药汤剂宜凉服。

⑦关心安慰患者，消除其顾虑和悲观失望情绪，安心休养。

⑧健康教育：注意锻炼身体，起居有常，保持愉快的心情，家族中有类似疾病者，应提防本病的发生。

2. 肝肾亏损

证候表现　双足渐痿软，遗精早泄，腰脊酸软，头目眩晕，舌红无苔，脉细数。

护治法则　养阴清热，滋补肝肾（代表方：虎潜丸）。

施护要点

①患者多属阴虚，阴虚则内热，病室宜阴凉湿润、通风良好。

②患者常有眩晕、脱发、咽干、耳鸣、遗精、遗尿及痿疲无力等症状，可选用针灸疗法，取太阳、风池、阳陵泉、足三里、委中、阳池、合谷等穴。亦可用维生素 B_{12} 进行穴位注射。

③饮食以补益为主，如猪牛羊脊髓、蹄膀、芝麻、银耳、淡菜、甲鱼、牛奶、鸡蛋等。辛辣炙煿之品可以助热，当慎用。

3. 湿热浸淫

证候表现　双足痿软，或微肿发热，恶热喜凉，面黄身重，胸脘满闷，小便短赤热痛，舌苔黄腻，脉濡数。

护治法则　清热渗湿，通利筋脉（代表方：二妙丸）。

施护要点

①病室宜阴凉干燥，病床不宜过高，以便于患者上下活动。

②注意保持皮肤清洁干燥，下肢腰背痿软者要定时翻身，保持肢体功能位置，防止发生压疮和垂足。若患者局部感觉障碍时，应避免碰撞，并加强巡视。

③合理使用保护设施，如弹簧垫有利于压力均匀分散，气垫床可使皮肤所受压力减低，对伴有多处压疮的患者特别适用，或在普通病床上加泡沫弹性床垫，以减少局部皮肤受压。

④发热腿肿者，不宜用热疗法，可抬高患肢，用冷湿敷法效果较好。

⑤饮食宜清淡，多食有清热利湿作用的食品，如冬瓜、鲤鱼、荠菜、赤小豆、薏苡仁等。

4. 脾胃亏虚

证候表现　肢体痿软无力，逐渐加重，食少便溏，神疲气短，腹胀面浮，面色无华，舌苔薄白，脉细。

护治法则　补中益气，健运升清（代表方：参苓白术散）。

施护要点

①每日按摩痿废肢体 2～3 次，有助于恢复功能。可应用温热疗法，但需注意防止因肢体痿痹感觉迟钝发生烫伤。

②患者多喜暖畏寒，病室宜温暖向阳，湿度适宜。

③患者脾胃虚弱，饮食宜细软、易消化、营养丰富，多食用鸡蛋、瘦猪肉、牛奶、羊肉、狗肉、红枣、桂圆等有补中健胃作用的食品。肥甘及生冷瓜果易引起腹泻，当慎用。姜、椒性温热，可用以调味，有助于温运脾阳。

④患者部分肢体丧失功能，失去正常人的活动能力，可产生绝望情绪，特别是青壮年患者思想负担更大，要注意情志护理，使患者树立战胜疾病的信心，并取得家属配合，防止发生意外。

第二十三节　痉　　证

痉证是指由于筋脉失养所引起的以项背强急、四肢抽搐，甚至角弓反张为主要表现的临床常见病证。

西医学中的各种脑膜炎、脑血管疾患、高热惊厥等疾病，若符合本病的临床特征，可参照本节辨证施护。

【病因病机】

痉证的病因可分为外感和内伤两方面。外感是由于风寒湿邪，侵袭人体，壅阻经络，气血不畅，或热极动风或热灼津液而致痉。内伤是由于阴血虚少，虚风内动，筋脉失养所致。两者病因虽异，但病机都是阴阳失调，阳动而阴不濡而发痉证。

1. 邪壅经络　风寒湿邪，壅滞脉络，气血运行不畅，筋脉失养，拘急而成痉。

2. 热甚发痉　热甚于里，阴津灼伤，脉络失养，发为痉证。

3. 阴血亏损　素体阴血虚衰，或因亡血或汗下太过，阴血受损，难以濡养经脉，而成痉证。

4. 瘀血内阻　病久入络，络血不畅而成瘀，或外伤瘀血内阻，新血不生，闭阻脉络，导致血不养筋而成痉。

【辨证施护】

1. 邪壅经络

证候表现　头痛，项背强直，恶寒发热，有汗或无汗，肢体酸重，甚至口噤不语，四肢抽搐，苔白腻，脉浮紧。

护治法则　祛风散寒，和营燥湿（代表方：羌活胜湿汤）。

施护要点

①注意观察发痉的程度、缓急和频率，可以为痉的性质、病情的轻重、疾病的进退和预后提供重要的依据。如起病较缓，发作次数少，程度轻，多表示病情轻，预后良好。若起病急，并伴有颈项强直，甚至角弓反张，发作频繁，说明病情严重。

②本证型是风寒湿为祟，患者有寒热表现，除要定时测试体温、脉搏、呼吸、血压以及观察舌象、脉象外，还需注意患者热型、热势和发热与发痉的关系，以鉴别引起痉证的原发病。

③病室宜向阳、温暖、安静、湿度偏低、避免一切噪音，尤其是突然发生的强噪音，注意预防外感，避免对流风，勿使患者复感风、寒、湿邪而加重病情。

④饮食可给有辛温散寒作用的食物，如葱、姜、韭等，以散寒湿，通经络，忌生冷油腻。

⑤中药汤剂宜轻煎热服，药后覆盖衣被或服热粥，以和胃气，助药力。

⑥患者常因发痉而感到紧张和恐惧，应耐心安慰开导患者，同时做好家属的思想工作，以共同配合纠正患者的不良情绪，使之情绪稳定，积极配合治疗。

⑦健康教育：加强生活调理，注意保暖，适当锻炼，避免过劳。

2. 热甚发痉

证候表现　发热胸闷，牙关紧闭，项背强直，手足挛急，腹胀便秘，口渴咽干，心烦急躁，甚至神昏谵语，苔黄腻，脉弦数。

护治法则　泄热存津，养阴增液（代表方：增液承气汤）。

施护要点

①观察和鉴别痉病和其他可以引起抽搐的病证。痉证常发生在多种疾病的过程中，如外感病，或大下、大汗、失血之后，抽搐过后，继续表现原发病的症状。中风急性期也偶见抽搐，但以昏迷及肢体麻痹为主；痫证的抽搐是突然发作，同时发出异常叫声，口吐涎沫，发作后一如常人。痉证发作时，尽量避免打扰患者，应立即将其平卧，头偏向一侧，解开衣领纽扣，使呕吐物顺利排出，确保呼吸通畅。抽搐较重者，可用裹以纱布的压舌板塞入上下臼齿间，以防患者咬破舌头。发作时，尽量避免不必要的操作，遵医嘱给患者使用镇静药或针刺止痉，待抽搐中止后再集中操作。操作时动作要轻柔，防止再次引起发作。

②发作时可加设床档，以防患者坠床跌伤。患者抽搐时，切忌强压约束，以免造成骨折。

③病室宜设在阴面，室内应凉润，使患者感到清爽、心静。病情较重者应住单间，以利于患者休息和治疗。室内光线宜暗，避免强光刺激，必要时装饰双层窗帘，用纱罩遮挡灯光，从而减少发痉次数。

④在痉证发作时，应暂禁食，待痉止后再根据病情分别给以相宜饮食。如发痉数日不止，应及早鼻饲，以保证营养供给。对抽搐初停，尚易引起再发者，慎防进食引起再发，如已有保留鼻饲管，可以通过鼻饲管缓慢灌注。一般痉作初止者，食欲不佳，应给半流质或软食。

⑤中药和饮食宜偏凉服，饮食应以清淡性凉为主，如新鲜水果蔬菜、西瓜、苦瓜、黄瓜、绿豆等。对热极伤津者应鼓励多饮水，也可给西瓜汁、藕汁、五汁饮等频服，有生津止渴的作用。禁忌辛辣炙煿、助火动风之品。

⑥向患者介绍本病的基本知识和临床治疗的实例，多给予患者生活与精神的关爱，增强患者治疗的信心。

⑦健康教育：指导患者注意保暖，根据天气的情况及时增减衣被，防止复感外邪；保持心情愉快，节制房事；加强饮食调养，使津液充足、筋脉得养而减少发病次数。

3. 阴血亏虚

证候表现　素体气血两虚，或在失血、汗下太过之后，项背强直，四肢抽搐，头目昏眩，自汗，神疲气短，舌淡红，脉弱细。

护治法则　滋阴养血（代表方：四物汤合大定风珠）。

施护要点

①病室应温暖舒适，光线柔和，空气新鲜，保证患者充分休息。

②在痉证发作时及刚发作后应绝对卧床休息，以减少气血的耗损，如稳定在3天以上未发，其原发病的症状也已减轻时，可考虑下床活动。

③痉后四肢活动不利，可采用推拿或针灸疗法，以通经活络。常用穴位有肩髃、曲池、合谷、外关、环跳、膝眼、承山、足三里等。

④根据脾胃功能可给甘润多汁的水果和清补食品，如雪梨、柑橘、百合、甲鱼、鳗鱼、淡菜、海参等，以补益精血，濡养筋脉。

⑤中药汤剂宜温服。

⑥患者常有紧张、恐惧心理，应耐心劝慰开导。

4. 瘀血内阻

证候表现　头痛如刺，项背强直，形瘦神疲，四肢抽搐，舌质紫暗，边有瘀斑，脉沉细而涩。

护治法则　益气化瘀，活络止痉（代表方：通窍活血汤）。

施护要点

① 观察患者项背强直、四肢抽搐的程度，神志的变化，瞳孔的大小及血压等生命体征的变化。

②发作期间，保持病房安静，避免各种不良刺激，注意检查口腔，有假牙者应及时除去，以防堵塞气道。

③中药汤剂宜温热服。

第二十四节　厥　证

厥证是指以突然昏倒、不省人事、四肢厥冷、面色苍白为主要表现的一种病证。轻者发作后可于短时间内苏醒，醒后无偏瘫、失语等后遗症。严重者可能一厥不醒，甚至死亡。

西医学中的休克、虚脱、癔病、晕厥、中暑、低血糖等疾病，可参考本节辨证施护。

【病因病机】

1. 气机失调　情志变动最易影响气机运行，轻则气郁，重则气逆，而引起气厥。其情志变动以恼怒惊骇恐吓为主。一般来说，恼怒惊骇多致实证，恐吓多致虚证，这与人的体质密切相关。气盛有余之人突然恼怒惊骇，“怒则气上”，“惊则气乱”，致气机上冲逆乱，清窍壅塞而昏倒。素来元气虚弱之人突遇恐吓，“恐则气下”，致清阳不升，神明失养而昏仆。

2. 血运失常　肝藏血，肝调节血量的生理功能受到影响可发生血厥。患者素来肝阳偏亢，又暴怒伤肝，肝遂失其潜藏血液的功能，血液随暴怒所致的气机上逆发为血厥实证。大出血的患者，因出血量大，肝脏既无血可藏亦无所调节，血液不能上达清窍而昏不知人，不能荣于四肢而逆冷，是为血厥虚证。

3. 痰阻气逆　素来痰盛之人骤遇恼怒惊骇，气机上冲逆乱，痰随气升上蒙清窍而致痰厥。临床上脾气素虚者，以湿痰为主；嗜食肥甘厚味且内火较旺的患者，则以痰火为主。

4. 食滞中脘 由于暴饮暴食或过饱，致使胃脘填塞，气机阻滞，胃失和降，脾失升清，可致食厥。虽多发生于儿童，但成人亦可发生。

5. 暑邪犯心 因夏暑炎热或烈日之下曝晒或劳作于高温环境，加之平时有火或津液不充，邪热蒸迫于内，大汗出，津液外泄，气随汗脱而卒然昏厥肢冷，发为暑厥。

【辨证施护】

1. 气厥

证候表现 实证气厥可见突然昏倒，不省人事，口噤拳握，呼吸气粗，或四肢厥冷，舌苔薄白，脉伏或沉弦。虚证气厥则见眩晕昏仆，呼吸微弱，汗出肢冷，面色苍白，舌质淡，脉沉微。

护治法则 实证：开窍，顺气，解郁（代表方：通关散、五磨饮子）；虚证：补气，回阳，醒神（代表方：虚证生脉注射液）。

施护要点

①观察患者昏厥的持续时间、发作次数、程度和发作后的症状，并做记录，以便了解病情的轻重和预后；观察患者发生昏厥的原因和诱因，以鉴别厥证的类型。

②病室温度宜偏高，四肢厥冷的患者，病室应提高室温，或在患者体旁放置热水袋保暖，但要注意防止烫伤。

③虚证饮食以食补为先，可选用补中益气之品，如莲子、栗子、南瓜、胡桃、鲫鱼、牛肉、鸡蛋、豆制品等，忌食辛辣、油腻、黏滑之品。另外，常嚼金橘可助疏肝理气解郁。

④中药汤剂煎后口服或鼻饲。实证者可给嗃鼻散少许吹入鼻腔以取嚏醒神。严重虚证者出现血压下降时，可急用独参汤鼻饲或灌服，灌服时宜缓慢、少量，以防误入气管。并可根据医嘱给予人参注射液或生脉注射液。实证体壮者，平时可常服逍遥散以理气开郁；虚证体弱者，可常服香砂六君子丸培补脾土，益气和中，使脾旺而肝达。

⑤气厥的发生与情志因素关系密切，可因情绪波动或受到刺激而反复发作，故应加强情志护理，避免忧思恼怒，消除使病人激动的任何因素。

⑥健康教育：指导患者根据病情进行饮食调养，食物应多样化，多食用新鲜蔬菜和水果；指导患者注意休息，劳逸结合，生活起居有常；教会患者或家属一些简易的应急处理方法及病情监测要点。

2. 血厥

证候表现 实证血厥常突然昏倒，不省人事，牙关紧闭，面赤唇紫，舌红，脉多沉弦。虚证血厥亦突然昏厥，四肢震颤，自汗肢冷，呼吸微弱，面色苍白，目陷口张，口唇无华，舌质淡，脉芤或细数无力。

护治法则 实证：开窍，活血，顺气，降逆（代表方：通瘀煎）；虚证：补养气血（急用独参汤，继用人参养营汤）。

施护要点

①血厥因失血过多引起，应设法迅速止血，并准备输血抢救，为预防输血反应，用耳穴压籽法，可取神门、肾上腺、皮质下、内分泌等穴。

②昏厥时，采用针灸救厥，实证针刺人中、内关、太冲、涌泉穴；虚证艾灸百会、气海、关元穴。

③虚证饮食以食补为先，宜给补气养血之品，如荔枝、龙眼、大枣、牛肉、牛奶、鸡蛋、羊肝、菠菜等。

④中药汤剂可少量多次口服或鼻饲。

3. 痰厥

证候表现　突然昏厥，喉有痰声，或呕吐痰涎，呼吸气粗，舌苔白腻，脉沉滑。

护治法则　行气豁痰（代表方：导痰汤）。

施护要点

①注意保持呼吸道通畅，发作时痰不易咯出，可轻拍背部，帮助咯出，或用吸痰器将咽部痰涎吸净，或服竹沥水、姜汁以化痰降浊。并配合针刺天突、丰隆、间使以开窍豁痰。

②病室内应保持干燥，湿度要低，以防湿重使患者不适。

③饮食宜细软温热，以素食为主，忌生冷、辛辣、油腻、黏滑的食品，禁烟酒，还应注意甜食易生痰，亦不宜多食。

④所服汤剂煎后口服或鼻饲，为预防吐药，服药时加姜汁少许以和胃止呕。服药后饮热粥以和胃气。

⑤忧思恼怒可诱发痰厥，应加强情志护理，避免精神刺激。

4. 食厥

证候表现　暴饮暴食，突然昏厥，气息窒闷，脘腹胀满，舌苔厚腻，脉滑实。

护治法则　消食和中（代表方：保和丸）。

施护要点

①苏醒后，患者应暂禁饮食。平时要注意饮食有节，即使患者食欲好也应限制食量。

②若因过量饮食后不久出现食厥，可先用盐汤探吐，以祛实邪，再服用消食导滞的汤剂，少量多次口服或鼻饲；若食后较长时间才出现昏厥，可用大承气汤加味灌肠导滞。

③在情志护理方面，应注意在患者进餐时和进餐后避免一切不良情志刺激，防止诱发食厥。

5. 暑厥

证候表现　头晕头痛，胸闷身热，面色潮红，继而昏仆，不省人事，或有谵语，舌红口干，脉虚洪。

护治法则　清暑益气，开窍醒神（代表方：清开灵注射液）。

施护要点

①立即将患者移到阴凉通风处，解开衣领，地面上洒少许凉水或冰水，可使用电风扇吹风散热，注意不要直接吹在患者身上。

②出现高热时，用温水或冷水擦身，或额部冷敷以降低体温；给服清凉饮料，如凉淡盐水、冷西瓜汁、冷绿豆汤等。

③昏厥时针刺大椎、曲池、合谷、委中或十宣穴放血降温；昏迷者针刺人中、素髎穴；抽搐不止者针刺合谷、太冲穴；也可在病人两胁、肘窝、腘窝等部位进行刮痧以泄热救厥。

第十九章 外科常见病证辨证施护

外科病证包括疮疡、皮肤病、肛肠病、乳房病等，如痈、疽、疔、癣、丹毒、痔等都属外科范畴。中医外科具有独立的诊断、治疗和护理理论体系，在疾病的发生和发展上强调毒邪与正气的关系，在诊断上重视辨证与辨病相结合，在治疗和护理上要求局部与整体并重。

第一节 痈

痈是气血被毒邪壅塞而不通之意。在中医文献中痈有“内痈”、“外痈”之分。外痈是一种发生于体表皮肉之间的急性化脓性疾患，有发病迅速，局部光软无头，红肿疼痛，结块范围在6～9cm，易肿、易脓、易溃、易敛的特征。而内痈生于脏腑，如肝痈、肺痈，虽同属痈证范围，但在辨证论治上和外痈多有不同，本节仅叙述外痈。

西医学中的体表浅部脓肿、急性化脓性淋巴结炎、蜂窝组织炎等可参照本病辨证护理。

【病因病机】

1. 外感六淫 六淫之邪侵袭人体，郁于肌表，经络之气失畅，乃至气血凝滞，不得复反，而六气皆从火化，火热之邪腐肉为脓，痈证乃成。

2. 饮食不节 过食膏粱厚味，脾胃机能失调，传化失司，积滞在内，生湿生浊，郁结不散，化热化火，邪气留阻肌肤，则聚结而成痈肿。

3. 外来伤害 体表直接受到损伤，局部瘀阻络脉，气血失运，感染毒邪，或瘀血化火，乃成痈肿。

以上三者皆可使营卫不和，气血凝滞，经络壅遏而成痈。并且彼此之间又有关联，如内有湿热蕴结，再复感六淫之邪，或外来伤害者，多易发病。但五气皆能化热化火，痈之成，火热之毒是主要原因。按发病部位的不同，常有各种不同的兼夹。《疡科心得集》说：“盖以疡科之证，在上部者，俱属风温、风热，风性上行故也；在下部者，俱属湿火、湿热，水性下趋故也；在中部者，多属气郁、火郁，以气火之俱发于中也。”

【辨证施护】

1. 初起期

证候表现　初起患处皮肉之间突然肿胀，迅速结块，灼热疼痛，继则肿势增大，按之发硬，轻者无全身症状，重者可伴有恶寒发热，头痛，口渴，尿赤，便秘等。舌质红，苔黄燥，脉滑数。

护治法则　清热解毒，消肿止痛（代表方：仙方活命饮）。

施护要点

①观察局部皮肤红、肿、热、痛的变化及全身症状和脉象、舌苔、二便情况。定时测量体温。

②室内空气新鲜，温湿度适宜。发热口渴者，多饮开水。创面忌挤压，疮口周围皮肤应经常保持清洁干燥，加强个人卫生。

③饮食宜清淡、易消化之品，多食蔬菜、水果，忌食辛辣刺激性食物和海腥发物。可选用银花粥：取金银花50g煎汤取汁再加入适量水烧开，将洗净的大米放入，文火煎成稀粥食用，以利痈毒消散。

④外用药可清热和营消肿，一般用金黄膏，或金黄散用冷开水调成糊状外敷，或用鲜蒲公英、紫花地丁、马齿苋捣烂敷于患处，或用大蒜捣烂敷于患处约3mm厚，或用艾条隔蒜灸20～30分钟，每天2次，以促进痈的消散。也可取委中穴以三棱针点刺出血，每天1次，高热者可针刺合谷、曲池等穴。

⑤指导患者及家属熟悉局部感染的症状和体征，了解痈肿发生的可能原因及防治措施，及局部疼痛发作的相关因素，合理使用解除疼痛的方法。外敷膏药应紧贴患部。帮助患者消除紧张情绪，避免急躁，保持良好的心态。帮助患者养成良好的个人卫生习惯。

2. 成脓期

证候表现　患处肿势逐渐高突，皮色转红，疼痛加剧，痛如鸡啄状，按之中软有波动感，常伴有壮热不退、头痛、食少、口渴、尿赤、便秘等全身症状。舌质红，苔黄腻，脉洪数。

护治法则　清热解毒，透脓消肿（代表方：透脓散）。

施护要点

①密切观察痈形、肿势、色泽、疼痛的变化及伴随症状。若痈发生在上肢者，宜用三角巾固定上肢，若发生在下肢者宜抬高患肢，减少走动。若痈成脓则切开排脓，保持引流通畅，并且注意疮口面积大小、深浅、有无瘘道。换药时严格执行无菌操作，先换清洁创面，后换感染创面，动作轻巧，避免不必要的暴露。观察伤口渗出物或脓液的性质、有无臭味等情况，嘱患者不能随意挤压、搔抓痈肿处。

②病重者卧床休息，病室安静、整洁，定时空气消毒。保持床单位清洁干燥，如有渗液或外用药膏污染衣被应及时更换，以防引起新的感染。

③饮食宜清淡而富有营养。可选用甘草三豆汤：将甘草10g水煎后去渣加绿豆、赤小豆、黑大豆各30g，煮至豆烂，吃豆喝汤。忌食肥甘、辛辣刺激性食物和海腥发物。

④由于病变部位肿痛明显，常伴有高热，患者常出现急躁不安情绪，应尽量消除患者紧张情绪，使其保持心情舒畅。

⑤外治法：切开排脓时如有脓袋，应作棉垫压迫疗法，外敷金黄膏或红油膏。

3. 溃后期

证候表现　患处溃后脓出毒泄，红肿热痛减轻或消失，腐去新生，疮口逐渐收敛。亦有溃后脓水稀薄，疮面新肉不生，或四周根盘坚硬不消。

护治法则　补益气血，调理脾胃（代表方：四物汤合四君子汤）。

施护要点

①观察疮口愈合情况，保持周围皮肤清洁、干燥，以免并发湿疹。

②脓泄过多体质虚弱者，宜用八珍汤以补益气血；气虚者以四君子汤补气；血虚者用四物汤补血。恢复期可适当活动。

③溃后不宜进食过硬及生冷之品，以防伤及脾胃。恢复期注意饮食调理，加强营养，多吃血肉有情之品和瓜果、蔬菜等。进食高蛋白、高热量、高维生素食物，以促进伤口的愈合，可多食甲鱼、淡菜、银耳、百合等清补之品，但不宜过饱、过早，以免“食复”。

④溃后脓尽局部创口可用生肌散或生肌玉红膏换药。

第二节　疖

疖是指肌肤浅表部位感受火毒之邪，致局部红、肿、热、痛为主要表现的急性化脓性疾病，为疡毒之小者。疖随处可生，但以头、面、颈、背、臀等处多见。局部可见色红、触之灼热、疼痛、突起根浅、肿势局限、范围小。疖四季皆可发生，但多发于酷热夏（暑）秋季节，有易脓、易溃、易敛、出脓即愈等特点。

西医学中的单个毛囊及其所属皮脂腺或汗腺的急性化脓性炎症可参照本病辨证护理。

【病因病机】

1. 感受暑毒　夏秋季节，气候酷热干燥或在强烈的日光下曝晒，感受暑毒而成；或天气闷热，汗出不畅，热不外泄，暑湿热毒蕴蒸肌肤，生痱搔抓，破伤染毒而成。

2. 热毒蕴结　饮食不节，恣食膏粱厚味、煎炒辛辣之品，以致脾胃运化失常，湿热火毒内生，导致脏腑蕴毒，复因外感风邪，风湿火热之邪凝聚肌表所致。

3. 体虚毒恋　素体禀赋不足、体质虚弱者，由于皮毛不固，外邪易于侵袭肌肤而发病。若伴消渴、肾病、便秘等慢性病以致阴虚内热，或脾胃虚弱者，亦容易染毒发病，病久反复，耗气伤阴，正气益虚，更难托毒，毒又聚结，如此恶性循环，日久不愈。

【辨证施护】

1. 热毒蕴结

证候表现　见于气实火盛者，初肿好发于项后发际、背部、臀部，轻者疖肿只有一至两个，重者可散发全身，或簇集一处，或此愈彼起，反复发作，常伴发热，口渴，尿赤，便秘等。苔薄，脉濡。

护治法则　清热解毒（代表方：五味消毒饮、黄连解毒汤加减）。

施护要点

①密切观察疖肿情况，如疖肿破溃应保持引流通畅。颜面部疖肿切忌挤压、碰撞，以免

脓毒扩散。

②加强个人卫生，保持局部皮肤清洁干燥，做到勤洗澡，勤理发，勤剪指甲，勤更衣，出汗后应及时沐浴，更换衣服，衣服宜宽松柔软，防止摩擦局部诱发疮疖破溃。

③饮食宜清淡、清凉解暑之品。可选用绿豆米仁汤：将绿豆、薏苡仁各 30g 煮汤代茶饮。忌食肥甘、辛辣刺激性食物和海腥发物，以防助热生火，加重病情。

④保持心情的平稳，忌发怒。应让患者了解本病的特点、性质及注意事项，以避免或减少疖肿疾病的反复发作。

⑤疖肿小者可用千捶膏外贴或三黄洗剂外搽。疖肿大者可用金黄散或玉露散，以金银花露或菊花露调成糊状敷于患处，亦可用鲜野菊花叶、马蓝头、丝瓜叶、金丝荷叶、芙蓉花叶等任选一种，洗净捣烂敷于患处。若遍体发疮，破流脓水成片者，可用青黛散以麻油调敷，或用大蒜捣烂成膏，涂敷患处。

2. 暑热浸淫

证候表现　常发生于夏秋季节，多由痱子被抓破染毒而形成。常见于小儿及产妇，局部皮肤红肿结块，灼热疼痛，根脚很浅，范围局限，多在 3cm 左右，可伴有发热，口干，便秘，尿赤等症状。舌苔黄，脉滑数。

护治法则　清暑、化湿、解毒（代表方：清暑汤或牛黄解毒丸、六神丸）。

施护要点

①观察疖肿的性质及伴随症状，严禁挤压面部疖肿，以免脓毒弥散，并生兼证。

②做好防暑降温措施，避免烈日曝晒。保持局部皮肤清洁卫生。

③饮食可选用蒲公英粥：将蒲公英 50g 煎汁去渣，再与粳米 50g 同煮成粥服食。多食清凉解毒食品，如西瓜、绿豆等。忌食肥甘、辛辣食物和海腥发物。

④中药内服选用牛黄解毒丸、六神丸、银翘解毒片等。外治初起同热毒蕴结证，若脓成则切开排脓，切口宜浅不宜深。脓毒溃后可用九一丹掺红油膏外敷，太乙膏盖贴，每日2～3 次。

3. 体虚毒恋

证候表现　疖肿此愈彼起，不断发生。由阴虚内热染毒所致者，疖肿散发全身各处或固定在一处，疖肿较大，易转变成有头疽，常伴有口干唇燥，舌质红，苔薄，脉细数。由脾胃虚弱染毒所致者，疖肿散发全身各处，溃脓、收口时间均较长，脓水稀薄，常伴有面色萎黄，神疲乏力，纳少便溏。舌质淡或边有齿痕，苔薄，脉濡。

护治法则　阴虚内热证宜养阴清热解毒（代表方：防风通圣散合增液汤加减）；脾胃虚弱证宜健脾和胃，清化湿热（代表方：防风通圣散合参苓白术散加减）。

施护要点

①严密观察患者的病情变化，保持疮口周围皮肤的清洁、干燥。患者若患有消渴、肾病等应及时治疗原发病。

②居室应经常开窗通风，保持室内空气新鲜。鼓励患者积极锻炼身体，以增强体质。

③注意饮食调理，加强营养，多食血肉有情之品和瓜果、蔬菜等。亦可用蒲公英 50g 洗净切碎，水煎取汁，加入赤小豆 30g 煮至豆烂熟，吃豆喝汤。少食辛辣炙煿助火之物及肥甘

厚腻之品。

④患者往往对疾病缺乏心理准备而忧虑重重，应对患者做耐心解释，使其对疾病有正确的认识，以积极配合治疗。

⑤脓尽者外治可用生肌散收口，内服可用生黄芪、当归、金银花各30g，生甘草10g，水煎服。

第三节　压　　疮

压疮是指患者因长期卧床，在躯体的受压部位与摩擦部位形成难愈性的溃疡，又称为“席疮”。病证初起由于局部组织受压过久，局部皮肤常由红色变成紫色，若不及时处理则可出现水泡，破后形成溃烂、坏死，溃后日久易伤及筋骨。压疮多发生于骶尾部、足跟部、肩胛冈、髂嵴及内、外踝部等缺乏脂肪组织保护、无肌肉包裹或肌层较薄的骨骼隆突处，少数患者亦可发生于头部的耳缘、颧弓和枕骨结节处。护理人员认真细致地做好患者的皮肤护理，可避免压疮的发生。

【病因病机】

本病因患者长期卧床不起，久卧伤气，气虚而血行不畅，日久而气血亏虚，复因受压部位气血失于流通，不能营养肌肤，引起肌肤失养而坏死肉腐，形成疮疡而成。若再揉擦摩破染毒，热盛肉腐，则会加重病情的发展。

【辨证施护】

1. 初期（气虚血瘀）

证候表现　局部皮肤呈暗红色并有红、肿、热、麻木感或触痛，若局部血液循环得不到改善，则局部受压皮肤渐呈紫红色。舌质暗红，苔黄，脉弦涩。

护治法则　行气活血化瘀（代表方：血府逐瘀汤）。

施护要点

①做好患者皮肤护理，每2小时翻身检查患者受压部位的皮肤，避免局部受压。对长期卧床者可增加翻身次数，合理应用保护性措施，骨突部位予以10%红花酒精按摩，以促进血液循环。

②保持床单位的整洁与松软。大小便失禁、出汗、呕吐者及时用温水擦洗浸渍部位，并更换衣被与床单。局部可用爽身粉或六一散外扑，以保持皮肤的清洁干燥。

③加强营养，给患者高维生素、高蛋白、易于消化的食物，如西瓜汁、牛奶、豆浆、瘦肉等，以增强机体抵抗力和组织修复能力。

④皮色紫滞、湿润者，每日用10%黄柏液或马勃粉敷于局部。对未破小水泡要减少摩擦，防止破裂感染；大水泡可用无菌注射器抽出泡内液体，涂以消毒液，用无菌敷料包扎。

⑤患者因长期卧床，活动受限，易情绪低落，悲观失望，对治疗缺乏信心，护理人员应

多与患者交谈，帮助树立战胜疾病的信心。

2. 溃疡期（蕴毒腐溃）

证候表现　局部持续受压或受潮湿刺激等，皮肤变成黑色腐肉，出现浅表性溃疡，若黑色腐肉蔓延，则溃疡扩大，流出脓性分泌物，有臭味；溃腐日久，则可伤筋损骨，容易引起败血症。

护治法则　补益气血，扶正托毒（代表方：仙方活命饮）。

施护要点

①密切观察患者的生命体征及脓液性质，防止压疮破溃引起继发感染。保持创面清洁，创面可用生理盐水冲洗，局部用湿敷料，保持湿润。换药时严格执行无菌操作，动作轻巧，避免不必要的暴露。

②病室安静、整洁，空气新鲜，温湿度适宜。注意床单位的整洁、松软，经常翻身，避免局部皮肤长期受压，保持皮肤清洁干燥。

③加强营养，给予高蛋白、高维生素、易消化饮食，以增强患者机体抵抗能力和组织修复能力，可选用牛奶、豆浆、瘦肉等。

④创面脓性分泌物多时，可用1∶1000高锰酸钾溶液清洗创面，再敷蛋黄油；若有坏死组织者，可用红油膏、九一丹外敷，每日换药2次；若渗出液较多者，可用0.5%黄连素溶液局部湿敷，渗出液减少后再用红油膏、九一丹外敷。

3. 收口期

证候表现　创面红活，有新鲜肉芽生长，溃疡逐渐变小、愈合。

护治法则　补益气血（代表方：四君子汤合四物汤）。

施护要点

①观察患者创面愈合情况。创面收口期可用白玉膏掺生肌散外敷。

②为患者创造整齐、安静、舒适、安全的休养环境，室内空气新鲜，温湿度适宜。床单位清洁平整，保持创面清洁卫生，勤翻身、勤换洗，避免局部受压。

③加强饮食调理，多吃高热量、高蛋白、高维生素膳食。可选用莲肉糕或海参瘦肉汤，以补益气血，健脾和胃。

④指导患者了解有关压疮的发生原因及预防措施，避免再次发生；加强患者基础疾病治疗，进行适当锻炼，以增强机体抗病能力。做好情志调护，使患者保持心情舒畅，积极配合，以达到完全治愈。

第四节　乳　痈

乳痈是由热毒侵入乳房所引起的一种急性化脓性疾病，又名“吹乳”。其特点是乳房局部结块，红肿热痛，伴有发热。常见于哺乳期妇女，尤以初产妇多见，好发于产后3～4周，也可在怀孕期，或非哺乳期及非怀孕期发生。根据发病时期的不同，发生在哺乳期的称“外吹乳痈”，发生在怀孕期的称“内吹乳痈”，发生在非哺乳期和非怀孕期的称“不乳儿乳痈”。临床上以外吹乳痈多见。

西医学中的急性化脓性乳腺炎可参照本病辨证护理。

【病因病机】

1. 乳汁瘀积：初产妇乳头较易破损，或见乳头畸形和内陷。乳头破损疼痛，影响充分哺乳，或哺乳方法不当，或乳汁多而少饮，或断乳不当，均可使乳汁瘀积，引起乳络不畅，乳管阻塞，败乳蓄积，久而化热酿脓成痈肿。

2. 肝郁胃热：情志不畅，肝气郁积，厥阴之气失于疏泄；或产后饮食不节，脾胃运化失司，湿热蕴结于胃络，阳明胃热壅滞，使乳络闭阻不畅，气滞血瘀而成乳痈。

3. 感受外邪：产妇体虚汗出受风，或露胸哺乳外感风邪；或乳儿含乳而睡，口中热毒之气侵入乳孔，均可使乳络郁滞不通，化热而成痈。

4. 妊娠期间，胎气上冲，气机失于疏泄，与邪热结于阳明之络而成内吹乳痈。

5. 女子不在哺乳期给儿女假吸可诱发不乳儿乳痈。

【辨证施护】

1. 初期

证候表现　乳房肿胀疼痛，皮肤微红或不红，肿块或有或无，乳汁分泌不畅，可伴有恶寒发热，头痛，胸闷不舒，尿短，便秘，舌苔薄黄或黄腻，脉弦数。

护治法则　疏肝清热，通乳消肿（代表方：瓜蒌牛蒡汤）。

施护要点

①观察患者乳房肿块及胀痛情况。若乳房局部肿痛、乳汁不通、瘀乳明显者，可行乳房按摩，使瘀积乳汁得以疏通。按摩方法：在患侧乳房涂少许润滑油，先用手轻轻提拉乳头数次，以扩张乳头部的乳络。再用五指从乳房四周轻轻向乳头方向按摩，以促使乳汁排泄，但不宜用力挤压或旋转挤压。若哺乳期则应暂停患侧乳房哺乳，定时抽吸乳汁，防止乳汁瘀积。

②注意休息，保持患侧乳房局部清洁，用乳罩或宽布带把乳房托起，以利于血液循环，减轻疼痛。

③饮食宜清淡，多吃新鲜蔬菜和水果，忌食肥甘、辛辣刺激性食物和海腥发物。

④药物外治可用金黄散、玉露散或双柏散患侧局部湿敷；或用鲜蒲公英、鲜仙人掌去刺洗净捣烂外敷，注意外敷要保持湿润，以充分发挥药效。也可用棉花蘸芫花根浸出液，交替塞左右鼻腔，约15分钟左右，至有灼热感为止，1日2次；或用棉花裹丁香粉塞鼻腔，1日3～4次，每次5～10分钟，可使早期乳痈消散。此外，还可针刺肩井、膻中、足三里等穴，以疏通乳络。

⑤指导患者了解乳痈发生的原因、预防和处理的方法，避免紧张情绪，正确对待治疗与哺乳的关系，积极配合治疗。

2. 成脓期

证候表现　肿块逐渐增大，皮色焮红，疼痛加剧，常呈持续性搏动性疼痛，肿块中央变软，按之有波动感，高热不退，口渴喜饮，小便短赤，大便秘结，舌质红，苔黄，脉弦数。

护治法则　清热解毒，托里透脓（代表方：透脓散）。

施护要点

①保持乳房清洁卫生，暂停患侧乳房哺乳。定时用吸乳器抽吸，排尽乳房内积乳。尽量减少上肢活动，以减轻乳房疼痛，可用三角巾或胸罩托起患乳以减少牵扯痛。肿块范围较大、发热者应卧床休息。

②饮食宜清淡、易消化，少吃下奶的荤腥汤水，减少乳汁分泌，以利伤口愈合，如需断奶，可用生麦芽60g、生山楂60g，煎汤代茶饮。

③脓肿小而浅者，可用无菌注射器抽尽脓液，外敷金黄膏；脓肿较大而深者，及时切开排脓引流。切排方法：应循乳络方向作放射状切口，乳晕部脓肿，则沿乳晕做弧形切口；乳房深部较大脓肿或乳房后脓肿，可在乳房下缘做弧形切口；若有数个脓腔者，用戴无菌手套的手指将各脓腔间隔分开，再根据脓腔大小，决定用黄连油膏纱布或九一丹棉纸条引流。患者卧位应取向切口侧卧，以利脓液流出。

④夜间乳痈疼痛剧烈者可口服安定片、止痛药等。但要注意仍断续哺乳者慎用止痛剂，以免影响婴儿发育。

3. 溃后期

证候表现　破溃出脓后，局部热退、肿消、痛减，逐渐愈合。若破溃后脓出不畅，肿痛不减，身热不退，则脓液可能波及其他乳络。亦有脓肿破溃后，乳汁从疮口溢出，形成乳瘘，则愈合较慢。

护治法则　排脓托毒（代表方：四妙汤）。

施护要点

①保持患侧乳房局部清洁，注意观察引流是否通畅。保持敷料清洁干燥，若有渗出或污染，应及时更换。引流术后若并发乳瘘者应终止乳汁分泌，可用生麦芽煎水代茶饮。

②饮食宜清淡、易消化，多吃新鲜蔬菜和瓜果，可选用蒲金粥：蒲公英、金银花、紫花地丁各30g，水煎取汁，再加入粳米适量煮粥，加白糖调味服用。对体虚疮口久不愈合者，可服黄芪炖鸡或当归炖羊肉，或黄芪粥、人参粥，以补益气血。

③脓净仅有黄稠滋水时，可用生肌散收口，并用红油膏或生肌玉红膏盖贴。若有脓袋现象，可在脓腔下方用垫棉法加压包扎，使脓液不致潴留；若有乳汁从疮口溢出，可在患侧用垫棉法将其束紧以促进愈合；若成传囊乳痈者，也可在疮口一侧用垫棉法加压、橡皮膏固定，常可避免再次手术。

④指导患者病后养成定时哺乳的习惯，注意乳头清洁。产妇乳汁过多，哺乳后尚未排尽时，可用吸乳器或手挤压按摩，使乳汁排出，防止瘀积。若乳头擦伤、皲裂，或身体其他部位有化脓性感染时，应及时治疗。

第五节　乳　岩

乳岩是乳房恶性肿瘤。其特点是初起乳房部位可触及无痛、无痒、无热、皮色不变而质地坚硬的肿块，常推之不移，表面不光滑，凹凸不平，部分患者可见乳头溢血；晚期乳房表面皮肤可见溃烂，凹似岩穴，凸似泛莲，疼痛连心。久则五脏俱衰，多致不救。本病好发于40～60岁妇女，尤以绝经期妇女多见，男性也有发生，但较少见。古代文献中则有“乳石痈”（《诸病源候论》）、“奶岩”（《格致余论》）、“石榴翻花发”（《外科真诠》）等名称。

西医学中的乳腺癌可参照本病辨证护理。

【病因病机】

1. 乳岩多因六淫内侵，肝脾气郁，冲任失调，脏腑功能失调，以致气滞血瘀、痰凝、邪毒结于乳络而成。六淫乘虚内侵，毒邪内蕴与痰、瘀互结于乳络。

2. 忧思郁怒，七情内伤，则肝脾气逆，肝郁则气血瘀滞，脾伤则痰浊内生，痰瘀互结，阻塞经络，痰瘀结滞于乳房。

3. 冲任失调，脏腑及乳腺的生理功能紊乱，气滞、痰、瘀互结发为乳岩。

4. 肝肾阴虚，阴虚则火旺，火旺则灼津为痰，痰瘀互结乳房亦可成岩。

【辨证施护】

1. 肝郁气滞

证候表现　乳房内单发肿块，不痛不痒，皮色不变，坚硬如石，凹凸不平，与周围分界不清，不易推移，伴有精神忧郁，胸闷不舒，两胁作胀，有时窜痛，胃纳不香，舌质红，苔薄黄，脉沉弦。

护治法则　疏肝解郁，化痰散结（代表方：逍遥散加味）。

施护要点

①密切观察乳房肿块的变化及伴随症状。

②病室环境宜清静，空气新鲜，温湿度适宜。注意劳逸结合，进行适当的活动，以增强体质。

③饮食调养可给予益气养血、理气散结之品，如山药、薏苡仁、菠菜、大枣、山楂等；也可选择具有化痰、软坚、散结功能的食物，如海带、海藻、紫菜、牡蛎、芦笋、鲜猕猴桃等。忌辛辣刺激食物及胀气之品。

④乳岩初起可用阿魏膏外贴，乳岩未溃者可用红灵丹油膏外敷。必要时可行手术治疗。

⑤指导患者了解疾病的知识、治疗过程，消除其思想顾虑；鼓励患者树立战胜疾病的信心，积极配合治疗；保持情绪稳定，心情舒畅，以利疾病康复。

2. 冲任失调

证候表现　乳房结块，伴有月经不调，或月经过早停止，或婚后未育或生育过多，胸闷不舒，舌质淡红，苔薄白，脉弦细。

护治法则　调理冲任（代表方：二仙汤合逍遥散加减）。

施护要点

①观察患者乳房肿块的大小及自觉症状。

②避风寒，慎起居，节房事，清心静养，劳逸结合。适当进行体育锻炼，改善患者的生理、心理状态，减少不良刺激，提高机体的抗病能力。

③饮食宜清淡、易消化，多吃新鲜蔬菜水果。

3. 肝郁化火

证候表现　乳房肿块，状若堆栗，或似覆碗，坚硬灼痛，凹凸不平，边缘不清，推之不移，皮色青紫而暗，上布血丝，肿块溃烂，深者如岩穴，凸者若泛莲，渗液流津，腐臭，不能收口，伴心烦多怒，头痛失眠，面红目赤，便干溲赤，舌红，苔黄，脉弦数有力。

护治法则　清肝解郁，降火解毒（代表方：清肝解郁汤合丹栀逍遥散加味）。

施护要点

①密切观察乳房肿块变化及周围皮肤情况。

②病室宜安静舒适，病情严重者应绝对卧床休息，保持床单位清洁、干燥。

③给予营养丰富的食物，如鲫鱼、蚕蛹及新鲜蔬菜和水果。忌食辛辣刺激食物及助火生痰之品。

④乳岩破溃者可用红油膏、海浮散外敷。坏死组织脱落后，更换生肌长肉药物，如白玉膏掺生肌散外敷，每日1～2次。局部忌重压、忌艾灸和针刺。

⑤随着病灶向四周扩展，可引起乳房外形的改变，患者易出现悲哀、绝望、焦虑等心理变化，护理人员应关心体贴，及时给予患者真诚的情感支持及精心的照料。

4. 肝肾阴虚

证候表现　乳房结块溃烂流津腐臭，久不收口，伴有身体消瘦，五心烦热，面赤颧红，或晦暗无华，午后潮热，心悸气短，腰膝酸软，月经不调，量少色暗，夹有瘀块，舌红，苔薄，脉细而数。

护治法则　滋补肝肾，化痰逐瘀（代表方：知柏地黄汤加减）。

施护要点

①病室通风，空气新鲜，温湿度适宜，保持皮肤清洁、干燥，及时更换敷料。长期卧床者，做好皮肤护理，防止压疮的发生。

②宜多食滋阴补血食品，如甲鱼、牡蛎、羊血等。忌食辛辣刺激食物。

③对情绪紧张恐惧或忧虑消极的患者，护理人员应鼓励其说出心中的感受，给予心理支持，避免各种不良的刺激。

④乳岩溃后创面出血者，可用棉花蘸桃花散紧塞创口并予加压包扎以止血；创面愈合欠佳者，予以生肌散、白玉膏助其愈合。

5. 气虚两亏

证候表现　晚期，肿块延及胸腋、锁骨上下等处，并伴有头晕目眩，心悸气短，面色㿠白，疲乏无力，失眠盗汗，大便溏薄，小便清利，舌淡，苔白腻，脉沉细无力。

护治法则　益气养血，化痰散结（代表方：香贝养荣汤加减）。

施护要点

①病久者，因长期消耗，可见全身极度衰弱，护理人员要富于爱心和同情心，多与患者交流，从自己的语言、行为上给予鼓励和帮助，使其以乐观的态度对待人生。

②饮食宜清淡、易消化的益气养血食物，少食多餐。

第六节　乳　　癖

乳癖是一种乳腺组织的良性增生性疾病。其特点是单侧或双侧乳房胀痛并出现肿块，乳痛和肿块与月经周期及情志变化密切相关。乳房肿块大小不等，形态不一，边界不清，质地不硬，活动度好，伴有疼痛。本病好发于20～45岁的中青年妇女，是临床最常见的乳房疾病，其发病率占乳房疾病的首位。

西医学中的乳腺小叶增生病可参照本病辨证护理。

【病因病机】

1. 肝郁痰凝　忧郁愤怒，则肝气郁结，气血运行失常；或思虑伤脾，或肝病犯脾，脾失健运，痰湿内蕴，以致气滞、血瘀、痰凝互结于乳房而成。

2. 冲任失调　因肝肾不足，冲任失调，以致气血瘀滞，或阳虚痰湿内结，经脉阻塞，而见乳痛、结块，或月经紊乱等。《马培之医案》中亦提出："乳头为肝肾二经之冲。"肾为五脏之本，肾气化生天癸，天癸激发冲任经脉通盛。若冲任失调，则下不能充胞宫，上无以滋乳房，经脉壅阻，气血不和，并可以影响肝气之疏泄条达；若情志内伤，肝气郁结不舒，气机阻滞则经隧不畅，亦可导致冲任二脉的气血失调，终因气滞、血瘀、痰凝互结于乳房，导致乳癖的发生。

【辨证施护】

1. 肝郁痰凝

证候表现　多见于未婚妇女或病程较短者，乳房胀痛和肿块随喜怒消长，伴有胸闷胁胀，善郁易怒，失眠多梦，心烦口苦，舌质淡红，苔薄白或薄黄，脉弦滑。

护治法则　疏肝解郁，化痰散结（代表方：逍遥瓜蒌散或六神全蝎丸加减）。

施护要点

①生活起居有规律。合理安排工作（学习）与休息之间的关系，注意劳逸结合。

②保持情绪平和，心情舒畅、乐观，避免长期的精神创伤或强烈的精神刺激。

③合理饮食，多吃富含维生素与纤维素的蔬菜和水果，适当控制高脂肪食物。

④外治宜温阳活血，化痰散结，肿块小者可用阳和解凝膏加黑退消贴于患部，7天换一次。如患者有乳岩家族史，或活体组织检查发现上皮细胞增生显著，则宜施行乳房单纯切除术，或标本病检已发现癌变，应即施行乳癌根治性切除术。

⑤有乳岩家族史等危险因素的妇女，应重视自我检查和定期体检。

2. 冲任失调

证候表现　多见于中年妇女，乳房疼痛和肿块在月经前加重，经后缓减，伴有腰酸乏力，神疲倦怠，耳鸣目糊，月经失调，量少色淡，或闭经，舌质淡胖，苔白，脉弦细或沉细。

护治法则　调摄冲任，疏肝活血（代表方：二仙汤合四物汤加味）。

施护要点

①积极治疗妇科及其他内分泌疾病。

②饮食宜清淡、易消化。忌辛辣、生冷、肥甘厚味的食物。多食含铁及蛋白质丰富的食物，以加强营养。

③调畅情志，稳定情绪。

④指导患者了解疾病的病因、预防及处理，避免过分紧张、担忧，以免加重病情。

⑤外治同肝郁痰凝证。

第七节　湿　　疮

湿疮是指皮损多种，形态各异，并有瘙痒、糜烂、流滋、结痂等证候的皮肤疾患。本病具有多形性皮肤损害、对称分布、自觉瘙痒、有渗出倾向、反复发作等特点。男女老幼均可发病，无明显的季节性，但冬季常易复发。根据发病部位的不同，湿疮又有不同的名称，发于耳部的称“旋耳疮”；发于乳头部的称“乳头风”；发于脐部的称“脐疮”；发于阴囊部的称“肾囊风”；发于四肢弯曲部的称“四弯风”。

西医学中的湿疹可参照本病辨证护理。

【病因病机】

本病多由于禀赋不足，又外感风、湿、热毒，内因饮食不节，过食腥发、刺激之物而伤脾生湿，致内外风湿热邪阻滞、浸淫肌肤所致，或情志不遂，肝胆郁火而湿热内阻，发于皮肤而成。急性者多以湿热为主；亚急性者多与脾虚不运、湿邪留恋有关；慢性者多因久病伤血，血虚生风化燥，肌肤失去濡养而成。

【辨证施护】

1. 湿热浸淫

证候表现　起病较急，可发于身体任何部位，常对称发生，皮肤表现为潮红、肿胀、糜烂、流滋、浸淫成片，结痂、瘙痒不堪，或伴有大便秘结，小便短赤，舌苔黄腻，脉滑数。

护治法则　清热利湿，祛风止痒（代表方：龙胆泻肝汤、萆薢渗湿汤合二妙丸）。

施护要点

①病室应通风、干燥，室温维持在20℃左右，湿度在30%～40%之间，避免阳光直射

及直接吹风，保持床单位整洁，衣被薄厚适宜，关灯，拉窗帘，避免大声喧哗。接触患者前要洗手，病室定时紫外线消毒，防止交叉感染。

②保持全身皮肤的清洁，勤洗澡，勤换衣裤，内衣应柔软，以棉织品为宜。忌用刺激性肥皂洗浴，避免搔抓及热水沐浴，以减少局部刺激，阻断越痒越抓、越抓越痒的恶性循环，防止继发感染，以利皮损的消退。

③饮食宜清淡，多吃蔬菜、水果和易消化的食物。忌食鱼、虾、蟹、咖啡、烟酒等辛辣、油腻、海腥发物，其他宜忌食品应因人而异，或在饮食中，发现能诱发或加重本病者，应避免再食。嘱患者多饮水，保持大便通畅。

④因湿疮瘙痒无休，患者常心烦、易怒、易躁，护理人员应做好解释工作，使其积极配合治疗。

⑤患处皮肤可用苦参、黄柏、地肤子、荆芥、野菊花各10g煎水温洗患处，再用青黛散麻油调搽；也可用黄连软膏外搽。另外，还可选合谷、阴泉、大椎、丰隆等穴针刺，以清热疏风、利湿止痒。亦可在睡前用梅花针叩打风池、百会、四神聪穴，以镇静安神止痒。

2. 血虚风燥

证候表现　常是慢性湿疮，反复发作，病程较长，皮损颜色暗淡，浸润肥厚，呈苔癣样变，色素沉着，血痂，脱屑，伴有头昏乏力，腰酸肢软，舌淡红，苔薄白，脉濡细。

护治法则　养血祛风，清热利湿（代表方：四物汤合革薢渗湿汤）。

施护要点

①观察瘙痒处皮肤的情况，有无抓痕、血痂、色素沉着或苔癣样变等皮损情况；观察瘙痒引起的其他症状，如失眠、皮肤感染等。因湿疮有剧烈瘙痒症状，病情进展时奇痒难忍，难以入眠，应给患者创造良好的睡眠环境和合理的护理措施，如减少刺激，适当播放催眠音乐，或采用耳穴压籽法，或针刺神门、曲池、合谷等穴，促进患者安睡。

②病室环境应安静、整洁，温湿度适宜。注意个人卫生，穿着轻、软、棉织类的舒适衣裤。

③饮食以清淡、易消化为佳，多食新鲜蔬菜和水果。避免进食辛辣刺激性食物和海鲜发物，暂时少食或不食高蛋白食物，忌酒、烟、浓茶。可选用桑椹百合汤：将桑椹15g、百合15g、红枣5枚、青果10g加水适量煎汤饮用。

④由于病情反复发作，患者易产生急躁、忧虑心情，护理人员应多安慰，以稳定其情绪，解除思想顾虑，避免精神紧张，增强治愈疾病的信心。

⑤外治宜用各种软膏剂、乳剂外搽，如青黛膏、5%硫黄软膏、5%～10%复方松馏油软膏、2%冰片软膏或10%～20%黑豆馏等，也可用苦参汤药浴。另外，还可取合谷、曲池、血海、三阴交、大椎、足三里等穴针刺，或用艾条烟熏患处止痒。

3. 脾虚湿蕴

证候表现　发病较缓，皮损潮红，瘙痒，抓后糜烂渗出，可见鳞屑，伴有纳呆，神疲，腹胀，面色萎黄，便溏，舌淡胖，苔白腻，脉弦缓。

护治法则　清热化湿，健脾止痒（代表方：消风导赤散）。

施护要点

①观察病情及皮肤情况，监测生命体征，做好基础护理，防止各种并发症的发生。

②保持室内清洁和适宜的温湿度；注意皮肤卫生，避免搔抓及刺激性洗涤物洗涤；保持床单位整洁、干燥，渗出较多者，要勤换床单、衣被；护理人员接触患者前后要洗手，防止交叉感染。

③饮食宜清淡、易消化，忌食鱼、虾、蟹、咖啡、烟、酒等辛辣、油腻、海腥发物，注意发现能加重或诱发本病的食物，避免再食用。可选用赤小豆薏米粥：先用沙锅煮赤小豆30g至烂，再加入薏苡仁50g煮粥服用。

④反复瘙痒给患者带来烦恼、突来的压力和起伏不定的情绪，会使瘙痒更为严重，应主动向患者讲解有关本病的知识，如常见诱因、饮食禁忌、服药的方法、皮肤护理等，稳定情绪，避免恼怒，使其增强治疗信心，解除思想顾虑，保持心情舒畅，精神愉快。

⑤应遵医嘱服用抗组胺、类固醇药物或涂擦局部外用药。中药汤剂宜凉服或温凉服，有胃部不适、恶心欲吐者，可滴2滴生姜汁在舌面上，以止呕。局部用药者，要坚持不间断，并观察用药后的效果与反应，禁止强效性类固醇涂擦于脸部、外生殖器官或皮肤皱褶处。因为长期使用口服类固醇会导致伤口愈合缓慢、易受感染等并发症，不可突然停药，须采用渐减的方式。外治宜用三黄洗剂或黄柏霜；糜烂渗出时，可用鲜马齿苋、鲜蒲公英、鲜紫花地丁、金银花或野菊花等任选一种，煎水湿敷。

第八节　粉　　刺

面生丘疹如刺，可挤出白色碎米样粉汁，故名粉刺。《诸病源候论·面疱候》中说："面疱者，谓面上有风热气生疱，头如米大，亦如谷大，白色者是。"描述了本病的症状。本病好发于青春发育期的男女，成年后的男子也可发病。

西医学中的痤疮可参照本病辨证护理。

【病因病机】

1. 肺热血热：面鼻属肺，丘疹色红，乃肺热熏蒸，血热蕴阻肌肤。

2. 肠胃温热：由于过食辛辣油腻之品，生湿生热，结于肠内，不能下达，反而上逆，阻于肌肤而成。

3. 脾气不健，运化失调，水湿内停，日久成痰，湿郁化热，湿热夹痰，凝滞肌肤所致。

4. 腠理不密，外涂化妆品刺激皮肤等是本病的诱因。

【辨证施护】

1. 肺经风热

证候表现　丘疹色红，或有痒痛，舌红，苔薄黄，脉浮数。

护治法则　清肺散风（代表方：枇杷清肺饮）。

施护要点

①保持皮肤清洁，经常用硫黄肥皂洗涤颜面。不宜用碱性太大的药皂，以免发生刺激。禁止用手挤压皮疹。

②饮食多吃新鲜蔬菜和水果，忌食油腻及辛辣食物。

2. 湿热蕴结

证候表现　皮疹红肿疼痛，或有脓疱，伴口臭，便秘，尿黄，舌红，苔黄腻，脉滑数。

护治法则　清热化湿（代表方：枇杷清肺饮合黄连解毒汤）。

施护要点

①注意个人卫生，保持局部皮肤的清洁。避免用刺激性大的肥皂及化妆品、护肤品等。

②不食或少食油腻、辛辣及糖类食品，多吃新鲜蔬菜及水果，保持大便通畅。

3. 痰湿凝结

证候表现　皮疹结成囊肿，或有纳呆，便溏，舌淡胖，苔薄，脉滑。

护治法则　化痰健脾渗湿（代表方：海藻玉壶汤合参苓白术散）。

施护要点

①保持室内适宜的温湿度，病变部位应注意清洁，以防止感染。

②饮食宜清淡、易消化，可给予流质或半流质饮食。

第九节　痔　　疮

痔疮是直肠末端黏膜下和肛管皮肤下的直肠静脉丛发生扩大、曲张而形成的柔软的静脉团，并因此而产生出血、栓塞或团块脱出。痔是常见病，男女老幼均可得病，随年龄增长而发病率增高，常因有症状而影响劳动。根据发病部位的不同，有内痔、外痔和混合痔之分。多因饮食不节，过食辛辣，或便秘，久泻、久痢，妊娠多产，负重远行等导致湿热下注，气血不调，经络阻滞，瘀血浊气下注肛门而形成本病。

西医学中的各期内痔及炎性外痔等均可参照本病辨证护理。

【病因病机】

内痔的发生主要是由于局部静脉壁薄弱，失去了正常的弹性，加之饮食不节，燥热内生，下迫大肠，以及久坐、远行、负重等，导致血行不畅，血液瘀积，热与血相搏，结滞不散而成；外痔的发生多因湿热下注或肛门裂伤，毒邪外侵等，导致气血运行不畅，经脉阻滞，或热毒迫血下行，瘀结不散而成；混合痔多因内痔反复脱出，或经产、负重努力，致筋脉横解，瘀积不散而成。

【辨证施护】

1. 内痔

（1）风伤肠络

证候表现　大便带血，或呈滴血或喷射状，血色鲜红，或有肛门瘙痒，舌红，苔薄白或薄黄，脉浮数。

护治法则　清热解毒，凉血祛风（代表方：凉血地黄汤）。

施护要点

①观察患者出血、疼痛、便秘等情况，发现出血症状和体征应及时报告医生。

②病室温湿度适宜，鼓励患者多饮水，注意休息，保持肛门清洁卫生，手纸、内裤要清洁柔软，每日用1:5000的高锰酸钾溶液温水坐浴。养成定时大便的习惯，注意保持大便通畅。起床前可行腹部顺时针按摩10~15分钟，促进肠蠕动，也可便后用温水冲洗，或用热水熏洗，以促进血液循环。

③ 饮食宜清淡、易消化，多食蔬菜、水果，忌食辛辣刺激食物及助热生痰之品，可多饮绿豆汤、西瓜水，也可选用鸡冠花粥等。

④多关心、安慰患者，消除其紧张、恐惧心理，让患者了解痔疮的形成原因，改变不良的生活习惯，养成定时大便的良好习惯。

⑤选用具有活血消肿、止痛止痒、收敛作用的药液熏洗肛门或湿热敷，或用痔疮锭、九华锭等塞入肛内，以起消肿、止痛、止血等作用；大便秘结者，可用番泻叶代茶饮，或蜂蜜两匙睡前冲服。

（2）湿热下注

证候表现　便血颜色污浊，量较多，肛内肿物外脱，肛门灼热，舌红，苔黄或腻，脉弦滑或弦数。

护治法则　清热利湿，凉血止血（代表方：脏连丸）。

施护要点

①患者应卧床休息，保持肛门清洁卫生，手纸、内裤要清洁柔软，养成定时大便的习惯，起床前自行腹部顺时针按摩10~15分钟，促进肠蠕动。

②饮食宜清淡、易消化，多食蔬菜、水果，忌食辛辣刺激性食物及助热生痰之品。可用鲜菊花、蒲公英、金银花等煎汤代茶饮，或常食绿豆粥。

③药物外治可用痔疮锭塞入肛内；大便秘结者，可用番泻叶代茶饮，或蜂蜜两匙睡前冲服；痔核不能回纳者可用五倍子散、玉红膏外敷，以活血消肿、收敛止痛、止血；也可用清热解毒熏洗剂坐浴。另外，还可取长强、次髎、承山等穴针刺。

（3）气滞血瘀

证候表现　肛内肿物呈灰暗色，易脱出，易因炎症、水肿而发生嵌顿，触痛明显，肛管紧缩，坠胀疼痛，甚则肛缘有水肿，舌暗红，苔白或黄，脉弦细涩。

护治法则　清热利湿，活血化瘀（代表方：萆薢化毒汤和活血散瘀汤）。

施护要点

①患者应卧床休息，保持肛门清洁卫生，手纸、内裤要清洁柔软。

②饮食宜清淡、易消化，忌食辛辣刺激之品。可选用木耳粥：先将黑木耳浸泡半天，洗净与米同煮为粥服用。

③局部可用消痔散敷患处；痔核不能回纳者可用五倍子散、玉红膏外敷；也可连续用中药热敷或25%硼酸甘油涂于肛门部，再加热敷，使其回纳；或用芒硝30g，开水溶化，先熏

后洗。另外，还可针刺长强、次髎、承山等穴。气血瘀积疼痛者，可艾灸肛周止痛。

(4) 脾虚气陷

证候表现　肛门有下坠感，痔核脱出不能自行回纳，需手法复位，便血色鲜或淡，面色无华，少气乏力，食少便溏，舌淡胖，边有齿痕，苔薄白，脉弱。

护治法则　补气升提（代表方：补中益气汤）。

施护要点

①注意休息，避免久蹲久坐，保持肛门清洁卫生，手纸、内裤要清洁柔软。便后、睡前作深呼吸及肛门上提的动作。

②饮食宜温热，忌生冷，以精、细、软为主，可服用人参汤、阿胶等补养之品。也可选用僵蚕莲藕汤：将莲藕洗净，与僵蚕 10g 同煮，加红糖调味，吃莲藕喝汤。

③局部可用朴硝、花椒加开水泡后熏洗，再外敷消痔膏、五倍子散；睡前可用蜂蜜冲服或服用麻仁丸，以保持大便通畅；痔核脱出者，可用五倍子煎汤，先熏后洗或用毛巾蘸药汁乘热敷于患处，熏洗后用手轻轻将痔核托上，回纳后，嘱患者静卧片刻。另外，还可取承山、长强穴针刺，取百会穴艾灸。

2. 外痔

(1) 湿热下注

证候表现　便后肛缘肿物隆起不缩小，坠胀明显，甚则灼热疼痛或有滋水，便干或便溏，舌红，苔黄腻，脉滑数。

护治法则　清热利湿（代表方：脏连丸）。

施护要点

①保持肛门清洁干燥，内裤宜柔软，避免对肛门的不良刺激。保持大便通畅，便后用温水冲洗或用热水熏洗，以促进血液循环。

②宜食清淡、多纤维素的食物，忌食辛辣刺激食物。可选用绿豆汤、西瓜水，也可用鲜菊花、蒲公英、金银花等煎汤代茶饮。

③若肛周局部肿胀明显，可用苦参煎汁先熏后洗患处，每日 2～3 次，也可用金黄膏或黄连膏外敷，或用马齿苋 60g、五倍子 30g、鱼腥草 15g、槐花 9g 煎汤熏洗患处。

(2) 血热瘀阻

证候表现　肛缘肿物突起，疼痛剧烈难忍，肛门坠胀，排便、走路、坐下时加重，局部可触及硬性结节，其色暗紫，自觉有异物感，舌紫，苔黄，脉弦数。

护治法则　清热凉血化瘀（代表方：萆薢化毒汤合活血散瘀汤）。

施护要点

①注意休息，避免久坐、久蹲和腹部加压。保持肛门清洁干燥，内裤宜柔软。保持大便通畅，不要久忍大便和长期服用泻剂，避免排便时用力过猛，便后用热水熏洗，以促进血液循环。

②饮食宜清淡、易消化，进食高纤维食物，多饮水，可选用木耳柿饼汤饮用。忌食油腻、辛辣刺激性食物。

③护理人员应多关心、安慰患者，消除患者的紧张、恐惧心理，让患者了解痔疮的形成

原因，消除不良的生活习惯，养成定时排便的良好习惯，防止疾病复发。

④外治可用苦参汤熏洗患处，并用消痔膏或黄连膏外敷，必要时可行手术治疗。

第十节　肛　　裂

肛裂是指肛管后正中部位（少数在前正中部位）由于反复损伤和感染引起的皮肤全层裂开，并形成溃疡，经久不愈。其特点是肛门周期性疼痛，出血，便秘。多由阴虚津液不足或热结肠燥，粪便粗硬，排便努责，使肛门皮肤损伤，湿热蕴阻而形成本病。

【病因病机】

1. 外伤因素　干硬的粪便引起肛管皮肤的损伤，是产生肛裂的基础。

2. 感染因素　肛隐窝感染，炎症向肛管皮下部蔓延，致使皮下脓肿破溃而成。

3. 肛门内括约肌痉挛因素　由于肛管部位的慢性刺激，使肛门内括约肌处于痉挛状态，黏膜肌层和肛管皮肤弹性减弱，紧张力增强，致使肛管皮肤撕裂。

【辨证施护】

1. 血热肠燥

证候表现　大便数日一行，质干硬，便时肛门疼痛、滴血或手纸染血，裂口处色红，腹部胀满，小便黄，舌红，脉弦数。

护治法则　清热润肠通便（代表方：凉血地黄汤）。

施护要点

①密切观察肛裂的三大特征，即疼痛、出血和便秘。及时询问患者疼痛、出血和便秘的情况，早期肛裂仅在肛管皮肤上有一个小的梭形溃疡，创面较浅，容易治愈；早期肛裂未经适当治疗，继续感染，裂口周围组织发炎、充血、水肿，致使裂口边缘不整齐，缺乏弹性，形成较大的溃疡而不易愈合者，应警惕并发肛痈，并向医生报告。

②保持大便通畅，养成定时排便的习惯，疼痛较剧时嘱患者卧床休息，避免剧烈活动或用力排便，便后及时清洗肛门，可用1∶5000的高锰酸钾溶液坐浴，也可用芒硝开水溶化后坐浴，注意肛周皮肤卫生。

③嘱患者多吃蔬菜和水果，忌辛辣刺激性食物，防止大便干燥，以免粗糙粪便擦伤肛门。可选用黄花菜木耳汤：先将黄花菜、木耳洗净，拣去杂质，加水煮1小时，原汤加白糖调服。

④患者对肛门的反复疼痛、出血会感到紧张、恐惧，护理人员要关心、安慰患者，消除其紧张、恐惧的心理，以积极配合治疗。

⑤药物宜内服外敷相结合。疼痛甚者，还可取长强、承山等穴针刺，或用耳针取神门穴、直肠下段穴以镇痛。

2. 阴虚津亏

证候表现　大便干结，便时疼痛伴点滴下血，裂口深红，口干咽燥，五心烦热，舌红，苔少或无苔，脉细数。

护治法则　养阴清热，润肠通便（代表方：润肠丸）。

施护要点

①注意休息，补充足够的水分。养成定时排便的习惯，便时忌久蹲，便秘者可用缓泻剂或润下剂，以保持大便通畅，平时注意肛周皮肤的清洁卫生。

②饮食宜进滋阴增液之品，可选用桑椹粥，也可每晚睡前服蜂蜜水或清晨空腹喝淡盐水。忌食辛辣刺激食物。

③加强与患者间的交流，关心、同情患者的疾苦，做好耐心仔细的解释，使其消除思想顾虑，积极配合治疗。

④每次便后可用1:5000的高锰酸钾溶液坐浴，以促进血液循环，也可用苦参煎水坐浴后用生肌玉红膏或黄连膏外敷，保持局部的清洁，减少刺激。对疼痛甚者，可针刺长强、承山等穴。

3. 气滞血瘀

证候表现　肛门刺痛明显，便时、便后加剧，肛门紧缩，裂口色紫暗，舌紫暗，脉弦或涩。

护治法则　行气活血通便（代表方：六磨汤）。

施护要点

① 保持大便通畅，便时勿久蹲努责；内裤宜宽松，手纸宜柔软、洁净，防止机械性损伤；注意肛周卫生，每日中药坐浴或局部外敷。

②饮食宜多吃蔬菜和水果，忌辛辣刺激食物。也可食用凌霄槐花糯米粥，防止大便干燥，避免粗糙粪便擦伤肛门。若行手术治疗，术后宜进流质或软食2天，控制大便1~2天。

③药物外治可选用七三丹或枯痔散等腐蚀药搽于裂口处，两三天后腐脱，改用生肌白玉膏或生肌散收口。对疼痛甚者，可针刺长强、承山等穴。

第十一节　肠　　痈

发生于肠道的痈肿，称为肠痈，是最常见的外科急腹症之一。本病特点是：初期疼痛由中上腹或脐周向右下腹转移，右下腹阑尾点（脐至右髂前上棘连线中1/3和外1/3之交界处）有固定压痛、反跳痛，伴有发热、恶心、呕吐等全身症状。

西医学中的急性阑尾炎可按本病辨证护理。

【病因病机】

多因饮食不节、寒温失调、暴怒忧思、急奔暴走等导致肠道功能失调、传化不利、运化失职、糟粕积滞、湿热蕴结，遂致气血失和，败血浊气壅遏而成肠痈。

【辨证施护】

1. 瘀滞

证候表现 热象不明显，或仅有微热，脘腹胀闷，嗳气纳呆，气滞重则腹痛绕脐走窜，血瘀重则痛有定处，便秘或泄泻，尿清或黄，舌质正常或有紫斑，苔白，脉多弦紧或涩或细。

护治法则 以行气活血为主，辅以清热解毒（代表方：大黄牡丹汤）。

施护要点

①密切观察脘腹部疼痛的部位、性质、程度、持续时间及伴随症状，作对症处理。

②注意休息，调畅情志。

③饮食宜半流质，忌辛辣、鱼虾发物。

2. 湿热

证候表现 湿重于热则微热，腹胀痛不剧，口渴不欲饮，大便溏而不爽，小便短少，舌质淡红，苔薄黄腻，脉弦滑略数。热重于湿则体温多在38℃以上，腹痛较剧，拒按明显，口干欲饮，大便秘结，小便短赤，舌质红，苔黄腻，脉弦滑数。

护治法则 通里攻下，清热利湿，辅以行气活血（代表方：阑尾化瘀汤）。

施护要点

①患者应卧床休息，如右下腹有明显反跳痛及局限包块时应取半卧位。必要时行手术治疗。

②忌辛辣食物，进食流质或半流质，可给患者绿豆汤、银花露、荷叶粥以清热利湿。

③若右下腹有局限肿物时，可用双柏散以水蜜调煮呈糊状，外敷右下腹，有止痛、消肿和局限炎症的作用。

3. 热毒

证候表现 腹痛剧烈，可遍及全腹。热毒伤阴者有高热或恶寒发热，体温多在39℃左右，持续不退，时时汗出，烦渴欲饮，面红目赤，唇干口臭，呕吐不食，两眼凹陷，大便多秘结，小便短赤，舌质红绛而干，苔黄厚干燥，脉弦数；热毒伤阴损阳者，发热不高或可无热，但精神萎靡，肢冷自汗，气促，舌质淡干，苔多黄糙或黄黑，脉沉细而数；肠结腑实者有全腹鼓胀，频频呕吐，无排气排便，舌苔黄厚腻，脉弦滑。

护治法则 通里攻下，清热解毒，辅以行气凉血（代表方：阑尾清解汤）。

施护要点

①观察生命体征及腹部体征，如有面色苍白、四肢厥冷等现象，及时通知医生并作好抢救和记录。

②患者应绝对卧床休息，如无休克应取半坐位，以预防肠间或膈下脓肿发生。

③观察药物反应，服通里攻下药后大便每日3~5次以上者，应及时减少剂量，右下腹部可用金黄散外敷。

④湿热证和热毒证肠痈，临床症状严重者，应配合输液，纠正水电解质失衡，并记录24小时出入液量。必要时行手术治疗。

第十二节 皮　　炎

本节主要介绍“瘾疹”。瘾疹是以皮肤出现鲜红色或苍白色风团，瘙痒剧烈，发无定处，时隐时现，退后不留痕迹为特征的过敏性皮肤病。多因禀赋不足，感受外邪，体内湿热蕴结，或有虫积，或食物、药物过敏等而诱发。

西医学中的荨麻疹可参照本病辨证护理。

【病因病机】

1. 禀赋不耐 素体先天不足，不耐鱼腥辛辣等食物之刺激，而致皮肤发疹瘙痒。

2. 饮食失节 饮食不节，脾湿内生，复感风邪，风湿相搏于肌肤而发病。

3. 情志失调 喜怒忧思失宜，导致心经郁闷，内灼血液，血热生风而发病。

4. 六淫所伤 风、寒、湿邪侵袭皮腠，营卫失和，邪郁于肌表不出，从而致发本病。

【辨证施护】

1. 风热犯表

证候表现　风团色赤，遇热则加重，遇冷则减轻，多夏季发病，舌质红，苔薄黄，脉浮数。

护治法则　疏风清热（代表方：消风散）。

施护要点

①保持室内温湿度适宜，空气新鲜、流通；尽量避免搔抓，忌用热水或有刺激性的溶液洗浴；勿穿化纤类内衣。

②饮食宜清淡，多饮水，多吃新鲜蔬菜、水果，以乌梅、青果、西瓜、冬瓜、苦瓜等清热之品为宜。可服用金银花水、薄荷水以散风清热。

③由于皮肤瘙痒，患者易烦躁、易怒，护理人员要有耐心，多给患者讲解有关本病发生及预防的知识，让患者对治疗充满信心，保持心情愉快，积极配合治疗，以促进疾病及早愈合。

④皮疹处可用青蒿、滑石研末外用；皮疹剧痒者，局部可用止痒酊或1%薄荷油、冰片霜外搽，或用芒硝30g、白矾30g，开水溶化后洗疹，日擦数次。

2. 风寒束表

证候表现　疹块色白，瘙痒，遇冷风则加剧，遇热则减轻，冬季多发，舌苔薄白，脉浮紧或迟数。

护治法则　祛风散寒，调和营卫（代表方：麻黄桂枝汤）。

施护要点

①注意保暖，避免受凉和接触冷水，保持皮肤清洁卫生，不穿化纤类内衣。

②饮食以清淡、易消化为宜，不宜过饱，可食流质或半流质，忌食生冷，宜服热食，可

服姜糖或姜枣茶以疏风散寒。

③皮疹剧痒者，局部用止痒酊或1%薄荷油、冰片霜外搽，也可用芒硝30g、白矾30g，开水溶化后洗疹，日擦数次。

3. 胃肠湿热

证候表现　发疹时伴有脘腹疼痛，偶尔恶心呕吐，神疲纳呆，发热，瘙痒，小便短赤，大便秘结，舌红，苔黄腻，脉滑数。

护治法则　祛风解表，通里泄热（代表方：防风通圣散）。

施护要点

①保持室内温湿度适宜，避免潮湿；不穿化纤类内衣。

②饮食宜清淡，多食蔬菜、水果，禁食鱼、虾、酒、羊肉等辛辣刺激食物和鱼腥发物；可饮赤小豆、绿豆汤。

③可针刺足三里、三阴交、中脘、大都等穴，以建中养血、清营止痒。

4. 血虚风燥

证候表现　风团反复发作，常迁延数月或数年不愈，瘙痒剧烈，寝食不安，劳累后发作或加重，伴有神疲乏力，舌质淡，苔薄，脉濡细。

护治法则　养血祛风除湿（代表方：当归饮子）。

施护要点

①生活要有规律，避免劳累及情绪激动。午后或夜间瘙痒加剧不能入睡时，可适当给予镇静剂或针刺止痒。

②多食新鲜蔬菜及大枣、核桃、桂圆、冰糖、梨等益阴养血之品。

③患者皮疹多反复发作、迁延不愈，应耐心解释和安慰，避免患者忧虑、烦躁，使其保持心情愉快，积极配合治疗。

第二十章 儿科常见病证辨证施护

儿科病证包括新生儿疾病、小儿传染病、小儿常见病及小儿杂病等。小儿具有与成人所不同的病理生理特点：其生理特点一是脏腑娇嫩，形气未充；二是生机旺盛，发育迅速。病理特点是容易发病，传变迅速。但由于小儿脏气清灵，所以病后容易康复。几千年来，历代医家为了儿童的健康成长，在长期与疾病作斗争的过程中，对儿科疾病的辨证、治疗、护理和预防保健，积累了丰富的经验。

儿科病证的辨证施护，是以中医理论为指导，认识儿科病证的特点，用辨证施护的原则，对儿科病证进行观察及护理，取中西医护理之长，优势互补，充实儿科护理内容，促进儿童的身心发展，提高儿科护理的水平。

第一节　肺炎喘嗽

肺炎喘嗽以发热、咳嗽、气急、鼻煽、痰涎上壅，甚则涕泪闭塞、张口抬肩、摇身撷肚为临床主证，是小儿肺系的常见疾病。本病一年四季均可发生，而以冬春两季较为常见。好发于3岁以下的婴幼儿，年龄越小，发病率越高，也易严重化及猝变。

西医学中的小儿肺炎、毛细支气管炎可参考本病辨证护理。

【病因病机】

本病外因责之于感受风邪；内因常由于小儿形气未充，肺脏娇嫩，卫表不固，抵抗力较差而致。

1. 风邪犯肺　肺为娇嫩之脏，其位最高，是五脏之华盖。感受风邪，从皮毛而受，内归于肺，风邪束肺，肺失宣降，则见发热，咳嗽，气喘，鼻煽。

2. 痰热阻肺　小儿体属纯阳，感邪后肺气闭郁，郁而化热，炼液成痰，形成痰热，或脾虚不运，痰涎内生，痰热互结，阻塞肺络，肺气郁闭，则出现高热、烦渴、喉鸣痰涌、呼吸气促。

3. 心阳虚衰　肺主气而朝百脉，心主血而运行营阴，气为血帅，血为气之母，气行则血行，气滞则血滞。肺气闭塞，则血流不畅，脉道壅滞。如正不胜邪，心血瘀阻加重，心失所养，造成心气不足，可导致心阳不振之变，甚则心阳暴脱。

【辨证施护】

1. 常证

(1) 风寒闭肺

证候表现　发热恶寒无汗，呛咳气急，口不渴，痰白而稀，舌苔薄白或白腻，质不红，指纹青，多至风关，脉浮紧。年长儿常诉恶寒体痛。

护治法则　辛温宣肺，化痰止咳（代表方：华盖散加减）。

施护要点

①密切观察病情与生命体征的变化，及时记录；如出现呼吸困难、喘憋、口唇发绀、面色灰白等低氧情况时立即给予氧气吸入；注意保持呼吸道通畅，及时清除鼻痂、鼻涕及口腔分泌物，必要时可用吸痰器吸出。

②高热时注意观察体温变化，每4小时测体温一次，体温超过38.5℃时给予降温，可用温水擦浴或针刺大椎、曲池、合谷等穴以散寒退热，必要时遵医嘱给予退热剂，但忌大量发汗，损伤气津；体温突然升高到39.5℃以上或突然降低至正常以下，皆应警惕，避免高热惊厥或休克；禁用冷敷法，以防闭邪入里。咳嗽、痰多患儿，要鼓励其咳嗽排痰；痰液黏稠不易排出时，可予超声雾化吸入以稀释痰液；咳嗽剧烈，可用苏叶煎取浓汁，兑姜汁、白蜜，频频代茶饮，以散寒止咳；痰多难咯，可用杏仁、桔梗煎水，频频饮入，以宣肺化痰。

③病室内保持安静清洁，空气新鲜，温湿度适宜。患儿卧床休息或家长抱入怀中，采取头高位，呼吸困难者取半卧位，并协助勤翻身，经常变换体位和轻轻拍背，以减少肺部瘀血，促进炎症吸收，减少机体耗氧和防止心衰发生；为保证患儿充分睡眠和休息，治疗与护理操作要尽量集中进行。

④饮食宜高营养、高维生素、易消化的流质和半流质食物，可给予米粥、面条、蔬菜等，鼓励患儿多喝水，忌食生冷、辛辣、油腻及不易消化的食物。鼻塞者，及时清除鼻腔分泌物或进食前10分钟用0.5%麻黄素滴鼻。哺乳时出现呼吸困难，先给予吸氧，待发绀缓解后再继续哺乳。

⑤汤药宜热服，药后进热粥或热饮，如姜糖水、葱白萝卜汤等促使发汗。注意加盖衣被，以取全身微汗，汗出后避免吹风，并用干毛巾及时将汗擦干，以免湿滞生寒。

⑥健康教育：指导患儿家长掌握疾病的相关知识和护理要点，懂得改善患儿呼吸功能的技巧，如保持病室环境的舒适、空气流通，尽量使患儿安静，将患儿安置在有利于肺扩张的体位并经常更换；介绍用药护理和预防疾病的知识，对易患呼吸道感染的患儿，家长要鼓励其加强体格锻炼，气候骤变时及时防寒保暖避免着凉；指导家长合理喂养患儿，及时添加辅食配合饮食调理，定期带患儿到医院进行体格检查，按时预防接种，在呼吸道疾病流行期间，尽量不去人多拥挤的公共场所，以防交叉感染；主动关心、鼓励患儿，使其能克服病痛与医护人员合作，并教育患儿养成良好的生活习惯。

(2) 风热闭肺

证候表现　初起发热恶风，微有汗出，口渴痰多，咽部红赤，咳嗽气促，舌苔薄白微黄，脉浮数。重者可见高热不退，口渴烦躁，面色红赤，咳嗽频频，喉中痰鸣，气急鼻煽，涕泪俱无，小便黄少，大便秘结，舌苔黄，质红而干，脉浮数。

护治法则　辛凉宣肺，止咳化痰（代表方：银翘散合麻杏石甘汤加味）。

施护要点

①观察生命体征变化，高热者每4小时测体温一次，必要时可用中药退热，如五粒回春丹、紫雪丹、羚羊退热散等，禁用冷敷法（酒精擦浴和冰袋冷敷）。

②咳剧时，可用金银花、枇杷叶泡水频饮。痰多黏稠不易咳出时，可用雪梨炖冰糖饮之，以清热化痰。便秘者，汤剂中加清热通便药，或用大黄泡水饮服，使热从下泄。

③病室温度宜凉爽，室内空气湿润。患儿应卧床休息，衣被穿盖不宜过暖。

④饮食宜清淡、易消化，忌辛辣油腻之品；多饮水或清凉饮料，如梨汁、藕汁、荸荠汁、萝卜汁以生津止渴。

⑤汤药宜温凉服。

(3) 痰热闭肺

证候表现　发热，烦躁，气急鼻煽，口唇发绀，面赤口渴，喉间痰鸣，声如拽锯，咳嗽而喘，呼吸困难，胸闷胀痛，泛吐痰涎，苔黄质红，脉弦滑。

护治法则　清热泻肺，涤痰定喘（代表方：五虎汤合葶苈大枣泻肺汤）。

施护要点

①密切观察病情，及时发现病情变化并采取必要的措施。如发现患儿气喘加重，面色苍白或青紫，即给以吸氧并立即报告医生；喉间痰多、呼吸困难时，注意保持呼吸道通畅；壮热烦躁者，遵医嘱使用退热剂，必要时点刺放血，防止惊厥。

②饮食宜清淡、易消化，多饮水或给以豆浆、牛奶、藕粉、荸荠汁，青萝卜丝煮水加白蜜频服，可清热化痰。少进过甜的食物和饮料，以免助湿生痰。

③汤药宜温服或凉服，少量多次频服。

(4) 阴虚肺热

证候表现　病程较长，低热盗汗，面色潮红，口唇樱红，干咳无痰，舌苔光剥，质红而干，脉细数。

护治法则　养阴清肺（代表方：沙参麦冬汤）。

施护要点

① 注意观察患儿精神、情志及体温变化。

②盗汗者可用五倍子研末，用醋调成糊状外敷肚脐；或用泥鳅洗净去内脏，油煎焦黄煮汤服；干咳痰少者，可用川贝粉蒸梨，或枇杷叶、杏仁、麦冬煎水频服。

③病房内保持清洁，空气流通，避免直接吹风；盗汗过多者，用干毛巾随时擦干，湿衣服需及时更换，避免着凉。

④饮食宜给以具有生津益阴功能之食物；多食莲子粥、百合粥、百合红枣汤、梨汁、橘汁、甘蔗汁等以养阴生津止咳，以及牛奶、鸡蛋、瘦肉、新鲜鱼类和蔬菜等；忌食煎炸、炒烤食物。

(5) 肺脾气虚

证候表现　低热起伏，面色苍白无华，动则汗出，咳嗽无力，喉中痰鸣，消瘦纳呆，大便稀薄，舌淡苔白滑，脉细无力。

护治法则　益气健脾（代表方：人参五味子汤）。

施护要点

①咳甚者可用黄芪、紫菀、款冬花煎水频服；自汗者可用黄芪、浮小麦、麻黄根煎水频饮；便溏者宜食苡仁粥、芡实粥或苹果泥；腹部给以热敷。

②注意休息，避免活动量过大。

③饮食宜清淡、易消化的软食，常食党参粥、黄芪粥、山药粥。

2. 变证

(1) 心阳虚衰

证候表现　突然面色苍白发青，口唇发绀，呼吸浅促，额汗不温，四肢厥冷，虚烦不安，右胁下肝脏肿大，舌略紫苔薄白，脉微弱疾数。

护治法则　温补心阳，救逆固脱（代表方：参附龙牡救逆汤）。

施护要点

①密切观察生命体征及面色、神志、肝脏大小，准确记录出入量；注意危险证候的发生，如出现下列症状立即报告医生进行抢救：如患儿突然发作气喘心慌，烦躁不安，心率加速达160次/分以上，面色青紫、冷汗淋漓，肝脏在短时间内急剧增大等提示并发心力衰竭，应及时给以吸氧、减慢输液速度，并配合医生采取相应措施以改善症状；如患儿出现剧烈咳嗽、烦躁不安、呼吸困难、胸痛、面色青紫，伴患侧呼吸运动受限等，提示并发脓胸或脓气胸，应配合医生进行胸穿或胸腔闭式引流；如患儿出现严重腹胀、肠鸣音消失等，提示并发中毒性肠麻痹，应禁食，予胃肠减压、肛管排气以消除腹胀，遵医嘱用药，以促进肠蠕动。

②呼吸浅促，气息微弱，口唇青紫时，立即吸氧，注意保持呼吸道通畅，必要时吸痰，并可隔姜灸百会、气海、关元、神阙，有回阳固脱作用。

③卧床休息，注意保暖。

④饮食宜低盐、易消化的流质，以少食多餐为宜。

⑤汤药宜急煎，频频温服。

(2) 内陷厥阴

证候表现　壮热，神昏谵语，四肢抽搐，口噤项强，两目上视，呼吸浅促微弱，舌质红绛，脉细数，指纹青紫，可达命关，或透关射甲。

护治法则　平肝熄风，清心开窍（代表方：羚角钩藤汤合牛黄清心丸）。

施护要点

①加强巡视，密切注意体温、呼吸、脉搏、神情、气色、肝脏等变化。如患儿出现意识障碍、反复惊厥、前囟膨隆、脑膜刺激征等，提示并发脑水肿，应配合镇静止惊，立即采取措施，可针刺人中、合谷、十宣、涌泉等穴或遵医嘱使用镇静剂，并及时吸氧，注意保持呼吸道通畅，防止口腔、舌唇咬伤及肢体受伤。

②壮热、谵语者，针刺大椎、曲池、合谷、内关等穴，并可采用药物或物理降温；神昏者按昏迷护理。

③病房保持清洁安静，空气流通。

④汤药温服，并冲服紫雪丹或牛黄清心丸，丸药烊化后喂服，昏迷者可鼻饲。

第二节 泄 泻

泄泻是以大便次数增多、粪质稀薄或如水样为其主证的病证。多由外感六淫，内伤乳食，脾胃虚弱，导致运化功能失常引起。本病是小儿时期最常见的疾病之一，尤以2岁以下的婴幼儿更多见，年龄愈小，发病率愈高。轻证一般预后良好，处理及时，常很快痊愈；重证起病急骤，泄下过度，则可造成气脱液竭，阴阳两伤，甚至危及生命。如迁延不愈或反复发作，可引起营养不良，影响生长发育，而形成疳证。本病一年四季均可发生，尤以夏秋季节为多见。夏秋暑湿当令，其邪最易内侵脾胃而发病。

西医学中的小儿腹泻病，包括感染性腹泻和非感染性腹泻，可参照本病辨证护理。

【病因病机】

引起小儿泄泻的原因，以感受外邪、内伤饮食及脾胃虚弱为多见。

1. 感受外邪 小儿脏腑脆嫩，藩篱不密，若再调护不当，则易感外邪，故小儿泄泻与时令气候的变化有密切关系。外感六淫之中的风、寒、暑、湿、燥、火诸邪均可致泻。尤其是夏秋季节，暑湿当令，最易发病。暑热之邪，伤人最速，易耗津气，每致热迫大肠，而成暴泻；冬春之风寒，亦可导致泄泻。

2. 内伤饮食 小儿饮食不知自节，若喂养失宜，饮食不洁，乳食过量或不足，或过食生冷瓜果均可引起脾胃功能失调而发生泄泻。

3. 脾胃虚弱 先天禀赋不足，后天调护失宜等导致脾胃虚弱，脾虚则健运失司，胃弱则不能腐热水谷，水反为湿，谷反为滞，下趋肠间成为脾虚泄泻。

4. 脾肾阳虚 久泻不愈，脾损及肾，导致脾肾阳虚。命门火衰，火不暖土，阴寒内盛，致完谷不化，出现泻下澄澈清冷、洞泄不止的脾肾阳虚泻。

小儿为稚阴稚阳之体，且泄泻又极易伤阴耗气，故常可发生“伤阴”、“伤阳”的变证，病情严重者亦可同时阴阳两伤。

【辨证施护】

1. 常证

（1）伤食泻

证候表现 腹满胀痛，痛则欲泻，泻后痛减，大便酸臭如败卵，夹有残渣及奶瓣，嗳气酸馊，矢气臭秽，不思饮食，或伴呕吐，夜卧不安，舌苔厚腻，脉滑实，指纹滞。

护治法则 消食化积（代表方：保和丸）。

施护要点

①严密观察病情，准确记录出入量，注意体温、脉搏、呼吸、血压及神志变化，防止变证的发生；如出现烦躁不安、脉率增快、呼吸加速等，注意是否因输液量过多或速度过快而

发生心力衰竭和急性肺水肿；观察大便的次数、性状、颜色、气味及数量，注意患儿的意识、口渴、皮肤及黏膜、眼窝、前囟、尿量、呕吐等情况，比较治疗前后脱水的变化；注意患儿是否出现口唇樱红、呼吸深长、精神萎靡、血 pH 值下降等酸中毒表现；当发现患儿肌张力低下、哭声微弱、吃奶无力、心音低钝或心律不齐、腹胀、腱反射减弱或消失等，提示低血钾，应及时补钾；准确记录 24 小时液体出入量。入量包括口服、静脉输注液体量及食物含水量，出量包括尿量、呕吐量、大便丢失的水分和不显性失水的量。

②呕吐时头偏向一侧，保持呼吸道通畅；呕吐剧烈，可针刺内关、地仓、合谷；腹痛者，可用按摩法促进肠蠕动而排便；腹胀时给予腹部热敷，可用食盐炒热装入布袋，温熨脐部，或用葱姜泥敷脐，葱 3～4 棵、生姜 9～15g 捣乱成泥，敷在脐部。保持臀部清洁、干燥，防止红臀；勤换尿布，每次大便后用温水清洗肛门周围，并扑上松花粉；如发生臀红，局部可涂 40% 氧化锌油，以免尿液浸及红肿部位导致皮肤溃破；如皮肤已溃破，可用红外线照射，每次 15 分钟，每日 2 次，避免使用塑料布。

③病室宜温暖舒适、整洁安静，患儿应注意休息。

④调整和适当限制饮食，腹泻患儿一般均应继续进食，母乳喂养者给以哺乳暂停辅食，人工喂养者以等量米汤或稀释的牛奶喂哺；严重呕吐者暂禁食，待恶心、呕吐、腹泻等症状缓解后进少量流质、半流质，如粥、面条等，少量多餐，逐步过渡到正常饮食。腹泻期间，根据病情必要时采用支持疗法。

⑤补充液体，及时纠正水电解质紊乱及酸碱失衡。补液前全面了解患儿目前病情、补液目的，根据病情选择口服补液或静脉补液。口服补液（口服 ORS 溶液），用于腹泻时脱水的预防和轻度、中度脱水而无明显周围循环障碍的患儿；静脉补液，用于中、重度脱水或吐泻频繁的患儿，根据脱水程度、性质、年龄、营养等决定液体的成分、数量、输注时间。合理安排 24 小时输液量，遵循“急需先补、先快后慢、见尿补钾”的原则分期分批输入。严格掌握输液速度，准确计算每分钟输液滴数，保证 24 小时的液体总量能及时输入体内。汤药宜浓煎，呕吐时不宜急于服用止吐药物，需待宿食全部吐出后再止吐。

⑥健康教育：向家长和患儿介绍疾病的相关知识和护理要点，解释补液目的，鼓励患儿配合治疗，消除其恐惧心理，指导家长正确配制 ORS 口服液，并能给患儿合理服用；指导家长注意饮食卫生，饮食应定时定量，食品应新鲜清洁，小儿亦不可过食肥厚、黏腻之品；合理喂养患儿，适当进行饮食调理，添加辅食应按时逐步，品种不宜太多，尽量避免在夏季断奶；教育患儿饭前便后洗手，养成良好的饮食习惯，防止过食、偏食；注意气候变化，避免腹部受凉，康复期加强锻炼，增强体质。

（2）湿热泻

证候表现　大便稀薄如水样，便色深黄臭秽，泻下频繁，暴注下迫，腹痛时作，食欲不振，肛门灼热发红，小便短赤，若伴有外感或热重于湿者，可有发热，口渴，舌苔黄腻，脉滑数。

护治法则　清热利湿，清肠止泻（代表方：葛根芩连汤加味）。

施护要点

①密切观察大便的性状和次数，注意神色、形体动态、四肢温度及口渴情况的变化，必

要时记录24小时进出量，发热者给以物理降温。

②可配合针刺中脘、天枢、阴陵泉，用泻法；亦可用生理盐水1ml，注入石门穴（脐下1寸），每日1~2次，连用3~5天为1疗程。

③病室清洁安静，保持空气流通，做好患儿肛门周围的护理，每次便后可用淡盐水或茶水或苍术黄柏水清洗，防止破溃。

④饮食宜清淡易消化，忌油腻辛辣和生热燥火之品。可给六一散泡水饮，或用芦根、竹叶煎水代茶饮。高热口渴者，可用绿茶、白糖、细盐泡水频服。

⑤汤剂宜少量多次温服，防止呕吐。

（3）风寒泻

证候表现　大便清稀多泡沫，臭味不甚，肠鸣腹痛，或伴恶寒发热，鼻流清涕，舌质淡苔白腻，脉浮紧，指纹淡红。

护治法则　疏风散寒，化湿止泻（代表方：藿香正气散）。

施护要点

①注意观察大便的性状、颜色、次数，腹痛的性质、程度及伴随症状。

②可配合温针灸足三里、中脘、气海、三阴交、天枢、长强等穴，亦可配合推拿和捏脊疗法。

③病室内阳光充足，清洁安静；注意腹部保暖，或用艾条灸神厥以温中散寒。

④饮食宜辛温食品，忌生冷瓜果和肥腻之品。

⑤汤药宜热服，药后添衣加被，并给热汤或饮料以助药力。

（4）脾虚泻

证候表现　大便稀溏，色淡不臭，多于食后作泻，时轻时重，面色萎黄，形体消瘦，神疲乏力，睡时露睛，舌淡苔白，脉沉细无力。

护治法则　健脾益气，化湿和胃（代表方：参苓白术散）。

施护要点

①及时观察大便性质，大便清稀者给以干姜煎水热饮，以温中散寒；久泻不止，可用暖脐膏贴脐部或针灸脾俞、中脘、天枢、足三里等穴，或用推拿、捏脊疗法；有脱肛者做好臀部护理。

②注意休息，防寒保暖，尤其注意腹部与腰骶部的保暖。

③饮食以清淡、少渣、易于消化的半流质为宜，少量多餐，忌食生冷、油腻之品；可多食苡仁粥、山药大枣粥、党参粥、黄芪粥、扁豆粥等。

④汤药宜热服。

2. 变证

（1）伤阴

证候表现　泻下无度，质稀如水，精神萎靡或烦躁，目眶及前囟凹陷，啼哭无泪，皮肤干燥，口渴引饮，小便短少，舌绛无津或起芒刺，脉细数。

护治法则　益气健脾，酸甘敛阴（代表方：人参乌梅汤加味）。

施护要点

①密切观察生命体征及面色、神志、脱水情况，大便次数、性质等，记录24小时液体出入量；给予静脉或口服补液，输液过程中根据病情调整液体速度。

②病室内保持一定温度，患儿平卧，注意保暖。

③饮食以稀粥、米汤等流质、半流质为宜，少量多餐，多饮荸荠汁、藕汁、石斛汁、芦根水等以生津止渴。

④汤药急煎后趁温频饮以救阴扶正。

（2）伤阳

证候表现 暴泻不止，次频量多，神疲气弱，面色苍白，汗出不温，四肢厥冷，舌淡苔白，脉沉细欲绝。

护治法则 益阴回阳，救逆固脱（代表方：生脉散合参附龙牡救逆汤）。

施护要点

①密切观察生命体征及精神、面色的变化。用回阳救逆汤剂后，若精神好转，面色红润，体温恢复正常，呼吸逐渐规整，血压回升，为病情好转之征象，可配合针灸疗法，先刺人中、中冲，无效时再刺内关、风池，灸气海、百会。

②饮食以流质、半流质为宜，可用生姜或干姜加葱白、红糖煎水趁热多饮。

③汤药急煎后热服、频服，药后加盖衣被，注意保温，以助回阳固脱。

第三节 水 肿

水肿是由多种病证引起体内水液停留，泛滥肌肤，致面目、四肢甚至全身肌肤浮肿及小便短少的一种常见病证。多见于3～8岁小儿，一年四季均可发生。临床分阳水、阴水两大类。阳水病程短，预后较好；阴水病程长，且反复发作，病程迁延，影响脾肾功能，预后较差。

西医学中的急、慢性肾小球肾炎和肾病综合征引起的水肿可参照本病辨证护理。

【病因病机】

水肿的发生，外因为感受风邪、水湿或疮毒入侵，内因主要是肺、脾、肾三脏功能失调。

1. 感受风邪 肺主一身之气，外合皮毛，又为水之上源，通调水道，下输膀胱。风邪外袭，客于肺卫，肺失宣肃，通调失职，风遏水阻，肺气不能下输膀胱，而致风水相搏，流溢肌肤，发为水肿。

2. 湿热内侵 肌肤患疮疡、湿疹等疾，内归肺脾，风毒、湿热外遏肌表，肺失通调，脾失健运，土不制水，则肾不能行五液之水，水湿横溢而为水肿。

3. 肺脾气虚 肺为水之上源，水由气化，气行则水行；脾主运化精微，主传化水液，为水上堤防，脾健土旺，水湿自能运行。水病日久，肺虚则气不化精而为水，脾虚则土不制水而被反克，肺脾不足，水不归经而泛溢肌肤，证见周身浮肿。此类病证多为邪气缠绵，正气日虚之证。

4. 脾肾阳虚 脾恶湿，主运化；肾主水，为水之下源，主五液而行水。水湿不能熏化，脾虚及肾，命门火衰，膀胱气化失司，三焦决渎无权，小便不利，水不得泄，泛于肌肤，发为水肿。所谓关门不利则聚为水肿，属阴水范畴。

在疾病发展过程中，由于水气内盛，逆射于肺，产生气急暴喘；或因邪陷心肝，而见神志昏迷、惊厥等证候。

【辨证施护】

1. 常证

(1) 风水相搏

证候表现 水肿先从眼睑开始，继而四肢，甚则波及全身，来势迅速，颜面为甚，皮肤光亮绷急，按之凹陷，随手而起，小便短少，色黄或赤，并有发热恶风，咳嗽气粗，肢体酸痛，舌质稍红，苔薄白，脉浮。

护治法则 疏风利水（代表方：麻黄连翘赤小豆汤）。

施护要点

①密切观察精神、面色、食欲状态；注意血压变化，每4～6小时测量一次并记录；注意观察水肿的部位、程度，定时测量体重、腹围；注意小便次数、颜色及尿量，定期检测尿常规、血钾、血钠，每天记录出入量。

②密切观察病情变化，如有发热、头晕、头痛、呕吐、嗜睡等症状出现，立即报告医生处理，防止惊风或水毒内闭的发生；浮肿明显，腹满喘咳者，取半卧位，必要时吸氧；恶风、发热、肢体酸痛者，注意保暖，可用紫苏、防风煎水饮，以祛风解表退热；尿血者，用鲜茅根代茶饮，以清热止血；发热，腹胀满，大便不畅者，予生大黄8～15g，沸水泡汁饮，每次30～50ml，每日2～3次，达泻腑利水退热之效。

③水肿期间患儿需卧床休息，在床上经常变换体位；每天擦洗全身，勤换衣被，保持皮肤清洁、床铺整洁干燥，水肿严重时可用气垫床以防皮肤破溃感染；待水肿基本消退，尿量逐渐恢复正常，血尿消失，血压正常且稳定后，可适当下床活动，并逐渐过渡到正常的生活起居；注意与感染性疾病患儿分室，病房内每日进行空气消毒，减少探视人数，防止交叉感染。

④尿少水肿时期，饮食以无盐或少盐为宜，严重水肿者盐的摄入量限制在每日60～120mg/kg；大量蛋白尿期间蛋白摄入量控制在每日2g/kg为宜，并以优质蛋白为主（乳类、蛋、鱼、家禽等）；注意控制饮水量，可选食薏苡仁粥、葱白粥、冬瓜、鲤鱼、赤小豆汤等，以助利水消肿。

⑤中药早期宜浓煎，少量多次喂服，不宜与饮食同时进行，并注意观察药物的不良反应；患者如需肌内注射时，部位要深，拔针后按压时间略长，以免药液漏出。

⑥加强情志护理，关心、爱护患儿，经常与患儿交流，消除其恐惧、忧虑心理；组织娱乐活动，指导安排学习，保持其乐观情绪，增强治疗信心，争取早日康复。

⑦健康教育：向患儿及家长宣传疾病的相关知识，强调适当休息的必要性，指导其注意安全，帮助其有计划地安排作息时间；讲解药物的疗效及副作用，使患儿及家长能主动配合，坚持按计划用药，学会副作用的观察；让患儿及家长了解本病的常见并发症，特别是感染后的严重危害性，要求家长掌握预防感染的措施；强调妥善护理的重要性，指导家长掌握护理要点；进行出院指导，要求定期复查，遵医嘱用药，做好家庭护理。

(2) 湿热内侵

证候表现　遍体浮肿，肿势不剧，小便短少黄赤，甚至如洗肉水样，大便干结，舌质偏红，苔黄或黄腻，脉滑数。

护治法则　清热利湿（代表方：三妙丸合导赤散）。

施护要点

①密切观察小便色、质、量的变化，发现肉眼血尿，遵医嘱应用止血药，并可用牡丹皮、小蓟草煎水饮，以凉血止血。

②水肿期绝对卧床休息，保持皮肤清洁，勤换内衣，皮肤瘙痒勿用指甲抓挠，以防感染。

③如有皮肤疮疡者，每天换药，直至痊愈。

④平时常食西瓜、冬瓜、玉米等，以助清热利水；烦热、口渴、小便短赤者，可给西瓜水、白茅根水、冬瓜汤作饮料，以清热利湿。

(3) 肺脾气虚

证候表现　常在恢复期或病程长者出现，轻度颜面浮肿，面色少华或苍白，倦怠乏力，易汗出，易感冒，舌质淡，苔薄白，脉缓弱。

护治法则　健脾益气（代表方：参苓白术散合玉屏风散）。

施护要点

①注意观察水肿程度、自汗情况，可给以浮小麦或黄芪煎水饮，以固表敛汗；保持皮肤清洁，防止搔抓损伤皮肤。

②卧床休息，勿过度疲劳；注意保暖，适时加减衣被，勿感受风寒。

③注意饮食调养，可给予清淡、营养丰富、易消化食物；多食黄芪粥、党参粥、薏米大枣粥、扁豆山药粥、鱼、瘦肉、乳、豆类，多食蔬菜、水果，少食辛辣、油腻之品，有利于肺脾功能的恢复及强壮体质。

(4) 脾肾两虚

证候表现　面色苍白，全身浮肿，以腰腹下肢为甚，按之深陷难起，甚则腹水、胸水、阴囊水肿。偏于脾阳虚者，大便多溏薄，脘腹胀满，神倦肢冷；偏于肾阳虚者，多见腰酸怕冷，尿清而频，夜间尤多，舌质淡胖，苔白，脉沉细。

护治法则　温肾健脾（代表方：真武汤）。

施护要点

①腰膝酸痛者，可艾灸脾俞、命门、足三里等穴，或用附子、干姜、川断、枸杞子、葱白捣烂为泥，热敷腰腹。

②浮肿乏力者，应卧床休息，坚持治疗，加强皮肤护理，预防外感。

③水肿期间应控制水、盐的摄入；平时可多食动物肾脏、紫河车、乳、蛋、鸡肉、黑芝麻、大枣、核桃、扁豆等，以补养肝肾。

④培养患儿战胜疾病的良好心态，适当加强锻炼，增强体质，预防感冒，减少复发。

2. 变证

(1) 水气上凌心肺

证候表现　肢体浮肿，咳喘气促，胸闷心悸，烦躁不能平卧，口唇青紫，指甲发绀，面色苍白或青灰，舌质淡或暗，苔白或白腻，脉细数无力。

护治法则　泻肺逐水，温补扶正（代表方：已椒苈黄丸合参附汤）。

施护要点

①密切观察生命体征、瞳孔及神志的变化并及时记录；观察咳嗽、吐痰的次数与性质，痰涎的黏稠度及颜色；严格控制液体速度与补液总量，记录24小时进出量；尿闭可按摩或针刺肾俞、气海、关元等穴；尿闭、便秘者，也可用牵牛子、大黄各10g，煎水取汁代饮。

②绝对卧床休息，高度水肿者，定时翻身，加强皮肤护理，防止压疮发生；取半卧位，抬高下肢以减轻水肿，并给予氧气吸入，保持呼吸道通畅。

③保证营养供给，浮肿尿少可用鲤鱼赤小豆炖汤以利水。

(2) 邪陷心肝

证候表现　头痛，眩晕，视物模糊，烦躁易怒，甚则抽搐、昏迷，舌质红，苔黄而糙，脉弦数。

护治原则　平肝潜阳，泻火熄风（代表方：龙胆泻肝汤）。

施护要点

①密切观察生命体征及神志变化，血压过高者辅以利尿降压药治疗。

②抽搐、躁动患儿做好安全防护，必要时给予约束；抽搐时可急刺人中、内关、合谷以熄风开窍，必要时给以镇静剂，注意保持呼吸道通畅、保护牙齿与舌。

③保证水分、药物、营养的供给。

④加强心理调摄，采取解释、爱抚、搂抱等方法，增进护患情感，减少患儿恐惧不安心理，耐心诱导其安静休息。

(3) 水毒内闭

证候表现　全身浮肿，小便极少或尿闭，头晕头痛，恶心呕吐，甚至昏迷惊厥，舌质淡胖，苔垢腻，脉弦。

护治法则　辛开苦降，避秽解毒（代表方：温胆汤合附子泻心汤）。

施护要点

①密切观察病情变化，定时测量生命体征，注意瞳孔大小、对光反射，防止脑疝的发生；备好急救药品和器械，及时与医生配合实施抢救。

②昏迷者要保护眼睛角膜，做好口腔及皮肤护理，防止感染；恶心呕吐者，可选用黄连、苏叶泡水频服，亦可针刺内关、中脘、足三里并热敷胃脘部；头痛、眩晕、烦躁者，注意观察血压变化，可针刺百会、太阳、肝俞、肾俞、行间等穴以平肝潜阳；尿少、尿闭者，可用二丑、大黄煎水，每次50~200ml保留灌肠。

③保证营养供给，给以鼻饲。

第四节　麻　　疹

麻疹是由麻疹病毒时邪侵犯人体所引起的，以高热、身出皮疹为主要表现的急性发疹性传染病。典型病例以高热3~4天，按顺序出疹，初起有咳嗽、流涕、眼泪汪汪，随后颊黏膜出现麻疹黏膜斑，手足心见疹后，依序而退，并有脱屑及色素沉着为主要临床特征。顺证经适当治疗与护理，预后基本良好。若罹发逆证，则易并发肺炎、喉炎或脑炎，病情危重，需及时抢救。本病传染性很强，常可引起广泛流行，过去多流行于冬春两季，现由于实行了儿童计划免疫，发病季节逐渐失去了规律。发病年龄以6个月到5岁儿童为多见，患病后有持久免疫力。

西医学中的麻疹可参照本节辨证护理。

【病因病机】

1. 顺证　麻毒时邪从口鼻而入，侵犯肺脾。毒邪犯肺则早期可见肺卫症状，如发热、咳嗽、喷嚏、流涕等症状，此为初热期；麻毒邪入气分，皮疹渐布全身，达于四末，疹点出齐，为正气驱邪外出，是为见形期；疹透之后，邪随疹泄，热去津伤，即为疹子收没的恢复期。这是麻疹发病的一般规律，称为顺证。

2. 逆证　若正虚不能托毒外泄，或因邪毒化火内陷，均可导致麻疹透布不顺，往往产生并发症，即属逆证。肺居上焦，邪毒入侵，先犯肺脏，若邪毒炽盛，火热灼肺，炼液生痰，痰热互结，形成痰热，阻塞肺络，使肺气闭郁，则见咳喘痰鸣之逆证；邪毒炽盛，毒热循经上攻咽喉，致毒壅咽喉，则见喉肿咽痛、音哑声嘶之逆证；邪毒盛而不能外达，内陷心肝，蒙闭清窍而神昏，引动肝风而抽搐，亦可致成逆证。

【辨证施护】

1. 顺证

（1）邪伤肺卫（前驱期）

证候表现　发热微恶风，鼻塞流涕，喷嚏，咳嗽，眼睑红赤，泪水汪汪，纳呆，或吐或泻，倦怠乏力，嗜睡，发热第2~3天，口腔两颊黏膜红赤，贴近臼齿处可见麻疹黏膜斑，小便短黄，或大便稀溏，舌苔薄白或微黄，脉浮数，指纹浮露色紫。

护治法则　辛凉解表，宣肺透疹（代表方：宣毒发表汤加减）。

施护要点

①确诊后患儿立即隔离，一般应隔离至疹出1周；对于有并发症者，应延长隔离期至疹出10天，接触的易感儿隔离观察21天，以控制传染源。

②密切观察病情变化，如发热、皮疹、精神状态、呼吸及伴发症状，观察有无肺炎、喉炎、脑炎等逆证的征兆，并采取相应护理措施；发热时忌用冷敷降温，室温不宜过低；麻疹

将透未透时要观察热势与出汗情况；若汗出勿将棉被揭开，防止汗闭而影响麻疹顺利透出。

③推拿疗法：选取肺经、肝经、天河水、三关、天柱骨、七节骨等穴，采用清推之法，以清热解表透疹，每次 20～30 分钟，每日 1 次。

④保持口、眼、鼻的清洁卫生，可用淡盐水漱口，眼药水滴眼，必要时做口腔护理；保持皮肤清洁，皮肤瘙痒者，可用温水清洗局部（忌用肥皂），剪去指甲，防止抓破皮肤而感染。

⑤保持环境安静，空气新鲜；患儿绝对卧床休息至体温正常，皮疹消退；慎避风寒，以免腠理为风寒所闭而影响病程经过；以室温 18℃～20℃，湿度 60% 为最适宜；窗户遮以深色窗帘，避免强光刺激患儿眼睛。

⑥饮食以清淡、易消化为原则，以流质或半流质为主，多饮白开水，多食鱼汤、瘦肉汤、鸡蛋花汤、胡萝卜粥，忌食油腻、鱼腥发物、辛辣厚味食物；忌食酸涩收敛之品，以免因酸敛影响麻疹透发，可给芦根 30g、金银花 10g，水煎服，清热解表透疹，每日频频饮之。

⑦中药汤剂浓煎，宜少量多次，频频喂服；出疹期间宜温服，以助出汗透疹；切忌大苦大寒，或妄用过汗之剂。

⑧为患儿创造宽松优雅的生活环境，关心体贴患儿，经常给以抚摸和拥抱，用讲故事、唱歌等方法转移患儿注意力，鼓励患儿配合治疗护理，尽量减轻患儿恐惧、烦躁不安的心理。

⑨健康教育：向患儿家长讲解消毒隔离的必要性与方法，患儿接触后的玩具、书本、衣物要进行消毒；指导患儿家长注意保持患儿皮肤及五官的清洁，防止继发感染；向家长宣传饮食调理的方法和重要性，鼓励患儿多喝水；对在家治疗护理的患儿，指导家长为患儿创造良好的休养环境，在做好家庭护理的同时，学会顺证、逆证的观察，能及时发现病情变化。向家长及患儿介绍麻疹的预防知识，预防麻疹最可靠的办法是接种麻疹减毒活疫苗，初种为出生后 8～12 个月的婴儿，4～6 岁儿童应复种一次；流行期间不带易感儿童去公共场所，平时注意保持居室空气新鲜，与麻疹患儿密切接触的易感儿，可注射丙种球蛋白；在麻疹流行期间，可给以中药紫草 10g、甘草 3g，水煎服，每日服 1 次，共服 3 次，以预防麻疹。

（2）肺胃热盛（出疹期）

证候表现　发热持续，起伏如潮，疹随外出，先耳后发际，渐及颜面、躯干、四肢，口渴引饮，目赤多眵，咳嗽剧烈，烦躁或嗜睡，尿黄便干，舌红，苔黄，脉数，指纹紫滞。

护治法则　清热解毒，宣肺透疹（代表方：清解透表汤）。

施护要点

①注意体温变化，及时观察全身皮疹的分布、色泽情况及肺系症状，能早期发现逆证。

②出疹期体温较高，宜多饮水，皮疹透发后可用鲜藕、芦根、萝卜煎汤作饮料，以养阴生津清热；发热但患儿神志安详，热势和缓，可不必急于退热，应慎用冰袋等物理降温；体温过高时，可用温湿毛巾敷头部，或用芫荽煎水擦身，擦后还需注意保暖；有汗时不揭被，以防汗闭疹陷。

③外护法：麻黄、浮萍、芫荽、西河柳、黄酒，加水煮沸，使蒸气布满室内，令病人口鼻吸之，再以柔软毛巾蘸药液，适温轻擦患者皮肤。适用于疹出不畅之患者。

④饮食应易于消化，富于营养，以流质或半流质为主，切忌食用肥甘、厚味、油腻之品。疹出透时可用鲜藕、芦根、萝卜煎汤作饮料，既可养阴生津又可清解疹毒。

⑤中药宜少量多次，频频喂服；高热毒重，口干引饮，药饮偏凉，液量可适当增多。

(3) 热退阴伤（疹回期）

证候表现　疹点出齐后，发热渐退，咳嗽渐减，声音稍哑，疹点依次渐回，皮肤呈糠麸状脱屑，并有色素沉着，胃纳渐增，精神好转，舌苔薄白，舌红少津，脉细无力。

护治法则　养阴益气，清解余邪（代表方：沙参麦冬汤）。

施护要点

①疹退脱屑时皮肤瘙痒，应注意皮肤清洁，防止乱抓，不宜过早洗澡，以防受凉，重感时邪。

②忌食生冷、硬物、油腻、不易消化之食物，以保养脾胃；饮食应富有营养且易消化，可用牛奶、鸡蛋、猪肝、瘦肉、稀粥、面食等，避免饮食过量；宜用滋润益气食物，如沙参粥、百合粥、莲子粥，多吃营养丰富的新鲜水果蔬菜。

③口干呛咳伤津者，可用甘蔗、梨、藕等取汁加开水服，或用荸荠煎水代茶，以生津养肺益胃，或用莲子百合汤养阴润肺，健脾益肾。

④慎避风邪，防复感外邪。

2. 逆证

(1) 麻毒闭肺

证候表现　高热不退，口渴烦躁，咳嗽气促，鼻翼煽动，出疹不畅，或见早回，或疹点密集色紫，舌红而干，苔黄，脉数。

护治法则　宣肺解毒，清热透邪（代表方：麻杏石甘汤加味）。

施护要点

①注意观察全身皮疹之形态、色泽和出没情况；密切观察呼吸次数，患儿如气喘严重、面色苍白或青紫，及时给以吸氧；注意保持呼吸道通畅，重证患儿常因无力将痰咳出而引起呼吸道堵塞，应经常更换体位，协助拍背促使痰液咳出，随时清除口鼻腔分泌物，必要时用吸引器吸痰。

②皮疹透发不顺者，可用麻黄 15g，浮萍 15g，芫荽 15g，西河柳 15g，黄酒 60g，加水适量煮沸，使水蒸气满布室内，再用热毛巾蘸药液洗擦头面、四肢等暴露部位，以促疹外透，毒随疹泄。

③患儿烦躁不安，面色苍白，气喘加剧，并有心率加速者，应注意肝脏是否在短期内增大，防止心衰，并及时与医生联系，采取相应措施。

(2) 热毒攻喉

证候表现　高热不退，咽喉肿痛，声音嘶哑，或咳嗽声重有似犬吠，甚则烦躁不安，喘憋鼻煽，颜面口鼻青紫，呼吸不畅，舌质红，舌苔黄腻，脉浮数或洪数。

护治法则　清热解毒，利咽消肿（代表方：清咽下痰汤）。

施护要点

①严密观察缺氧情况，有喘憋鼻煽、颜面口鼻青紫者，应及时给氧；有严重缺氧、烦躁

不安者应及时报告医生，并做好气管切开手术的准备工作；注意保持呼吸道通畅，必要时吸痰。

②病室保持安静，以免患儿惊慌烦躁。

③咽喉肿痛，可用金银花等煎水含饮；中药宜少量多次喂服，避免呛咳；缺氧不甚者，可配合针刺合谷、少商，以减轻喉部症状；邪实壅结，便秘不通者，可配合开塞露润导。

（3）邪陷心肝

证候表现　高热，或有鼻煽，烦躁不安，谵语，甚则神昏，抽搐，皮肤疹点密集成片，遍及全身，色紫红，舌质红绛，脉滑数。

护治法则　平肝熄风，清营解毒（代表方：羚角钩藤汤加味）。

施护要点

①密切观察生命体征、神志、瞳孔等变化；出现两目窜视，四肢拘急，应急刺人中或合谷，或点刺十宣放血。

②高热患儿迅速采用药物或物理降温；惊厥时立即报告医生，同时松解患儿衣服，清除口、鼻、咽部分泌物，保持呼吸道通畅，防止窒息；昏迷患儿定时鼻饲，防止压疮，注意眼的护理。

第五节　水　痘

水痘是由水痘时邪所引起的急性发疹性时行疾病，临床以同一时期出现丘疹、疱疹、结痂为特征。本病一年四季均可发生，但以冬春季节多见。婴幼儿和学龄前儿童发病较多，主要通过接触和呼吸道飞沫传播，一次患病可终身不再罹患。

西医学中的水痘可参照本病辨证护理。

【病因病机】

水痘的发生为时行邪毒及风热湿毒侵袭人体而引起。

1. 邪郁肺卫　时行邪毒，由口鼻而入，蕴伏于肺，肺合皮毛，主卫气，邪伤肺卫，宣发失常，则见发热、咳嗽、流涕等肺卫症状。卫气与邪气交争，邪毒外泄肌表，则痘疹外露。

2. 湿热蕴郁　邪毒入里，上犯于肺，下郁于脾，脾主肌肉，脾阳受遏，运化失司，水液代谢失调，邪毒与内蕴湿热相持，而成湿热邪毒，透达肌表，发为水痘。

本病预后大多良好，但有少数毒热炽盛，直趋气营，则发为疹点稠密，色红赤，紫暗，并见壮热、烦躁等重证。

【辨证施护】

1. 风热轻证

证候表现　微热或无热，鼻塞流涕，喷嚏，轻咳，1 日左右出疹，疱浆清亮，疹根盘红晕不明显，痘疹稀疏，多见于躯干、颜面及头皮，舌质淡，苔薄白，脉浮数。

护治法则 疏风清热，解毒祛湿（代表方：银翘散）。

施护要点

①执行呼吸道隔离，自发病始至全部皮疹结痂或出疹后7日止。

②注意观察患儿精神、食欲、皮肤、体温、舌苔、脉象的变化，及时记录水痘出现的部位、时间、色泽、形态等；发热者多饮开水或芦根水，必要时针刺曲池、合谷散热；咳嗽时，可用枇杷叶、大青叶泡水饮。

③患儿皮肤瘙痒吵闹时，可用讲故事听音乐等移情法转移其注意力；疱疹继发感染者局部可涂黄连膏或青黛散。

④病室宜清洁温暖，定时通风；保持患儿皮肤清洁、干燥，防止痘疹破溃感染，注意勤剪指甲以免抓伤皮肤；保持床单清洁干燥，衣被柔软松适，不宜过紧；注意避风寒，防复感。

⑤ 饮食宜流质、半流质等清淡、易消化之品，忌油腻、荤腥、姜椒辣物；多饮水，或用胡萝卜、荸荠、甘蔗等煎水代茶。

⑥中药汤剂宜少量多次饮服，服药后以微汗为宜。

⑦健康教育：大部分无并发症的患儿宜在家隔离治疗，向家长介绍疾病的病因及隔离时间，要求家长掌握水痘的家庭护理要点、中药煎煮和饮食调理方法；注意避免易感者接触，如免疫缺陷者接触水痘后72小时内给予水痘-带状疱疹免疫球蛋白肌注，可起到预防作用。

2. 毒热重证

证候表现 壮热烦躁，口渴欲饮，面红目赤，口舌生疮，痘疹分布密集，疹色紫暗，疱浆混浊，大便干结，舌质红，舌苔黄，脉洪数。

护治法则 清热祛湿，凉血解毒（代表方：清胃解毒汤）。

施护要点

①注意观察生命体征，壮热不退者，可用物理降温，以防高热惊厥；便秘者，可用番泻叶3~5g，泡水代饮；牙龈红肿、口舌生疮者，做好口腔护理，可用金银花、甘草煎水，凉后漱口；出现气急鼻煽或惊厥等症状时，及时采取措施配合抢救。

②患儿应绝对卧床休息，注意保持皮肤及眼部清洁。

③饮食以清淡、易消化为宜，多饮水及汤汁，多食水果、蔬菜，忌辛辣厚味。

④出疹期不能用激素类药物，以免病情恶化。

第六节 顿 咳

顿咳是小儿时期常见的肺系时行疾病，由顿咳时邪引起。临床以阵发性痉挛性咳嗽，咳后有特殊的吸气性吼声，病程可拖延2~3个月为特征，因病程缠绵日久，故又称为百日咳。本病一年四季均可发生，尤以冬春季节为甚，5岁以下儿童多发，一般预后良好。由于实行儿童计划免疫，其发病率已大大下降。

西医学中的百日咳可参照本节辨证护理。

【病因病机】

顿咳是由于感受顿咳时邪、肺气不足、痰阻气道等引起。

1. 时邪袭表 外感时行疠气，由口鼻而入，侵袭肺卫，肺气失宣，故初起可见有发热、咳嗽、喷嚏等。

2. 痰热壅肺 时邪入里，郁而化热，煎熬津液，酿液成痰，痰热互结，阻于气道，肺失清肃，气冲上逆，则咳嗽阵作，痰随气升，待黏稠痰涎吐出后，气道才得通畅，痉咳暂时缓解。痉咳发作时，气机失调，久必伤及他脏，犯胃则胃失和降，而见呕吐乳食；若引动心、肝之火，乘肺则衄血、咯血等。婴幼儿体禀不足，肺气娇弱，痰热蕴阻，肺气闭郁，可出现肺炎喘嗽；若痰热内壅，蒙闭心包，扰动肝风，则可见昏迷、抽搐之变证。

3. 气阴两伤 痉咳后期，邪气渐退，正气已虚，脾肺受损，气阴两亏，出现精神萎靡，面色苍白，干咳无力，形体消瘦等。

【辨证施护】

1. 初咳期

(1) 风寒证

证候表现 鼻塞流涕，咳重声浊，日渐加剧，痰液清稀，面白形寒，舌质淡，苔白，脉浮。

护治法则 疏风散寒，宣肺祛痰（代表方：杏苏散）。

施护要点

①严格执行呼吸道隔离，从发病开始隔离40天或至痉咳后3周。

②密切观察患儿体温、呼吸、神志及咳嗽情况；咳嗽时嘱家长抱起患儿或要求患儿坐起、站立，便于排痰。

③患儿应保证休息，尽量减少一切致咳因素；居室内保持空气新鲜，阳光充足，每天定时开窗通风，同时注意防止感受风寒；治疗护理尽量集中进行，减少对患儿的刺激；夜间咳嗽影响睡眠者，必要时给予抗生素、止咳祛痰剂或超声雾化吸入。

④加强生活护理，耐心喂药、喂饭；痉咳时应暂停进食或哺乳，轻拍背部，促使排痰，咳止后再进食，如食后吐出应再次进食。

⑤饮食宜富营养、易消化，忌食辛辣刺激生冷之品；食物应寒温相宜，少量多餐，缓慢进食，可给以牛奶、豆腐、肉末、青菜等。

⑥汤剂及中成药应饭前温服，喂药应缓慢、少量多次，防止呕吐；药丸和药片要研细，用温水调匀后喂服。

⑦健康教育：无并发症者在家接受治疗，由家长实施护理；指导家长掌握疾病的家庭护理要点，熟悉咳嗽发作时的对症护理，为患儿提供良好的生活休息环境，保证供给患儿足够的营养，了解病情观察的方法；遵照儿童计划免疫要求按时接种，曾与本病接触者可口服红霉素或肌注免疫球蛋白预防。

(2) 风热证

证候表现 咳声亢扬，痰液黏稠，咽红，舌尖红，舌苔薄黄，脉浮数。

护治法则 疏散风热，肃肺化痰（代表方：桑菊饮）。

施护要点

①减少活动，注意休息，保证足够睡眠时间；夜间咳嗽较剧时，可采用酸枣仁末冲服，或压迫耳部神门穴等方法镇静，并注意防寒保暖。

②饮食宜清淡，忌食辛辣、肥甘厚腻、刺激之品。

2. 痉咳期

证候表现 阵发性痉挛性咳嗽频作，咳后有鸡鸣样回声，咳时涕泪交加，入夜更甚，必待吐出痰涎及食物后，痉咳方得暂停，久则颜面浮肿，眼角青紫，烦躁不安，便干溲黄，婴儿还可引起窒息和抽风，舌质红，舌苔黄，脉滑数。

护治法则 清热泻肺，涤痰镇咳（代表方：桑白皮汤加减）。

施护要点

①密切观察生命体征及神志、咳嗽变化，注意保持呼吸道通畅，慎防变证；婴幼儿痉咳时要随时观察，如剧烈痉咳、呼吸困难，青紫甚至窒息者，应立即给予吸氧、吸痰，并配合医生进行抢救；若出现持续高热、气促，肺部出现啰音为并发肺炎；出现意识障碍、惊厥、呼吸和瞳孔改变为并发百日咳脑病；针对并发症给予相应治疗和护理。

②痉咳者，可针刺尺泽、合谷或用小儿推拿法以止咳祛痰。

③患儿卧床休息，病室内安静、清洁、温暖、空气新鲜，避免引起咳嗽的气体及不良因素；衣着舒适，出汗后及时更换。护理人员要关心体贴患儿，给予安慰，使其精神愉快，主动配合治疗护理；患儿呕吐、咯血时，取侧卧位或坐起，注意保持呼吸道通畅。

④饮食以清淡流质或半流质为宜，如藕粉、牛奶、蛋花汤、果汁、扁豆红枣粥，进食应少食多餐，忌辛辣酸、鱼腥及刺激性食物。口渴者，给服白茅根煎汤或荸荠汁，痰多者，可给萝卜汁，以清热化痰。

3. 恢复期

(1) 肺阴不足

证候表现 咳嗽减少，痰少质黏，干咳无力，颧赤唇干，神烦盗汗，睡眠欠安，舌质红，苔少而干，脉细数。

护治法则 养阴生津，润肺止咳（代表方：沙参麦冬汤）。

施护要点

①患儿避免啼哭或活动过度，注意休息，以防疲劳。

②加强饮食调护，逐步增加营养，可给以百合粥、沙参粥滋养肺阴；干咳口燥声哑者，给以川贝粉蒸梨养阴生津、润肺止咳；平时多食新鲜水果蔬菜，避免辛辣食品和发物。

(2) 脾胃气虚

证候表现 咳声低弱，痰液稀薄，气短懒言，神疲自汗，纳少便溏，舌质淡，苔薄白，脉细弱。

护治法则 补气益肺，化痰健脾（代表方：人参五味子汤）。

施护要点

①逐渐增加患儿室内活动时间，增强机体抵抗力，以防复感外邪。

②饮食宜富有营养而易消化食物，可常食黄芪粥、莲子大枣粥、白扁豆粥、人参粥以健脾养胃，并可多食刀豆、扁豆、茄子、大蒜、橘子、红枣等新鲜蔬菜水果，忌辛辣刺激食物。神疲自汗者，可用黄芪、大枣、百合、浮小麦煎汤饮，以补气敛汗。

第七节　五迟、五软

五迟，是指小儿发迟、立迟、行迟、齿迟、语迟的总称；即指患儿头发细黄稀少、身体站立不稳、筋骨软弱不能行步、出牙迟缓、语言迟慢，在出牙、站立、行走和说话等方面晚于正常同龄儿。五软，是指小儿头项软、口软、手软、脚软、肌肉软的总称；即指患儿头项软而无力、东倒西歪，口齿痿弱、不能咀嚼，手无力、不能握举，下肢痿弱、不能行步，皮肤松弛、不长肌肉，在头项直立、吃奶、握持、站立及肌肉运动等能力上较正常同龄儿弱。五迟、五软含有迟缓和痿软之意，二者均为小儿生长发育障碍性疾病。

西医学中的维生素 D 缺乏性佝偻病、大脑发育不全、先天愚型等出现五迟、五软症状时，可参照本节辨证护理。

一、五迟

【病因病机】

五迟多由先天不足，肝肾亏虚，后天失养，疾病迁延等引起。

1. 肝肾亏虚　肾主骨，肝主筋，肝肾不足，则筋骨失养，故见出牙不快，行立均迟。发为血之余，肾气不充，血虚失养，则见发迟。

2. 心脾不足　心主血，脾生血，喂养不当，脾胃损伤，生化乏源，五脏失养，出现生长发育障碍。心主神明，其声为言，心气不足，智力不充，则言语迟缓。

【辨证施护】

1. 肝肾亏虚

证候表现　筋骨痿弱，坐起、站立、行走、生齿等明显晚于正常同龄小儿，囟门宽大，易倦喜卧，面色不华，全身无力，舌淡，苔薄白，脉弱。

护治法则　益肾养肝（代表方：六味地黄丸）。

施护要点

① 患儿应专人看护，衣着、床褥松软，护理时动作轻柔避免重压和强力牵拉，以免发生骨折；患儿不宜多坐、早坐、早站、早行走等，注意安全，以防脊柱后突畸形或下肢弯曲形成“O”型、“X”型腿。

②加强体格锻炼和语言训练，经常与患儿交谈，教其识物，鼓励其多讲话，通过做游

戏、唱歌、讲故事等促进其智力和语言的发育；鼓励患儿适当锻炼，选择能帮助其发展坐、走、肌肉活动的玩具，如积木、娃娃、球等，在玩的同时达到增强体质、锻炼动作和思维的目的。

③加强生活护理，居室内温暖、阳光充足、空气新鲜；定期到户外活动，活动时间由短到长逐渐增加，皮肤应直接受到日光照射，夏季可在阴凉处活动，注意勿灼伤皮肤；注意避免交叉感染。

④中药汤剂少量多次喂服，遵医嘱供给维生素 D 制剂。

⑤健康教育：向患儿家长讲解疾病的治疗与护理方法；提倡母乳喂养，及时添加辅食，补充富含维生素 D 及钙、锌、蛋白质的食物，注意营养均衡，不偏食；尽早开始户外活动；新生儿出生 2 周后每日可予维生素 D 400～800IU，随着年龄的增长，及时给予预防量维生素 D 和钙剂；协助家长制订体格锻炼和语言训练的计划，并要求按计划实施，以增强患儿的社会适应能力。

2. 心脾亏虚

证候表现　智力不全，神情呆滞，数岁不语，发稀萎黄，肌肤苍白，食欲不振，便溏，舌质淡，苔白。

护治法则　健脾养心（代表方：归脾汤）。

施护要点

①语迟者，可予艾灸心俞穴，每次 3 壮，每日 1 次。

②保证营养，及时补充维生素及含钙、锌丰富的食物与药物；配合食疗，给以黄芪、党参、胡桃、薏米、山药、桂圆、大枣、莲子等，以补益脾胃。

③加强情志护理，经常给患儿讲故事、看图画、玩积木，促进智力发育。

二、五软

【病因病机】

五软多由先天不足，或后天失养引起。

1. 肝肾亏虚　父精不足，母血气虚，先天禀赋不足，肝肾亏虚，骨肉髓不充，筋骨肌肉失其濡养，而见五软之证。

2. 脾胃虚弱　脾胃亏损，气血生化乏源，气血虚弱，筋骨肌肉失于滋养而致五软。

【辨证施护】

1. 脾肾两亏

证候表现　头项软弱倾斜，抬举无力，口软唇弛，常有流涎，咀嚼乏力，手软下垂，不能握举，足软弛缓，不能站立，肌肉皮肤松弛，活动无力，舌淡苔少。

护治法则　健脾补肾（代表方：补肾地黄丸合补中益气汤）。

施护要点

①注意个人卫生，保持口腔、鼻腔清洁；患儿常有流涎，加强皮肤护理，保持下颌及颈

部清洁，防止破溃。

②协助患儿适时锻炼培养自理能力，定期户外活动，做好安全护理，专人看护，防止意外跌、仆、烫伤发生。

③卧室宜温暖向阳，谨避风寒，衣被宜轻软，护理时动作应轻柔；卧室内保持空气新鲜，禁止患病者入内，避免患儿感染。

④细心照顾患儿，加强喂养，及时补充高热量、高蛋白和含多种维生素、易消化的食物。手软者，用姜黄、桂枝煎水饮，以温通经脉；足软者，可用杜仲、川断煎水饮，以强壮筋骨。

⑤健康教育：指导家长对患儿进行耐心细致的照顾，向家长介绍养育小儿的知识，协助他们为患儿制订教育和日常生活动作训练计划，使患儿能逐步提高生活自理能力；鼓励患儿与正常儿童一起参加集体活动，对他们进行一些特殊教育，培养其克服困难的信心，表扬他们的进步，以促进他们的健康成长。

2. 气血虚弱

证候表现　形体消瘦，肢体软弱，精神倦怠，目光呆滞，智力迟钝，面色苍白，食少不化，舌质淡苔白，脉细弱无力。

护治法则　益气养血（代表方：八珍汤）。

施护要点

①针灸百会、印堂、内关、合谷、大椎、安眠、哑门、陶道、足三里穴，每日1次，有利于脑功能改善。

②配合食疗，用白术、菟丝子、黄芪、丹参、煅龙牡煎汤代水饮。

第八节　遗　尿

遗尿是指小儿睡中小便自遗，醒后方觉的一种疾病。正常小儿3周岁以上已能控制排尿，如3岁以上，特别是5岁以上的儿童，仍不能自主控制排尿，熟睡时经常遗尿，轻者数夜一次，重者一夜数次，则为遗尿病。主要发生在3～12岁儿童。

遗尿病，多自幼得病，可以为一时性，也有持续数月后消失，或持续数年到性成熟时才消失，或到成年时仍遗尿不止。遗尿若长期不愈，使儿童产生自卑感，心理负担过重，会影响其智力、体格的发育。尤其对年龄偏大的学龄儿童，其影响更为突出。

【病因病机】

小儿遗尿多属功能性，由先天禀赋不足，大病久病后失于调养或肝经郁热引起。

1. 肾气不足，下元虚寒　肾为先天之本，主水，与膀胱相表里，小便的排泄与贮存，全赖于肾阳之温养气化。若小儿肾气不足，下元虚冷，不能温养膀胱，膀胱气化功能失调，闭藏失职不能约制水道，而为遗尿。

2. 脾肺气虚，膀胱失约　肺通调水道，下输膀胱，脾主运化水湿，性喜燥恶湿而制水。

若肺气虚则治节不行，固摄失职，决渎失司，膀胱不约，津液不藏；脾气虚则不能散津于肺，制水于下。脾肺气虚，水道约束无权，而见遗尿。

3. 肝经湿热，火热内迫　肝主疏泄，调摄水道。若湿热蕴于肝经，郁而化火，迫注膀胱，则膀胱失约而发为遗尿。

此外，有些儿童，素有痰湿内蕴，入睡后沉迷不醒，呼叫不应，也可致遗尿。亦有小儿自幼没有养成夜间主动起床排尿的习惯，任其尿床，此乃习惯性遗尿。

【辨证施护】

1. 下元虚寒

证候表现　睡中遗尿，多则一夜数次，醒后方觉，精神倦怠，面色苍白，畏寒肢冷，腰膝酸软，双下肢无力，智力略差，小便清长，舌质淡苔白，脉沉细。

护治法则　温补肾阳，固涩小便（代表方：菟丝子散）。

施护要点

①适当调整生活规律，定时作息，白天注意休息，控制活动，防止过度疲劳；睡前排空膀胱，温水泡足，放松腰带，注意保暖，夜间定时唤醒排尿；一旦发生尿床，及时更换衣被，保持皮肤清洁，避免恐吓打骂。

②用硫黄末 45g、鲜大葱根 7 个，葱根洗净后与硫黄拌匀，睡前敷脐部，次晨取下，连用 2 次；或每晚睡前用艾条灸关元、气海穴，以皮肤稍红为度，每次约 15 分钟。

③饮食不可过咸，宜食动物肝脏、肾脏及肉类食物，以温阳补肾；常服芡实、莲子、大枣粥等，以补肾固摄；冬令可选食狗肉或新鲜胎盘，以温补肾阳。

④做好情志护理，关心体贴患儿，给予精神安慰，消除其紧张情绪，解除羞涩、自卑的心理状态，使肝气条达，疏泄调畅，有利于疾病的康复。

⑤健康教育：向家长介绍小儿出生后的护理和调养知识，从小培养儿童良好的饮食习惯，睡前不宜多饮、多食，可用温水泡脚；1 岁起培养按时排尿的习惯，注意保持会阴部清洁，患儿尿床后要关心体贴他们，不可采取简单粗暴的态度；根据患儿病情，进行饮食调理；鼓励患儿参加文体活动，消除自卑心理，保持良好的心态，促进智力发育；要求患儿适当进行体育锻炼，以增强体质，但避免身心过度劳累。

2. 脾肺气虚

证候表现　睡中遗尿，尿频量不多，少气懒言，神疲乏力，面色萎黄，食欲不振，大便溏薄，自汗，舌质淡，苔薄白，脉弱。

护治法则　补中益气，固摄小便（代表方：补中益气汤合缩泉丸）。

施护要点

①自汗者注意皮肤护理，及时擦干汗液，防止受凉；食少便溏者可按摩腹部，也可用炮姜煮水饮，以温脾祛寒。

②饮食宜易消化、富营养食物，可给以黄芪粥、山药粥、芡实粥，并常服莲子、红枣汤，以滋补脾胃。

③可用猪膀胱 1 个，洗净后纳入黄芪 30 ~ 50g、白果 20 ~ 30g，用细绳将口扎紧，置入

砂锅内，加适量冷水、少许盐和生姜10g，用文火煮约1.5小时左右，去除药渣吃肉喝汤，每周1次。

3. 肝经湿热

证候表现　睡中遗尿，次数少量不多，味腥臊难闻，尿色黄，面赤唇红，平素性情急躁，夜卧易惊，睡眠不实，大便偏干，舌质红，苔黄，脉弦数。

护治法则　泻肝清热，佐以疏利（代表方：龙胆泻肝汤）。

施护要点

①针刺关元、中极、肾俞、夜尿（在掌面小指中节关节横纹中点处）、太冲、膀胱俞等穴，用泻法。

②卧室内温湿度适宜，衣被不可过暖；患儿养成按时排尿的习惯，睡觉时取侧卧位。

③饮食宜清淡，忌食辛辣炙煿、肥甘厚味，多食新鲜水果和蔬菜。

④关心体贴患儿，注意思想教育和疏导，消除其对疾病的紧张和焦虑情绪，树立战胜疾病的信心，鼓励多参加文体活动，保持良好的心态。

第九节　紫　　癜

紫癜是小儿常见的肌肤出血性疾病，以皮肤出现紫斑或瘀点，压之不褪色为特征。多见于学龄前及学龄期儿童，常伴鼻衄、齿衄，甚至呕血、便血、尿血，属中医“血证”范畴。

西医学的原发性或继发性血小板减少性紫癜和过敏性紫癜，可参照本节辨证施护。

【病因病机】

紫癜多由小儿体质虚弱，脏腑气血亏损，外感风热或湿热引起。

1. 风热伤络　小儿肌腠不密，表卫不固，易感外邪，风热侵袭，窜扰经脉，血行失常，脉络受损，血溢脉外，留于肌肤，积于皮下，形成紫癜。

2. 血热妄行　六气之邪，易从火化。邪热窜扰，若灼伤络脉，迫血妄行，溢渗于脉外，则发生紫癜；若邪热内伏，血随火升，上出清窍，则见吐血、衄血；若邪热移经下焦，灼伤肠络则便血，灼伤肾与膀胱之络则尿血。

3. 气不摄血　若调护不当或疾病迁延，损伤脾胃，气血生化不足，脾统摄血液之功削弱，血为气母，气为血之帅，气虚不能摄血，则血液不循常道而溢于脉络之外，发为紫癜。

4. 阴虚火旺　若久病失调，损伤肝肾之阴，虚火内生乘扰，血随火动，以致血液离经妄行而致紫癜。

5. 瘀血内阻　小儿脏腑功能不完善，气滞不行或气虚血运无力，皆可导致血流凝涩，产生瘀血，阻滞脉道，使血液不能循常道而流溢于外，溢于皮肤之间即为紫癜。

【辨证施护】

1. 风热伤络

证候表现　发病较急，皮肤出现瘀点、瘀斑，大小不等，尤以下肢及臀部居多，颜色鲜红，呈对称分布，可伴皮肤瘙痒、发热、腹痛、关节痛等，舌质红，苔薄黄，脉浮数。

护治法则　祛风清热，凉血止血（代表方：连翘败毒散）。

施护要点

① 密切观察患儿的生命体征、神志、面色、精神状态，全身皮肤瘀点、瘀斑的形态、颜色、数量、分布以及出现时间，大小便的性状、颜色，及时发现新的出血情况，并积极采取止血措施，记录出血量。教育患儿勿以手指掏鼻孔，保持鼻黏膜湿润；一旦鼻衄，患儿取平卧位，鼻部冷敷，可用1%肾上腺素棉球局部止血；注意保护口腔黏膜和齿龈，刷牙用软毛牙刷，饮食忌过烫、过硬，保持口腔清洁，一旦出血，可用云南白药或三七粉外敷。

②小儿衣着应宽松、柔软；保持皮肤清洁，防小儿抓伤，皮肤瘙痒可用地肤子、浮萍、赤小豆、蝉衣加水煎汤，趁温轻擦洗局部，以疏风利湿止痒。

③室内环境清洁安静，通风良好，周围避免放置利器，以防意外；注意休息，限制活动，出血期间绝对卧床休息；注意保护皮肤，尽量减少各种穿刺，穿刺后压迫时间适当延长。

④饮食宜少渣易消化，忌辛辣油腻、鱼虾及坚硬、多刺的食物，可用生地、牡丹皮、白茅根煎水饮，以凉血止血。汤剂宜温服，少量多饮。

⑤给予患儿亲切的安慰和良好的照顾，消除其恐惧心理，鼓励患儿努力战胜疾病；并做好安全护理，防止跌仆损伤；保持大便通畅，以防用力过度诱发出血。

⑥健康教育：指导家长为患儿提供安全的家庭环境，教会家长识别出血征象、学会出血的应急处理方法，要求家长定期带患儿到医院复诊，合理调配饮食，避免接触可能的致敏原；指导患儿开展自我保护，如不玩尖利的玩具、不做剧烈的运动、常剪指甲、不与感染患儿接触、少去公共场所、不吃容易引起出血的食物和药物等，以预防损伤和感染；鼓励患儿在病情稳定后适当注意锻炼身体，增强体质，提高自身的抗病能力。

2. 血热妄行

证候表现　起病较急，皮肤出现瘀点瘀斑，大小不等，颜色鲜红或紫红，或伴鼻衄、齿衄、呕血、便血、尿血，血色紫红或鲜红，兼有壮热烦躁，心烦口渴，或有腹痛，舌质红绛，苔黄，脉数。

护治法则　清热解毒，凉血止血（代表方：犀角地黄汤）。

施护要点

① 密切观察生命体征及面色、神志变化，及时记录出血量；如面色逐渐苍白，呼吸、脉搏加快，伴出汗、血压下降提示出现血脱；如患儿烦躁不安、嗜睡、头痛、呕吐，甚至神昏、惊厥等提示颅内出血；如呼吸变慢或不规则，双侧瞳孔不等大，光反射迟钝或消失提示可能并发脑疝；如有消化道出血常伴腹痛、便血、呕血；如有肾出血，常伴血尿、腰痛；出现上述症状立即采取止血、输血措施，配合医生进行抢救。

②腹痛者，给白芍、甘草煎水饮，以缓急止痛；尿血者，以小蓟草、白茅根、石韦煎水代茶饮，以清热凉血；呕血者，用大黄粉冲服，以清热化瘀止血。

③伴有高热的患儿，可配合物理降温。

④居室安静清洁，温度舒适不可过高，空气新鲜，衣被不可过暖，患儿卧床休息。

⑤饮食宜清淡，忌辛辣煎炸，以免助火生热；及时补充水分，可用鲜梨汁、西瓜汁、鲜藕汁等代水频服。

3. 气不摄血

证候表现　病程迁延，紫癜反复出现，瘀点或紫斑色淡紫，常兼有鼻衄、齿衄，面色萎黄，神疲乏力，食欲不振，心悸头晕，唇甲苍白，舌质淡，苔薄白，脉沉细无力。

护治法则　健脾养心，益气摄血（代表方：归脾汤）。

施护要点

①鼻衄者可用百草霜15g、龙骨30g、枯矾30g，共研细末，用湿棉条蘸药塞鼻，或以白茅根煎水饮，也可口服云南白药止血。

②居室温度略高，衣被轻软；患儿适当控制活动，宜卧床休息。

③饮食应富营养易消化，少食多餐，可给以花生衣5g、红枣20g，水煎服。

4. 阴虚火旺

证候表现　皮肤紫斑或瘀点，时发时止，兼有鼻衄、齿衄，伴低热盗汗，手足心热，心烦不宁，舌红苔少，脉细数。

护治法则　滋阴降火，凉血止血（代表方：大补阴丸）。

施护要点

①居室温度略低，衣被忌过暖，保持空气流通，注意休息，慎避风寒。

②饮食宜富营养、易消化的半流质为主，忌辛温香燥；多食新鲜水果与蔬菜，如梨汁、藕汁、西瓜汁或银耳汤、百合汤等，或给以乌梅10g、山楂10g、冰糖适量加水煎，用以代水饮。

5. 瘀血阻滞

证候表现　紫斑瘀点，色紫而暗，或见腹中剧痛，便血，或见关节肿痛，舌质紫暗，或有瘀点，脉沉涩。

护治法则　行血止血，祛瘀生新（代表方：桃红四物汤）。

施护要点

①患儿腹痛剧烈，给服生三七粉或云南白药，以活血止血止痛。

②关心体贴患儿，鼓励患儿保持良好的精神状态，努力战胜疾病。

第十节　夜　　啼

夜啼是指小儿入夜啼哭不安，或每夜定时啼哭，甚则通宵达旦，白天则能安静入睡的一种病证。本病主要见于初生婴儿，通过调治，一般均可痊愈。

【病因病机】

夜啼主要由脾寒、心热、惊恐引起。

1. 脾虚中寒　护理小儿失慎，腹部中寒，夜属阴，脾为至阴，喜温而恶寒，阴盛之时脾寒更甚，寒冷凝滞，气机不利，故入夜腹中作痛而啼。

2. 心经积热　孕母平素恣食香燥炙煿之物，蕴蓄之热遗于胎儿，生后又吮母乳，热踞心经，心主火属阳，心火过亢，阳不能入阴，故入夜啼哭。

3. 暴受惊恐　心藏神主惊，小儿心气不足，智慧未充，若暴受惊恐，惊则伤神，恐则伤志，心神不宁，神志不安，则在夜间惊啼。

【辨证施护】

1. 脾虚中寒

证候表现　夜间啼哭，声音低弱，时哭时止，睡喜蜷曲，面色青白，四肢不温，吮乳无力，喜温熨抚摩，纳少便溏，小便清长，唇舌淡白，苔薄白，指纹淡红。

护治法则　温脾散寒，理气止啼（代表方：匀气散）。

施护要点

①小儿啼哭时，细心检查原因，如是否饥饿、过饱、闷热、寒冷、尿布浸渍、衣被质地过硬、蚊叮虫咬等。

②将艾叶、干姜粉炒热后用纱布包裹，反复多次热熨患儿胃脘至小腹部，需注意温度适当；或将丁香、肉桂、吴茱萸等量研细末，放置膏药上贴于脐部；或用艾条灸神阙、关元、足三里等穴，每晚 1 次，注意避免烫伤。

③卧室安静舒适，光线柔和，温度保持在 22℃ ~24℃以上，腹部注意保暖；每日睡前，用温水给小儿洗浴，保持身体各部位清洁干燥。

④乳母饮食应营养丰富，少食辛辣炙煿之品；小儿喂养应合理，婴儿满月前按需哺乳，随着成长逐渐定时喂养，食物寒温相宜，适时添加辅食；中药汤剂宜温热服；注意睡前进食不可过多，以免“胃不和，卧不安”。

⑤健康教育：鼓励家长拥抱和抚摸患儿，对患儿说话和唱歌，促进父母与患儿的情感交流，使患儿有安全感，促进其智力发育，能尽快适应周围环境；指导母亲正确哺乳，合理喂养，为患儿提供舒适的生活环境和正确的日常护理；要求乳母调摄情志，保持心情舒畅，饮食宜清淡平和；夜啼时仔细查找原因，如确无不良因素，应令患儿生活规律，使夜啼逐渐停止。

2. 心经积热

证候表现　夜间啼声响亮，烦躁不安，见灯则甚，四肢及脘腹俱暖，面赤唇红，小便短赤，大便干结，舌质红舌尖尤甚，苔黄，指纹红紫。

护治法则　清心除烦，导赤泄热（代表方：导赤散）。

施护要点

①可将牛蒡子研末，调匀后敷脐，以清热安神。

②夜间睡眠时衣被轻软，卧室温度以 18℃ ~20℃为宜。

③患儿平时哺乳不可过量，每天保证水的摄入量，中药汤剂宜温服；给以灯心草、竹叶、蝉蜕煎汤代水喂服，以清心安神。

3. 暴受惊恐

证候表现　夜间常于睡中突然啼哭，哭声尖锐，时高时低，时作惊惕，紧偎母怀，面色乍青乍白，神情恐惧，舌质正常，指纹青紫，脉来急数。

护治法则　镇惊安神（代表方：朱砂安神丸）。

施护要点

① 蝉蜕煎汤代水，频频喂服。

②居室环境应安静舒适，温湿度适宜，忌放易刺激小儿的异物。护理时动作轻柔，语声柔和低微，夜间于卧室内置一弱光灯；小儿睡眠时，尽量保持安静，电视机不宜放在卧室内，以防突然惊吓小儿。

③平时切忌恐吓小儿，要关心爱护，真情哄养。

第十一节　新生儿败血症

新生儿败血症是由于致病菌通过脐部、皮肤、口腔或呼吸道的病灶侵入新生儿血液，并在血中生长繁殖产生毒素，使患儿出现严重中毒症状的全身感染性疾病。可在胎内、产时或产后发生，临床以发热、瘀点、黄疸、肝脾肿大，以及精神萎靡、食欲不振、嗜睡等全身状态不佳为特征，是新生儿死亡的主要原因之一。

【病因病机】

多由孕母感受邪毒，或在分娩时，邪毒从脐部、皮肤、口鼻等途径侵入引起。

1. 正盛邪实　邪毒侵袭，正邪相搏，血受邪蕴化热生毒波及脏腑，毒热传脾，湿热交蒸则发为黄疸；窜入营血则高热不退，发斑发疹。

2. 正不胜邪　新生儿脏腑娇嫩，形气未充，毒邪久恋，正气不支，气血两亏，邪气独盛，则见内闭外脱，危及生命。

【辨证施护】

1. 邪毒炽盛

证候表现　高热不退，面红目赤，烦躁不安，食欲不振，哭声低弱，黄疸反复，肌肤瘀斑，腹胀满，胁下痞硬，大便干结，小便黄赤短少，舌质红，苔厚，脉数，指纹红。

护治法则　清热解毒，凉血退黄（代表方：黄连解毒汤合犀角地黄汤）。

施护要点

①定时测量生命体征，严密观察神志、面色、皮肤及黏膜的情况，并准确记录；患儿体温易出现波动，体温过低时及时采取保暖措施，体温过高时辅以外治法降温，如冷湿敷头部，温水、酒精擦浴等；新生儿反应能力低下，需细心观察病情，加强巡视，一旦发现病情

变化，应及时与医生联系，密切配合积极抢救；如出现两目直视、面色青灰、喷射性呕吐、阵发性尖叫、前囟饱满等提示有脑膜炎可能；如患儿面色青灰、皮肤发花、四肢厥冷、脉搏细弱、皮肤有出血点提示有感染性休克或弥漫性血管内凝血可能；若有咳喘气促、口唇青紫、口吐白沫等证候，要及时给氧，清除呼吸道分泌物。

②及时治疗原发病灶，皮肤脓疮、口腔溃疡、脐部感染等均需对症处理，以促进皮肤愈合，防止感染扩散。

③病室安静舒适，空气流通，注意婴儿个人卫生，每日用温水洗浴，勤换衣服、被褥，保持皮肤、口腔、脐部、会阴部的清洁，接触婴儿的物品用具需干净清洁。

④保证营养供给，鼓励母乳喂养，多给予水分摄入，乳母饮食宜清淡富有营养，多食新鲜蔬菜和瓜果，忌食辛辣、肥甘厚味；患儿进食困难时，可给以鼻饲或通过静脉补充能量和水，必要时输血，以增加抗病能力。

⑤应用抗生素时，注意药液配制时间不宜过久，以确保疗效；中药汤剂少量多次喂服。

⑥健康教育：向家长介绍有关疾病与治疗护理的知识，让家长了解病情以取得配合；做好育儿保健知识宣传，指导家长合理喂养和正确护理患儿，注意保持患儿皮肤、黏膜、脐部的清洁卫生。

2. 血虚气弱

证候表现　精神萎靡，形体倦怠，面色苍白，食欲不振，肢末不温，腹胀满，大便不调，小便清，舌质淡，苔薄，脉沉无力，指纹淡。

护治法则　温阳益气，滋阴养血（代表方：益气养营汤）。

施护要点

①病室宜安静温暖，空气流通，患儿注意保暖，必要时放入暖箱。

② 中药汤剂宜温服，少量多餐。

第十二节　胎　黄

胎黄是指婴儿初生后，周身皮肤、面目及尿液都出现黄色的一种病证。胎黄又分为生理性胎黄和病理性胎黄，生理性胎黄无需治疗，病理性胎黄轻者预后良好，重者预后不佳，甚至危及生命。

西医学的新生儿黄疸可参照本节辨证护理。

【病因病机】

胎黄多由湿热熏蒸、寒湿阻滞、瘀积发黄、感受邪毒等引起。

1. 湿热熏蒸　由于孕母湿热内蕴，结于肝胆，传于胎儿，小儿脏腑娇嫩，形气未充，脾运不健，感受湿热之邪未能输化，熏蒸肝胆，胆液外溢肌肤、面目，则见面目一身黄，湿热交蒸，热为阳邪，故属阳黄，黄色鲜明如橘色，并伴有热象。

2. 寒湿阻滞　多由婴儿先天禀赋不足，脾阳本虚或由胎内孕母内蕴之湿所传，或因生后湿邪所侵，蕴于脾胃，脾阳受困，寒湿阻滞，气机不畅，以致肝失疏泄，胆汁外溢，而致面目一身发黄。寒湿为阴邪，其黄色晦暗如烟熏，属阴黄之候。

3. 瘀积发黄 由于小儿禀赋不足，湿热相搏，脾胃运化之机受阻，肝胆疏泄失常，气郁不畅，血脉瘀阻，郁而发黄。

【辨证施护】

1. 湿热熏蒸

证候表现 面目及周身皮肤发黄，黄色鲜明如橘色，精神疲倦，不欲吮乳，或大便秘结，小便短赤，严重者可见烦躁不安，口渴呕吐，腹胀，舌红苔黄腻，指纹红紫。

护治法则 清热利湿，利胆退黄（代表方：茵陈蒿汤）。

施护要点

①密切观察患儿生命体征、面色、精神、尿量及肝脾情况；注意巩膜、皮肤黄染出现的时间、加深的速度、消退的时间、是否有退后复黄的情况、黄染的程度等，如黄色迅速加深，应及时通知医生采取措施；注意患儿全身情况，如出现嗜睡、肌张力减退、拒食等胎黄重证的早期表现，立即做好抢救准备；及时观察大、小便颜色，定期检测尿液、粪便。

②病房内保持安静，治疗护理尽量集中进行以减少刺激，缺氧时给以吸氧；居室温度不可过高，衣被不可过暖，保持干燥，以利湿热消退；保持皮肤及臀部清洁，防止破损；必要时实施光照疗法，注意对患儿口腔及眼睛的护理，加强对眼睛的保护。

③乳母饮食宜清淡而富有营养，少进辛辣炙煿、肥甘厚味；需保证足够的营养，患儿要按计划哺乳，定时喂开水。

④根据病情，按医嘱给以液体输入，严格控制输液量及速度；中药汤剂少量多次喂服；可用茵陈、栀子、大黄、甘草煎汤，保留灌肠，每日或隔日 1 次。

⑤细心照顾患儿，医护人员经常触摸患儿，使婴儿产生安全、愉快的感觉。

⑥健康教育：向患儿家长介绍疾病的相关知识，让他们了解患儿病情、治疗效果及预后，以便积极配合。指导家长正确喂养和护理患儿，注意保持臀部、脐部及全身皮肤清洁，防止损伤。

2. 寒湿阻滞

证候表现 面目皮肤发黄，黄色暗淡，或黄疸日久不退，精神疲倦，四肢不温，不思乳食，食而易吐，腹胀，大便溏薄色灰白，小便深黄，舌质淡，苔白腻，指纹色淡。

护治法则 温中健脾，化湿退黄（代表方：茵陈理中汤）。

施护要点

①腹胀严重的患儿，可将葱白与食盐拌匀炒热，熨脐腹部，以助温中散寒。

②注意保暖，室温不可过低，衣被要松软，特别应注意胸腹的保暖；做好臀部及肛周的护理。

③乳母加强饮食调理，忌食生冷、黏腻肥甘之品及烟酒。

④汤药宜浓煎，少量多次热服；患儿服用温中化湿中药后，应观察记录四肢温度变化，腹胀程度，二便的量、色、质变化。

3. 瘀积发黄

证候表现　面目、皮肤发黄，颜色深而晦暗，日益加重，右胁痞块质硬，腹部胀满，神疲乏力，纳呆，食少易吐，小便黄短，大便灰白，或见瘀斑、衄血，唇色暗红，舌见瘀点，苔黄，指纹青紫沉滞。

护治法则　化瘀消积，利胆退黄（代表方：血府逐瘀汤）。

施护要点

①密切观察生命体征及皮肤、巩膜、二便的颜色，注意腹部情况，若大便由灰白转向黄色，腹胀缓解，则是好转的表现。

②病室内安静舒适，温湿度适宜，经常拥抱抚摸患儿，注意保暖。

③饮食宜少食多餐，耐心喂养，必要时通过静脉补充能量和水。

④中药汤剂浓煎，少量多次喂服，服药后及时观察记录。

第二十一章 妇科常见病证辨证施护

中医妇科护理学是运用中医学的理论，研究妇女生理、病理特点和护治妇女特有疾病的一门临床学科。人体脏腑经络气血的活动规律，男女基本相同。但妇女在解剖上有胞宫、产道、阴户等，在生理上有月经、胎孕、产育和哺乳等特有功能，必然在病理上就会发生经、带、胎、产、杂等特有疾病。中医妇科护理学研究的具体范围包括月经不调、崩漏、带下、妊娠、临产、产后、乳疾、癥瘕及杂病等。

第一节 月经先期、后期、无定期

月经先期系由气虚不固或热扰冲任，血海不宁，导致月经周期提前7天以上，甚或半月余一行的月经病。月经后期系由营血亏损、阳虚、寒凝、气滞、冲任不畅导致月经延后7天以上，甚或40～50天一行的月经病。不论月经先期还是后期，都是指月经提前或推后7天以上并连续出现2个周期，如果提前或推后三五天，或偶尔出现一次，不作病论。青春期月经初潮后1～2年内或将近绝经时，经期时有延后，若无其他证候，不视为“月经后期”。月经先后无定期系由肝郁肾虚，气血失调导致血海蓄溢失常，月经周期提前或延后7天以上，连续出现3个周期以上。三病共属月经不调的范畴。

西医学中黄体功能不全导致的有排卵型功能失调性子宫出血、盆腔炎症所致的子宫出血以及月经稀发等疾病可根据证候特征参照月经先期、月经后期及月经先后无定期辨证施护。

【病因病机】

1. 月经先期

（1）气虚：体质素虚，饮食不节，劳累过度，或思虑过多，伤脾，导致脾虚气陷，不能统摄血液；青春期肾气未充，绝经前肾气渐衰，或多次流产，伤肾，肾气不固，开阖失司，导致冲任不固，经血妄行，形成月经先期。

（2）血热：素体阳盛，过食辛辣，或感受热邪，环境过热，伤血，热迫血行，扰动冲任，或郁怒伤肝，疏泄过度，导致月经先期。

2. 月经后期

（1）血虚：体质虚弱，营血不足，或久病失血，或产育过多，耗伤气血，或脾气虚弱，化源不足，均可致营血亏虚，经脉失养，冲任不充，月经周期延后。

（2）阳虚：阳气本虚，或久病伤阳，或房劳过度，耗损肾阳，阳虚失于温煦，脏腑机能衰退，影响血液化生，导致冲任不充，血海不能如期满溢，月经因而延后。

(3) 寒凝：经期产后，失于调摄，或外感风寒，或过食生冷，或误用寒凉药物，导致血为寒凝，运行不畅，阻滞冲任，月经延后。

(4) 气滞：郁怒伤肝，肝失疏泄，气机郁结，气滞则血行不畅，阻滞冲任，血海不能如期满溢，故而月经延后。

3. 月经先后无定期

(1) 肾气亏虚：肾为精之处，主封藏。从经血而论，肾又主施泄。肾气充沛有节，月经才能如期而至。若素体虚弱，肾气不盛；或初潮之年，肾气未充；或久病失养，房劳多产，损伤肾气；或绝经之年，肾气渐衰，都会影响肾的藏泄功能。当藏不藏则月经先至，当泄不泄则月经推后，藏泄紊乱则月经时先时后无定期。

(2) 肝气失调：肝藏血，主疏泄，司血海，调节血量，与月经密切相关。血液的运行、调节有赖于肝气疏泄来推动。如果抑郁伤肝，疏泄太过，则血不循经而妄行，月经先期而来；反之，疏泄不及，血海应满而不满，则月经后期而至。

【辨证施护】

1. 月经先期

(1) 气不摄血

证候表现　月经提前，质稀色淡，神疲乏力，气短懒言，小腹空坠，纳少便溏，舌质淡，脉弱。

护治法则　补气摄血调经（代表方：补中益气汤）。

施护要点

①观察月经周期、量、色、质及伴随症状，月经提前的天数等。月经先期常伴有经量增多，须密切注意月经量，必要时保留月经垫以估计出血量。评估气虚程度及对患者日常生活的影响，以便采取相应施护措施。

②月经量多者，可行针刺法。主穴选三阴交、足三里；配穴选气海、血海、关元、肾俞，每日2次，7天为1疗程。经量增多者须及早重视，积极调护，防止病情加重，发展而致崩漏。如出现面色苍白、神情淡漠、肢冷汗出、血压下降等血脱症状时，立即报告并协助医生做好抢救工作，做好输液、输血准备。

③本型患者由于气虚不能摄血，常合并经量过多，应避免过度劳累，必要时卧床休息，他人协助生活护理。坐卧起立时，动作宜慢，不宜下蹲过久，防止晕厥发生。

④饮食宜选温补而易消化的食品，指导患者进食高热量、高蛋白质、富含铁质的饮食，忌食辛热香燥之物，以免扰动经血，使经量更多；忌食油腻生冷，以免损伤脾胃，使气虚更甚。多食清淡、易消化、富含营养的滋补之品，如奶、蛋、鱼、瘦肉、红枣、木耳等。常食黄芪粥有助于益气摄血。

⑤遵医嘱服用中药汤剂，气虚者宜温热服，药后休息，注意观察月经量、色、质的改变。月经量多者在加强饮食调护的同时，可遵医嘱服用铁剂等补血药物。

⑥月经周期与个人情绪密切相关，互为因果。护理人员应体谅患者经期出现的情绪低

落、心烦意乱、爱发脾气等异常情绪，同时向患者说明只有保持心胸愉悦，才能使气血调和。指导其克制不良情绪，避免精神刺激，参加一些适宜的文体活动，如散步、听音乐、绘画等，以转移注意力及怡情养志。

⑦健康教育：做好经期保健宣教，使患者能进行自我调护。经期须劳逸适度，过度劳累或剧烈运动，会耗伤气血，导致月经不调，因此经期应保证充足睡眠，避免“体劳”及“心劳”。同时也不可“过逸”，过度安逸，气血运行呆滞，亦有经行不畅之弊。保持外阴清洁，避免感染，经期宫口较松，机体抵抗力下降，外界秽浊之邪易乘虚上行，使胞宫受邪，因此经期应勤换内裤、经垫，使用消毒的经垫，每日用清水或外阴洗剂清洗外阴。避免精神刺激，保持心情舒畅，经行之时，肝血偏虚，肝阳偏亢，易使情绪波动，应做到自我控制。适度参加社会活动及文体运动，避免偏执于病情。起居有节，注意随季节气候变化调摄起居，冬季须注意下半身保暖，勿受凉；夏天睡眠时不贪凉，避免冒雨涉水。经期禁止游泳、阴道塞药、坐浴及不必要的阴道检查。经期禁行房事。执行计划生育，避免意外怀孕，流产、分娩后注意调护，放置宫内节育器者，须定期检查，定期更换，避免因放环引起月经失调。

(2) 血热内扰

证候表现　月经提前，量多，色红质黏，夹有小血块，烦热口干，尿黄便坚，舌质红，苔黄，脉滑数。

护治法则　清热调经（代表方：清经散或两地汤）。

施护要点

①伴有小腹疼痛者，禁用热敷。保持大便通畅，便秘者可用蜂蜜冲服，必要时遵医嘱给予缓泻剂。

②病室宜通风凉爽，光线柔和，但应避免冷风直吹。

③饮食宜选清热、滋阴、止血、补血之品，如新鲜蔬菜、黑木耳、莲藕等。忌食辛辣、温燥助阳之物，以免助热伤阴。鼓励患者多饮水，或饮荸荠汁、西瓜汁、甘蔗汁等。

④此型患者多服清热泻火药，清热药多为苦寒之品，宜温凉服，并少量多次饮下，以免引起呕吐或胃部不适。

⑤肝郁化热者，应特别注意情志护理，慎防暴怒，以免加重病情，引起经血暴下不止。

2. 月经后期

(1) 血寒凝滞

证候表现　月经周期延后，量少，色暗有血块，小腹冷痛，得热减轻，畏寒肢冷，苔白，脉沉紧。

护治法则　温经散寒调经（代表方：温经汤）。

施护要点

①少腹疼痛，瘀血难下者，可热饮红糖黄酒，以温经祛瘀。或用热水袋（30℃～50℃）热敷小腹，使经行通畅。亦可遵医嘱选取三阴交、足三里、中极、气海等穴，针灸并用。

②病室温暖，避免受寒。特别是下腹部切忌受凉。冬季避免冷水作业，夏季避免贪凉饮冷，以免寒凝血脉。

③饮食可选温经活血行滞之品，如桃仁粥、艾叶生姜煮鸡蛋。忌食生冷、苦寒、酸涩之品。

(2) 肝血亏虚

证候表现 月经周期延后，量少，色淡无块，小腹隐痛，头晕眼花，心悸少寐，面色苍白或萎黄，舌质淡红，脉细弱。

护治法则 补血调经（代表方：大补元煎）。

施护要点

①肝血亏虚，不足以养心而出现心烦少寐或失眠者，可适当服用柏子养心丸或酸枣仁膏；或取耳穴神门、交感等，指导患者每晚睡前按摩耳穴 3 分钟，以宁心安神。

②久病体虚，营血不足者宜卧床休息，病室温度宜偏暖。患者抵抗力较低，须注意保暖，避免外邪侵袭。加强生活护理并指导患者自我调护，久站久卧更换体位时动作宜徐缓，避免剧烈活动，防止晕厥发生。

③加强饮食调护，适当进补瘦肉、动物肝脏、红枣、赤豆、当归生姜羊肉汤、阿胶散等，以补血调经。饮食不宜过量，脾胃虚弱者宜少食多餐，忌油腻之品。

(3) 肝气郁滞

证候表现 月经周期延后，量少，色暗红或有小血块，小腹胀痛或胸腹、两胁、乳房胀痛，舌苔正常，脉弦。

护治法则 理气调经（代表方：乌药汤）。

施护要点

①患者由于精神因素致气血运行不畅，冲任受阻，尤须注意保持心情舒畅，消除紧张、忧虑等不良情绪，从而使肝气条达，血行通畅。

②饮食宜清淡，忌食肥甘厚腻、辛辣刺激及动火之物，适当多食芹菜、海带、佛手等。

3. 月经先后无定期

(1) 肝气郁滞

证候表现 月经周期不定，经量或多或少，色紫红有块，经行不畅，胸胁、乳房以及小腹胀痛，脘闷不舒，时叹息，苔薄白或薄黄，脉弦。

护治法则 疏肝理气调经（代表方：逍遥散）。

施护要点

①合并胸胁、乳房、小腹胀痛者，遵医嘱针刺气海、三阴交、期门、肝俞、太冲、曲池、支沟、中极等穴位。

②关心体贴患者，使其保持心情舒畅，尽量避免患者与其他具有焦虑情绪的患者或家属接触。可让病愈者现身说法，从正面积极引导。

③病室宜安静，无噪音等不良刺激，通风、清洁，室温宜偏低。

④饮食宜清淡、易消化，忌食油腻酸涩、产气多的食物。可食橘子、金橘饼等疏肝行气解郁之品。

(2) 肾气不足

证候表现 月经周期不定，量少，色淡暗，质稀，神疲乏力，腰骶酸痛，头晕耳鸣，舌淡苔少，脉细尺弱。

护治法则　补肾调经（代表方：固阴煎）。

施护要点

①腰骶酸痛者，可予腰部局部按摩或热敷。

②注意保暖，病室温度略高，随气温变化增减衣被。患者体质虚弱，应注意休息。

③饮食以营养丰富食品为主，或以血肉有情之品补养最佳，如清炖甲鱼汤、动物肾脏、核桃、芝麻等。忌酸辣等刺激之品。

④房事有节，计划生育，避免房劳、多产、密产，以免克伐肾气，损伤冲任。

第二节　痛　　经

痛经是指由情志所伤，六淫为害，导致冲任受阻，或因素体不足，胞宫失于濡养，导致经期或经行前后出现周期性小腹疼痛，或伴腰酸腰痛等症状，以致影响工作和生活质量，也称“经行腹痛”。基本病机可概括为“不通则痛”、“不荣则痛”。

本病是妇科常见病证，以初潮后2~3年的青春期女性多见。女性在月经将至或经行初期，有轻微的小腹胀痛或腰部酸痛，但不影响工作和生活，月经过后自然消失，不作病论，一般不需处理。

西医学中的痛经及子宫内膜异位症、子宫腺肌病等所致的经行腹痛可参照本病辨证施护。西医将痛经分为原发性（生殖器官无器质性病变）和继发性（盆腔器质性疾病引起）两类，中医学所论述的痛经，包括西医学的原发性痛经和继发性痛经。

【病因病机】

本病的病机有虚实之分。实者为气血不通，瘀阻冲任、子宫、胞脉，经血流通受阻，不通则痛，其主要病因有寒凝、气滞、湿热等。虚者为冲任、胞宫、胞脉失煦或失于濡养，不荣则痛，其主要病因有阳虚内寒、气血不足和肝肾亏损。

1. 气滞血瘀　素多抑郁，气机失于条达，经期或行经前后复伤情志，气滞更甚，导致血行瘀滞，运行不畅，发为痛经。

2. 寒凝胞中　多因经期冒雨涉水、游泳、贪食生冷，内伤于寒，或过于贪凉，或生活于湿地，外伤风冷寒湿，作用于冲任、胞中，导致经血凝滞不畅。也可由于禀赋阳虚，脾胃虚弱，使经血运行迟滞，留聚而痛。

3. 湿热下注　宿有湿热内蕴，流注冲任，阻滞气血；或经期、产后感受湿热之邪，稽留于冲任；或湿热蕴结胞中，与经血相搏结，发为痛经。

4. 气血虚弱　脾胃素虚，化源不足，或大病久病劳伤气血，导致冲任气血虚少，加之行经以后血海空虚，冲任、胞脉失于濡养，不荣则痛。

5. 肝肾虚损　多因禀赋不足，肝肾本虚，或房劳多产（包括堕胎、小产），伤及肝肾。精亏血少，冲任不足，胞脉失养，行经之后精血更虚，冲任胞宫失养，不荣则痛。

【辨证施护】

1. 气血瘀滞

证候表现　经前或经期小腹胀痛拒按，或伴乳胁胀痛，经行量少不畅，色紫黑有块，块下痛减，舌质紫暗或有瘀点，脉沉弦或涩。

护治法则　行气化瘀止痛（代表方：膈下逐瘀汤）。

施护要点

①注意观察患者疼痛部位、程度与性质，本型痛经一般发生在经前或经期第1~2天，如胀甚于痛，时痛时止，以气滞为主，如痛甚于胀，或刺痛而持续者，以血瘀为主。患者一旦出现面色苍白、汗出、肢冷等虚脱症状时，应立即报告并协助医生及时处理。发生剧痛晕厥时，应让其迅速平卧，保持头低足高体位，以改善脑部血液供应，并解开患者衣领和腰带，同时针刺或按压合谷、内关、人中等穴，以快速缓解症状。

②配合医生进行针灸止痛，可选中极、三阴交、足三里、内关等穴位，用泻法，强刺激。指导患者按摩小腹以促进气血畅行，缓解疼痛。具体方法是经前3天起，每晚用双手重叠，掌心向下压于小腹正中，作逆时针旋转按摩10分钟，同时从小腹至脐部推摩30~50次。

③腹痛时卧床休息，病室整洁、安静，光线柔和、偏暗，空气清新、流通，温度、湿度适宜。平时加强锻炼，既可增强体质，又有利于气血通畅。

④合理饮食，宜多食理气活血之品，如玫瑰花、橘饼、山楂等。经前、经期忌食生冷、寒性食物，如田螺、蚌肉等。痛经剧烈时，给予半流质或流质饮食。

⑤指导患者经前即服用益母草膏、红糖水，或益母草煮鸡蛋等以助经血顺利排出，缓解疼痛。或者于每次月经前温服或热服止痛药，如元胡止痛颗粒等，以预防疼痛发生。经期可用活血止痛膏敷贴小腹部，或用风油精按摩关元穴。遵医嘱指导患者合理使用止痛剂，防止成瘾，尤其不鼓励使用麻醉药物来减轻疼痛。劝导患者遵照医嘱，坚持周期性规范治疗。

⑥加强患者的心理护理，使之明确精神紧张会加重气血运行不畅，使疼痛更剧。宣教经期生理卫生知识，特别是青春期少女因不了解月经生理而产生恐惧者，容易发生痛经，须帮助其消除恐惧、忧虑心理，积极配合治疗。

⑦当怀疑有子宫内膜异位症或盆腔炎症等情况时，遵医嘱指导患者接受B型超声及腹腔镜等相关检查，明确诊断原发病，有利于痛经的诊治。

⑧健康教育：痛经除了药物治疗外，关键还需依靠平时调护。向患者讲解有关预防痛经的知识，使其熟悉自我调治和护理的基本知识：保持阴部清洁，预防感染。勤换内裤、卫生巾，行经时忌盆浴、房事和游泳。注意劳逸结合，保证充足睡眠，避免剧烈运动和强体力劳动。饮食规律营养，经期忌食辛辣香燥及寒凉生冷等刺激性食物。注意精神调养，保持心情舒畅，消除急躁易怒情绪及经前畏惧感。起居有常，经前经期注意保暖，防御外邪。经期避免冷水浴、涉水、淋雨等。另外，应向患者宣讲月经生理卫生有关知识，使患者明确痛经可能出现的各种反应，如小腹疼痛不适、剧痛晕厥、恶心、呕吐等，避免由于知识缺乏导致不必要的恐慌。指导患者痛经时采取以下措施缓解症状：腹部局部热敷（干热敷法如热水袋，

或湿热敷法)，进食热饮、热汤或热茶。遵医嘱适当服用止痛剂，如口服避孕药和前列腺素合成酶抑制剂。增强自我控制感，使身体放松，转移注意力。

2. 寒湿凝滞

证候表现　经行小腹冷痛，得热则舒，经量少，色紫暗有块，伴形寒肢冷，小便清长，苔白，脉细或沉紧。

护治法则　温经散寒除湿，化瘀止痛（代表方：少腹逐瘀汤）。

施护要点

①注意腹部保暖，可热敷或热熨腹部。如用食盐250~500g、葱白250g、生姜200g（切碎)，烘热后入布袋中，热敷小腹，注意不要烫伤。艾灸气海、关元、中极等穴，每次10分钟，达到温阳祛寒、通络止痛的目的。

②保持病室整洁、舒适，室温适当偏暖；切忌淋雨、涉水，或食生冷瓜果、冷饮等，以免加剧寒凝，使疼痛更甚。

③饮食以温性食品为主，如红糖、大枣、鸡蛋、韭菜等。忌食生冷、辛辣、酸涩食物，如醋、蟹、虾、柿子等寒性食物。可服食生姜红糖汤、紫苏红糖汤、艾叶煎汤或饮热黄酒适量，以温经祛寒，行血止痛。

3. 肝郁湿热

证候表现　经前或经期小腹疼痛，或痛及腰骶，或感腹内灼热，经行量多质稠，色鲜或紫，有小血块，时伴乳胁胀痛，大便干结，小便短赤，平素带下黄稠，舌质红，苔黄腻，脉弦数。

护治法则　清热除湿，化瘀止痛（代表方：清热调血汤)。

施护要点

①肝气犯胃，胃气上逆，呕吐痰涎时，指压内关、合谷、足三里等穴，或口含生姜片止呕。本型患者多带下黄稠，气味臭秽，指导患者注意外阴清洁，每日用温水或1:5000高锰酸钾溶液清洗阴部，勤换内裤，以免胞宫感染。

②病室温度宜偏低，室内凉爽、通风，衣被适度、不宜过厚。因呕吐污染被服床单者，及时更换，并保持室内空气清新、无异味。经前及经期小腹疼痛，忌用热敷，宜多休息，适当活动。

③饮食可选用偏凉性食物，如苦瓜、丝瓜、冬瓜、黄瓜、甘蔗、大白菜、莲藕等，忌食辛辣助湿之品。

④关心体贴患者，注意情志疏导，解除其顾虑和恼怒情绪，促进气血通畅。

4. 气血亏虚

证候表现　经期或经后小腹隐痛喜按，经行量少质稀，形寒肢疲，头晕目花，心悸气短，舌质淡，苔薄，脉细弦。

护治法则　益气补血止痛（代表方：圣愈汤)。

施护要点

①小腹疼痛时针刺中脘、关元、足三里等穴，用补法，留针10~20分钟。经期、经后局部热敷或热熨，以温暖子宫，使气血调畅。

②经前或行经期避免劳累，保证充足的睡眠。注意保暖，防止感受外邪。痛经时宜卧床休息，疼痛缓解后，可适当参加一些户外活动，如散步、做操、打太极拳等，以增加体质，促进胞宫气血充盈和流通。

③给予高营养、易消化饮食。多进食蛋、肉、乳制品和新鲜蔬菜。经前、经后常服当归生姜羊肉汤或当归养血膏以温阳补血，平时可食山药、大枣、龙眼肉、乌鸡，忌食刺激性食物。

5. 肝肾亏损

证候表现　经期或经后小腹绵绵作痛，经行量少，色红无块，腰膝酸软，头晕耳鸣，舌淡红，苔薄，脉细弦。

护治法则　益肾养肝止痛（代表方：调肝汤）。

施护要点

①病室安静、舒适，勿会客过多，避免烦躁。保证休息及睡眠充足。已婚妇女注意节制房事。

②针灸命门、肾俞、关元或针刺太溪等穴位。

③饮食可适当多进补益肝肾之品，如黑芝麻、核桃、甲鱼、黑鱼、猪肝等。

第三节　崩　漏

崩漏是因肾虚、脾虚、血热、血瘀等导致冲任损伤，不能约制经血，使经血非时而至，或暴下不止，或淋沥不尽，前者称崩中，后者称漏下。二者常交替出现，且病机相同，故概称为“崩漏”。崩漏可突然发生，也可由“月经过多”、“月经先期”等月经失调疾病逐渐发展而致。本病是妇科常见病，也是疑难急重之证。

本病相当于西医学生殖内分泌失调引起的功能失调性子宫出血，故护治前当首先排除生殖系统炎症、出血性妊娠病及生殖器肿瘤等器质性病变。

【病因病机】

本病的发病机理主要是冲任损伤，不能约制经血，故经血从胞宫非时妄行。

常见病因有血热、肾虚、脾虚、血瘀等。可突然发作，亦可由月经失调发展而来。

1. 肾虚　先天不足，少女肾气稚弱，天癸未充；或七七之年，肾气渐衰，天癸将竭；或大病久病、手术外伤、房劳产众等耗损肾气。肾气虚，则封藏失司，冲任失固，不能约制经血，乃成崩漏。若真阴失守，或虚火动血，亦可导致冲任失固，不能制约经血，胞宫藏泄失常，遂成崩漏。

2. 血热　体壮阳盛或阴虚内热者，热伏冲任；素性抑郁，日久化为肝火；过服辛辣助阳之品，酿成实火，虚热实火扰动血海，迫经妄行，致成崩漏。

3. 脾虚　脾虚忧思过度，饮食劳倦，损伤脾气，脾伤则气陷，统摄无权，冲任失固，不能约制经血，故成崩漏。

4. 血瘀 七情所伤，冲任郁滞；或经期、产后余血未尽又感于寒、热；大病久病，脏腑受累等，均可使气血郁遏，瘀血阻滞冲任、子宫，血不循经，非时妄行，而成崩漏。

【辨证施护】

1. 肾阳虚

证候表现 经来无期，出血量多或淋沥不尽，色淡质清，畏寒肢冷，面色晦暗，腰腿酸软，小便清长，舌质淡，苔薄白，脉沉细。

护治法则 温肾固冲，止血调经（代表方：右归丸）。

施护要点

①密切观察阴道出血量、色、质、气味及有无块状组织物排出，指导患者保留月经垫以估计出血量。暴崩不止者，观察病人的神志、血压、舌苔脉象等变化，注意有无失血亡阳先兆或证候，如发现血压下降、脉搏细数、面色苍白、神情淡漠、肢冷汗出等血脱症状时，立即报告并协助医生做好抢救工作，做好输液、输血等准备。可给予独参汤灌服，针刺人中、合谷，艾灸百会、神阙、气海等穴。

②每日温灸足三里、肾俞、三阴交穴，能益肾固冲。

③出血期间卧床休息，病室宜温暖，保证充足睡眠，并要注意腰腹部保暖，以防因体虚外邪乘虚侵袭机体。崩漏日久，坐卧起立时，动作要缓慢，患者上厕所或外出需有人陪同，防止眩晕跌仆。出血量多时应绝对卧床休息。卧床不起者，应保持皮肤及床单位的清洁、干燥，每日做好口腔护理，避免发生继发感染。注意个人卫生，保持外阴清洁，尤其对于出血时间长者，易引起感染，需特别注意。每日清洗外阴，勤换经垫、内裤。阴道出血期间严禁盆浴及妇科阴道检查、用药。

④出血期间食物宜蒸煮，忌煎炸、刺激性食物，给予富含蛋白质、铁质、多种维生素的饮食，如鱼、肉、蛋、奶、动物肝脏及绿色蔬菜、新鲜水果等。

⑤饮食及中药汤剂均宜热服，忌食生冷寒凉之品。肾阳虚型崩漏患者急性期后多服补益药品，补益药需先煎 15 分钟以使药物有效成分充分煎出，然后再加入其他药物。宜在饭前服用，以利吸收，忌萝卜、茶叶等。可用新鲜胎盘焙干研粉，每日 3 次，每次 3g，胎盘为血肉有情之药，有温肾补精的作用，对肾阳亏虚之崩漏患者有预防复发的作用。服用止血药及激素类药物须及时、准时，不得任意减量或停药，病愈停药必须经医生同意，以免造成反复出血。

⑥由于出血时间较长或较多，患者易产生紧张、焦虑情绪，甚至恐惧不安。向患者及家属提供心理咨询，宣传卫生知识，稳定情绪，有利于疾病康复。

⑦ 健康教育：重视个人卫生与经期防护，出血期间严禁房事、盆浴。勤换月经垫及内裤，月经垫及内裤应用消毒柔软之棉制品。调节饮食，忌过食辛辣香燥之品，避免过用辛温暖宫之剂或寒凉凝血、滞血的药物。保持心情舒畅，培养良好心态。落实计划生育，避免意外妊娠，尽量减少宫腔手术操作，防止损伤冲任、胞宫。早期发现、早期治疗各种出血性月经失调，如月经先期、月经过多、经期延长和经间期出血等，防止病情加重，发展成为崩漏。

2. 肾阴虚

证候表现 经乱无期，出血淋沥不尽或量多，色鲜红，质稍稠，头晕耳鸣，腰膝酸软，或心烦，舌质偏红，苔少，脉细数。

护治法则 滋水益阴，止血调经（代表方：左归丸合二至丸）。

施护要点

① 病室安静、整洁，空气新鲜，温、湿度适宜。

② 中药汤剂及饮食宜温凉服。可选食甲鱼、山药、银耳等，饮用藕汁、梨汁等滋阴养液。忌食葱、姜、椒等辛辣食物。

③久病心肾不交，虚火扰心而夜寐不安者，每晚睡前用温水泡脚，配合按摩双足涌泉穴，以促进睡眠。或睡前1小时饮牛奶一杯或红枣桂圆莲子粥，忌浓茶、咖啡等以免影响睡眠。

3. 血热

（1）虚热

证候表现 经血非时突然而下，量多势急或量少淋沥，血色鲜红而质稠，心烦潮热，或小便黄少，或大便干结，苔薄黄，脉细数。

护治法则 滋阴清热，止血调经（代表方：保阴煎）。

（2）实热

证候表现 经血非时忽然大下，或淋沥日久不净，色深红质稠，口渴烦热，或有发热，小便黄或大便干结，苔黄或黄腻，脉洪数。

护治法则 清热凉血，止血调经（代表方：清热固经汤）。

施护要点

①观察阴道出血及分泌物的量、色、气味，体温，白细胞计数，舌、脉情况，预防并关注潜在的胞宫感染。

②保持病室整洁、安静，护理和治疗集中进行，避免影响患者休息。血崩量多者绝对卧床休息，加强止血，如仙鹤草、血见愁、旱莲草各30g，水煎服，1日3次，同时加强基础护理。

③饮食宜清淡营养且性凉止血，如荠菜、黄花菜、鲜藕、马齿苋、木耳、梨、莲子汤等，忌食滋腻、厚味、过热、辛辣之品。血热口渴者，温服鲜藕汁200ml，以凉血止血。

④安慰并鼓励患者，避免因紧张、恐惧而加重病情。可采用情志相胜法，以思制恐，指导患者对有关事物进行思考，从而制约以恐惧为主的情志障碍。

4. 脾虚

证候表现 经血非时而至，崩中继而淋沥，血色淡而质薄，气短神疲，面色㿠白，或面浮肢肿，手足不温，或饮食不佳，舌质淡，苔薄白，脉弱或沉弱。

护治法则 补气摄血，养血调经（代表方：固本止崩汤）。

施护要点

①严密观察患者的面色、神志、血压、心率、出汗情况，根据病情每半小时或1小时监测一次，并做详细记录。

②出血量多者卧床休息，患者体质虚弱，须注意保暖。评估卧床患者的生活自理能力，加强基础护理和床旁护理。病情稳定后，鼓励患者适当下床活动，逐步完成各项自理活动。

③注意饮食的色、香、味，创造良好的进餐环境，促进食欲。加强营养支持，补充足够的水分，增强体质，抵御感染。多食富含铁、锌、钙的食物，如新鲜蔬菜、鱼、肉、蛋、乳制品、山药、莲子、红枣、赤小豆、薏苡仁等。

5. 血瘀

证候表现　经血非时而下，或淋沥不断，或暴下不止，或停经数月突发崩中漏下，漏与崩交替出现，反复发作，血色紫暗有块，小腹或胀痛或刺痛拒按，血块排出后腹痛可缓解，舌质紫暗或有瘀点，脉涩或沉弦有力。

护治法则　活血化瘀，止血调经（代表方：逐瘀止崩汤）。

施护要点

①血瘀腹痛者，给元胡粉、沉香粉各 1.5g 冲服，以理气止痛。

②根据出血情况，调整用药。如出血量多，暂不考虑活血通经，而当“急则治其标”，以止血为先，血止后再“缓则治其本”，以祛瘀为要。

③食用红糖水、桃仁粥、益母草煮鸡蛋，以利活血化瘀。忌食酸涩、生冷之品。

第四节　带下病

带下病是因湿热、湿毒，或肝虚、肾虚等所致，以带下呈明显增多，或色、质、气味异常，或伴有局部、全身症状为主要表现的疾病。正常带下是肾气充盛，脾气健运，由任脉、带脉所约束而润泽于阴户的一种无色、质黏、无臭的阴液，其量不多。经间期、经前期以及妊娠期带下稍有增多者，属正常现象，不作疾病论。

西医学的多种女性生殖系统炎症及肿瘤，凡导致阴道分泌物异常，其病机、证候与本病相符者，可参照本节进行辨证施护。

【病因病机】

本病的病因主要是湿邪为患，由于湿邪影响任、带，以致带脉失约，任脉不固而形成。湿邪有内湿和外湿之分，内湿者多为脾气虚弱，运化失职，水谷之精微不能上输以化血，反聚而成湿，流注下焦，伤及任、带而为带下；或肾阳不足，命名火衰，水湿不化，或肾虚封藏不固，或肝经湿热下注损伤任、带而致带下。外湿多为外感湿邪，湿邪可兼夹寒、热、毒邪而直接侵犯致带下。

【辨证施护】

1. 脾虚

证候表现　带下色白或淡黄，质黏稠，无臭气，绵绵不断，面目虚浮，面色㿠白或萎黄，四肢不温，精神疲倦，纳少便溏，舌淡苔白或腻，脉缓弱。

护治法则　健脾益气，升阳除湿（代表方：完带汤）。

施护要点

①观察带下量、色、质及气味等，并做好记录。必要时，取阴道分泌物送检。指导患者保持外阴清洁，每日可用温水或中药洗剂坐浴或清洗外阴，勿用碱性肥皂或刺激性药物。也可用白鲜皮、苍耳子或蛇床子散煎汤坐浴。指导患者正确使用阴道灌洗剂，不要过度，以免破坏阴道的自然抵抗力，增加感染的机会。外阴瘙痒者，嘱患者用局部按压法止痒，勿搔抓和用过烫热水烫洗，以免加重水肿或引起感染。行经期间暂停阴道灌洗、坐浴和塞药治疗。

②注意休息，勿过度劳累。急性期患者应卧床休息，予半卧位，以利于阴道分泌物流出。病室安静整洁，通风良好，避免阴冷、潮湿的居住环境，室温可稍高，注意保暖，大便欠实者，尤应避免腹部受凉，以免寒湿邪气使脾胃更伤。患者内裤应每日更换，用热水烫洗或煮沸 5 ~ 10 分钟，在阳光下曝晒。做好器械、用物等的消毒隔离，生活和卫生用品做到一人一套，防止交叉感染。阴道冲洗和擦洗时，动作宜轻柔，以免损伤阴道黏膜，尤其是老年人更应注意。

③饮食宜清淡、富于营养，除蛋类、瘦肉外，可选食山药粥、莲子米仁粥、扁豆等，有补脾除湿之功。可用白果 7 枚，将壳打碎，用豆浆 1 碗煮沸冲服，每天服用。或用白果肉 4 粒，鸡蛋 1 枚，将白果肉填入鸡蛋内，蒸熟食之，每日晨服用，可健脾益气养血。忌食油腻、生冷之品。

④中药汤剂宜文火久煎，饭前温热顿服，用药后观察疗效。阴道用药时，指导患者先清洗外阴和双手，戴上指套，然后取下蹲式，将药片置于食指上，沿阴道后壁慢慢推入阴道后穹隆处。用药期间，如有阴道灼热疼痛、难以忍受等情况，应及时报告医生。

⑤做好情志护理，介绍疾病的有关知识，提高认知水平，消除顾虑。让患者及其家属理解和接受治疗期间禁止性生活的原因和意义，使之能积极坚持配合治疗。

⑥配合现代诊疗手段，积极诊治原发疾病，明确有无阴道炎、宫颈炎或盆腔炎等疾病，做到“治病求本”。

⑦健康教育：保持外阴清洁，经期、流产后、产褥期尤应注意，养成良好的卫生习惯。洁身自好，避免不洁性行为。长期从事坐位或站位工作的妇女，容易产生便秘、盆腔瘀血而致带下增多或加重原有的慢性盆腔炎，因此应避免久站、久坐，并适当活动，如做操等。提倡使用淋浴及蹲式厕所，公共卫生设施如游泳池、坐便器、床单等严格消毒，防止交叉感染细菌、病毒、滴虫、霉菌等病原微生物。勿久居湿地，勿过食辛辣厚味，以免滋生湿热，诱发本病。定期进行妇科检查，发现病变，及时治疗，不可忽视或讳疾忌医而延误病情。

2. 肾阳虚

证候表现　白带清冷，量多，质稀薄，终日淋沥不断，腰酸如折，小腹冷感，小便频数清长，夜间尤甚，大便溏薄，舌质淡，苔薄白，脉沉迟。

护治法则　温肾培元，固涩止带（代表方：内补丸）。

施护要点

①若小腹有冷感者，可用热水袋热敷或艾灸或用神灯、频谱照射。腰酸腰痛者，可在腰下垫一软枕，并给予局部按摩，还可针刺肾俞、次髎等穴。病室温度可稍高，注意休息和

保暖。

②加强饮食营养，宜用温肾助阳、固涩止带之品，如桂圆红枣莲子汤，或食羊肉、鹿肉、芡实、狗肉、雀肉等温肾滋补食物。

③中药汤剂宜久煎温热服。

3. 肾阴虚

证候表现　见带下赤白，质稍黏无臭，阴部灼热，头晕目眩，或面部烘热，五心烦热，失眠多梦，便艰尿黄，舌红少苔，脉细略数。

护治法则　益肾滋阴，清热止带（代表方：知柏地黄丸）。

施护要点

① 病室宜舒适、洁净，使患者安心静养。

②饮食宜清淡，可食滋阴利湿之品，如土茯苓炖乌龟、鸡骨草煲猪横利、淡菜、菱角、鲜蘑等，忌烟酒及动火之品。

③ 中药汤剂宜偏凉服。

4. 湿热

证候表现　带下量多，色黄或黄绿，质黏稠，有臭秽味，或如豆渣，或如米泔水样，有泡沫，外阴灼热瘙痒，小便短赤，或伴少腹掣痛。舌苔黄腻或厚，脉弦数。

护治法则　清利湿热（代表方：止带方）。

施护要点

①外阴瘙痒者可用黄柏、土槿皮、一枝黄花煎汤，坐浴、熏洗或清洗外阴，每日 2 次。患者内裤也可以外用药液浸泡消毒。阴部干涩灼痛者，可外擦紫草油，每日 1 ~ 2 次。腹痛腰酸者，可配合毫米微波等理疗方法。

②饮食宜清淡、营养、易消化，多饮汤水。宜多食鲜藕、冬瓜、扁豆及新鲜水果。平时可饮用绿茶、绿豆薏苡仁汤等，以清热利湿。忌煎炸、油腻、辛辣食物。

5. 湿毒

证候表现　带下量多，黄绿如脓，或赤白相兼，或五色带下，状如米泔，秽臭难闻，小腹作痛，腰骶酸痛，口苦咽干，小便短赤，舌红，苔黄腻，脉滑数。

护治法则　清热解毒除湿（代表方：五味消毒饮）。

施护要点

①饮食宜选用清热解毒利湿之品，如冬瓜、薏苡仁、扁豆、新鲜水果等，忌炙煿油腻辛辣之品。

② 中药汤剂宜偏凉服。遵医嘱用中药汤剂熏洗后坐浴，每日 1 次，勿搔抓或烫洗外阴。

③ 若带下赤白（血性）或如脓样恶臭，应及时做进一步检查，排除恶变的可能。

第五节　妊娠恶阻

妊娠恶阻是指妊娠早期冲脉之气上逆，胃失和降，出现呕吐厌食，或食入即吐的疾病，取其“恶心而阻其饮食”之意。妊娠恶阻又称“妊娠呕吐”、“子病”、“病儿”、“阻病”等。一般发生于妊娠早期的3个月内。若妊娠早期仅见恶心嗜酸，择食，或晨间偶有呕吐痰涎，为妊娠早期常有的反应，妊娠3个月后会逐渐自行消失，不属病态。

妊娠恶阻相当于西医学中的妊娠剧吐。

【病因病机】

本病的主要病机是“冲气上逆，胃失和降”，其发生与孕早期生理上的特殊改变及体质因素相互作用有关。

1. 脾胃虚弱　受孕之后，经血不泻，冲脉之气较盛，冲脉隶属阳明，若脾胃素虚，冲气上逆则可犯胃而作呕恶。或因脾虚不运，痰湿内生，冲气夹痰湿上逆而致恶心呕吐。

2. 肝胃不和　孕后阴血聚于下以养胎，阴血不足，则肝气偏旺。若素体肝旺或郁怒伤肝，则肝气愈旺，肝之经脉挟胃，肝旺侮胃，胃失和降而呕恶。

另外，由于呕吐频频，或持续日久，耗气伤阴，可导致气阴两虚。

【辨证施护】

1. 肝胃不和

证候表现　妊娠初期呕吐酸水或苦水，恶闻油腥，胸满胁痛，心烦口苦，嗳气叹气，头胀而晕，舌淡红，苔微黄，脉滑。

护治法则　抑肝和胃，降逆止呕（代表方：苏叶黄连汤）。

施护要点

①持续观察患者尿量、皮肤弹性、有无眼眶凹陷等。呕吐剧烈而不能进食者，或已经出现明显伤津表现者需静脉补液。对恶阻反复发作或病情加剧者，正确记录出入量，遵医嘱抽血检查电解质及化验尿比重等。必要时，遵医嘱作B超等检查以排除葡萄胎的可能。

如出现呕吐频频，头晕头痛，倦怠烦躁，甚至嗜睡昏迷，发热口渴，尿少便秘，要特别警惕发生酸中毒。如呕吐频繁或持续日久，出现形体消瘦，眼眶下陷，肌肤干皱失泽，口干口苦，苔薄黄而干，为阴液亏损、正气耗伤之象。以上两种情况常伴随出现，为妊娠呕吐气阴两伤的严重证候，应及时报告医生，采取中西医结合治疗，给予输液，纠正酸中毒及电解质紊乱。

密切注意是否有因剧烈呕吐引起的腰腹疼痛、阴道少量流血等异常情况，防止发生胎漏、堕胎等。必要时遵医嘱进行B超检查以了解妊娠情况。

②保持病室整洁、安静、无异味，及时清理呕吐物及被污染的衣物，避免各种噪音和不良刺激，避免一切可诱发呕吐的因素。每次呕吐后用清水或银花甘草液漱口，防止发生口腔溃疡。进食前刷牙或漱口，以清除口腔异味，保持口腔清洁，同时增进食欲。

③呕吐剧烈者，可针刺足三里、内关等穴，予轻刺激，留针20分钟。肝旺化火，肝阳上扰清窍而见头胀头晕者，宜卧床休息，保证充足睡眠，避免跌仆损伤胎元。热扰心神者，可用菊花或黄芩煎水代茶饮。

④予营养丰富、易于消化的清淡饮食，如米汤、稀粥、豆浆、藕粉等，多食新鲜蔬菜、

水果。对呕吐严重而惧于进食者，要耐心做好说服工作，宜少量多餐进食。经常更换饮食品种花样，注意营养搭配。忌食油腻、生冷、甜黏、辛辣、厚味食品，以免助湿伤脾或生火动血妄行。鼓励患者多饮水，或少量多次饮新鲜果汁。可用陈皮泡水代茶饮以和胃理气，食用一些酸味食物以抑肝止呕，如柑橘、乌梅、陈皮梅等。

⑤此型患者常有情志不调，应特别加强心理调护。避免抑郁、恼怒，给予安慰和心理支持，鼓励其树立战胜疾病的信心。指导患者采用放松疗法，如听音乐、看娱乐性电视节目等，分散注意力而减轻焦虑。

⑥中药汤剂浓煎，少量频服，温度宜偏凉，肝胃有热者加竹沥数滴再行服药。食入即吐，服药亦吐者，嘱患者服药后，即以冷水浸过之湿毛巾敷于颈部、胸部可防止吐药。服药后宜静卧，观察用药后反应。

⑦健康教育：向患者讲解孕后的生理变化，使之理解妊娠早期偶有呕吐为正常现象，从而减少焦虑，保持心情舒畅，消除忧思、郁怒、焦虑等不良情绪。孕期适当活动，如做保健操、散步等。恶阻治愈后可继续上班，适当活动有助气血调和，增进食欲，有利于妊娠。节房事，慎起居，生活有规律，预防感冒发热。保持室内空气清新，避免异味刺激引发呕吐。孕妇应饮食有节，勿食生冷及辛辣刺激之品。切不可因为恶心而不进食，可采取少吃多餐的方法，以保证妊娠所需的营养。呕吐止后，不宜猛然进食过多，应逐渐增加进食量。汤药要浓煎，少量频服。定期进行产前检查。

2. 脾胃虚弱

证候表现　妊娠初期，呕吐不食，或吐清水，头晕体倦，脘痞腹胀，舌淡，苔白，脉缓滑。

护治法则　健脾和胃，降逆止呕（代表方：香砂六君子汤）。

施护要点

①病室宜温暖，注意防寒，特别注意腹部保暖。脾胃虚寒而致呕吐者，可在胃脘部热敷。

②加强饮食调护。根据清淡、易消化而富于营养的原则，随孕妇喜好鼓励其进食健脾和胃之品，如山药、莲子、南瓜、大枣、薏苡仁等。忌生冷瓜果及寒性食物，以免进一步损伤脾胃。切不可因恶心呕吐而停止进食。

③中药汤剂浓煎，少量频服，药液宜温热。服药前用鲜生姜片擦舌或姜汁滴舌，也可将姜汁滴入汤药中服用，以温中降逆止呕。呕吐剧烈者，可用灶心土30g，冲入开水中，澄清后将半匙姜汁滴入温服。或用灶心土、生姜煎汤频服。

3. 气阴两虚

证候表现　妊娠剧叶，甚至吐苦黄水或兼血水，频频发作，持续日久，以致精神萎靡，嗜睡消瘦，双目无神，眼眶下陷，肌肤干皱失泽，低热口干，尿少便艰，舌红少津，苔薄黄或光剥，脉细滑数无力。

护治法则　益气养阴，和胃止呕（生脉散合增液汤）。

施护要点

①严密监护孕妇，观察皮肤弹性，评估呕吐情况，正确记录出入量，遵医嘱抽血化验，

避免电解质紊乱及病情加重。

②卧床休息，保持室内温度适宜，避免空气干燥。患者病情较重，顾虑大，应耐心、亲切地安慰患者，讲解疾病有关知识，使其从有利于胎儿的角度积极配合护治。

③呕吐剧烈者，暂禁食，予静脉补充营养。症状缓解后，逐渐恢复进食。忌烟酒及葱韭类辛热食物，以免伤阴动血。可适当多食黄芪粥、莲子粥、木耳、香菇等。多饮水，或饮服绿豆汤、梨汁、鲜藕汁等，或用鲜芦根、麦冬、太子参泡水饮以益气养阴。

④保持大便通畅，可予蜂蜜一汤匙，每天早晚冲服，以润肠通便。平时多食生梨、香蕉、甘蔗、番茄、生瓜子仁、生松子仁等。

⑤若经治疗无好转，体温持续38℃以上，心率超过120次/分，或持续出现黄疸、蛋白尿时，应据理说服孕妇及其家属，考虑中止妊娠。

第六节　胎漏、胎动不安

由于母体与胎儿两方面的因素，导致冲任气血不调，胎元失固，在妊娠期阴道少量出血，时下时止者，称"胎漏"，亦称"漏胎"或"胞漏"；若妊娠期仅有腰酸，腹部胀坠作痛，或伴有少量出血者，称"胎动不安"。

胎漏、胎动不安者，若胎元正常，多数患者经保胎治疗，阴道流血停止，腰酸腹痛消失，妊娠得以继续。若病情进一步发展，或因胎元缺陷，胚胎不能成形者，最终将导致堕胎或小产。

西医学之先兆流产或先兆早产等可参照本节进行辨证施护。

【病因病机】

1. 肾气不足　禀赋素虚，先天不足，肾气虚弱；或孕后房事不慎，损伤肾气，冲任不固，胎失所系，而成胎漏、胎动不安。

2. 气血亏虚　素体气虚血弱，或孕后饮食失宜而脾胃受损，气血化源不足，致气虚不能载胎，血虚不能养胎，胎元不固而成胎漏、胎动不安。

3. 血热内扰　素体阴虚，孕后阴液聚于冲任以养胎元而使阴虚更甚，阴虚则生内热；素体阳盛，或七情郁结化热，或外感邪热，均可导致热扰冲任，损伤胎气，而成胎漏、胎动不安。

4. 外伤损络　孕期跌仆闪挫，气血失和而直接动胎；或劳力过度，劳则气衰而无力载胎，胎元不固而成胎漏、胎动不安。

【辨证施护】

1. 肾气不足

证候表现　妊娠期，阴道漏红，量少色淡，腰酸腹坠，头晕耳鸣，神疲肢倦，小便频数，眼眶暗黑，或有流产史，舌淡，苔白，脉沉滑尺弱或沉弱。

护治法则　固肾安胎，佐以益气（代表方：寿胎丸）。

施护要点

①观察并记录阴道流血的量、色、质及血块等，检查血块中是否有妊娠组织及其是否完整。若见阴道出血增多，腰腹坠胀，腹痛阵阵加剧，或见有胎块排出，应立即报告医生，同时做好输液、输血及行刮宫术的准备。若出现阴道大流血，患者面色苍白、出冷汗、四肢厥冷等，易导致阴血暴亡、元阳无所附的“阴阳离绝”危象，应立即采取抢救措施。

密切观察出血、腹痛、腰酸、胎动及神色、舌脉等变化，综合全身情况以判断安胎效果及预后。如恶阻反应逐渐明显，阴道流血减少或停止，腰酸腹痛消失，脉滑有力，说明安胎有效，妊娠继续。结合血或尿中的人绒毛膜促性腺激素含量变化及 B 型超声检查，及时了解胚胎发育情况，以确定治疗及护理措施。

②胎动不安患者需绝对卧床休息，直至阴道流血停止 3～5 天后，方可适当下床活动。既往有流产史者，即使孕后无胎漏、胎动不安之症状亦应卧床休息，其休息时间一般需超过前几次流产中发生最晚的日期。病室温暖、阳光充足，避免冷风直吹，防止外邪侵袭。孕妇素体虚弱，抵抗力不足，应注意随气候变化及时增减衣物，预防感冒。避免一切不良刺激，为孕妇提供良好的休息环境。

卧床时，腰部可垫一软枕，以减轻腰部酸痛坠胀的不适。避免负重及幅度过大的动作，如腰部后伸、用力咳嗽等。避免不必要的盆腔操作，各项护理及治疗应尽量集中进行，以免影响孕妇休息。经常巡视病房，及时了解患者生活所需。呼叫器及日常生活用品放在患者触手可及之处，以便拿取。患者外出检查及如厕应有人陪同，尽量使患者适应使用便盆，以收集和观察排出物、出血的量、色、质等情况，并做好记录。保持外阴清洁，做好会阴护理。每天用温水或高锰酸钾溶液清洗外阴，每日更换内裤。使用消毒的会阴垫以预防感染，同时观察阴道流血情况及有无妊娠组织排出。

③饮食宜清淡、甘平，忌肥腻、辛热。平时加强饮食调养，宜选用的食品有胡桃、黄鱼、栗子、黑木耳、牛奶、桑椹等。如有呕吐，可食砂仁鲫鱼汤。

④加强心理调护。孕妇及家属见到阴道出血，都会产生恐慌和焦虑，原有流产史者会更加紧张。向其介绍不良的情志变化可成为致病因素，直接影响脏腑和气血功能，使孕妇从有利于胎儿的角度，控制情绪，静心养病，配合治疗，达到良好的安胎效果。对于确已发展至胎死腹中，或胎元不良没有保胎价值者，应耐心说服其去胎益母。

⑤安胎药多为补益之品，中药汤剂宜文火煎煮 30～40 分钟，以便将有效成分煎出。汤剂宜温服，服后静卧少动，观察药后疗效。

⑥健康教育：保持心情舒畅，避免紧张、恐惧、忧虑、悲观等，安心养胎。注意保暖，及时添加衣服，并少去人多拥挤的公共场所，防止外感时邪。孕期不可劳累，避免攀高举重、跌倒闪挫、涉水远游等。孕期节制房事，加强饮食调理，如食糯米红枣粥、艾叶鸡蛋等，可预防流产。保持大便通畅，多食新鲜蔬菜及水果。孕期谨慎用药，严格在医生指导下使用。避免接触 X 线、放射性物质、有机汞、铅、砷等可能导致胎儿畸形及流产的有害因素。经治疗后，血止胎安，诸证消失，但仍需观察 2 周，经各项检查证实为正常妊娠后方为治愈。

若安胎失败，嘱患者至少避孕3～6个月后再怀孕，以利肾气复原。妊娠前加强身体锻炼，增强体质，消除紧张心理。做好生理、心理两方面准备，提高再次妊娠的成功率。反复流产者，嘱男女双方都应详细检查，寻找原因，进行针对性治疗。

2. 气血亏虚

证候表现　妊娠期，阴道漏红，量少，色淡质薄，腰酸腹坠，神疲肢软，心悸气短，面色苍白或萎黄，舌质淡，苔薄白，脉细滑或沉细弱无力。

护治法则　补气养血，固肾安胎（代表方：胎元饮）。

施护要点

①气血虚弱易感肢寒身冷，病室宜安静，室温偏暖。

②加强饮食调护，多食蛋、肉等血肉有情之品，可用党参、白术、黄芪、红枣加糯米适量煮粥食用。

3. 血热内扰

证候表现　妊娠期，阴道漏红，色鲜，或腹痛下坠，心烦不安，手心灼热，口干咽燥，大便秘结，或形体消瘦，舌红，苔黄而干或少苔，脉弦滑或滑数或细数。

护治法则　滋阴清热，养血安胎（代表方：保阴煎）。

施护要点

①注意休息，保证充足睡眠，少说话，少会客，衣被不宜过暖。病室空气新鲜，温湿度适宜，空气干燥季节每日空气湿化1～2次。

②饮食宜滋阴清热为宜，如西瓜、梨、李子、甘蔗、甲鱼、豆腐、瘦猪肉、鸡蛋、鸭等。口干、心烦者，可用麦冬泡水代茶饮，夏季可饮用绿豆汤以除烦止渴。忌食姜、韭菜、香菜等辛热食物。

③大便秘结者，切勿努责扰动胎气，可遵医嘱应用润便药物，同时配合饮食调理，多食清凉滋润之品，勿用攻下药物以免引起流产。

4. 外伤损络

证候表现　妊娠期外伤后腰腹坠胀作痛，阴道漏红，色紫红，或有小血块，甚有胎块排出，舌淡红，脉细滑无力。

护治法则　补气和血安胎（代表方：圣愈汤）。

施护要点

①注意观察腹痛下坠、腰酸及阴道流血情况。

②不得擅自使用治伤药物，伤势严重者，须遵医嘱用药。腰腹以下受伤者，严禁外用伤湿止痛膏、狗皮膏及红花油等，可适当按摩受伤部位。

第七节　恶露不绝

因气虚、血热及血瘀等因素，使冲任为病，气血运行失常，以产后恶露持续3周以上仍淋沥不净为主要表现的疾病，称“恶露不绝”。

恶露是指胎儿、胎盘娩出后，胞宫中遗留的余血浊液，随胞宫缩复而逐渐排出，总量为250～500ml。正常恶露开始为暗红色（血行恶露），渐次转为淡红色（浆液性恶露），最后为淡黄色或白色（白色恶露）。血性恶露有血腥味，但无臭味。一般2周内血性恶露消失。恶露排出时间大约需要3周左右。

本病相当于西医产科的中、晚期产后出血，人工流产、药物流产后的阴道出血淋沥不止，可参照本病辨证施护。

【病因病机】

本病的基本病机是冲任不固，气血运行失常，血海不宁。冲为血海，任主胞宫，恶露为血所化，而血源于脏腑，注于冲任。若脏腑受病，冲任不固，则可导致恶露不绝。常见的病因有气虚、血热、血瘀。

1. 气虚 素体气血不足，产时复失血耗气，气虚愈甚。又因产后过早劳作，劳倦伤脾，气虚下陷，不能摄血，故恶露久下不止。

2. 血热 素体阴虚，产时复失血伤阴，阴液益亏而虚火妄动；或壮实之体，产后过热过补；或情志不舒，五志化火；或产时操作不洁，感染邪毒，所患为实热，热扰冲任，破血下行，导致恶露不止。

3. 血瘀 产时感寒，寒邪与血相搏，瘀血内阻，或胞衣残留，影响冲任，新血不得归经，而恶露不止。

【辨证施护】

1. 气虚

证候表现　产后恶露逾期不止，量多，色淡，质稀，无臭气，小腹空坠，神疲懒言，面色㿠白，舌淡苔白，脉缓弱。

护治法则　补气摄血（代表方：补中益气汤）。

施护要点

①注意观察恶露的色、量、质及伴随症状。产后血室正开，易感外邪，尤须保持外阴部清洁，每天用温水或1:5000高锰酸钾溶液清洗，勤换消毒卫生垫和内裤，防止邪毒内侵。观察并检查宫底高度、腹部压痛等，并结合B超检查、子宫刮出物病理学检查等，及时掌握子宫复原情况及宫腔内有无残留组织。

②腹部下坠者，可艾灸天枢、气海、归来等穴。恶露不止而量多者，可使用腹带，外面稍加压力可帮助子宫复原，还可防止因气虚下陷及分娩损伤引起脏器下垂或腹部肌肉松弛。另外，腹带也可使腹部保暖。

③患者卧床休息宜取半卧位，以利恶露排出。病室宜安静清洁、阳光充足，注意卧床休息，忌劳累。空气流通，以驱除秽浊之气，但应避免直接吹风，以防外邪侵袭。病情允许下，鼓励患者起床走动或适当做医疗体操，有助于气血运行，促进子宫收缩。活动量可逐渐增大，活动间歇要给予患者充足的休息。

④饮食清淡、富于营养，多食温补之品，如鸡汤、桂圆大枣汤、鲫鱼汤、山药粥、核桃

粥等。忌生冷瓜果，忌辛辣、油腻食物。

⑤恶露不绝给产妇产后的调养增加了心理压力，容易产生忧愁、恼怒等不良情绪。“思伤脾”、“怒伤肝”，肝脾与气血运行有着密切的关系，因此加强情志护理十分重要，应向患者介绍产后的调养知识，答疑解惑，并在生活上关心、体贴患者，使之心情舒畅，积极地配合护治。

⑥健康教育：规范产前检查，做好孕期保健，对可能发生产后出血的疾病及时治疗，或住院待产。注意产褥卫生，禁止性生活，避免风寒、气恼、过食辛热之品等致病因素。

2. 血热

证候表现　产后恶露逾期不止，量较多，色红或深红，质稠，或色如败酱，气味臭秽，面红，口燥咽干，或有腹痛、便秘，或兼五心烦热，舌红，苔燥或少苔，脉滑数或细数。

护治法则　养阴清热止血（代表方：两地汤合二至丸用于虚热证；保阴煎用于实热证）。

施护要点

①病室空气新鲜、流通，温湿度适宜，衣被不可过厚。减少人员探视，以保证患者安心静养。

②宜多食梨、鲜藕、鲜小蓟菜、西瓜等以清热生津，凉血止血，或用沙参、麦冬泡水代茶饮以养阴生津。忌辛辣、温燥、动火之品。

3. 血瘀

证候表现　恶露逾期不止，淋沥涩滞不爽，量少，色紫暗有块，小腹疼痛拒按，舌紫暗或边有瘀点瘀斑，脉弦涩。

护治法则　活血化瘀止血（代表方：生化汤）。

施护要点

① 密切观察腹痛、恶露、二便等情况，若恶露量过多，色红有块，伴腹痛、面色苍白、头晕心悸、自汗等，应及时判断是否有胞衣残留。

② 注意休息，勿劳累，预防复感寒热之邪，室内温度要适宜。保持大小便通畅，以减轻盆腔充血。

③中药汤剂饭前温热服。可取益母草膏冲服，或食生姜红糖汤，或生山楂加红糖煎汤饮服，以促进瘀血浊液排出。

第八节　产后发热

产后期以发热为主证，或持续发热不退，或突然高热寒战，并伴有其他症状者，称为“产后发热”。由于产后多虚多瘀，并易受邪毒、风寒等邪气侵扰所致。如产后一两日内，由于阴血骤虚，阳气易浮，营卫失调，有轻微发热而无其他症状者，属正常生理现象，一般能自行消退。或产后三四天内，泌乳期间有低热，俗称“蒸乳”，这种现象以后会自然消失，不属病理范畴。一般体温超过38℃或持续性低热，不能自行退热者，属于病态。

分娩后的生殖道感染，西医称“产后感染”或“产褥热”，属于本病范畴。此乃产褥期常见的严重病证，是导致产妇死亡的四大原因之一。

【病因病机】

产后“多虚多瘀”的生理特点造成了邪毒入侵的先决条件。由于产后多虚，正气不足，腠理不密，营卫失调；产后多瘀，血室开放，瘀血未尽，容易因各种原因导致产后发热。

1. 感染邪毒 由于分娩时的产伤和出血，元气受损；或护理不当，邪毒乘虚侵入胞中，蔓延全身，正邪交争，而致发热。若热毒炽盛，直犯胞中，传变迅速，症情危重，治不及时，可致热入营血，热陷心包或虚脱等危候。

2. 血瘀 产后恶露排出不畅，瘀血停留胞宫，阻滞气机，营卫失调，而致发热。

3. 外感 新产体虚，腠理不密，卫阳不固，风寒之邪乘虚侵入，营卫不和，以致外感发热。

4. 血虚 素体阴虚，或产时失血过多，阴血骤虚，阳无所附，浮散于外，而致血虚发热。

【辨证施护】

1. 感染邪毒

证候表现 高热恶寒，恶露量多或少，色紫暗如败酱，气味臭秽，小腹疼痛拒按，烦躁口渴，尿少色黄，大便燥结，舌红，苔黄，脉数有力。

护治法则 清热解毒，活血化瘀（代表方：解毒活血汤）。

施护要点

①注意观察体温变化，遵医嘱给予退热药，体温超过39℃时，予温水擦浴或酒精物理降温。体温超过38℃者，暂停哺乳。暂停哺乳者帮助其定时吸空乳汁，保持乳头清洁。高热期给予充足的饮料，如西瓜汁、梨汁等以助津液，鼓励患者多饮水，每日不少于2000ml。一旦高热不退，应加强观察和护理，谨防热毒入里，发生危重变证。若邪入营血，则高热不退，斑疹隐隐，舌红绛，苔黄燥，脉细弦而数。若热传心包，则神昏谵语，甚至晕厥，面色苍白，四肢厥逆，脉微细而数。

②患者宜卧床休息，取半卧位以利于恶露排出。病室宜安静整洁，通风、凉爽，保持空气新鲜，衣被不可过厚，夏季尤应慎防中暑，亦应慎避风寒。做好会阴护理，保持外阴清洁，每日用温水清洗，及时更换消毒会阴垫。会阴有伤口者，每日换药，并配合局部红外线照射，加速愈合。保持皮肤清洁，汗多时应及时擦干并更换衣物，必要时补充淡盐水，防止虚脱。做好口腔护理，鼓励患者多漱口，口唇干燥可涂护唇油。执行接触隔离，防止交叉感染。治疗和护理应集中操作，避免不必要的腹部操作，以减轻腹痛等不适。

③给予清淡、富于营养、易消化的饮食，如鸡蛋汤、瘦肉粥、鲫鱼汤、新鲜蔬菜等。发热较高时给予流质、半流质，病情缓解后，给予普软饮食，多饮汤水以补充因发热而丢失的水分。忌食辛辣、油腻及生冷酸涩食物。

保持大小便通畅，以减轻盆腔充血，缓解小腹疼痛。多食水果、蔬菜、蜂蜜等，饮食中增加纤维素含量，如多食芹菜、香蕉、青菜等。教会并督促患者顺肠蠕动方向做腹部按摩。必要时遵医嘱予润肠片或开塞露通便。

④分娩时严格执行无菌操作，不轻易作内诊检查。避免胎膜早破、滞产及产道损伤，有损伤者应及时仔细缝合。减少产后出血，对出血多者及时给予纠正贫血，以防抵抗力下降而易感染。

⑤中药汤剂宜温凉服，药后观察身热情况。清热解毒药物煎煮时间稍短，以20～30分钟为宜。

⑥调畅情志，做好心理护理。怀孕、生产过程给产妇带来不便和痛苦，产后又出现发热的现象，容易产生悲愤、恐慌、急躁等不良情绪。因此应对产后发热的患者给予疏导、劝慰等，可在病情允许的情况下，让患者及早与婴儿接触以转移注意力，唤起其战胜疾病的信心和决心。

⑦健康教育：妊娠期加强卫生宣教，做好孕期保健。孕期加强营养，增强孕妇体质。如有贫血应及时纠正，及时治疗外阴、阴道及子宫炎症。孕7个月后禁盆浴及性生活。分娩后采取半卧位，以利恶露及炎性渗出物排出。产褥期严禁房事、盆浴，保持外阴清洁，每日冲洗会阴，及时更换消毒会阴垫。保持心情舒畅，预防抑郁、悲观及忧虑等不良情绪影响产后复原或疾病康复。调适寒温，注意保暖，衣着、被服厚薄适宜。饮食有节，宜食富于营养、补益气血的食物，多饮水，及时补充因发热丢失的水分。根据体力适当锻炼，以增强体质，如做产后操等。

2. 血瘀

证候表现 寒热时作，恶露不下或甚少，色紫暗有块，小腹疼痛拒按，口干不欲饮，舌紫暗有瘀点，脉细涩。

护治法则 活血化瘀（代表方：生化汤）。

施护要点

①观察恶露的量、颜色、气味等及小腹疼痛情况。血瘀型患者恶露量甚少甚至不下，并有血块。如恶露时多时少，时下时止，疑有胎盘或胎膜残留时，应及时报告医生。

②可用耳穴压迫法促进子宫收缩，取神门、交感、子宫穴。或针刺中极、气海、膈俞、行间、血海、合谷穴，以活血行滞、祛瘀退热。

③患者取半卧位，可予腹部热敷或按摩，促进血液循环，缓解腹痛，以利于恶露瘀浊流出。或给服生姜红糖水，帮助恶露排出。忌生冷、酸涩食物。

④加强情志护理，保持心情舒畅，忌急躁、恼怒，以免因气滞而加重血瘀。

3. 外感

证候表现 产后恶寒发热，头痛，肢体疼痛，无汗，或咳嗽流涕，舌苔薄白，脉浮。

护治法则 养血祛风（代表方：荆防四物汤）。

施护要点

①病室宜安静、温暖适宜，注意卧床休息，保证充足的睡眠，切忌当风坐卧，慎避风寒。

②患者服用养血祛风药或解热镇痛药后，宜多饮水或服热稀粥以助药力，使身有微汗

出。注意观察体温变化，每日测体温4次。

③若产时正值酷暑之季，证见身热多汗，口渴心烦，舌红少津，脉虚数，为外感暑邪、气津两伤之证，当以清热祛暑之法治之。若产妇出现突然晕厥，身热烦躁，气喘不语，大汗出或无汗等，此为暑邪乘虚直中于里，以致阴气卒绝，阳气暴壅，经络不通之证，应立即将患者移至通风阴凉处，但不可用电风扇直吹，可针刺人中以醒神开窍，或给予清凉饮料、绿豆汤、西瓜汁等及中药汤剂以清热解暑，益气养阴。

4. 血虚

证候表现　产后失血过多，身有微热，自汗，头晕目眩，心悸少寐，腹痛绵绵，手足麻木，舌淡红，苔薄，脉虚微数。

护治法则　补益气血（代表方：八珍汤）。

施护要点

① 病室宜安静，阳光充足，温暖适宜，注意卧床休息，保证充足的睡眠。患者体质虚弱，常自汗出，易受风寒之邪侵袭，因而应注意慎避风寒。勿用凉水洗手洗脸，预防外感。出汗后及时擦干并更换汗湿的衣被。

②饮食宜营养丰富、易于消化，可适当配合补气养血之食疗方剂，如鸡蛋豆腐汤、木耳红枣汤、海参炖猪肝、蒸花生桂圆、花生大枣猪蹄汤等。

第九节　不孕症

由于肾虚、肝郁、痰湿、血瘀，使冲任、胞宫功能失调，生育期妇女，夫妇同居2年，配偶生殖功能正常，未避孕而不受孕，或曾受孕，而2年以上未再怀孕，称为“不孕症”。前者称为“原发性不孕”，古人称“全不产”、“无子”；后者称为“继发性不孕”，古人称为“断续”。

导致不孕症的因素很多，如古人谓之“五不女”的螺、纹、鼓、角、脉，大多属女子先天性生理缺陷，不属本节讨论范畴。本病相当于西医学的卵巢功能障碍性不孕、输卵管性不孕、免疫性不孕等。

【病因病机】

本病的病机有虚实两端。虚者因冲任胞宫失于濡养与温煦，难以成孕。实者因瘀滞内停，冲任受阻，不能摄精成孕。

1. 肾虚　先天肾气不充，阳虚不能温煦胞宫，胞宫虚冷，不能摄精成孕；或精血不足，冲任脉虚，胞脉失养，不能成孕；或阴虚火旺，血海蕴热，亦不能受孕。

2. 肝郁　因七情六欲纷扰，致使肝失条达，肝气郁结，疏泄失常，气血不和，冲任不能相资，胞宫血海不宁，月事不调，不能受孕。

3. 痰湿　体质肥胖，或恣食膏粱厚味，脾虚不运，痰湿内生，气机不畅，胞脉受阻，不能摄精成孕。

4. 血瘀　经期、产后余血未净，续受外感内伤致使宿血停滞，凝结成瘀，胞脉阻滞，两精不能相合，难以受孕成胎。

【辨证施护】

1. 肾虚不孕

证候表现　婚久不孕，偏阳虚者月经后期，量少色淡，或月经稀发，甚或闭经，面色晦暗，腰酸腿软，性欲淡漠，小便清长，大便不实，舌淡苔白，脉沉细或沉迟；偏阴虚者月经先期，量少，色红无血块，或月经尚正常，但形体消瘦，腰腿酸软，头晕眼花，心悸失眠，性情急躁，口干，五心烦热，午后低热，舌质偏红，苔少，脉细数。

护治法则　偏阳虚宜温肾补气养血，调补冲任；偏阴虚宜滋阴养血，调冲益精（代表方：偏阳虚治以毓麟珠加味；偏阴虚治以养精种玉汤加味）。

施护要点

①病室环境安静、舒适，空气新鲜，阳光充足，温湿度适宜。肾阳虚者注意保暖，尤其是寒冬季节两下肢的保暖更加重要，经期切勿受凉。

②饮食宜富于营养，少食甜腻食物，勿酗酒、吸烟，勿暴饮暴食。肾阳虚者，秋冬季节可适当进食羊肉、狗肉、猪腰、鹿肉等，忌食生冷寒凉之品；肾阴虚者，可食甲鱼、木耳等，忌辛辣食物。

③中药汤剂宜温服，服后观察疗效。

④保持心情舒畅。不孕症患者精神压力大，部分还引发家庭不睦，使情志不舒，气机郁滞，气血失调，更难以受孕成胎。因此，在护理中要特别加强心理调护，帮助患者解除心理包袱，消除精神紧张，增强治疗信心，动员家属多体贴和关心患者，给患者以良好的精神支持。

⑤健康教育：实施计划生育，适时结婚，交合有节。计划怀孕前落实避孕措施，避免人工流产可能带来的后患。重视并积极调治劳伤痼疾，如月经失调、宫颈炎、盆腔炎及癥瘕等。指导并协助患者每日清晨测基础体温，观察月经周期体温变化，掌握排卵情况，以选择适合的性交时间，增加受孕机会。饮食营养，保持正常体重，戒除吸烟、酗酒等不良嗜好。舒畅情志，调整心态，正确对待暂时的不孕及生活中的烦忧。及早诊断，及早治疗，同时应对诊治充满信心和耐心。不孕患者治愈而妊娠后仍需调养，尤其是肾虚排卵障碍者孕早期流产发生率较高，孕后须加强调护。若为输卵管阻塞治愈后怀孕，要排除异位妊娠发生的可能性。

2. 肝气郁滞

证候表现　多年不孕，经期先后不定，经来腹痛，行而不畅，量少色暗，有小血块，经前乳房胀痛，精神抑郁，烦躁易怒，舌质正常或暗红，苔薄白，脉弦。

护治法则　疏肝解郁，养血理脾（代表方：开郁种玉汤）。

施护要点

① 调情志，保持乐观情绪，解除一切不必要的顾虑。适当多做户外活动，可使精神放松，心情愉悦。起居有节，劳逸适度，节欲摄生，可利于成孕。可用佛手花、合欢花或玫瑰

花等煎汤代茶饮，以疏肝理气。

② 对夫妻双方进行孕育知识的指导，以提高认知水平，树立信心，积极配合治疗。

3. 痰湿内阻

证候表现　婚久不孕，形体肥胖，经行延后，甚或闭经，带下量多，质黏稠，面色㿠白，头晕心悸，胸闷泛恶，苔白腻，脉滑。

护治法则　燥湿化痰，理气调经（代表方：启宫丸）。

施护要点

①病室宜干燥通风，阳光充足，温湿度适宜，忌冒雨、涉水、居室潮湿等易感受湿邪之弊。带下量多者，应保持外阴清洁、干燥。每日用温水清洗外阴，勤换内裤。适当锻炼，如慢跑、打太极拳、做操等，以减轻体重，增强体质，同时使气血调和，利于痰湿之邪的消散。

②饮食宜清淡，忌肥甘厚味、寒凉生冷和甜腻之品，以免助湿生痰，或损伤脾阳，导致痰湿内生。可用陈皮或制半夏等煎汤代茶。

4. 瘀滞胞宫

证候表现　婚久不孕，月经后期量少，色紫黑，有血块，或痛经，平时少腹作痛，痛时拒按，舌质紫暗或舌边有瘀点，脉细弦。

护治法则　活血化瘀，调经（代表方：少腹逐瘀汤）。

施护要点

①注意饮食起居，饮食宜温热、易于消化，忌生冷、酸涩食物，可服生山楂、桃子、玫瑰花等活血化瘀。随季节变化及时增减衣服，经期尤其注意腹部保暖，避免寒邪侵袭，血为寒凝，加重瘀血。

②经期小腹疼痛者，可热敷腹部，或针刺中极、归来、子宫、血海、三阴交等穴以活血化瘀通经。

第十节　癥　瘕

由于气血运行不畅，气血阻滞壅塞，导致妇女下腹部胞中有结块，伴或痛，或胀，或满，甚或出血者，称为癥瘕。癥者，坚硬不移，有形可征，痛有定处，多属血病；瘕者，聚散无常，推之可移，痞满无形，痛无定处，多属气病。癥、瘕其病形相似，难以截然分开，且癥证日久，由气及血，病情发展亦可形成瘕，故临床常癥瘕并称。

西医学中的子宫肌瘤、卵巢囊肿、盆腔炎性包块及陈旧性宫外孕等可参照本节进行辨证施护。

【病因病机】

本病的主要病机是气血运行不畅，久而结成癥瘕，不仅有局部气血的阻滞壅塞，而且与脏腑经络的功能失调密切相关。导致气血运行不畅的原因有气血瘀滞、痰湿内阻等。癥瘕形成后，邪气愈甚，正气愈伤，故本病后期，往往虚实错杂，形成痼疾。

1. 气滞　内伤七情，肝气郁结，血行不畅，停滞胞中，结成癥瘕。

2. 血瘀　多因经期或产后，血室正开，胞脉空虚，风寒侵入，凝滞气血；或因房事所伤，余血未净，瘀阻胞中；或因脏腑功能失常，气血失调致瘀血停留，积而成癥瘕。

3. 痰湿　脾肾不足，阳气虚弱，脾失健运，水湿不化，聚而成痰，痰湿凝聚，阻滞胞络，与血气相搏结，积而成癥瘕。

【辨证施护】

1. 气滞

证候表现　小腹胀满，积块不坚，推之可移，或上或下，痛无定处，苔薄润，脉沉弦。

护治法则　行气导滞，活血消癥（代表方：香棱丸）。

施护要点

①观察结块的大小、性质、有无压痛、位置及活动度等，必要时进行B型超声检查。如癥瘕发展缓慢，按之柔软活动者，多属善证，预后较好；如伴有疼痛且长期出血，或五色带下，气味臭秽，患者形体消瘦，面色灰暗者，多为恶候，预后不良。如突然出现腹痛、恶心呕吐并伴有局部压痛明显者，应及时报告，采取急救措施。癥瘕患者常有月经或带下的改变，需仔细观察月经的量、色、质、周期、持续时间等。同时观察患者有无面色苍白或萎黄、神倦乏力等血虚之象。观察带下的量、色、气味及与月经周期的关系等，如出现带下量增多，或有恶臭，或见血性带下等，需警惕癥瘕发生恶变。

②胸胁或小腹胀满疼痛者，可针刺太冲、内关、中极、三阴交等穴，中等刺激。下腹胀痛时，可用热水袋热敷。

③给予营养丰富、热量充足之饮食，多食高蛋白、高维生素、富含铁的食物，如瘦肉、猪肝、菠菜、橘子、苹果等，忌食辛辣、油腻及刺激性食物。贫血患者或术后宜食补气养血之品，如黄芪、母鸡、桂圆红枣赤豆汤等。

④注意休息，贫血严重及腹痛时需卧床休息。合理安排日常活动及休息，术后在病情允许的情况下及早下床活动，以促进气血通畅，避免留瘀成患。可做户外活动，如散步、打太极拳等，使“气和志达”，“营卫通利”。

⑤中药汤剂宜温热服，药后观察疗效及副作用。掌握用药的适应证、禁忌证及注意事项，特别是激素的应用必须严格遵照医嘱。应用止血药后，观察月经量、色、质的变化。

⑥进行情志疏导，使患者保持心情舒畅，勿忧愁、恼怒，避免情志失常导致气机不畅。经常巡视病房，主动与患者交谈，了解其心理状态及需求，并表示理解和关心，态度和蔼。介绍疾病的有关知识，使患者消除不必要的顾虑，以利于疾病的转归。

⑦健康教育：气滞血瘀是形成癥瘕的重要因素，因此调畅情志是预防癥瘕的重要方面。保持心情开朗，忌抑郁、愤怒等，避免精神刺激。经期保暖防寒，不贪食生冷、瓜果，不冒雨涉水。饮食营养丰富，月经量多者多食富含铁质之品。忌烟酒、海腥发物及刺激性食物。讲究个人卫生，每日清洗外阴，勤换内裤及消毒经垫。经期、产后、流产后尤其注意外阴清洁，余血未净禁同房，以避免外邪乘虚而入。劳逸结合，注意休息，适当做一些工作和家务

劳动，或根据身体情况，选择合适的锻炼方法，如散步、做保健操等。定期妇科检查。未经手术治疗者，应坚持服药，坚持治疗。若病情变化，如腹痛剧烈不止，或带下五色，或自觉腹部胀大迅速，应及时到医院就诊，避免延误病情。经手术治疗者，术后亦要定期检查，防止复发。

2. 血瘀

证候表现　胞中结块坚硬，固定不移，疼痛拒按，面色晦暗，肌肤乏润，月经量多或经期延后，口干不欲饮，舌边瘀点，脉沉涩。

护治法则　活血散结，破瘀消癥（代表方：桂枝茯苓丸）。

施护要点

①室内宜安静、整洁、温暖，尤其行经期间忌过寒、暴热。保持外阴清洁，每日用温水清洗会阴部 1 ~2 次，勤换内裤及消毒经垫，内裤要在阳光下晒干消毒，防止外邪侵入人体诱发感染。

②饮食宜进温热活血、消积除瘀之品，如海带、海蜇、蘑菇、木耳、山楂等。忌生冷、酸涩食物。伴有贫血者或术后宜食补气养血之品，如黄芪、乌鸡、桂圆红枣赤豆汤等。

③中药汤剂温热服。服用破瘀消癥药时，应注意观察胃肠道反应及腹痛腹胀的缓解情况。指导并协助盆腔炎性包块患者采用中药保留灌肠治疗，具有活血化瘀、软坚散结、清热解毒之功效。

④告诫患者情绪稳定、乐观，不发怒、不忧郁，使气机调畅，以利瘀血消散。

⑤下腹疼痛剧烈者，可针刺中极、归来、血海、三阴交等穴，强刺激。

3. 痰湿

证候表现　下腹包块时或作痛，按之柔软，形状不规则，或伴月经不调，带下较多，色白质黏腻，形体畏寒，胸脘痞闷，舌苔白腻，舌质紫暗，脉细濡或沉滑。

护治法则　理气化痰，破瘀消癥（代表方：开郁二陈汤）。

施护要点

①病室宜通风，阳光充足，保持干燥，避免潮湿，注意随节气变化及时增减衣服。生活起居有规律，适当进行体育锻炼，增强体质，如慢步、打太极拳等。

②饮食宜清淡，多食健脾燥湿化痰之品，如陈皮、枳壳煎汤代茶饮，山药、扁豆、莲子、赤小豆、薏苡仁等。忌食生冷、辛辣、煎炸、烟酒及炙煿厚味，以免助湿生痰。

③小腹疼痛时，选择能减轻疼痛的最佳姿势，可予腹部热敷或耳穴压迫止痛，取交感、神门穴，每次 1 ~2 分钟，可反复按压。

附录一　中医常用术语

一、面容表情

形容消瘦：体貌肌肉消减瘦弱。

阴虚面红：指阴虚火旺，面部升火而见面红。

唇焦口燥：唇干燥呈焦色，口中干燥。

目睛斜视：指眼珠偏斜，视一为二的眼病。

面赤潮热：面红发热如潮水般有定时，有虚实之别。

身重蜷卧：指肢体沉重，活动不便，蜷缩而卧。

倦怠乏力：精神疲倦，浑身无力，少气懒言。

表情呆滞：表情呆板呆滞。

表情淡漠：表情迟钝，少言懒语，呈无欲貌。

面色苍白：面色淡而带青，失去红活荣润之感。

面色晦暗：面色灰暗而失去光泽，表现为容貌憔悴。

二、意识形态

角弓反张：病人头项强直，腰背反折，向后弯曲如角弓状。

循衣摸床：形容神志昏迷的病人用手摸弄衣服或抚摸床缘的症状。

手足躁动（扰）：指手足扰动不宁。

心中懊侬：胸膈间自觉有一种烧灼嘈杂的感觉。

烦躁不安：胸中热而不安叫“烦”，手足扰动不宁叫“躁”。

神昏谵语：患者在神志不清时妄言乱语。

撮空理线：指病人意识不清，二手伸向空间，像要拿东西样的症状，称“撮空”。如二手向上，拇指和食指不断地捻动，称“撮空理线”。

日睛上视：指病人在神志不清情况下，二眼向上凝视，目睛无神之状。

意识模糊：指神志不清程度较浅，唤之能醒。

目合口张：指两目闭合，口唇张开的现象，常见于昏迷脱证。

牙关紧闭：指牙齿咬紧不张开的现象。

嗜睡：指病人昏昏多睡，难以自制。

精神恍惚：指神志似清非清，恍恍惚惚。

狂躁怒骂：指病人狂言妄语，手足躁扰，动而易怒，善骂终夜不休之神志逆乱状态。

昏迷不醒：指病人在昏厥状态下意识不清，呼之不应。

闭目呻吟：病人在高热或剧痛情况下，闭着双眼痛苦地低声哼叫。

精神萎靡：精神萎软，疲乏无力，懒于言行。

喜笑不休：指癫狂病人精神失常的一种表现。

手撒尿遗：指中风脱证病人四肢撒开，小便自遗。

口吐涎沫：口中吐出白色黏涎与泡沫。

辗转不安：病人卧床翻来覆去，烦躁不安的一种状态。

谵妄：意识模糊，胡言乱语，有错觉幻觉，情绪失常，或有兴奋激动等症状。

神不守舍：指思想分散，注意力不能集中或神志失常及精神错乱。表现为无神、失眠、惊悸、不安，甚至谵妄。

三、寒热

发热恶寒：发热怕冷。

寒热往来：发热与发冷交替。

形寒肢冷：畏寒，手脚发冷。

四肢厥冷：四肢冰冷。

手足心热：指手心、足心热，多为阴虚生内热。

手足不温：手足扪之较凉。

恶寒潮热：发热、怕冷，如潮水般有定时。

寒战鼓慄：冷得发抖。

烦热：发热的同时又有心烦，或烦躁而有闷热的感觉。

壮热：指实证出现的高热，一般属温病在气分的热型。

身热不扬：体表初扪之不觉很热，但扪之稍久则觉灼手。

但热不寒：只发热不怕冷。

热重寒轻：发热较发冷重。

四、皮肤黏膜

盗汗：睡眠时出汗，醒时即止，多为阴虚。

自汗：不因劳动、厚衣或发热而白昼时时出汗，动则更甚，常因气虚所致。

汗出如油：疾病垂危时，汗出不止，且汗的性状如油样黏腻。

冷汗淋漓：汗出身冷，淋漓而下，多为亡阳。

动则汗出：稍活动后汗出较多。

黄疸：以身黄、目黄、小便黄为主证的病证。

白痦：指湿温病过程中出现在颈、项、胸、腹等处皮肤上的白色粟米状水泡，状如水晶。

斑疹：点大成片，不高于皮肤，扪之不碍手称斑；形如粟米，高出皮肤为疹。

丘疹：色红，如米粒大小，高出皮肤，扪之碍手。

疱疹：高出皮肤，呈水泡状，内有水液。

紫癜：皮色紫，成片或点状，不高出皮肤。

痈疽：痈分内痈和外痈，内痈相当于西医学各脏器的脓肿，如肺痈；外痈相当于体表的急性化脓性疾患。疽分为有头疽和无头疽，有头疽即发于肌肉间的急性化脓性炎症，易向深部及四周扩散；无头疽相当于急性化脓性骨髓炎、化脓性关节炎。

疔疖：突起根浅，色红而痛，出脓即愈者为疖。形小根深，坚硬如钉者为疔。

鼓胀：腹大腹胀如鼓，腰腹青紫暴露。

一身尽肿：全身水肿。

五、疼痛

目赤肿痛：眼睛发红，眼睑肿胀疼痛。

头项强痛：头部和颈项部疼痛，板滞而不灵活。

头重如裹：头部自觉重坠，并觉头如被布带捆裹的感觉。

头痛绵绵：痛势不剧，但持续疼痛。

头昏目眩：头晕眼花。

项背强硬：颈项连及背部强直不适。

胸闷胸痛：胸部闷胀疼痛。

胸胁胀痛：胸胁部胀满疼痛。

胸脘痞闷：中上腹部胀满发闷。

心痛彻背：胸部疼痛向背部放射。

腹痛喜按：腹部疼痛，用力按之，感觉舒服。

腹痛拒按：腹部疼痛，因按、摸而疼痛加重或不舒而拒绝按之。

痛无定处：疼痛无固定的位置。

乍痛乍止：疼痛突然发作，突然停止。

腹部板硬：腹部坚硬如板状。

绕脐而痛：环绕脐周疼痛。

嗳腐泛恶：消化不良，嗳出酸臭味或有恶心。

腹痛肠鸣：腹部疼痛，肠道蠕动作声。

少腹急痛：下腹部疼痛较剧。

腰酸背痛：腰及背脊部酸楚作痛。

腰膝酸软：腰部酸楚，膝软无力。

屈伸不利：关节屈伸受限、活动不便。

六、咳嗽与痰

痰多喘息：痰多同时出现张口抬肩，呼吸短促。

咳嗽气促：咳嗽伴有呼吸急促。

咳嗽痰多：咳嗽伴痰多。

咳痰不利：痰不易咳出。

久咳不愈：咳嗽时间很长，仍未痊愈。

痰气壅塞：因痰多，咯出不爽而造成呼吸困难。

痰黄黏稠：咳出的痰色黄、质黏、厚。

喉中痰鸣：喉中有痰声鸣响。

痰涎壅盛：痰液唾液甚多，向外涌出。

咽燥声嘶：咽喉干燥，声音嘶哑。

七、呼吸

动则喘甚：活动后气喘加剧。

少气：即气虚不足。表现为气息低微，说话时感觉气不够用，懒言，倦怠，脉弱。

短气：呼吸短促而不相接续之意。

气急发喘：呼吸急促而张口抬肩。

呼吸衰微：呼吸无力而微弱。

点头呼吸：呼吸困难，吸气时头稍抬，呼气时头稍低，如点头样。

张口抬肩：呼吸时口张开，二肩抬起，是气喘的表现。

心悸：自觉心中急剧跳动，惊慌不安，不能自主。

八、二便

便溏腐臭：大便溏薄有腐臭味。

里急后重：未大便前腹痛，欲大便时迫不及待，称为“里急”。大便时窘迫，但排出不畅，肛门有重坠的感觉，称为“后重”。

虚坐努责：便意频繁，但排不出大便。

大便难行：有便意感但解不出。

泻下清稀：大便泄泻如稀水。

完谷不化：大便中夹有不消化食物，便冷不臭。

下利清谷：泻下的粪便如清水，伴有不消化的食物残渣，无粪臭味。

大便脓血：大便中夹有脓血，多见于痢疾。

五更泄：每于清晨天未亮之前肠鸣腹泻。多由肾阳虚、脾阳不振所致。

小便清长：小便色清而量多。

小便短赤：小便短少，色偏深，或色红。

尿频尿急：小便次数多，而且一有尿意，即急迫想解。

癃闭：指排尿困难，甚至小便不通。

遗溺：指小便不能随意控制而排出。

九、饮食

食已即吐：进食后片刻即呕吐。

胃纳呆滞：胃口不好，常有饱滞之感。

呃逆：喉间呃呃有声、声短而频，令人不能自制的症状。

朝食暮吐：指早晨吃的东西，黄昏时吐出。

食后昏困：又称饭醉。进食后困倦，神昏欲睡。因脾气虚弱不胜食气所致。

消谷善饥：食欲过于旺盛，食后不久即感饥饿，进食量多。

饥不欲食：病人虽有饥饿感，但不欲食或进食不多。

渴不欲饮：口渴却不想饮水。

烦渴不止：心中烦热，口渴不止。

食欲不振：胃口不好，吃食物没有味道。

泛恶吞酸：恶心吐酸水。

漾漾作恶：胃中常泛泛恶心样。

纳后痞闷：进食后胃中感到胀闷。

嘈杂干呕：胃脘部感到嘈杂不适并有干呕。

十、夜寐

卧不入寐：睡在床上而不能入睡。

彻夜不寐：整夜睡不着。

时寐时醒：一会儿睡着，一会儿醒着，形容睡得不熟。

少寐梦多：睡着的时间少，而睡着时做梦较多。

梦多易醒：睡觉时多梦而且容易醒。

少睡即醒：睡着时间少，一会儿就醒来。

躁扰不卧：烦躁不安，不能入睡。

十一、舌脉

淡白舌：舌色较正常人的淡红色浅淡甚至全无血色者，称为淡白舌。主虚证、寒证或气血两亏。

红舌：舌质较淡红色为深，甚至呈鲜红色者，称为红舌。主热证。

绛舌：舌质较红舌更深，称为绛舌。主病有外感与内伤之分。在外感病，若舌绛或有红点、芒刺，为温病热入营血；在内伤杂病，若舌绛少苔或无苔，或有裂纹，则是阴虚火旺。

紫舌：舌质色紫，即为紫舌。主病有寒热之分。绛紫而干枯少津，属热盛伤津、气血壅滞；淡紫或青紫湿润者，多为寒凝血瘀。

木舌：由心脾积热上冲所致，多见于小儿。证见舌肿胀，木硬满口，不能转动，无疼痛。

舌謇：又名舌涩。多因脾胃积热，津液灼伤所致。证见舌体卷缩，转动不灵，言语不清。

黄苔：由于热邪熏灼，所以苔现黄色。一般主里证、热证。淡黄热轻，深黄热重，焦黄为热结。

灰苔：即浅黑色苔，常由白苔转化而来，也可与黄苔同时并见。主里证，常见于里热证，也见于寒湿证。

黑苔：黑苔较灰苔色深，多由灰苔或焦黄苔发展而来，常见于疫病严重阶段。主里证，或为热极，或为寒盛。

腐苔：苔质颗粒疏松，粗大而厚，形如豆腐渣堆积舌面，揩之可去。腐苔多因阳热有余，蒸腾胃中腐浊邪气上升而成，多见于食积痰浊为患，也见于内痈和湿热口糜。

腻苔：苔质颗粒细腻致密，揩之不去，刮之不脱，上面罩一层油腻状黏液，称为“腻苔”。其主病为湿浊、痰饮、食积、湿热、顽痰等。

光剥舌：舌苔全部退去，以致舌面光洁如镜，称为“光剥舌”。其主病为胃阴枯竭，胃气大伤。

花剥苔：若舌苔剥落不全，剥脱处光滑无苔，余处斑斑驳驳地残存舌苔，界限明显，称为“花剥苔”。此苔是胃之气阴两伤所致。

地图舌：舌苔不规则地大片脱落，边缘厚苔界限清楚，形似地图，又称“游走性舌炎”。

平脉：指正常人的脉象。平脉形态是三部有脉，一息四至（相当于72～80次/分），不浮不沉，不大不小，从容和缓，柔和有力，节律一致。

浮脉：轻取即得，重按稍减而不空，举之泛泛有余。主表证，亦主虚证。

沉脉：轻取不应，重按始得。主里证，有力为里实，无力为里虚。

迟脉：脉来迟缓，一息不足四至（相当于每分钟脉搏在60次以下）。主寒证，有力为寒积，无力为虚寒。

数脉：一息脉来五至以上（相当于每分钟脉搏在90次以上）。主热证，有力为实热，无力为虚热。

虚脉：三部脉举之无力，按之空虚。主虚证。

实脉：三部脉举按均有力。主实证。

弦脉：端直而长，如按琴弦，挺然指下。主肝胆病、诸痛、痰饮、疟疾。

促脉：脉来数而时一止，止无定数。主阳盛实热、气血痰饮、宿食停滞，亦主肿痛。

结脉：脉来缓而时一止，止无定数。主阴盛气结、寒痰血瘀、癥瘕积聚。

代脉：脉来一止，止有定数，良久方来。主脏气衰微、风证、痛证、七情惊恐、跌打损伤。

附录二　主要参考书目

1. 冀来喜主编．针灸学．北京：科学出版社，2002
2. 广州中医学院编．针灸学．北京：中医古籍出版社，1987
3. 孙秋华主编．中医护理学．杭州：浙江科学技术出版社，2004
4. 李鼎主编．经络学．上海：上海科学技术出版社，1984
5. 孙国杰主编．针灸学．北京：人民卫生出版社，2000
6. 张玫．中医护理学．北京：北京医科大学出版社，2002
7. 刘革新．中医护理学．北京：人民卫生出版社，2002
8. 陆德铭．中医外科学．上海：上海科学技术出版社，2001
9. 王道瑞．简明实用中医学．北京：中国中医药出版社，1997
10. 陆德铭．中医外科学．北京：中国中医药出版社，2004
11. 孙秋华，沈勤．中医护理健康教育．杭州：浙江科学技术出版社，2005
12. 俞平．中医儿科护理学．北京：学苑出版社，1996
13. 张露凡．中医妇科与儿科护理．北京：中国医药科技出版社，1998
14. 徐荣谦．中医儿科学．北京：学苑出版社，2004
15. 崔焱．儿科护理学．北京：人民卫生出版社，1998
16. 王新华．中医基础理论．北京：人民卫生出版社，2001
17. 孙广仁．中医藏象生理学．北京：中国医药科技出版社，2002
18. 吴敦序．中医基础理论．上海：上海科学技术出版社，2005
19. 孙广仁，张珍玉主编．中医基础理论．北京：中国中医药出版社，2002
20. 刘燕池，雷顺群主编．中医基础理论．北京：学苑出版社，2004
21. 曹洪欣主编．中医基础理论．北京：中国中医药出版社，2004
22. 尤黎明主编．内科护理学．北京：人民卫生出版社，2002
23. 李家邦主编．中医学．第6版．北京：人民卫生出版社，2004